Nähren wir die unendliche Kraft der verborgenen Seite, um der endlichen Kraft des Körpers die Stärke zu verleihen die er braucht in dieser Welt.

Dankesworte

Ich bedanke mich bei allen Kolleginnen und Kollegen, die mir Unterstützung und geistige Inspiration waren, um dieses Buch zu schreiben.

Ich bedanke mich bei meinen Freundinnen und Freunden und vor allem bei meiner Familie für ihre unermüdliche Unterstützung und ihre kritischen Anmerkungen.

Besonders bedanken möchte ich mich bei zwei besonderen Menschen, die hier nicht genannt werden wollen, für ihre Freundschaft, ihre Kritik und ihren Einsatz. Ohne die beiden wäre das Buch nicht das geworden, was es ist.

Dr. med. univ. Ilse Rathke-Valencak

La Medica
Die verborgene Seite des Ganzen

Bibliografische Information der Deutschen Nationalbibliothek
Die Deutsche Nationalbibliothek verzeichnet diese Publikation in der Deutschen Nationalbibliografie; detaillierte bibliografische Daten sind im Internet über http://dnb.d-nb.de abrufbar.

Dr. Ilse Rathke-Valencak
La Medica
Die verborgene Seite des Ganzen

Berlin: Pro BUSINESS 2012

ISBN 978-3-86386-243-5

1. Auflage 2012

Produktion und Herstellung: Pro BUSINESS GmbH
Gedruckt auf alterungsbeständigem Papier
Printed in Germany
www.book-on-demand.de

Wichtiger Hinweis:

Das Buch, La Medica - Die verborgene Seite des Ganzen, hat das Ziel, den Leser mit verschiedenen Aspekten der Medizin vertraut zu machen. Es soll zum Nachdenken und Diskutieren anregen. Die dargestellten Informationen sind nach bestem Wissen recherchiert. Dazu wurden viele aktuelle Studien herangezogen. Die Autorin und der Verlag übernehmen jedoch keine Haftung für irgendwelche Schäden aus dem richtigen oder unrichtigen Gebrauch, der in diesem Buch vorgestellten Inhalte. Sie sind ausschließlich zur Information gedacht.

Für eine Behandlung wenden Sie sich bitte an die Ärztin oder den Arzt Ihres Vertrauens.

Inhaltsverzeichnis

I. Vorwort

Für Frauen und Männer die ihre innere Heilerin oder ihren inneren Heiler entdecken wollen

Die Idee zu diesem Buch ist eine Medizin, die ich schon lange in meinem Herzen trage. Ein kleiner Funke Ahnung, der Rest eines alten Wissens, ich weiß es nicht. In meinem Alltag als Krankenschwester, in einer Zeit, in dem sich das technisch Machbare in täglichen Jubelmeldungen überschlug, fand ich diese Medizin jedoch nicht. Vermutlich war dies der Grund, warum ich frisch geschieden, mit zwei Kleinkindern am Arm, meinen Stationsleiterjob als Krankenschwester aufgegeben habe. „Geh wohin dein Herz dich trägt“ die Verfilmung von Susanna Tamaro lief gerade im Kino. Ich habe es sehr wörtlich genommen und bin in Graz gelandet, um Medizin zu studieren und meiner Idee zu folgen. Obwohl mich die Wissenschaft unheimlich faszinierte, das Analysieren, Sezieren, Mikroskopieren und Diskutieren, zog mich schon sehr früh dieser Funke zum alten Wissen der medizinischen Traditionen. Parallel zum schulmedizinischen Studium lernte ich zuerst Akupunktur und die chinesische Sichtweise. Dann wurde meine Neugierde nach den Wurzeln unserer Medizingeschichte immer stärker. Bestürzt und schaudernd musste ich feststellen, wie viel von dem Wissen der weisen und heilkundigen Frauen im größten (Frauen)-Genozid über fast 500 Jahre vernichtet wurde. Traditionell wurde dieses vor allem von Lehrenden zu Lernenden direkt mündlich weitergegeben. Sehr viele Frauen und natürlich auch viele gelehrte Männer und deren Aufzeichnungen wurden am Scheiterhaufen vernichtet. Ein wenig Kräuterwissen hat auch, dank einer Hildegard von Bingen, in den Klöstern überlebt. Viele starke Frauen haben mich auf dieser Suche geprägt. Die Werke von Luisa Francia, Barbara Walker, Eva Ulmer-Janes, Adeline Yen Mah, Christine Li und Ulja Krautwald, Agnes Kaiser-Rekkas u.v.a. haben mich geprägt, bestätigt und unterstützt auf meiner Suche. Die Wurzeln reichen weit zurück, zum Wissen der Kelten und den matriachalen Lebensformen die es davor gab. Die Medizin ist ursprünglich etwas Weibliches mit Yin-Charakter. Als Pflege und Medizin noch nicht getrennt waren, ging es um Stützen, Nähren, Stärken, Halten, Reden, um das Wissen über die Heilkraft der Natur, um Trance und Rituale. All das sind „urweibliche“ Anteile.

Ich habe nichts gegen den Fortschritt. Mich beindrucken immer wieder die Möglichkeiten der radiologischen Diagnostik. Immer wieder fasziniert mich der Einblick mittels MRT in den menschlichen Körper und als ich wegen eines Bandscheibenvorfalls unter Lähmungen und heftigen Schmerzen litt, war die Operation mit Sicherheit die richtige Entscheidung. Mein Bandscheibenvorfall ist auch ein hervorragendes Beispiel von meiner Idee zu einer ganzheitlichen, daoistischen Medizin, in welcher männliche (chirurgische) und weibliche (physiotherapeutische) Maßnahmen eine Einheit bilden. Früher hat man in solchen Fällen die Bandscheiben entfernt und die beiden betroffenen Wirbel blockiert. Das auslösende Problem (Seele, Überbelastung, Haltung…) war unwichtig und nach kurzer Zeit wiederholte sich die Problematik wieder, nur eine Etage darüber. In meinem Fall wurde chirurgisch-endoskopisch der Sequester, der auf den Nerv drückte, entfernt. Damit war eine rasche Schmerzlinderung verbunden. Mein Körper konnte sich wieder von den starken Schmerzmitteln erholen und ich war geistig und körperlich in der Lage, mit physiotherapeutischen Übungen zu beginnen. Mein lieber Freundeskreis unterstützte mich daneben noch in der Sinnfindung und Neuorientierung, da mir ja aus meiner Arbeit bewusst war, dass dieses Ereignis nicht als böser Schicksalsschlag zu werten war. Vielmehr sehe ich es als ein Signal zur Neuorientierung oder als eine Wegkreuzung um eine neue Richtung in meinem Leben einzuschlagen.

Dieses Buch soll verschiedene Aspekte der Medizin betrachten helfen. Es ist kein Ratgeber, sondern soll das eigenständige Denken anregen. Häufig werden wir doch sehr einseitig informiert und ich möchte gerade durch viele Zitate und den oft wunderbaren Aussagen von Kolleginnen und Kollegen darlegen, dass es sehr viele Diskussionen und unterschiedliche Betrachtungsweisen in der Medizin gibt. Medizin ist keine Religion. Jede Lehrmeinung darf hinterfragt werden. Das ist das Wesen der Wissenschaft. In diesem Sinne möchte ich ein Dankeschön an den Springer Verlag und die Medical Tribune Verlagsgesellschaft mit ihren sehr kompetenten Journalisten aussprechen. Viele Artikel werden aus den Fachpublikationen „Medical Tribune“ und „Ärztewoche“ zitiert und ich bin immer wieder begeistert über die differenzierte und auch kritische Berichterstattung. Danken möchte ich auch meinen vielen Kolleginnen und Kollegen. Einige sind mir zwar nicht persönlich bekannt, haben aber durch Publikationen, Interviews, Vorlesungen oder Vorträge mein medizinisches Denken geprägt und angeregt. Andere durfte ich persönlich erleben und von ihnen lernen.

Stellvertretend für viele weitere Kolleginnen und Kollegen möchte ich hier einige namentlich nennen. Dr. Botros, Ao.Univ.-Prof. Dr. Harald Dobnig, Prim. Ao.Univ.-Prof. Mag. Dr. Michael Gabriel, Dr. Klaus Gstirner, Prof. DDr. Johannes Huber, A.o. Univ.-Prof. Dr. med. Ahmad Hamwi, Prim. Dr. Josef F. Macher, Dr. Klaus Dieter Platsch, Ao. Univ. Prof. Dr. Christian

Reiter, Prim. Univ. Prof. Dr. Heinrich Resch, Dr. Corrado Rocchetti, Univ. Doz. Dr. Peter Schrenk, Prim. Dr. Peter Stumpner, Dr. Sabine Wied-Baumgartner, OA Dr. Johann Zoidl.

Ich habe versucht, zu den verschiedensten Themen Studien, Zitate und Aussagen zusammenzutragen und wünsche viel Spaß am Nachdenken und Diskutieren. Wenn Sie an einer Krankheit leiden, dann setzen Sie bitte Ihre Medikamente nicht einfach ab, sondern diskutieren Sie Ihren individuellen Fall mit Ihrer Ärztin oder Arzt des Vertrauens. Teilen Sie Ihre Wünsche mit, hinterfragen Sie. Lassen Sie sich überzeugen, dass der empfohlene Weg auch für Sie der richtige ist.

„Seien Sie vorsichtig mit Gesundheitsbüchern,

Sie könnten an einem Druckfehler sterben"

Mark Twain (1835 – 1910), Schriftsteller

II. Das Lamedica – Prinzip

Harmonie bedeutet Gesundheit. Der Mensch ist ein offenes System, das normalerweise nach einer einwirkenden Störung wieder in einen harmonischen Zustand zurückkehrt. Vorausgesetzt, die Belastungen werden nicht allzu viel oder wirken dauernd ein. Dann erschöpft sich das Regulationssystem und es kommt zur Starre oder zum Chaos im System. Die meisten Erkrankungen haben viele verschiedene Ursachen. Aus diesem Grund kann die Behandlung auch nicht nur durch einen Aspekt erfolgen. Die ganzheitsmedizinische Behandlungsweise anerkennt in der Entstehung und Therapie einer Erkrankung gleichermaßen seelische, körperliche, soziale und geistige Aspekte. Ich versuche durch das Einbringen harmoniefördernder Maßnahmen die Selbstheilungskräfte anzuregen. Dabei ist mir wichtig, die gesunden Anteile zu stärken und vieles, was vielleicht lange vernachlässigt wurde, wieder zu integrieren und zu pflegen.

Alles Heilen hat mit Gleichgewicht und Harmonie zu tun, denn Heilen ist die Kunst der Wiederherstellung und der Ganzheit. Das was heilt, hat mit Verbundenheit zu tun. Mit sich selbst verbunden zu sein, mit den Menschen des eigenen Lebens und der Welt, in der man lebt. Wenn der Mensch mit seiner tiefsten Natur und den sinngebenden Faktoren seines Lebens verbunden ist, dann ist Heilung möglich. Gesundheitsstörungen werden als Symptome einer tieferen Störung betrachtet, die uns alle anleiten, über die oberflächliche Störung hinauszublicken und in Kontakt zu kommen mit unserem tiefsten Sein. In diesem Prozess haben auch Sie als Patientin oder Patient eine große Verantwortung zu übernehmen. Ich als Ihre Ärztin kann Ihre inneren Heilerin, Ihren inneren Heiler aktivieren, ich kann Sie begleiten und unterstützen auf Ihrem Prozess der ganzheitlichen Heilung.

„Patienten tragen ihren eigenen Arzt in sich. Sie kommen zu uns und wissen nichts von dieser Wahrheit. Das Beste, was wir tun können, ist dem inneren Heiler unserer Patienten die Chance zu geben, seine Arbeit zu tun“

Dr. Albert Schweitzer

Meine Rolle als Ärztin am Heilungsprozess besteht darin, anzuleiten, anzustoßen ohne einzugreifen und Ihnen zu helfen, Ihre verlorenen und zerbrochenen Teile des Selbst ausfindig zu machen, wieder in Ihren Besitz zu nehmen und wieder zusammenzufügen. Dieser Prozess kann manchmal Unruhe erzeugen, schmerzvoll aber auch sehr aufregend sein. Sie sind es, die/der mich führt, denn Sie wissen intuitiv selbst am besten wo sich Ihre

Wunden befinden. Meine Aufgabe ist es, die richtigen Fragen zu stellen. Aus meiner Erfahrung führen mich meine Patienten mit großem Mut und großer Entschlossenheit an die Wurzeln ihres Problems.

Aus schamanischer Sicht ist es wichtig, dass derjenige der Hilfe braucht, die Verantwortung für sein Problem übernimmt. Das heißt, er muss sich auf den Weg machen, um herauszufinden, was seine Schwierigkeiten, was seine Probleme mit ihm selbst zu tun haben, was möglicherweise in seinem Leben verkehrt läuft. Nur wer sich auf diesen Weg macht, hat die Chance, dauerhaft geheilt zu werden. Andernfalls passiert das, was wir aus unserem Alltag so gut kennen. Es wird nur an der Oberfläche korrigiert, nur das Symptom behandelt und der nächste private Absturz, die nächste Krankheit folgt in kurzer Zeit. Nur wenn alle Erfahrungen als Ergebnis der eigenen Gedanken und Handlungen verstanden werden, gewinnen wir Macht über unser Schicksal. Wenn wir verstehen, welche Kräfte uns durchströmen, dann können wir auch erkennen, wenn sie aus dem Gleichgewicht geraten sind und einen Selbstheilungsprozess in Gang bringen, der immer die Grundlage aller traditionellen Heilverfahren ist. Wichtig ist, dass Sie niemals alle Verantwortung für Ihr Wohlergehen an andere abgeben. Wichtig ist, dass Sie immer aktiv an Ihrer Heilung beteiligt sind. Sie wissen, Sie können nichts erreichen, was Sie sich nicht vorstellen können. Daher lohnt es sich immer, die eigenen Vorstellungen heilsam zu gestalten und beschränkende Gedankenmuster aufzulösen.

Werden Sie sich Ihrer eigenen Heilkraft und Verantwortung bewusst.

Auf diesem Weg möchte ich Sie mit all meinem Wissen und meiner Erfahrung unterstützen.

Ganzheitliche Therapieverfahren können selbstverständlich nicht alle Antworten auf Krankheiten geben. Aus diesem Grund ist es notwendig, eine Partnerschaft mit der westlichen Medizin einzugehen, welche die Beschränkungen des jeweils anderen Partners ausgleicht. Es gibt viele Situationen, in denen ich dankbar für die Möglichkeiten der wissenschaftlichen Medizin bin. Deshalb ist es nicht meine Aufgabe, Sie zu diskreditieren, dennoch möchte ich die Problematiken und Grenzen der objektiven, wissenschaftlichen Medizin beleuchten. Ein wesentlicher Punkt ist dabei die Trennung zwischen Medizinsystem und dem Menschen, der damit arbeitet.

Die Ganzheitsmedizin verlangt ein ganzheitliches Menschenbild, ein humanistisches Denken und eine Auseinandersetzung der Ärztin oder des

Arztes mit den verschiedenen Ebenen des Daseins. Häufig werden „komplementäre“ Therapien angeboten, aber die Therapeutin oder der Therapeut selbst ist weit entfernt von einem ganzheitlichen Menschenbild. Auch die Alternativmedizin gehört zur Gesundheitsindustrie und es lässt sich damit ganz gut Geld verdienen. Andererseits gibt es glücklicherweise viele wunderbare Ärztinnen und Ärzte (wie auch ich persönlich erleben durfte), die zwar nach schulmedizinischen Standards behandeln, aber dennoch eine vertrauensvolle Begegnung zwischen ihnen und ihren Patienten aufbauen können. Sie kennen ihre Grenzen und schicken weiter zur ganzheitlichen, unterstützenden Behandlung. Dieses Vertrauen ist ein energetisches Feld, in welchem für jede medizinische Methode Platz ist, solange sie in Verbundenheit und gegenseitiger Achtung geschieht.

All diesen Kolleginnen und Kollegen möchte ich danken, für die wunderbare und wertschätzende Zusammenarbeit. Denn nicht nur der Umgang mit den Patienten, sondern auch der Umgang mit der Kollegenschaft zeigt, ob eine Ärztin oder ein Arzt selbstsicher, fachlich kompetent und menschlich ist. Man darf anderer Meinung sein, aber wir sollten es auf einer sachlichen Ebene diskutieren. Wahrheiten ändern sich, alles ist einem Wandel unterworfen. Wir können uns nur gemeinsam bemühen, das Beste zum Wohl unserer uns anvertrauten Patienten, aber auch zum Wohl für uns selbst, zu tun.

Glaube denen, die die Wahrheit suchen, und zweifle an denen, die sie gefunden haben.

André Gide, 22.11.1869 - 19.02.1951 (Nobelpreisträger für Literatur)

1. Ganzheitliche Medizin, ein Gegensatz zur Symptomorientierten Medizin?

Die „ganzheitliche“ oder „holistische Medizin“ ist heute in aller Munde. Der Begriff leitet sich von dem Wort „holistisch“ „das Ganze betreffend“ ab. Eine ganzheitliche Sichtweise bedeutet, dass man alle Aspekte einer Sache gleichzeitig berücksichtigt. Daraus folgt, dass physische, emotionale und spirituelle Dimension gleich wichtig sind und eine Unausgewogenheit in jedem dieser Bereiche Krankheiten auslösen kann. Die ganzheitliche Medizin berücksichtigt Geist, Körper, Ernährung, Bewegung, Lebensstil, Beziehungen, Arbeit, Freizeit, Erfolge und Misserfolge. Ob man Schmerzen im Bein oder Kopfschmerzen hat, nichts wird isoliert betrachtet. Die chinesische Medizin beruht auf diesem Prinzip der Ganzheitlichkeit. Eine fundierte schulmedizinische Ausbildung und das Wissen um psychosoziale und psychosomatische Zusammenhänge ermöglichen eine seriöse Beurteilung der Problematik. Gemeinsam mit dem Patienten wird nach einer individuellen auf die persönlichen Bedürfnisse abgestimmten Therapie gesucht. Die medizinische Hypnose gibt mir die Möglichkeit auch die mentalen und unterbewussten Fähigkeiten zur Heilung zu nutzen.

2. Wissenschaftliche Medizin – Schulmedizin

Sie wird auch als „Allopathische Medizin“ (Symptomorientierte Medizin) bezeichnet und betrachtet die Patienten nur im Hinblick auf ihre Krankheit. Das Krankheitssymptom wird behandelt, nicht jedoch die ganze Person. Die westliche Medizin ist eine Yang-Medizin. Sie ist effizient, zielgerichtet, geradlinig und objektivierbar. Sie ist hervorragend in der Erforschung, Diagnostik und Therapie anatomisch-organischer Erkrankungen. Sie hat ein enormes Detailwissen über körperliche Strukturen bis in die Zellen und Gene hinein. Deshalb wissen wir heute sehr viel über die Entstehung von Krankheiten. Die wissenschaftliche Medizin ist ein wichtiger Teil der Ganzheitsmedizin. Die Wissenschaftler, Ärzte und Vertreter der wissenschaftlichen Medizin zu diffamieren ist überheblich, denn auch sie legen viel Energie, Träume, Wissen und Lebensenergie in diese Arbeit. Obwohl wir viel wissen, hat diese Medizin aber auch ihre Grenzen. Wir wissen so vieles noch nicht. Die Kommunikation und Interaktion im Hormonsystem und Immunsystem wird noch lange nicht wirklich zu erfassen sein. Im Hinblick auf die objektive Wissenschaft wird der Mensch zum Objekt. Seine Biographie, seine Lebensumstände, seine Lebenserfahrungen seine geistigen und spirituellen Hintergründe werden nicht beachtet. Er ist eine Art Maschine die es zu analysieren und diagnostizieren und zu reparieren gilt. Dabei läuft sie Gefahr den Menschen an sich zu verlieren. Die wissenschaftliche Medizin behandelt Befunde. Befunde spiegeln die Außenansicht von Krankheiten wieder, Befunde sind objektiv. Das Befinden des Menschen ist jedoch subjektiv. Wir wissen, dass bestimmte Bakterien bestimmte Erkrankungen auslösen können. Warum sie das bei einigen Menschen tun und bei anderen nicht, da tut sich die wissenschaftliche Medizin schon schwerer. Denn nur, wenn der Organismus zur Krankheit bereit ist, können die Bakterien einen Angriffspunkt finden. Der Mikrobiologie Pasteur hat den Satz geprägt: „Die Mikrobe ist nichts, der Boden (also das Milieu) ist alles“. Die wissenschaftliche Medizin stützt sich zur Beurteilung von Krankheiten gerne auf die Prognose. Dies ist ein errechneter statistischer Mittelwert, der aber nichts über den individuellen

Krankheitsverlauf aussagt. Eine Prognose ist bedenklich, denn sie hat eine Suggestivwirkung und fixiert den Menschen auf eine Diagnose, deren Behandlungsverlauf dieser genau einzuhalten hat. Ein tragisches Beispiel hat ein Bekannter von mir erlebt. Es wurde in jungen Jahren ein Thymuskarzinom diagnostiziert. Dieses ist sehr selten und so bezweifle ich die Erfahrung der behandelnden Ärzte, was die Prognose betrifft. Zuerst wurde ihm mitgeteilt, er hätte noch 6 Monate zu leben. Da er aber sehr willensstark war, hat er dagegen angekämpft, vieles in seinem Leben verändert und die prognostizierte Zeit bei weitem überlebt. Bei irgendeiner Kontrolle, hat ihm der untersuchende Arzt aber seinen Glauben an eine Heilung zerstört. Er meint: „Na gut, sie haben die Prognose überlebt, aber ich gebe ihnen maximal 8 Jahre“. Beide Zahlen sind fiktiv, da niemand voraussehen kann, wie lange jemand zu leben hat. Was ist dann passiert? Pünktlich nach 8 Jahren hatte er ein Rezidiv und ist kurz darauf verstorben. Für mich ist dies ein eindeutiger Fall von negativer Suggestion und verantwortungslos. Es bedeutet nicht, dass man mit den Patienten nicht ehrlich über die Erkrankung sprechen darf. Aber bei allem Verständnis für Objektivität. Jeder Krankheitsverlauf ist anders und es gibt immer wieder (auch von mir erlebt) Erkrankungen, die sich glücklicherweise nicht nach negativen Prognosen richten. Eine Prognose löst Angst aus, brennt sich ein, lässt nicht zu, dass eine Krankheit, die sich entwickelt hat, auch wieder gehen darf. Nicht immer ist dies der Fall, aber wir sollten den Menschen die Chance geben, auf die Heilungskräfte ihres Körpers zu vertrauen. Besonders schlimm ist es, wenn es sich um eine falsche Diagnose handelt. Dadurch wird das Krankheitsgefühl fixiert und es gibt keinen Spielraum mehr für die Wiederherstellung der Gesundheit.

Die häufigste Krankheit ist die Diagnose

Voltaire

3. Ganzheitliche Medizin im Sinne von Yin und Yang

Die letzten Jahrzehnte meines Berufslebens waren geprägt von Spannungen und Unverständnis zwischen der wissenschaftlichen Medizin und der nicht wissenschaftlichen Medizin. Anschuldigungen und Verleumdungen von beiden Seiten prägen die Kommunikationsproblematik. Andererseits wünschen wir uns als Patienten doch eine Kombination beider Methoden. Keiner von uns möchte ins Mittelalter zurück, wo operative Eingriffe ohne

Narkose und mit einer hohen Sterberate verbunden waren. Anderseits fühlen wir uns nicht wohl, wenn wir auf ein Symptom reduziert werden. Wir spüren, dass Krankheitsentstehung komplexer ist, als der Angriff eines Virus oder die Mutation einer Krebszelle. Wir fühlen uns verloren innerhalb von piepsenden und leuchtenden Geräten und verstehen die Sprache der Wissenschaft nicht. Die symptomorientierte „Allopathische Medizin" betrachtet uns nur im Hinblick auf unsere Erkrankung. Das Krankheitssymptom wird behandelt, nicht jedoch wir als ganze Person.

Wir alle sind Menschen mit privaten und beruflichen Belastungssituationen, Menschen mit einer belasteten Vergangenheit, mit Schicksalsschlägen, Erfahrungen und Ängsten. Wir sind Menschen mit einer bestimmten Konstitution und Lebensweise. Alle traditionellen Medizinsysteme haben einen energetischen Ansatz. Jegliches Leben ist von einer Energie (Qi) durchdrungen. Obwohl diese Erkenntnis mehrere tausend Jahre alt ist, hat sie überlebt. Und die neuesten Erkenntnisse der Quantenphysik beginnen mittlerweile, dieses alte Wissen um die Lebensenergie wissenschaftlich zu erklären.

In der taoistischen Medizin geht es nicht um gut und böse und es geht nicht um Bewertungen. Wie wir wissen existieren Yin und Yang, weibliche und männliche Energien. In der alten archaischen Symbolik verstand man darunter Yoni (Vagina), alle runden öffnenden Formen und Lingam (Phallus) alle aufstrebenden, zielgerichteten Formen. YIN steht auch für das passive, weibliche, empfangende, dunkle, kühle, weiche, feuchte, für den Schatten und den Mond und YANG für das aktive, männliche, schöpferische, helle, für die Hitze, den Tag, das Harte, den Sommer und die Sonne.

Es geht also immer um den Fluss der Dinge. Jede Einseitigkeit bedeutet Stagnation und ist zum Scheitern verurteilt. Es geht vielmehr um den Fluss zwischen den Polaritäten, zwischen männlich und weiblich, weich und hart, warm und kalt. Wie wohltuend kann im Sommer ein kühlender Schatten sein und wie angenehm das knisternde Ofenfeuer bei Minusgraden. Es geht nie um ein "entweder-oder", sondern um ein miteinander auf gleicher Ebene. Unsere Gesellschaft, und damit unsere Medizin, sind heute geprägt von einer zu starken Yang-Energie. Alles ist laut, stressig, zielgerichtet, hell, technisch, aktiv. Das bedeutet, wir benötigen mehr „weibliche" YIN-Energie in unserem Leben, unserem Alltag und unserer Medizin. Menschen die zuhören, innehalten, Zeit haben, uns halten, tragen, kühlen. Es geht um Kräfte, die erhaltend, bewahrend, regulierend sind. Davon brauche ich soviel, bis Yin und Yang in einem dynamischen, energetisch bewegenden Gleichgewicht sind und sich gegenseitig unterstützen und befruchten. So war es ja ursprünglich mal gemeint, und erst dann ist das Tao - das „Ganze" erfüllt.

Im Laufe meines Lebens bin ich immer wieder darauf gestoßen. Es ist so logisch und scheint so einfach und ist trotzdem so schwer zu verstehen. In der chinesischen Medizin kennt man 5 Elemente (Energetische Zentren) mit unterschiedlichen Bezeichnungen. Es sind die Elemente Wasser-Niere, Holz-Leber, Feuer-Herz, Erde-Milz, Metall-Lunge. Die zugeordneten Organe haben nur im weitesten Sinne mit unseren Organen zu tun. Vielmehr sind sie umfassende Energiesysteme, in welchen sich Gefühle, Emotionen, Funktionen, Jahreszeiten, Farben, Geschmäcker, Aufgaben und andere Teile unseres Körpers widerspiegeln. Der Funktionskreis Niere reguliert unseren Wasserhaushalt, ist für die Knochen, für die Haare, fürs Gehör, für die Zähne und für die Sexualität zuständig. Die dazugehörige Emotion ist Angst. Außerdem ist in ihr die angeborene Lebensenergie (Essenz) gespeichert. Die Jahreszeit ist der Winter. Hier geht es, wie man schon erkennen kann ums Eingemachte. Wenn jemand ein Problem mit dem Satz „Das geht mir an die Nieren" beschreibt wissen wir sofort, dass dieses tiefer geht, als wenn einem nur eine „Laus über die Leber gelaufen ist". Der Winter ist die Zeit des Rückzugs, der Begegnung mit unserem Innersten, mit den Schattenseiten, mit unserer Essenz. Dies kann aber Angst machen. Deshalb wird im Advent auch so viel Krawall veranstaltet. Hektik, Betriebsamkeit, Lärm, Lichter… es ist eine Flucht, sich selbst zu erkennen, sich mit dem Sinn unseres Daseins auseinander zusetzten. Ganz tief in unserem Innersten keimt jedoch die Sehnsucht nach Stille, Ruhe, Langsamkeit, Geborgenheit – viele Menschen träumen von einem Winterspaziergang durch den Wald (vielleicht sogar bei Nacht) von einer einsamen Berghütte, wenn dichter Schnee alles einhüllt – nur wenige tun es. Wenn nun ein Mensch über zunehmende Ängste, über schlechteres Hörvermögen, über Kreuzschmerzen und vielleicht nachlassende sexuelle Lust klagt, dann würde er normalerweise zum Psychiater, zum Orthopäden, zum HNO-Arzt und zum Urologen oder Gynäkologen geschickt. Keiner weiß vom anderen, jeder macht seine spezifische Therapie, obwohl eindeutig ein gemeinsames Muster zu erkennen ist: Eine Schwäche der Nierenenergie. Mit dem Erkennen der Ursache, mit Gesprächen, mit der Entdeckung neuer Lebensweisen, mit Akupunktur und Kräuter, kann diesem Menschen von Grund auf und nachhaltig geholfen werden.

In der Ganzheitsmedizin spielt das subjektive, individuelle Befinden eine zentrale Rolle. Beschwerden und Symptome spiegeln die Lebensumstände wieder. Wie schaut mein Alltag aus? Wie zufrieden oder unzufrieden bin ich? Hat das, was ich tue einen Sinn? Belastende Einflüsse des Lebens, aber auch chronische Schmerzen, können die Lebensenergie, das Qi, blockieren. Diese Energie wird in der wissenschaftlichen Medizin nicht beachtet oder sogar belächelt (wobei die Ergebnisse der modernen Physik schon Ansätze dazu haben). Anders ist es in traditionellen Medizinsystemen, die seit Jahrtausenden praktiziert werden. Die taoistischen Prinzipien, auf denen sie beruhen, betonen die Einheit von allem Existierenden, die Untrennbarkeit von Materie und Energie und die Tatsache, dass alle Phänomene und Erfahrungen einen gemeinsamen Ursprung besitzen. Die meisten Patienten in meiner Praxis haben eine Störung der Befindlichkeit. Diese sind jedoch für die wissenschaftliche Medizin nicht behandlungswürdig, da meist keine Erkrankung festgestellt werden kann. Sie werden mit ihren Beschwerden alleine gelassen oder als „psychisch“ abgestempelt. Diese Patienten (aber auch viele chronisch kranke Patienten), welche unter den Nebenwirkungen von jahrelanger Medikamenteneinnahme leiden, suchen den Weg zur Ganzheitsmedizin mit ihrem energetischen Bewusstsein. Die Kosten dafür werden aber von den Krankenkassen nicht übernommen (obwohl die teuren Medikamente der Schulmedizin einen Kollaps im Gesundheitssystem verursachen), weil die Beschwerden oder die Behandlung im klassischen Sinn nicht objektivierbar sind. Die Patienten schätzen die Ganzheitsmedizin, weil sie als Mensch in ihrem Kranksein wahrgenommen werden, indem ihre subjektiven Beschwerden (auch ohne objektiven Befund) wahrgenommen werden. Es ist notwendig, als Arzt einzuschätzen, wann eine klassische schulmedizinische Behandlung nötig und wann eine energetisch-regulative Behandlung möglich ist. Das macht auch mehr Eigenverantwortung möglich. Die Patienten erhalten mehr Kompetenzen auf ihrem ganz individuellen Weg zur Gesundung. Als Ärztin oder Arzt hat man einen fachlichen Wissensvorsprung und als Patientin oder Patient hat man ein intuitives, subjektives Wissen, weiß was man will und was einem gut tut. Als Ärztin oder Arzt hat man zu beraten und zu begleiten. Man bildet gemeinsam ein Team zur Verbesserung der Gesundheit.

4. „Die Rückbesinnung auf Hippokrates“

Walter Dorner – Präsident der österreichischen Ärztekammer – Österreichische Ärztezeitung Februar 2009 (Auszug aus einem Vorwort)

„Ist denn alles, was wir im besten Glauben an Fortschritt und Technik tun, auch wirklich im Sinne der Patienten? Wie gut läuft eigentlich die

Kommunikation mit unseren Patienten ab? Und wie positionieren wir uns im Wechselspiel von Leben und Tod? Vorsicht, Empathie und analytisches Denken. Das sind die Eigenschaften, die heutzutage einen Arzt, neben seinem selbstverständlich medizinischen Wissen, ausmachen. Heutzutage? In Wirklichkeit sind diese ärztlichen Anforderungen bereits vor 2500 Jahren postuliert und unter dem Begriff „hippokratischen Eids" bekannt geworden. Die Inhalte sind, im übertragenen Sinne, aktueller denn je. Denn der Hippokratische Eid schafft jene Grundfeste, die für die Rollendefinition des Arztes notwendig sind. Er ist Empathiker und Entschleuniger in einer Gesellschaft der Raserei. Er setzt finanzästhetischen Werten humanzentrierte Werte gegenüber. Und er repräsentiert ein Selbstverständnis von Solidarität, indem Gesundheit als das höchste Gut des Menschen angesehen wird. Denn nur so wird die Medizin wieder zum Bindeglied zwischen Naturwissenschaften, den Wissenschaften vom Menschen und den Wissenschaften vom Leben. Insbesondere die Forcierung jener Bereiche, die durch eine technikgetriebene Medizin vernachlässigt wurden, ist angebracht: das sorgfältige Gespräch des Arztes mit seinen Patienten, die Empathie und die Auseinandersetzung mit dessen Geschichte sowie die ethische Grundeinstellung des Arztes, dass Krankheit sich nicht ausschließlich über Symptome definiert, sondern der erste Schritt des Körpers zur Genesung ist."

Indem man im Einklang mit der Energie der Jahreszeiten und den jeweiligen Anforderungen an Körper und Geist lebt, kann man seine Gesundheit positiv beeinflussen.

Nicht nur in China, sondern auch in unserem Kulturkreis hat dieses Wissen existiert. In 500 Jahren Inquisition wurde der größte Teil davon vernichtet. Ein kleiner Teil davon, vor allem das Wissen um die Wirkung unser heimischen Kräuter, konnte in den Klöstern überleben (Hildegard von Bingen). Mit Hilfe der Chinesischen Medizin schaffen wir es vielleicht eine Brücke zu unserem verlorenen alten Heilwissen zu schlagen. Aus diesem Grund arbeite ich auch sehr gerne mit westlichen Kräutern.

5. Der Fluss des Lebens

„Es gibt nichts Beständiges im Universum. Alles ist Ebbe und Flut, jede Gestalt, die geboren wird, trägt in ihrem Schoß den Keim des Wandels"

Ovid's -Metamorphosen

Das TAO

Es gibt ein Ding, das ist unterschiedlich vollendet. Bevor der Himmel und die Erde waren, ist es schon da, so still, so einsam. Allein steht es und ändert sich nicht. Im Kreis läuft es und gefährdet sich nicht. Man kann es nennen die Mutter der Welt. Ich weiß nicht seinen Namen.

Ich bezeichne es als SINN (Tao). Mühsam, einen Namen ihm gebend, nenne ich es groß.

Aus dem Tao Te King (LaoZi)

Was ist für uns unser „Sinn“ und für uns „groß“? Jeder Mensch wird dies im Hinblick auf seine Tradition, Erziehung und Erfahrung anders beantworten. Ich bin nach verschiedenen christlichen Religionsgemeinschaften erzogen worden und hatte immer schon Probleme mit dem strafenden, patriarchalen Gottesbild der christlichen Kirchen. Deshalb bin ich nach langer Suche und Beschäftigung mit den verschiedensten Glaubensformen der Welt bei meinem ganz persönlichen Bild angekommen. Und habe mich sehr gefreut, als ich es bei LaoZi wieder entdeckt hatte. „Man kann es nennen, die Mutter der Welt“. Wohl bemerkt "kann", man muss nicht. Aber für mich hat „das Göttliche“ die Gestalt einer wunderbar beschützenden, kraftvollen, nährenden Mutter, welche die Geschicke nicht lenkt, aber zusammenführt, zum großen Ganzen. Dieses große Ganze bestand schon vor meiner eigenen Existenz und wird in die nächste Existenz reichen. Wie auch immer wir diese sehen. Ich hoffe, es fühlt sich niemand persönlich angegriffen, denn ich habe großen Respekt vor jeder ernst gemeinten Spiritualität. In jeder Tradition und Sichtweise steckt dieser Funke. *„Mühsam einen Namen ihm gebend, nenne ich es groß“,* steht es im Tao te King. Ich konnte diesen Funken während mancher katholischer Messen und in einigen evangelischen Gottesdiensten wahrnehmen. Aber auch, als ich auf meinen Reisen an einem Freitagsgebet in einer Moschee bei Konya in der Türkei beiwohnen durfte. Und natürlich war es auch zu spüren, als ich zufällig zu einem hinduistischen Trauerritual am Strand von Bali gestoßen bin. Auch bei verschiedenen Ritualen von Frauengruppen, bei einem indianischen Schwitzhüttenritual, beim Feiern der Walpurgisnacht. Und sogar, als ich mit einem jungen atheistischen Physiker an seinem Sterbebett saß. Als wir über Energie und das Auflösen von Materie sprachen, über Einstein und seine Relativitätstheorie, über den physikalischen Grundsatz, das I. Axiom der Thermodynamik, welches für mich frei übersetzt bedeutet „Energie kann sich nur wandeln, sie kann nicht aus dem Nichts entstehen, oder in das Nicht gehen“. Physiker sind Realisten. Dennoch glauben sie, dass es außerhalb unseres Bewusstseins etwas dauerhaft Existierendes gibt. Sie nennen es die physikalische Wirklichkeit, welche unabhängig von unserem Bewusstsein ist und ihren eigenen Gesetzen folgt. Die Aufgabe des Physikers ist die Suche nach der Wahrheit, nach zutreffenden Antworten. Mit diesem Hintergrund, war das Gespräch am Sterbebett eines Atheisten ein zutiefst spirituelles Gespräch und dem Sinn des Taoismus sehr nahe.

„Das Tao ist der Ursprung und das Ziel aller Dinge. Es ist machtvoll, aber zugleich unsichtbar und unhörbar. Es ist verborgen und namenlos und es wirkt durch Nichthandeln…" So hat LaoZi in seinem Tao Te King (=Das Buch des Alten vom Sinn des Lebens) es formuliert. LaoZi lebte 500 v. Chr. in Peking. Meist wird er als der Begründer einer Glaubensrichtung bezeichnet. Meiner Meinung nach hat er nur, wie viele Männer zu dieser Zeit, die alten und tief verwurzelten Weisheiten und Erkenntnisse, welche seit Anbeginn der Menschheit existiert haben, erstmals in geschriebene Worte gebracht. Vorher wurden Erkenntnisse, Erfahrungen und Weisheiten immer nur mündlich und von Lehremdem auf die Lernenden persönlich weitergegeben. Vielleicht wusste man damals schon, dass das geschriebene Wort zu Missverständnissen neigt und meist eine große Zahl an Interpretationen offen lässt.

Das zentrale Thema im Taoismus ist die Ordnung der Natur, die sich ergänzenden Gegensätze und das Gesetz der rhythmischen und periodischen Wiederkehr (z.B. Jahreszeiten, Wachstumsperioden…).Tao bedeutet eigentlich Pfad oder Tor. Das Tao ist für den Menschen der einzige gangbare Weg im Einklang mit seinen und den kosmischen Kräften. Und das Tao ist das Ziel.

Meister Zhuang, ein Nachfolger von LaoZi, verfeinerte diese Denkweise weiter. Für mich berührend, ist seine Betrachtungsweise über den Tod.

…."Woher weiß ich denn, ob der Wunsch zu leben nicht ein großer Irrtum ist? Woher weiß ich, ob Abneigung gegen den Tod nicht dem Glauben gleichkommt, man habe sich verlaufen, während man sich all die Zeit auf dem richtigen, nämlich dem Nachhauseweg befindet?"…..

"Eines Tages hatte Meister Zhuang einen Traum, in dem er als Schmetterling von Blume zu Blume flatterte. Während des Traums war er zutiefst davon überzeugt, ein Schmetterling zu sein. Als er erwachte sagte er: „Nun weiß ich nicht, bin ich ein Mensch, der geträumt hat, er sei ein Schmetterling, oder bin ich jetzt ein Schmetterling, der träumt, er sei ein Mensch?"

Faszinierend ist auch, dass er 2000 Jahre vor Albert Einstein belegte, dass Materie und Energie miteinander austauschbar sind und das die Balance im Universum auf ewig bestehen bleibt. Die Zeit steht nicht still und kein Zustand kann festgehalten werden. Alles ist immer im Wandel. Erst später kam auch zum Taoismus, wie bei allen Religionen, ein ausgefeiltes System an Übungen, Regeln und Praktiken dazu. Zeremonien wurden beschrieben und eine große Anzahl an „personifizierten“ Göttern ihren Aufgaben zugeteilt.

„Wie unfassbar ist Tao – wie die Leere eines Gefäßes, und doch ist es unser aller verehrte Ahnin. Wenn wir es benutzen, finden wir es unerschöpflich, tief und unerforscht. Wie still und rein doch der Weg ist! Ich weiß nicht, wer ihn geschaffen hat. Es kann sein, dass er war, bevor es Gott gab“ *LaoZi*

Meine Vision von einer ganzheitlichen Medizin, im taoistischen Sinn, vereinigt den Yangaspekt (damit ist die wissenschaftlich untersuchte Medizin, mit all seinen Errungenschaften wie CT, MR, PET-Scan, Nuklearmedizin, Operationen, Antibiotika, Chemotherapeutika u. v. m. gemeint) mit dem Yin-Aspekt (damit sind die traditionellen Medizinsysteme mit der Erfahrungsmedizin, den Hausmitteln, der Kräutermedizin, der regulativen Medizin, der psychosomatischen Medizin, der physikalischen Medizin, der Eigenverantwortlichen Medizin u.v.m. gemeint). Dazu wünsche ich mir kompetente Teams aus allen Fachdisziplinen die miteinander kooperieren, sich austauschen, sich Gedanken machen, den Menschen in den Mittelpunkt stellen, die zuhören und gemeinsam mit dem betroffenen Menschen einen Weg der Therapie suchen, einen Weg der im Gleichgewicht steht zwischen Yin- und Yang-Aspekten.

Nur so können wir wirklich „Heil werden“

Wenn das Leben keine Vision hat, nach der man strebt, nach der man sich sehnt, die man verwirklichen möchte, dann gibt es auch kein Motiv sich anzustrengen.

Erich Fromm

6. Was bedeutet Heilung?

Heilung bedeutet mehr als das Beseitigen aller Symptome und das Verschwinden einer Krankheit. Diese Tatsache wird in der klassischen, westlichen Schulmedizin oft zuwenig beachtet. Beschäftigt man sich mit den alten, traditionellen Medizinsystemen, erkennt man, dass unter Heilung ein ganzheitlicher, innerer Prozess verstanden wird. Heilung findet auf mehreren Ebenen statt.

Auf der körperlichen Ebene, wenn eine gestörte Organfunktion wieder heil wird . Auf der emotionalen Ebene, wenn wir uns nach einem seelischen Trauma erholen und unser Gleichgewicht wieder finden. Auf der sozialen Ebene, wenn wir nach einer Scheidung oder nach einem Verlust des Arbeitsplatzes wieder neue Perspektiven erkennen. Heilung auf geistiger Ebene wird auch erlebt, wenn sich destruktive Wertvorstellungen in lebensbejahende, heilende Gedanken wandeln. Und auch auf geistiger Ebene kann man Heilung erleben, wenn wir den Sinn des Lebens erkennen, eine beglückende spirituell-religiöse Erfahrung machen oder unseren inneren Frieden finden.

Eine Therapie kann nur gelingen, wenn der Organismus die nötigen Voraussetzungen für die Heilung schafft. Ein Antibiotikum unterstützt die Abwehrzellen bei ihrem Kampf gegen die Infektion, indem es die Bakterienzahl reduziert. Ohne ein funktionierendes Immunsystem ist das beste und teuerste Antibiotikum wirkungslos.

Jede Krankheit infiziert auch die Seele, denn wenn der Körper erkrankt ist, werden auch Seele und Geist aus dem Gleichgewicht gebracht. Die wissenschaftliche Medizin leistet hervorragendes, wenn es darum geht, lebensgefährlich Erkrankte zu retten. (Reanimation, Herzkatheter, Intensivstation, Lyse, Operation, Transplantation, Nuklearmedizin…..). Die komplexeren, kaum fassbaren und schwer messbaren Beschwerden von Seele und Geist bleiben dabei meist unbehandelt. Der Mensch wird im Sinne unserer Yang-Medizin als komplizierte Maschine mit einem wissenschaftlich messbaren Reiz-Reaktions-Mechanismus gesehen.

Wenn man die Erkrankung, die scheinbar schicksalhaft auf uns hereinbricht, als Ergebnis von vielen verschiedenen Ursachen begreift (meist spielen die Konstitution und damit unsere Gene eine Rolle, unsere Erziehung, unsere Lebensweise, der Stress, die Beziehung, unsere familiäre Rolle, unser Beruf, Fehlhaltungen, Umweltbelastungen, Viren, Bakterien…), welche zu Disharmonien und damit zu einem Ungleichgewicht führen, stehten die Symptome für mehr, als dem äußeren Erscheinungsbild einer Krankheit. Es ist vielmehr eine Botschaft, die aus unserer Mitte kommt. Eine Botschaft die besagt, dass wir in das „Ganze“, dessen Teil wir sind, nicht richtig eingefügt sind. Unsere Aufgabe ist es jetzt, zu unserem innersten Wesenskern vorzudringen, wo das Herz und die Seele ihren Sitz haben, um hier das Ungleichgewicht zu beheben. Nur so können wir wirklich heil werden. Alle traditionellen Systeme sehen eine Krankheit als Chance, die eine Veränderung ermöglicht um dadurch physisch, geistig und seelisch stark zu werden. Im Sinne der Ganzheitlichkeit der Heilkunde ist es selbstverständlich sinnvoll, zuerst einmal die akute Symptomatik mit wissenschaftlichen Methoden zu behandeln und zu lindern, um anschließend Kraft für die Ursachensuche und Umorientierung zu haben. So habe ich, als meine Bandscheibe eine akute Lähmung im Bein erzeugte, nach eine Woche hochdosierter Schmerztherapie, einer Operation zur Beseitigung des Bandscheibensequesters der auf den Nerv gedrückt hat, zugestimmt. Nur mit der Operation ist es nicht getan. Sie hat mich zwar von den quälenden Schmerzen befreit und weitere Schäden am Nerv verhindert. Dennoch musste auch eine Umorientierung meines Lebens erfolgen, damit ich diese Schwachstelle wirklich dauerhaft heilen konnte.

In allen großen spirituellen Traditionen wurde erkannt, dass in der Krise der Schlüssel zu spirituellen Erfahrungen liegt. In China bedeutet das Schriftzeichen für Krise, sowohl Gefahr, als auch Chance.

Heilung kann also auch stattfinden, wenn die Behandlung einer Krankheit nicht mehr zur Diskussion steht oder sich als unwirksam erwiesen hat.

Ich durfte immer wieder erleben, wie Menschen in den schwierigsten Zeiten ihres Lebens plötzlich Zugang zu neuen Dimensionen und Bewusstseinsebenen erreicht haben. Für viele mag es vielleicht irritierend oder zynisch wirken, wenn sogar Schwerkranke und Sterbende zu der Erkenntnis gelangen, dass die Krankheit ein großes Geschenk in ihrem Leben ist.

> *Die Krise*
> *Sie ist der Ort des wilden Chaos. Die scharfe Kante im Leben*
> *Der Punkt, der unsere Ängste schürt, der Ort ohne Wiederkehr und die Stelle, ab der alles möglich wird.*
> *Wir kommen nicht an ihr vorbei, um sie herum oder über uns hinweg, wir müssen sich ihr stellen und durch sie hindurch, durch den Ort der unbegrenzten Möglichkeiten.*
> *Amy Sophia Marashinsky*

Die Ärztinnen und Ärzte, die Therapeutinnen und Therapeuten, die Heilkunst wirklich ganzheitlich verstehen wissen, wie wesentlich die inneren Heilkräfte der Patienten für den Heilungserfolg sind, und werden alles unternehmen, um diese Kräfte auf allen Ebenen zu fördern.

Dazu möchte ich noch ein mir ganz wichtiges Thema anschneiden. Wie wir sehen, ist Heilung ein Prozess, eine Entwicklung in welcher ganz verschiedene Einflussfaktoren zusammenfließen. Kommen Patienten zu mir, weiß ich oft nicht, ob ich diejenige bin, die den Fluss am Beginn erst einmal in Bewegung bringen muss, oder ob es meine Aufgabe ist, die Entscheidung für eine Veränderung, einen neuen Weg zu unterstützen. Ich weiß nicht, ob ich nur einen Moment der Begegnung Zeit habe oder ob ich den ganzen Weg begleiten darf. Die ruhmreichste Aufgabe ist natürlich die, wenn während der Zeit unserer Zusammenarbeit die Heilung eintritt. Solche Erfolgserlebnisse tun natürlich gut und geben meiner Arbeit Sinn. Trotzdem ist auch hier Bescheidenheit angebracht, denn manchmal bin ich einfach nur dazu auserwählt, den letzten Puzzleteil einzufügen. Es kann aber auch anders herum gehen und ich bin die, die Puzzleteile vorerst nur ordnet und jemand anderer „schöpft später den Rahm ab". Wie wir schon gesehen haben, sind die Ursachen fast jeder Krankheit vielschichtig und so ist auch die Heilung vielschichtig. Meiner Meinung nach gibt es keine Therapie, ob wissenschaftlich oder komplementär, die alleine für die Heilung verantwortlich ist.

> ***Drei Dinge machen die Medizin aus: Die Krankheit, der Kranke und der Arzt. Alle Heilkunst ist vergebens, wenn der Kranke nicht mitwirkt, mit seinem Arzt.*** *Paracelsus*

Entscheidend für die Heilung ist die Bereitschaft von uns Betroffenen, Verantwortung für uns selbst zu übernehmen. Durch eine Erkrankung wird man oft schnell in die passive Rolle des Opfers gedrängt. Die Ärztin, der Arzt übernehmen den aktiven, kurativen Part und wir Patienten haben nur mehr die Aufgabe, alle Behandlungen zu erdulden.

Wir müssen diese Rolle so schnell als möglich wieder ablegen. Für uns alle ist die Erkenntnis, wie wir uns aktiv an unserem Heilungsweg beteiligen können, von großer Bedeutung für unsere Gesundung. Denn wenn wir uns als Opfer fühlen, versperren wir uns den Zugang zu unseren eigenen, innersten Heilkräften. Aber gerade diese können, zusammen mit allen zur Verfügung stehenden Maßnahmen, entscheidend zur Heilung beitragen.

Wir wissen, dass sich in jeder Extremsituation, Panik oder Todesangst die Situation noch verschlechtert. Was wir brauchen, ist ein klarer Kopf, Mut und Hoffnung. Es ist wichtig, dass wir unseren Verstand und unsere Eingebung zusammenwirken lassen, wenn es um wichtige Entscheidungen geht. Es geht darum, zu entscheiden, welche Behandlung mit welchen Konsequenzen, welche Ärztin und welcher Arzt, welches Krankenhaus, welche Begleittherapie, welche Lebensumstellung für uns die Richtige ist. Aus eigener Erfahrung weiß ich, wie wichtig dabei die Familie, gute Freunde und Fachpersonen sind. (Auch ich als Ärztin bin auf menschlich inkompetente Kollegenschaft gestoßen und war froh, als mir endlich ein Kollege in Ruhe die geplante Operation erklärt hat – dieser Arzt hat dann auch mein Vertrauen für den geplanten Eingriff erhalten). Information ermöglicht uns eine Orientierung und einen Überblick über die verschiedenen Möglichkeiten. Doch irgendwann müssen wir in uns hineinfühlen, um zu spüren, welcher Weg für uns sinnvoll ist.

Noch ein Wort zu den viel zitierten Kosten des Gesundheitssystems. Ich denke, dass wir hier im Westen in einer Falle sitzen. Seit Kindheit an wurde uns vermittelt, dass unsere Gesundheit nichts kostet, der Gang zur Ärztin oder zum Arzt ist scheinbar kostenlos. Dahinter stehen jedoch Institutionen, die die Behandlungen sehr wohl bezahlen müssen. Die Verantwortungsträger interessieren sich vor allem für positive Geschäftsergebnisse. Das bedeutet Leistungskürzungen und Einsparungen. Aber wo kann man am besten sparen? Natürlich an der Zeit. Deswegen sind alle zeitaufwendigen Therapien und Gespräche nicht wirklich erwünscht. Auch, wenn dadurch oft auch finanziell nur kurzsichtige Ergebnisse zu erwarten sind. Manche Entscheidungen gehen schon mal ins Paradoxe. Vorbeugemaßnahmen werden nicht finanziert, mit dem Argument „Wir sind eine Krankenkasse, keine Gesundheitskasse“. Dass sie sich mit Sicherheit viele Kosten später einsparen könnten, darüber wird scheinbar nicht nachgedacht. Ausnahmen bestätigen jedoch die Regel. Es gibt bei einer kleinen österreichischen Krankenkasse vorbeugende Kurzkuren zu verschiedenen Gesundheitsthemen, die in Form von Seminaren gesund erhaltende Maßnahmen mit großem fachlichem Engagement vermittelt. Ein weiteres Problem stellt generell die Denkweise der Krankenkassen dar. Uns allen wird der Weg der Heilung vorgeschrieben und dieser Weg hat in einem patriarchalen Yang-dominierten System, ausschließlich über Yang-Therapien zu erfolgen.

Soviel zum Ist-Zustand. Aber Jammern bringt nichts und vom "Gedanken", der Staat ist zuständig für meine Gesundheit, müssen wir uns verabschieden, um lange gesund und vital zu bleiben. Wir leben in einem der reichsten Länder der Welt, können uns Autos und deren Wartung leisten, können mit dem Flugzeug um die Welt jetten. Und dann können oder wollen wir keinen finanziellen Aufwand für uns und in unseren Körper investieren. Das ist mindestens so kurzsichtig wie der Blickwinkel der Krankenkasse. In vielen wesentlich ärmeren Ländern müssen die Menschen ihre Ärztin oder den Arzt selbst bezahlen, daher ist ihnen Vorsorge auch ein wesentliches Anliegen. Anstatt vorzubeugen, überfordern wir oftmals unseren Körper und unsere Seele, wenn wir uns das ganze Jahr kasteien, um dann irgendwo den wohlverdienten Urlaub zu genießen. Wie oft macht uns da der Körper einen Strich durch die Rechnung und erkrankt und unsere Seele ist müde und unzufrieden, da sie sich ja viel mehr erträumt hat, als dieser Platz, dieses Hotel zu bieten vermag. So kommen wir oft erschöpft und frustriert aus dem Urlaub zurück und das "Hamsterrad" beginnt sich erneut zu drehen.

Deshalb ist auch hier unsere Eigenverantwortung gefragt.

Verantwortlich ist man nicht nur für das, was man tut, sondern auch für das, was man nicht tut.

LaoZi

Weil das Leben dynamisch ist und sich unaufhörlich wandelt, wird jeder Mensch immer wieder das Gleichgewicht verlieren und wieder finden. Es ist nicht problematisch aus dem Gleichgewicht zu kommen, wenn wir aufmerksam genug sind, dies zu bemerken, um immer wieder zurück zu unserer Mitte zu finden.

7. Das homöodynamische Ungleichgewicht

Von Dr. Klaus Dieter Platsch

Klaus Dieter Platsch ist Arzt für Innere Medizin, Chinesische Medizin und Psychotherapie. Dozent der Deutschen Ärztegesellschaft für Akupunktur, Lehrbeauftragter der Universität Herdecke, Leiter der Tagungsreihe "Medizin und Spiritualität" und des Instituts für Integrale Medizin. Empfehlenswert sein Buch: "Was heilt", im Theseus-Verlag erschienen. In diesem Buch hat er eindrücklich über diese wichtige Idee geschrieben. Ich möchte einen Aspekt hier zitieren: *„Die medizinische Physiologie spricht von dem Grundphänomen der Homöostase. Diese sorgt dafür, dass die Bedingungen im Inneren des Organismus, in jeder Zelle und jedem Organ, möglichst konstant bleiben, damit der Stoffwechsel und alle Funktionen des Organismus funktionieren. In dem Begriff der Homöostase steckt das Wort Stase. Stase bedeutet Stehen. Man geht von einem konstanten Fließgleichgewicht aus. So soll sich beispielsweise der Blutdruck möglichst in den für ihn vorgesehenen Grenzen halten – also gleich bleiben, was den gesunden, normalen Zustand impliziert. Tatsächlich überschreitet der Blutdruck aber diese Normgrenzen je nach Ruhe- oder Belastungssituation im Sinne einer normalen, den Erfordernissen entsprechenden Regulation bei Weitem. Der Sinn der physiologischen Prozesse des Körpers liegt vor allem darin, die*

Regulationsfähigkeit und Regulationsbreite des Organismus zu erhalten und ein dauerhaftes Über- oder Unterschreiten vitaler Regelgrößen zu vermeiden, aber keinesfalls einen immer gleich bleibenden Zustand zu erzwingen. Da alle Prozesse im Organismus fließend sind, sollte man besser von Homöodynamik statt von Homöostase reden. Bleibt noch die Frage nach dem Gleichgewicht. Der Gleichgewichtsgedanke impliziert meist die Vorstellung, es sei gut, ein einmal gewonnenes Gleichgewicht zu halten. Aber diese entspricht nicht dem Prinzip des Lebens. Das Leben fließt und ist Ausdruck ständigen Ungleichgewichts. Alles andere zu behaupten wäre mehr als lebensfeindlich. Immer im Gleichgewicht leben zu wollen hieße, ein Leben in Fesseln zu leben. Einen einmal erreichten Zustand halten zu wollen ist die Erwartung, dass das Herz immer rhythmisch schlagen sollte, oder dass man immer alles im Griff haben müsste. Das ist nicht nur anstrengend, sondern auch ineffektiv. Es ist wie der Versuch, ein Pendel, das oben am Scheitelpunkt auf dem Kopf steht, so auszupendeln, dass es nicht fallen würde – ein Balanceakt, der sich zwangsläufig als unmöglich herausstellen muss. Natürlich fällt das Pendel auf die eine oder andere Seite. Da ist Dynamik. Dort, wo das Pendel hinfällt ist für den Augenblick das neue Gleichgewicht. Nehmen wir das Beispiel unserer eigenen Fortbewegungsmöglichkeit. Mit beiden Beinen auf dem Boden stehen, kann man nicht laufen. Steht man auf einem Bein, dann ist das ziemlich wackelig. Das Gleichgewicht länger als wenige Augenblicke in einem solch statischen Zustand halten zu wollen ist nicht möglich. Beim Gehen kombinieren sich nun zwei Instabilitäten miteinander. Wir fallen quasi in und durch die Bewegung zu einer dynamischen Stabilität, die das Merkmal aller Lebensprozesse ist. Die Dynamik des Lebens, die Veränderlichkeit von Moment zu Moment, ist das einzig Konstante, dem eine Art lebendiger Stabilität innewohnt. So sollten, die physiologischen Prozesse des Lebens besser als Prozesse eines homöodynamischen Ungleichgewichts bezeichnet werden. Das bedeutet für jeden Moment des Lebens ein neues Gleichgewicht. Jeder Augenblick ist neu und birgt die Fülle des Lebens. Da gibt es nichts festzuhalten. Das Festhalten wäre der Versuch, den Fluss des Lebens aufzuhalten, die dynamische Stabilität des Lebens in einen statischen Zustand zu überführen"

Die regulative Medizin versteht Krankheit als Störung dieses homöodynamische Ungleichgewichts

Ein ganzheitlich denkender Arzt bedient sich immer mehrerer Methoden und beschränkt sich nicht auf eine Bestimmte. Der Mensch wird als ein empfindliches, sich ständig erneuerndes Reaktionssystem betrachtet, was einen anderen Blick auf Krankheiten eröffnet. Die Betrachtung liegt auf dem ganzen Menschen, nicht auf dem einzelnen Organ. Die Rhythmen des Lebens, der Natur, eingebettet im Universum mit all seinen Veränderungen stehen im Mittelpunkt. Dafür hat durchaus die wissenschaftliche Medizin mit ihrem Wissen über Anatomie, Histologie, Physiologie und Biochemie, Physik und Chemie eine große Bedeutung. Aber auch die neuen Erkenntnisse der Nano- und Quantenphysik. Wie auch die Erkenntnisse der Erfahrungsmedizin, der traditionellen Medizinsysteme (TCM, TEM, Klostermedizin….), der Ernährung, der Psyche und der Spiritualität. Jedes Lebewesen lebt und fühlt im Rhythmus der Natur im stetigen Wandel. Aus dieser Sicht werden Krankheiten als dynamische Vorgänge gesehen, die sich in Symptomen äußern. Unsere gesunden Körperfunktionen sind ebenfalls abhängig von einem fließenden, sich immer wieder ändernden und auf einen stabilen Balancezustand sich einpendelnden Vorgangs. Unser Körper reagiert auf jede Veränderung, um seine Balance wieder zu finden. Ein Beispiel ist der Säure-Basen-Haushalt. Unser Blut muss einen bestimmten PH-Wert aufweisen, damit es eine gute Sauerstoffversorgung im Gewebe gibt. Übersäuert der Körper, holt er sich basische Substanzen aus dem Gewebe und Knochen. Damit kann er einen akuten Sauerstoffmangel in den Organen verhindern. Langfristig werden aber die Speicher geleert und es kommt zur chronischen Unterversorgung von Gewebe und zu Entmineralisierung der Knochen. Ein ganzheitlich denkender Arzt wird die Ursache mit basischen Substanzen ausgleichen. Der Mensch befindet sich in einer permanenten Symbiose mit seinen Bakterien- und Mikroorganismen. Sie sind ein Teil der Natur und des Lebens an sich. Ob diese unseren Körper krank machen, hängt vom Boden ab, auf den sie treffen. Ist unser Abwehrsystem intakt, haben wir ausreichend Vitamine und Spurenelemente, um Nitrostress zu vermeiden. Ist die Darmflora in einem stabilen Gleichgewicht, dann stellt sich ein Gleichgewicht ein und wir bleiben gesund. Besonders schön sieht man dies im dynamischen Gleichgewicht der Darmflora. Wir brauchen dort E. coli Bakterien für eine gesunde Verdauung und ein starkes Immunsystem. Aber sie können auch einen schlimmen Brechdurchfall auslösen. Auch die Angst kann krank machen. Unser Körper steht in einem dauernden Austausch mit der Umwelt. Er setzt sich auseinander, reift und lernt. Und so sind die Bakterien und Viren nicht grundsätzlich „böse“ oder „gefährlich“, dass wir sie ausrotten und wegdesinfizieren müssen. Deutlich wird dies zum Beispiel beim Helicobacter pyleri. Seit man ihn identifiziert hat, Magenkrebs und Magengeschwüre zu verursachen, wird er gnadenlos „eradizieren“ (=ausgerottet)) und verfolgt. Ist man damit erfolgreich, kann sich dummerweise leichter ein Speiseröhrenkrebs ausbilden.

8. Die häufigsten Blockaden im Körper

Störung der Darmflora:

Die Darmbakterien sind eine wichtige Barriere nach außen und schützen vor anderen pathogenen Bakterien. Sind diese aus der Balance, können sich krankmachende Bakterien breitmachen.

Schwermetalle:

Quecksilber (Hg), Blei (Pb), Palladium (Pd), Aluminium (Al). Häufigste Quellen für Schwermetalle sind Zahnfüllungen und Zahnersatzmaterialien, welche Quecksilber oder Palladium enthalten.

Chronische Entzündungsherde:

Zähne, Zahnfleisch, Mandeln etc.

Vitamin- und Spurenelementemangel:

Ein Mangel an den Spurenelementen wie Selen, Zink, Magnesium, Eisen….und den Vitaminen Folsäure, Vitamin B12, Vitamin D sind sehr häufig. Vitamine sind als Aktivatoren (Katalysatoren) für eine Vielzahl von Stoffwechselfunktionen in unserem Körper nötig

Fettsäuremangel:

Die ungesättigten Fettsäuren Omega-3 und Omega-6 sind die wichtigsten Bestandteile der Zellmembran und schützen vor freien Radikalen

Gestörter Säure-Basen-Haushalt:

mit Übersäuerung und Basenmangel

Psychische Dauerbelastungen:

Die Welt dreht sich immer schneller, die Datenflut und die permanenten Reize kann unser Organismus kaum mehr verarbeiten

Umweltbelastungen:

Chronische Belastung durch Chemikalien, Medikamente, Nahrungszusatzstoffe, Strahlenbelastung

9. Die Diagnostik in der Ganzheitsmedizin

Im Ärztenotdienst wurde ich einmal zu einer sehr vitalen und resoluten älteren Dame gerufen. Sie klagte über plötzliche Kopfschmerzen (diese hatte sie sonst nie) und mehrmaliges Erbrechen. Vielen von Ihnen wird, genauso wie mir, sofort bewusst sein, dass es sich bei dieser Symptomatik auch um eine lebensbedrohliche Hirnblutung handeln kann.

Ich erklärte ihr deshalb, dass ich sie umgehend ins Krankenhaus schicken würde, um ein CT vom Kopf machen zu lassen. Sie reagierte panisch, weigerte sich und meinte schließlich, dass sie ihren Kinesiologen anrufen werde. Dieser könne ihren Kopf mit dem Biotensor austesten. Als ich ihr zu verstehen gab, dass ich sehr viel von diesen Methoden halten würde, der Biotensor aber in diesem Fall nicht ausreichend sei und auch jeder seriöse Kinesiologe sie ebenfalls zu einer Röntgenuntersuchung schicken würde, erzählte sie mir von ihrer Panik, in die Mühlen des Krankenhauses zu geraten. Ich vereinbarte mit ihr, dass es vorerst nur um die Abklärung einer akuten Gefahr gehen würde. Wird diese ausgeschlossen, könne sie das Krankenhaus jederzeit in eigener Verantwortung verlassen und sich erneut Gedanken über eine für sie passende Therapie machen.

An diesem Beispiel erkennt man, dass ein verhärteter Standpunkt der Sache nicht dienlich ist. Hätte ich ihr sofort in arrogantem Ton erklärt, dass Kinesiologie ein Blödsinn sei und nur die Schulmedizin zählt, hätte sie vielleicht wirklich auf diese wichtige Untersuchung verzichtet. In dem ich sie ernst nahm und mit ihr eine Strategie ausgearbeitet hatte, konnte sie diese auch annehmen.

Meiner Meinung nach ist dringend anzuraten, Symptome zuerst nach unserem heutigen Wissen von Erkrankungen und mit adäquaten Methoden abklären zu lassen. Dieser Part muss in den Händen von gut ausgebildeten Ärztinnen und Ärzten liegen. Dies soll jedoch kein Freibrief für teure und aufwendige Untersuchungen sein, denn bei jeder Untersuchung müssen wir uns über die Konsequenzen klar sein. So würde ich einer Frau vor einer Fruchtwasseruntersuchung, welche ein erhöhtes Fehlgeburtsrisiko hat, abraten, wenn für sie eine Abtreibung, aus welchen Gründen auch immer, niemals in Frage käme. Solche Beispiele gibt es viele. Ein ausführliches Gespräch und Aufklärung über Sinn und Aussagekraft einer Untersuchung sollte dieser immer vorausgehen. Damit können auch überzogene Erwartungshaltungen schon im Vorfeld ausgeschlossen werden. Dies gilt auch für alternativ-ergänzende Untersuchungen, wie z.B. das

Redoxpotential, die Schwermetallbelastung oder die Vitamin- und Mineralstoffversorgung.

Gut ausgebildete Ärztinnen und Ärzte (und nur solchen sollten wir unseren Körper anvertrauen) können mit ihren 5 Sinnen, einer ausführlichen Anamnese, einer klinischen Untersuchung, durch eine Blutabnahme und eventuell die ein oder andere ergänzende schulmedizinische Untersuchung schon sehr viel über unseren Gesundheitszustand sagen. Erweitert werden kann diese dann mit einer Diagnostik aus der Erfahrungsmedizin, wie z.B. Zungen- und Pulsdiagnostik, Arbeit mit dem Biotensor, Kinesiologische und Energetische Diagnostik u.v.m. Damit können chronische Verschiebungen in der Energiebalance erkannt und gleichzeitig ausgeglichen werden. Aber auch da möchte ich warnen. So wie es schlecht ausgebildete und uninteressierte Medizinerinnen und Mediziner gibt, so gibt es auch im Bereich der „Alternativen Medizin" viele unqualifizierte Personen. Es ist ein großer Markt geworden und es geht um viel Geld. Deshalb ist es auch wichtig, zu hinterfragen und sich umzuhören. Fragen Sie nach Ausbildungen, Referenzen, Vorbildung und spüren Sie, was Ihr Unterbewusstsein dazu sagt.

In meiner Kindheit gehörte es, zu jedem Besuch des „Doktors" die Zunge zu zeigen. Schon von klein auf wurden wir trainiert „Ah", zu sagen. Dementsprechend erstaunt war ich, als ich in meinem Medizinstudium und dann in der Praxis erkannte, dass in den Mund bestenfalls bei Halsschmerzen geschaut wird. Die spannenden und vielfältigen modernen Diagnosemöglichkeiten lassen leider im Gegenzug die zwar subjektiveren, aber menschenbezogenen, einfachen und billigeren Diagnosemethoden, wie Tasten, Riechen, Befragen etc. in den Hintergrund treten. Viele Methoden geraten immer mehr in Vergessenheit. Es gibt kaum noch gute Lehrende dafür; vielleicht auch auf Grund von mangelndem Interesse der Schülerinnen und Schüler. So versinkt der Mensch immer mehr unter Bergen von Papier mit Laborwerten, Röntgenbefunden und anderen technischen Untersuchungsergebnissen. Nicht das ich darauf verzichten möchte. Sie ermöglichen wichtige ergänzende Informationen. Die Gefahr darin sehe ich jedoch in einem unkritischen Einsatz, ohne vorangegangenes Gespräch. Manche Untersuchungen haben Nebenwirkungen, manche sind schlicht unangenehm, bei manchen gibt es falsch positive oder falsch negative Ergebnisse und viele sind auch sehr teurer und belasten damit, wenn unnötig, die Allgemeinheit. Ich denke, dass jeder erweiterten Diagnostik zumindest ein ausführliches Gespräch und eine klinische Untersuchung mit dem Einsatz der 5-Sinne vorangehen müssen. Im Bereich der traditionellen Medizinverfahren oder andere ganzheitlichen Therapiemethoden, sind sie ohnehin eine wesentliche Grundlage.

Das Gespräch

Die Anamnese ist das, was in der westlichen Medizin noch am ehesten erhalten geblieben ist. Meist ist sie jedoch auf die Symptomatik eingegrenzt. Auf die Entstehung, Dauer und Qualität der Beschwerden. In der traditionellen Medizin fragen wir jedoch nach einer Menge anderer Dinge. So interessiert uns der Stuhl, der Harn, die Menstruation bei Frauen, die Befindlichkeit allgemein, die Ernährung, der Durst, das Schwitzen, Kälte-Wärmegefühl, die Sexualität, klimatische Einflüsse, die Lebensweise, verschiedene Emotionen u.v.m. All dies sind wichtige Hinweise für bestimmte Disharmonien.

Das Betrachten

Wir alle kennen die Situation, dass wir unsere Mitmenschen, wenn wir sie sehen, auch einschätzen. Die äußere Konstitution kann wichtige Hinweise geben, darf aber nie abstempeln. Trotzdem sagt es schon viel aus, wie ein Patient die Ordination betritt. Hinkt er? Hat er eine einseitige Körperhaltung? Sind die Gesichtszüge angespannt? Die Gesichtsfarbe? Hat er rosige Wangen? Ist der Teint blass? Wie kräftig ist der Händedruck? Wie wirken die Haare?

All das sind Eindrücke, die auch für westliche Mediziner nicht uninteressant sein sollten. Für alle traditionellen Medizinsysteme sind sie wichtige Hinweise.

Das Betasten

Verhärtungen, Stagnationen, Schmerzen, Temperatur…. All das lässt sich durch Fühlen erkennen.

Das Hören und Riechen

Ist die Stimme laut, übersprudelnd, leise, kurzatmig? Treten Wortfindungsstörungen auf? Übel riechende Ausscheidungen lassen auf Hitze im System schließen. Geruchlose Ausscheidungen weisen auf Erkrankungen durch Kälte hin.

Die Betrachtung der Zunge

Die Zunge stellt in der chinesischen, aber auch tibetischen und ayurvedischen Medizin eine wichtige Diagnosemöglichkeit dar. Die Zunge gleicht einer Landkarte, auf der alle Organsysteme und Meridiane ihren Platz haben. Je nachdem, ob die Zunge rot oder blass, dünn oder dick ist, ob der Belag weiß, gelb ist oder fehlt. All dies weist uns den Weg, um Erkrankungen schon zu erkennen, bevor sie Symptome verursachen.

Das Tasten des Pulses

Auch der Puls erzählt mehr, als ich jemals gedacht habe. So nahm ich im Studium immer an, dass er sich am ganzen Körper (links und rechts) gleich anfühlt. Erst durchs TCM-Studium wurde ich eines Besseren belehrt. 3 x 3 verschiedene Puls-Lokalisationen pro Hand – ergeben beidseits 18 Beurteilungsorte. An jedem war der Puls unterschiedlich in seinen feinen Nuancen. Wir beurteilen die Frequenz, das Volumen, die Kraft, die Konsistenz, die Form, die Tiefe und den Rhythmus.

10. Von der weisen Heilerin zur Hexe und wie wir unsere Balance wieder finden

Unsere Reise zu einer ganzheitlichen Medizin, in welcher Yin und Yang, also die Intuition und die Logik im Gleichgewicht sind, muss mit der Erkenntnis dessen beginnen was wir verloren haben. Viele Menschen, nicht nur Frauen, sondern auch einige Männer, beginnen zu erkennen, dass sie in einer patriarchalen, Yang-orientierten Gesellschaft und Kultur leben müssen. Diese Gesellschaft, wie sie sich in den großen Weltreligionen ausdrückt, ist jedoch im Vergleich zur Menschheitsgeschichte sehr jung. Wenn man sie auf einen Tag von 24 Stunden übertragen würde, nähme sie ganze 5 Minuten ein. Jahrtausende vorher kreisten die Spiritualität und auch die Heilkunst um das Weibliche, das in der großen Göttin, der fruchtbaren Mutter Erde, verkörpert war. Dies wird durch Funde aus dem Neolithikum bestätigt. Die aus dieser Zeit stammenden Figurinen stellten fast ausnahmslos Frauen dar. (Siehe Venus von Malta, Venus von Willendorf, ….) Die Nahrung aus der Jagd betrug nur einen Bruchteil der Gesamtnahrung, welche durch Sammeln zusammengetragen wurde. Daraus entwickelten sich vor ca. 11 000 Jahren der Ackerbau und die Viehzucht. Männer und Frauen lebten im Geist des Teilens und Zusammenwirkens und der gegenseitigen Unterstützung zusammen. Kriege waren unbekannt. Catal Hüyük (die spannenden Ausgrabungen konnte ich 2006 endlich besuchen), in der heutigen Türkei, wird als die älteste matriarchale Stadt angesehen. Die Menschen lebten dort auf einem fruchtbaren Hügel und in den tausend Jahren ihres Bestehens konnten keine Hinweise auf kriegerische

Handlungen gefunden werden. Die Gesellschaft war geprägt durch eine Matrilinearität (=Erbfolge nach der Mutter). Das hatte den Vorteil, dass die Kinder in stabilen Gegebenheiten aufwachsen konnten. Damals wurde die Welt sanft und sicher vom weiblichen Geist des Heilens gelenkt. Die Faszination über das im Universum vorhandene Gleichgewicht, über die Zyklen und Veränderungen der Natur und für die Frauen, welche die nährende und regenerierende Kraft verkörperten, prägten das Denken und Fühlen. Der den Frauen eigene Menstruationszyklus, welcher sich damals (als es noch keine Beleuchtung gab), rhythmisch den Mondphasen angeglichen hat, wurde zum lebensspendenden Mysterium der Geburt, des Todes und der Wiedergeburt. Die Archäologin Marija Gimbutas beschreibt diese Kulturen als stabile und kulturell fortgeschrittene Gesellschaften, die dem weiblichen Geist des Heilens verbunden waren. Die neolithische Kultur ist geprägt von einer Hochachtung für die Kräfte der Natur und einer Hochachtung für die Qualität der Frauen, die mit ihren Kräften eine Verbindung zum Universum herzustellen vermochten. Dies drückt sich in ihren Figurinen, Totenritualen und Tempelanlagen aus. Wenn sie neugierig geworden sind, kann ich ihnen eine Reise nach Malta empfehlen. Dort stehen noch mehrere wunderbar erhaltene Tempel aus dieser Zeit. In den Gräbern wurden die Toten in Embriohaltung gefunden, bedeckt mit roter Erde, welche die lebensspendende Kraft des Menstruationsblutes symbolisierte, und um den Kopf waren (vulvaförmige) Kaurimuscheln angeordnet. Auch Darstellungen von rituellen Tänzen mit Priesterinnen und auffälligen weiblichen Symbolen, lassen auf die Existenz einer Spiritualität schließen, in welcher die lebensspendende, lebenserhaltende und regenerierende Kraft der Frauen als göttlich galt.

Wenn eine Krankheit den Körper bedrohte, setzten die Frauen Kräuter (welche ihnen durch das Sammeln bekannt waren) und heilende Rituale ein. Mit Mythen, Trancetechniken, heilende Salben, Abreibungen, sogar Akupunkturpunkte (seitdem man „Özi“ gefunden hat, ist auch dies bekannt), Traumdeutungen und Kräuterzubereitungen wurde versucht, das Gleichgewicht wiederherzustellen.

Ein wichtiger Aspekt liegt auch noch in der damals sehr unverkrampften Sexualität, denn diese wurde als lebenserhaltendes und lustvolles Band zwischen Mann und Frau verehrt. Im Buch Inanna (vermutlich stammen einige Teile aus dem Hohelied der Liebe Salomons aus diesem Werk) wird die Liebe und Leidenschaft der sumerischen Göttin für den Hirten Tammuz beschrieben:

"Ich formte meine Lenden mit seinen schönen Händen, der Hirte Tammuz füllte meinen Schoß mit Sahne und Milch, er streichelte mein Schamhaar, er begoss meinen Schoß. Er legte seine Hände auf meine heilige Scham, er glättete mein schwarzes Boot mit Sahne, er erquickte mein schmales Boot mit Milch, er liebkoste mich auf dem Lager..."

Und ein Auszug aus dem Hohelied der Liebe, von König Salomon, wie es in der Bibel steht:

"Wie der Apfelbaum unter den Bäumen des Waldes, so ist mein Freund
unter den Burschen.
Gerne möchte ich mich in seinen Schatten setzen,
denn seine Frucht schmeckt meinem Munde süß..."

"Seine Schenkel sind wie Marmorsäulen,
gegründet auf goldenen Sockeln.
Seine Gestalt ragt wie der Libanon,
gewaltig und auserlesen wie Zedern..."

Als Gott eine Frau war, war die Beziehung zwischen Mann und Frau geprägt von gegenseitiger Hochachtung und Zuwendung und einer lebensbejahenden und keiner Zensur unterworfenen Leidenschaft füreinander. Die sexuelle Verbindung zwischen Frau und Mann, Yin und Yang, führt uns zu einer spirituellen Form der Sexualität. Die kurzfristige und in gegenseitiger Achtsamkeit erfolgte Verschmelzung führt uns zu einem Moment, in dem wir die göttliche Ganzheit, das Tao, wahrnehmen können. Ich finde es immer wieder aufregend und faszinierend, wie nahe sich Religion und Sexualität eigentlich stehen. Auch wie nahe sich Gesundheit und Sexualität stehen. Ich bin mir sicher, wenn wir unsere Sexualität und unsere Beziehungen in diesem Sinne leben könnten, würde in meiner Ordination gähnende Leere sein. Wie man an dieser Betrachtung sehen kann, ist auch die Vorstellung falsch, dass es in Matriarchaten ein hierarchisches System gegeben habe, in dem Männer unterdrückt wurden. Richtig ist, dass männliche Gottheiten immer in partnerschaftlicher Rolle zur Muttergöttin dargestellt wurden. Indem sie einander ergänzten, verdoppelten sie Ihre Kraft.

Ungefähr 6000-1000 vor Christus zeigte sich in den archäologischen Funden zunehmend Chaos und Zerstörung durch das Eindringen von nomadischen Völkern der Indoeuropäer, die mit Waffengewalt die friedliche Ackerbaugesellschaft zerstörten und einen rachsüchtigen, männlichen Gott verehrten. Das Grundprinzip dieser sehr hierarchischen Gesellschaft, wie

Barbara Schweder in einem Vortrag so treffend skizzierte, liegt in einer hierarchisch strukturierten Gesellschaft. Maximal 10% der Gesellschaft galten als privilegiert und hatten viel. Die Frauen und 90% der Männer waren nicht privilegiert, hatten wenig und mussten das meiste abliefern. Dies zieht sich durch die ganze uns bekannte Geschichte und mir ist immer wieder unverständlich, dass es Menschen gibt, die das Modell von destruktiver Macht und Unterdrückung unterstützen. Als die männlichen Götter des Krieges die weiblichen Göttinnen des Heilens vom Thron gestoßen haben, ist die von Achtung getragene Verbindung zwischen Mann und Frau zerstört worden.

Frauen durften ihre Tätigkeiten als Priesterinnen, Ärztinnen und Schreiberinnen nicht mehr offiziell ausüben, die Bildung wurde ihnen verweigert und so wurden sie ihrer Autorität beraubt. Trotzdem überlebte, durch mündliche Weitergabe, noch viel Wissen um die Heilkunst. Ab 700 vor Christus durften Frauen die Tätigkeit des Schreibens nicht mehr ausüben, die männlichen Schreiber wurden beauftragt die alten Mythen umzuschreiben und dabei die große Göttin und ihre Symbole zu demütigen. Aus dieser Zeit sind viele Geschichten erhalten, nicht zuletzt der Schöpfungsmythos aus der Bibel. Wie wir wissen, hat Gott den Mann nach seinem Ebenbild erschaffen. Damit diesem nicht langweilig wurde, erschuf er dann auch noch Eva aus seiner Rippe. Eine „Gespielin". Liegt hier vielleicht die Wurzel der sexuellen Ausbeutung der Frau begraben? Doch diese war leider etwas vorlaut und zu neugierig. Wurde sie deshalb von der Schlange so angezogen? Warum hat sie geglaubt und getan was diese von ihr wollte? Warum hat sie sich verführen lassen und die verbotene Frucht vom Baum der Erkenntnis gegessen? Warum kann „dieser Gott" Erkenntnis nicht aushalten und bestraft seine Menschen, vor allem die verdorbene Frau mit dem Fluch: „Mühsal bereite ich dir, sooft du schwanger wirst. Unter Schmerzen wirst du Kinder gebären. Du hast Verlangen nach deinem Mann, aber er wird über dich herrschen". Folgt man den älteren assyrischen Schriften, so wird Eva als „Mutter alles Lebendigen" übersetzt, in persischen war sie Hvov „die Erde" der Mutterschoß, die aus Lehm männliche und weibliche Menschen erschuf und sie „zu Paaren vervollkommnete". Der Name Adam „adamah" bedeutete, dass er aus blutfeuchtem Lehm gebildet wurde. Die sich häutende, alterslose und immer wieder erneuernde Schlange wurde gleichgesetzt mit der großen Göttin selbst, manchmal war sie auch ihr phallischer Gatte, manchmal der „Vater" der Menschheitsvölker, weil er der ursprüngliche Gefährte der großen Mutter war. Auf jeden Fall wusste die Schlange um die Geheimnisse der alten Traditionen. Mit diesem Mythos wurde den Menschen und besonders der Frau, symbolhaft mitgeteilt, dass sie mit schrecklichen Strafen rechnen müssen, wenn sie sich den alten Traditionen zuwenden. Gleichzeitig wurde dic Frau gedemütigt, degradiert und mit dem Makel der Erbsünde gebrandmarkt. Die selbstbestimmte, natürliche und lebensspendende Sexualität wurde sündig und das Weib als in ihrem Wesen „lüstern und verdorben" dargestellt. Aus Furcht vor der natürlichen und intuitiven Macht der Frau, schufen die hebräischen Priester immer mehr Mythen und Gesetze, um die große Göttin, die Stellung der Frau und die alten Mythen zu zerstören. Unsere Bibel ist voll von diesen Demütigungen, welche am Ende des Mittelalters, im Zuge der Inquisition, ihren Höhepunkt fand. Ist es da verwunderlich, dass Männer und Frauen so viele Sexualitäts- und Beziehungsprobleme haben? Auch wenn wir glauben, all dies ginge uns nicht wirklich etwas an, so leben diese „Glaubenssätze" noch fröhlich in unserem Unterbewussten weiter.

Spannend ist es auch, andere Schöpfungsmythen in diesem Kontext zu betrachten: Als Gott die Welt erschaffen durfte, wurde er vor Stolz ganz aufgeblasen und begann, seine Mutter zu ignorieren und die alleinige Urheberschaft am Universum für sich zu reklamieren. Darüber wurde die Göttin zornig. Sie bestrafte ihn und schickte ihn in die Unterwelt. Dies spiegelte sich in vielen anderen Mythen wieder, in dem die Göttin ihren Sohn-Geliebten opferte, in die Unterwelt verbannte, um ihn dann wieder zu heilen oder neu zu gebären. Siehe Isis/Osiris oder Inanna und Tammuz – siehe Jahreszeitenzyklus.

Die große Göttin wurde immer mehr verdrängt und die Bedingungen für die Frauen waren schlecht, wie man im Alten Testament nachlesen kann. Dann kam die Zeit von Jesus Christus. Viele Forscher gehen davon aus, dass es Jesus als Person nicht gegeben hat, sondern dass er vielmehr ein Konglomerat von vielen Personen und Mythen dieser Zeit war. Dies wird vor allem dadurch untermauert, dass die Evangelien, welche über das Leben Jesu berichten, erst Jahrzehnte und Jahrhunderte später geschrieben worden sind. Keiner der Evangelisten (auch Paulus nicht), haben Jesus persönlich gekannt. Für mich persönlich ist es ein Mensch oder eine Zeit gewesen, die zumindest teilweise an das alte Wissen anschließen wollte. Vieles was als Lehre Jesus verbreitet wurde, hat ihre Wurzeln in den alten Matriarchaten. Wenn du geschlagen wirst, halte die andere Wange hin, versuchte das „Aug um Aug, Zahn um Zahn" des kriegerischen Patriarchats abzulösen. Interessant ist auch, dass die eigentliche Bedeutung des Namens Jesus „heilender Mond-Mann" war. Zu dieser Zeit wurden, trotz Hadrians

Verbotes von Menschenopfern, diese immer noch praktiziert. Für Jahweh konnten Sünden nur mit Blut reingewaschen werden. (Hebräer 9,22). Man kann auch hier wieder Bezüge zum reinigenden Menstruationsblut der Frauen herstellen. Nur, dass es diesmal um Tötungsblut ging. Viele Namen und Rituale, welche mit Jesus in Verbindung gebracht wurden, stammten aus den vorchristlichen Religionen. Wie Adonis wurde Jesus von einer geweihten Tempeljungfrau in der heiligen Grotte von Bethlehem, dem „Haus des Brotes" geboren, wie Adonis und Osiris wird er in der Form von Brot rituell gegessen. Wie Mithra und alle anderen Sonnengötter, feierte er seinen Geburtstag zur Wintersonnenwende. Und wie der phrygische Frühlingsgott Attis, starb Jesus zur Tagundnachtgleiche im Frühling den Opfertod, aus dem er nach 3 Tagen wieder aufersteht und zu Gott wurde. Osiris und Tammuz wurden jeweils auch „gute Hirten" genannt, Mithra und Herakles waren das „Licht der Welt", Hermes war der „Erleuchtete", Vishnu und Mithra waren Menschensohn und Messias, Mot-Aleyin war das „Lamm Gottes". Alle trugen den Beinamen „Erlöser". Es gäbe noch viel zu berichten über diese Zeit und ich empfehle allen die dies interessiert weiterzulesen. Für mich ist in dieser Lehre jedoch ein Funke einer alten Mutterreligion wieder aufgeflammt, die Paulus, von ihm stammt ja der Großteil des neuen Testaments, 50 Jahre nach dem Tod von Jesus, als großer Frauenfeind, wieder zerstören musste. Im 1. Timotheus 2, 11-15 z.B er: ....*"Eine Frau soll sich still und in aller Unterordnung belehren lassen. Dass eine Frau lehrt, erlaube ich nicht, auch nicht, dass sie über ihren Mann herrscht. Sie soll sich still verhalten. Denn zuerst wurde Adam erschaffen, danach Eva. Und nicht Adam wurde verführt, sondern Eva ließ sich verführen und übertrat das Gebot".* Die Hassreden auf die Frauen und ihr Ausschluss aus jeglicher Bildung wurden im Laufe der Kirchengeschichte immer wieder wiederholt und ausgeschmückt. Einige Aussprüche von Kirchenmännern:

»Die Weiber sind hauptsächlich dazu bestimmt, die Geilheit der Männer zu befriedigen.« *Johannes Chrysostomos, 349-407, Kirchenlehrer*

»Das Weib ist ein minderwertiges Wesen, das von Gott nicht nach seinem Ebenbilde geschaffen wurde. Es entspricht der natürlichen Ordnung, dass die Frauen den Männern dienen.« *Kirchenvater Augustinus, hl., 354-430 - Augustinus gilt als einer der bedeutendsten Kirchenlehrer»*

Der wesentliche Wert der Frau liegt in ihrer Gebärfähigkeit und in ihrem hauswirtschaftlichen Nutzen.« *Thomas von Aquin, Kirchenlehrer, 1225-1275*

»Ein männlicher Fötus wird nach 40 Tagen, ein weiblicher nach 80 Tagen ein Mensch. Mädchen entstehen durch schadhaften Samen oder feuchte

Winde.« *Thomas von Aquin,hl., Kirchenlehrer, 1225-1274*

»Wenn du eine Frau siehst, denke, es sei der Teufel! Sie ist eine Art Hölle!« *Papst Pius II., 1405-1464*

»Die Frau ist ein Missgriff der Natur ... mit ihrem Feuchtigkeits-Überschuss und ihrer Untertemperatur körperlich und geistig minderwertiger... eine Art verstümmelter, verfehlter, misslungener Mann ... die volle Verwirklichung der menschlichen Art ist nur der Mann.« *Thomas von Aquin*

»Bei der Frau muss schon das Bewusstsein vom eigenen Wesen Scham hervorrufen.« *Clemens Alexandrinus, vor 215*

»Die Frauen dürfen im eigenem Namen Briefe weder schreiben noch empfangen.« *Synode von Elvira, 4. Jahrh.*

»Frauen dürfen in der Kirche nicht singen.« *Der heilige Bonifatius, Benediktinermissionar u. Apostel der Deutschen, 675-754*

»Will die Frau nicht, so komm' die Magd!« *Martin Luther (1483 - 1546) theologische Urheber und Lehrer der Reformation*

»Die größte Ehre, die das Weib hat, ist allzumal, dass die Männer durch sie geboren werden.« *Martin Luther (1483 - 1546) theologische Urheber und Lehrer der Reformation*

Man sieht, nicht nur die katholische Kirche kannte diesen Frauenhass, sondern Luther hat ihn auch in die evangelische Kirche mitgenommen. Dies alles kann nur als Angst interpretiert werden. Angst vor der mächtigen Frau, die mit der Natur im Einklang stand. Angst vor ihrer sexuellen Kraft und Sinnlichkeit. Diese Angst fand ihren bizarren Ausdruck im Hexenwahn, dem größten (Frauen-)genozid der Menschheitsgeschichte. 500 Jahre Verleumdung, Folter und der qualvolle Tod forderte bis zu 100 000 Opfern.

Schaut man sich die Geschichte genauer an so erkennt man, dass sich trotz der systematischen Herabsetzung der Frau sich immer noch ein wenig Macht und Wissen, besonders in ihrer Funktion als Heilerin, erhalten hat. Auch die alten Rituale und Göttinnen waren nicht totzukriegen. So war es im 15. Jhd. noch allgemeiner Brauch, zu Weihnachten und an anderen Festen, den Göttern Gaben darzubringen. In den Dörfern gab es nach wie vor viele „weise Frauen", die offiziell oder inoffiziell als Priesterinnen fungierten. Heidnische Zeremonien konnten im Rahmen von Hochzeiten, Jahreszeitenritualen und Trauerfeiern überleben. An den Rand der offiziellen Religion gedrängt, gaben Frauen ihre privaten Familienrezepte weiter. Die arme Dorfbevölkerung konnte sich die offiziellen Ärzte nicht leisten und flüchtete bei Erkrankungen zur Dorfhexe, die als „Hausärztin" der Bauern fungierte. Paracelsus sagte, dass Hexen ihn sein gesamtes heilkundiges Wissen gelehrt hätten. Offiziell war den Frauen meist keinerlei Art des Heilens gestattet. Im Jahre 1322 wurde Jacoba Felicie verhaftet und von der medizinischen Fakultät der Pariser Universität angeklagt, weil sie den Beruf der Ärztin ausübte. Dies obwohl sogar im Protokoll stand, dass sie in der Kunst des Wundheilens und der Medizin erfahrener war, als die Ärzte in Paris. Durch den folgenden Massenmord ist es der Kirche für Jahrhunderte endgültig gelungen, das Wissen der traditionell europäischen Medizin großteils zu vernichten, die Frauen in ihrer Macht zu brechen und die Erinnerung an die große Muttergottheit auf ein Minimum einzuschränken.

Im Mittelalter begannen verschiedenste Gruppierungen, die Machenschaften des Klerus zu hinterfragen. Die menschenfeindlichen Grundsätze der römischen Kirche wurden immer wieder in Frage gestellt. So wurde Pierre de Bruys (ein Reformtheologe) schon im Jahre 1126 verbrannt, weil er öffentlich verkündet hatte, dass „Gott auf dem Marktplatz genauso gut wie in der Kirche zu finden ist". Es war bei Todesstrafe verboten, zu behaupten, dass Jesus ein armer Mann war und die Kirche keinen Besitz haben sollte. So wurden 114 Vertreter der Gruppe „Spirituelle Franziskaner" deshalb verurteilt. Die Waldenser wurden verfolgt, weil sie überzeugt waren, dass „Laien, Männer und Frauen ein Recht hätten zu predigen und jeder Mensch zu Gott beten könne….." Trotz der kirchlichen Bestrebungen, die Öffentlichkeit unwissend zu halten, wuchs der allgemeine Ekel vor der klerikalen Habgier. Um das gemeine Volk zu beruhigen, wurden im 12. Jhd. viele Kathedralen errichtet, um diese geweihten Kirchen dem Volk als Ersatz für die zerstörten Mutter-Heiligtümer anzubieten. (z.B. Notre Dame in Paris bedeutet "unserer Lieben Frau"). Als sie erkannten, dass dies nicht ausreicht, musste die Kirche scheinbar wieder in ihren Hang zur Gewaltherrschaft zurückfallen. Die Gewaltherrschaft der Inquisition war dabei die allerletzte Waffe. In diesem System reichte es aus, ein ganz normales Leben zu führen, um die Gewalt auf den Plan zu rufen. Nicht nur sexuelle Regungen, die zu jener Zeit als verdorben bezeichnet wurden, sondern beinahe jede natürliche Regung, wurde als Anzeichen für antichristliche Perversität gewertet. Es reichte für Witwen, mit Freude ihren eigenen Haushalt zu führen oder die Kraft, mit der sie den amourösen Annäherungsversuchen von Witwern widerstanden, um verdächtig zu sein. Ein unabhängiges Leben von Frauen war verdächtig, da die allgemeine Ansicht herrschte, eine Frau müsse beaufsichtigt werden. Jede ungewöhnliche Begabung einer Frau führte sofort zur Anklage der Hexerei. Priesterinnen, Zigeunerinnen, Mystikerinnen, Kräutersammlerinnen, jede Frau die sich im Einklang mit der „Natur" befand. Auch

Hebammen, weil sie in Gotteslästerlicherweise, durch den Einsatz von Kräutern, die Pein der Gebärenden zu lindern wusste, obwohl diese Pein ja Gottes gerechte Strafe dafür war, dass Eva in den Apfel gebissen hat. Selbstverständlich war die Heilkunst von Frauen suspekt. In einer Zeit, als die Kirche jede Erkrankung als Strafe für die Sünde sah, wurde den Heilerinnen der Krieg erklärt und das Heilen zum todeswürdigen Vergehen. Viele männliche Ärzte beteiligten sich eifrig an der Hexenjagd, um die Konkurrenz auszuschalten. Zwei Frauen aus Glasgow wurden gehängt, weil sie ein krankes Kind behandelten. Obwohl, oder gerade weil das Kind genas. Hexen waren auch bequeme Sündenböcke für Ärzte, denen es nicht gelang, ihre Patienten zu kurieren. Denn es war der allgemeine Glaube, dass durch Hexerei verursachte Krankheiten unheilbar wären. Selbst Kirchenmänner, die in eigener Person, die Dienste einer Heilerin in Anspruch genommen hatten, verfolgten gerade diejenigen, welche ihnen gerade geholfen hatten. So wurde Alison Peirsoun, eine bekannte Heilerin, zum kranken Erzbischof von St. Andrews gerufen. Obwohl sie ihn heilte, verweigerte er ihr nicht nur die Bezahlung, sondern klagte sie auch wegen Hexerei an und ließ sie verbrennen. Wurde jemand als Ketzer oder Hexe bezichtigt, so konnten seine/ihre gesamten Besitztümer beschlagnahmt werden. Gefangene mussten ihre Mahlzeiten im Gefängnis selbst bezahlen. Ohne Geld verhungerten sie. Selbst die Prozesskosten und der Strick für ihre Hinrichtung, wurde den Angeklagten und ihren Angehörigen in Rechnung gestellt. Der Hexen- und Ketzerprozess war eine einzige Farce. Die Angeklagten hatten keine Verteidiger, das Verfahren blieb geheim, „Allgemeines Zeugnis“ und Hörensagen galt als Schuldbeweis, Zeugen blieben anonym, Entlastungszeugen wurden als Mittäter festgenommen, Folter wurde grundsätzlich angewendet, selbst wenn die Angeklagten vor Angst bereits gestanden hatten.

Papst Bonifatius hatte bestimmt, dass die Verhandlungen „einfach, ohne viel Aufhebens und ohne die Formalitäten eines Anwalts“ durchgeführt werden sollten. Die Folter wurde im Jahr 1257 offiziell gebilligt und blieb für 500 Jahre ein zulässiges Rechtsmittel der Kirche, bis der Papst Pius VII sie 1816 verbot. Der Malleus Maleficarum (=Der Hexenhammer), geschrieben von zwei Dominikanermönchen, enthielt zahlreiche Anweisungen im Umgang mit Hexen (wie man Hexen erkennt, Beweise für „Hexerei“ und wie man einen Hexenprozess führt). Der Inhalt war so abstrus, dass sich sogar die theologische Universität in Köln reserviert zeigte, als sie um ein Gutachten baten. Der Hexenhammer erschien erstmals 1487 und wurde bis 1669 in verschiedene Sprachen übersetzt und 29-mal aufgelegt. Berichte aus dieser

Zeit übertreffen die Gräueltaten des dritten Reiches um ein Vielfaches. Vor allem, wenn man die lange Zeitdauer bedenkt und eine Flucht unmöglich war, da ja das ganze christliche Europa beteiligt war. Es gab keine Befreier und es gibt bis heute keine Aufarbeitung und Entschuldigung. Die Inquisitoren zwangen die verurteilten Frauen folgenden Spruch herzusagen; „Ich entbinde alle Männer, insbesondere die geistliche und weltliche Obrigkeit, von der Schuld an meinem Blute“. Es war gängige Praxis, die Frauen zum Stillschweigen zu bringen. So wurden sie auf dem Weg zu ihrer Hinrichtungsstätte geknebelt oder man schnitt ihnen überhaupt die Zunge ab. So wurde verhindert, dass sie den Schaulustigen noch etwas mitteilen konnten. Vermeiden wollte man vor allem, dass Informationen über gängige Vergewaltigungen und sexuelle Übergriffe in die Öffentlichkeit gerieten. Im Hinblick auf die abstruse Moral dieser Zeit, konnte das bekannt werden von „sexuellen Unregelmäßigkeiten“ zu Aufständen führen, während die Folter und das Verbrennen toleriert wurden. Einige Zeugnisse weisen darauf hin, dass die Henker sich der Befriedigung ihrer sexuellen Gelüste hingeben konnten, solange sie dabei einigermaßen umsichtig vorgingen. Sadistisch sexuelle Perversionen waren zweifellos die Hauptantriebskraft von Hexenjagden. Mit Vorliebe traktierten die Folterknechte mit rotglühenden Eisen und Zangen aller Art, Brüste und Genitalien der wehrlosen Frauen und Mädchen (diesen konnte mit 9, 5 Jahren bereits ein Hexenprozess gemacht werden). Im ausgehenden 14. Jahrhunderts wurde es üblich, dass männliche „eifrige Katholiken“ einen „Besuch“ in den Einzelzellen von weiblichen Häftlingen genehmigt wurde. Der Kantor Petrus von Paris zog sich einigen Ärger zu als er sagte: „Die Inquisition erpresse die Reichen und verfolge „ehrbare Frauenzimmer“ mit gefälschten Anklagen, nur weil sie sich nicht auf die „Geilheit der Priester“ einlassen“. Der Chronist der Stadt Trier berichtet, dass wie im Jahr 1568, die weibliche Bevölkerung zweier Dörfer vollständig ausgerottet wurde. Lediglich 2 Frauen lies man leben. In Quedlinburg, einer 12000 Seelen Gemeinde, wurden an einem einzigen Tag 133 Menschen verbrannt. Paradoxerweise gab es auch so genannte Inquisitions-Märtyrer, wenn sie von Angehörigen gemeuchelt wurden. So wurde der Inquisitor Peter Martyr (=Pietro da Verona), ein äußerst eifriger Hexenverfolger, im Jahre 1252 meuchlings ermordet und innerhalb eines Jahres heiliggesprochen. Dies war die bisher schnellste Fabrikation eines Heiligen, die überliefert ist. Die Inquisition blieb bis 1834 in Kraft. Fraglich ist jedoch, wie gefährlich ein solches System auch heute noch ist. Inwieweit wurden heutige Diktatoren wie Mussolini, Stalin, Franco, Hitler, als Person davon geprägt. Allen ist gemeinsam, dass sie von ihrer Erziehung her römische Katholiken waren. Die Erlässe, auf die man die Inquisition gründete, sind nie aufgehoben worden und nach wie vor gilt der Grundsatz:

„Wer die Geschichte vergisst, ist stets dazu verurteilt, sie zu wiederholen"

Wie Dan Brown in seinem Buch „Sakrileg" so hervorragend recherchiert hat. *„Die Propaganda und das Morden haben ihre Wirkung getan…Frauen, die einst als die wesentliche Hälfte, der Erleuchtung des Menschen verehrt und gefeiert wurden, waren aus den Heiligtümern der Welt verbannt. Es gab keine orthodoxen Rabbinerinnen, keine katholischen Priesterinnen, keine weiblichen islamischen Mullahs. Der einst geheiligte Akt des hieros Gamos (=heilige Hochzeit), die natürliche sexuelle Vereinigung von Mann und Frau, wodurch beide der spirituellen Ganzheit teilhaftig wurden – wurde als schändlich, sündhaftes Tun verworfen. Während heilige Männer einst die Vereinigung mit der Göttin, der sexuellen Vereinigung mit den dafür ausersehenen Frauen vollzogen hatten, bekämpfte die heutige Geistlichkeit ihre sexuellen Bedürfnisse als Werk des Teufels, der heimtückisch mit seiner „natürlichen" Komplizin zusammenarbeitet…der FRAU…"*

Die Ausblendung des Weiblichen hat uns ein „aus dem Gleichgewicht geratenes Leben" beschert, eine instabile Situation, die gekennzeichnet ist durch Kriege, Frauenfeindlichkeit, Kinderfeindlichkeit, Ausbeutung und eine zunehmende Missachtung von Mutter Erde. Wirtschaftswachstum, Geld und Macht, die Prinzipien „weiter, höher, schneller" als Sinn des Lebens, zeigen die deutliche Yang Prägung unserer Gesellschaft. Dabei wird vergessen, dass jedes Leben natürlich zyklisch verläuft. Gerade Börsianer sollten dies wissen, tun sie aber scheinbar nicht, wie die Wirtschaftskrise in letzter Zeit gezeigt hat. Wenn wir ganz oben sind, muss es eine Abwärtsbewegung geben. Das Erstaunen darüber zeigt, wie weit wir uns eigentlich von den natürlichen Rhythmen des Lebens entfernt haben.

Die Erkenntnis aus den Anfängen der Menschheitsgeschichte und die Erkenntnisse aus dem Taoismus zeigen ganz klar, um was es wirklich geht. Jeder ist des anderen Ursprung. Im vollendeten Yang keimt schon das junge Yin, und im vollendeten Yin, das junge Yang. Eins geht ins andere über. Gesund ist unser Körper oder unsere Gesellschaft, wenn wir uns diesem Rhythmus hingeben und eine Balance (das Tao) finden. Nur wenn wir die grundlegende Wahrheit akzeptieren, dass wir durch das Ganze miteinander verbunden sind, können die alten Wunden heilen. Es ist nicht in meinem Sinn, generell „die Männer" zu verurteilen. Wie wir aus der Geschichte gesehen haben, wurden auch sie einer großen Lebendigkeit beraubt. Kürzlich rief mich ein sehr lieber und feinfühliger, aber beziehungsloser Kollege an und erzählte so beiläufig, dass er jetzt zur Massage fahre. Er brauche dies, da sein Körper wegen dem Liebesentzug so verspannt sei. Nur wenn wir unsere Sinnlichkeit annehmen und uns der Wildheit, der Leidenschaft und der Intuition, die uns die Natur lehrt, hingeben, können unsere alten Wunden geheilt werden. Die weibliche Kraft des Heilens ermöglicht uns die zerbrochenen und verlorenen Stücke wieder zu finden und mit Geduld zusammenzufügen um wieder „ganz" zu werden. Das ist der Inbegriff jeglichen Heilens. Es geht darum, die Vergangenheit zu verstehen, nicht darum dort hängen zu bleiben. Es geht um Vergebung und Neubeginn. Nur so können wir den Stachel aus unseren Wunden ziehen, damit sie heilen dürfen. Im Wissen, dass alles Leben Wandlung ist, können wir uns die Geschichte als sanften Bogen vorstellen, als Kreis oder Spirale, an welchem der Anfang und das Ende miteinander verbunden sind. Auch wenn es scheint, dass unsere Medizin im Fortschrittshimmel enden wird, so erkennt man doch immer mehr eine Rückbesinnung zu den Werten, der alten traditionellen Heilverfahren. Ein Blick zurück zu den Anfängen kann als Anleitung dienen, wie wir in unserem modernen, technischen Zeitalter leben und überleben können.

11. Die individuelle Therapiestrategie der Ganzheitsmedizin

Auch hier gilt wieder. Es braucht Zeit, um einen auf unsere Bedürfnisse abgestimmten Therapiefahrplan zu erstellen. Wenn eine exakte Diagnose vorliegt, können Patienten und Ärztinnen oder Ärzte überlegen, welche Therapie die individuell optimale ist. Da macht es durchaus Sinn, akute sehr belastende Symptome (Schmerz, psychisch belastende oder juckende Hautausschläge, lebensbedrohliche oder weiter schadenanrichtende Symptome…..) mit schnellwirksamen wissenschaftlichen Medikamenten am Beginn zu behandeln. Auch eine Operation kann sinnvoll sein. In anderen Fällen ist es wichtig, Nutzen und Risiko abzuwägen. So kann, wie wir alle wissen, eine Lebensumstellung oder Ernährungsumstellung die Krankheit zum Verschwinden bringen. Kräuter, Akupunktur oder andere regulativen Therapien, besitzen kaum Nebenwirkungen, und können, wenn nichts dagegen spricht, schon von Beginn alleine oder begleitend zur wissenschaftlichen Therapie, eingesetzt werden. Sehr sinnvoll sind diese Therapien bei chronischen Leiden. Es ist logisch, dass Nebenwirkungen durch die Dauer der Einnahme zunehmen. So ist es für manche durchaus sinnvoll, einen akuten Schub einer chronischen Hauterkrankung mit Kortison zu behandeln. Kortison über Jahre auf die Haut appliziert, macht diese jedoch dünn und brüchig. Deshalb sollte die Ursache mit Kräutern und Lebensumstellung behandelt werden. Auch ein Antibiotikum kann durchaus bei bakteriellen Infektionen hilfreich sein. Bei einer Viruserkrankung halte ich es jedoch meist für sinnlos. Gegeben wird es, um zusätzliche Besiedelung von Bakterien, welche sich oft bei einer Grippe zum Virus gesellen, zu bekämpfen. Problematisch ist jedoch die Zerstörung der Darmflora und das damit geschwächte Immunsystem, welches gerade bei der Virusinfektion eine bedeutende Aufgabe erfüllt. Besser wäre es, zu Beginn des grippalen Infekts, entzündungshemmende Kräuter in Kombination mit Spurenelementen (Vit. C, Zink...) einzunehmen. Diese Therapie unterstützt das Immunsystem und verhindert die Ausbreitung der Erkrankung. Hält man engen Kontakt zur Vertrauensärztin oder dem Vertrauensarzt, können diese immer noch ein Antibiotikum geben wenn es nötig ist. Wir sehen, dass die wichtigste Grundlage für eine ganzheitliche Therapie, die Zeit und das Gespräch sind. Erst wenn dies gegeben ist, kann man einen individuellen Fahrplan aus beiden Systemen zusammenstellen.

12. Wegweiser durch den Therapiedschungel

Viele Patienten denken, dass das medizinische Wissen, wie man eine Krankheit behandelt ein kompaktes Ganzes ist, welches unumstößlich und von allen Ärztinnen und Ärzten konform angewendet wird. Natürlich gibt es Studien, Kongresse, Konsensus-Papiere, State of the art, Goldstandard und es gibt Vereinbarungen, welche Therapie die momentan sinnvollste für eine bestimmte Erkrankung ist. Das Schwierige daran ist nur, dass es die Musterpatienten nicht gibt. Alle Patienten sind einzigartig. Der Beginn der Erkrankung, die Stärke der Symptomatik, die Lebensweise, das Alter, das Geschlecht, die mentale Kraft, die psychische Stabilität, die Lebensweise, der Lebensplan und der ganze psychosoziale Hintergrund muss betrachtet werden.

Welche Therapie uns empfohlen wird, ist vermutlich auch davon abhängig, ob wir einen Internisten, Chirurgen, Ganzheitsmediziner, Orthopäden, Physiotherapeuten, Kinesiologen oder Homöopathen,....um Rat fragen. Die Antwort wird immer auch davon abhängen, welche Erfahrungen und Fertigkeiten diese Ärztin oder dieser Arzt hat. Deshalb ist es für uns wichtig, nicht alles sofort als gegeben hinzunehmen, sondern kritisch zu hinterfragen und Zeit für die Entscheidung einfordern (wenige Erkrankungen bedürfen einer sofortigen raschen Intervention – doch stehen ohnehin nur wenige Wahlmöglichkeiten bis zur Stabilisation zur

Verfügung). Die folgenden Punkte sollen als Wegweiser dienen:

Wenden Sie bei der Entscheidung, wo und welche Therapie Sie wählen, eine größere Sorgfalt an, als beim Kauf eines Autos.

Fühle Sie sich nicht inkompetent. Lassen Sie sich alles genau erklären. Fragen Sie so lange bis Sie alles verstanden haben Nehmen Sie sich Zeit, um die richtige Therapie für Sie persönlich zu finden. Lassen Sie sich nicht drängen. In den seltensten Fällen wird diese Zeit den Erfolg Ihrer Behandlung beeinflussen.

Überlegen Sie, welche Ziele für Sie Priorität haben.

Ist für mich eine rasche Genesung wichtig oder kann ich mir die Zeit für eine gründlichere Behandlung gönnen? Welche Nebenwirkungen bin ich bereit in Kauf zu nehmen? Was bedeutet für mich Lebensqualität?

Suchen Sie sich eine Ärztin oder einen Arzt Ihres Vertrauens.

Informieren Sie sie ausreichend über Ihre Erkrankung, die Therapieoptionen, die Nebenwirkungen? Sind die Ärzte ehrlich zu Ihnen? Haben sie das gleiche Ziel? Respektieren sie Ihre Persönlichkeit und Ihre Wünsche? Beantworten sie Ihre Fragen in einer Sprache, die Sie verstehen? Werden Sie auch durch ambivalente Gefühle begleitet? Gehen sie auf Ihre psycho-sozialen Probleme ein?

Überlegen Sie welche Arbeitsbeziehung Sie zu Ihrer Ärztin oder dem Arzt herstellen wollen.

Wollen Sie, dass jemand anderer die Entscheidungen über die Art der Behandlung trifft, ohne Sie dazu zu befragen? Wollen Sie, dass die Ärztinnen oder Ärzte in erster Linie entscheiden, aber Sie in Ihre Überlegungen miteinbeziehen? Oder wollen Sie grundsätzlich selbst die Wahl treffen, und die Ärzte sind nur Ihre Berater? Egal wie Sie sich entscheiden. Wichtig ist nur, dass Sie Ihrer Ärztin oder Ihrem Arzt klar sagen, welche Art der Betreuung Sie bevorzugen.

Second-Opinion - Die zweite Meinung.

Holen Sie immer, wenn möglich, eine zweite Meinung zu einem Therapievorschlag ein. Sie können die Ärzte und Therapeuten auch fragen, welchen Vorschlag eine Kollegin oder ein Kollege aus einer anderen Fachrichtung machen würde. Damit erfahren Sie, ob überhaupt ein anderes Verfahren in Betracht kommen würde. Und damit tun Sie nur, was vermutlich fast jede Ärztin oder jeder Arzt tun würde, wenn er oder seine Angehörigen betroffen wären. Die Reaktion Ihrer Ärztin oder Ihres Arztes auf Ihren Wunsch nach einer zweiten Meinung, ist in der Regel sehr aufschlussreich. Was als gutes Recht und selbstverständlich gelten sollte, wird leider oft noch als Zweifel an der Autorität und als Misstrauen gedeutet. Wird Ihr Wunsch nach zusätzlichen Informationen so grob missverstanden und ist auch ein Versuch der Erklärung nicht in der Lage, die Atmosphäre zu bereinigen, sollten Sie sich über die verbleibenden Gemeinsamkeiten im Arzt-Patienten-Verhältnis ernsthafte Gedanken machen. Denn schließlich müssen Sie mit der Behandlung und mit allen Konsequenzen leben.

Sammeln Sie Informationen.

Über den fachlichen Ruf von Ärztinnen und Ärzten, Therapeutinnen und Therapeuten informieren Sie sich am besten bei Patienten, anderen Ärzten und Therapeuten unterschiedlicher und gleicher Fachrichtungen, bei Ihrer Hausärztin oder Ihrem Hausarzt, bei Arzthelferinnen, Krankenschwestern oder Krankenpflegern oder bei anderen beratenden Informationsstellen (Zellkern, Krebshilfe…..). Je mehr Informationen und Aspekte Sie zusammentragen können, desto klarer wird das Bild davon werden, was Sie erwartet. Haben Sie keine Scheu vor medizinischen Fachbüchern oder Fachartikeln. Lassen Sie sich Ausdrücke, die Sie nicht verstehen, erklären oder besorgen Sie sich ein medizinisches Wörterbuch. Mit der Zeit wird es Ihnen immer leichter fallen, medizinische Literatur zu lesen. Uns Ärzten geht es umgekehrt genauso mit Wirtschaftsvokabular. Vielleicht haben Sie im Freundeskreis einen medizinkundigen Helfer der bereit ist, mit Ihnen die Literatur durchzuarbeiten. Fragen Sie in medizinischen Bibliotheken, Hochschulen, oder Ihre Ärztin oder Ihren Arzt nach den neuesten Übersichtsartikeln, Publikationen und Studien die Ihre Krankheit betreffen. Wenn Sie über einen Internetzugang verfügen, haben Sie heutzutage ohnehin Zugang zur Literatur auf der ganzen Welt. Mit ein paar einfachen Suchbegriffen oder über einschlägige Internetadressen, werden Sie sicher schnell fündig. (Aber Vorsicht, das gelesene kann auch Angst machen und viele Fehlinformationen beinhalten). Deshalb immer mit Ihrer Ärztin oder ihrem Arzt des Vertrauens besprechen.

III. Perspektivenwandel

1. Ärztinnen und Ärzte der Zukunft

In der ärztlichen Ausbildungsverordnung heißt es: *"Ziel der ärztlichen Ausbildung ist der wissenschaftlich und praktisch in der Medizin ausgebildete Arzt, der zur eigenverantwortlichen und selbstständigen Berufsausübung und zur ständigen Fortbildung befähigt ist"*. Ist es genau das, was sich Patienten von Ihrer Ärztin oder dem Arzt wünschen? Kein Hinweis ist in dieser Verordnung zu finden, dass Ihre Ärztin oder Ihr Arzt sich um die körperliche, geistige oder sogar spirituelle (in der Sterbephase) Gesundheit kümmern sollte. Befunde, Röntgenbilder, Laborwerte sind Informationsgeber, dürfen aber nicht die Patienten ersetzen. Gleiche Befunde dürfen nicht gleich behandelt werden. Sonst würde man nur die Krankheit sehen (die Galle auf Zimmer Nr. 4), nicht den ganzen Menschen. Als ich noch als Krankenschwester an der Uniklinik in Zürich tätig war, durfte ich eine Visite bei Prof. Horst miterleben. Es war ein Tumorpatient und der Assistenzarzt hielt ihm die Röntgenbilder vor die Nase und versuchte seinem Professor die Entscheidungen für Diagnose und Therapie zu erklären. Prof. Horst nahm ihm scharf die Bilder aus der Hand und sagte: „Behandeln sie keine Bilder – untersuchen sie den Patienten". Obwohl Prof. Horst sehr gefürchtet war, hat sich dieses Erlebnis bei mir stark eingeprägt und ich bewundere ihn heute noch dafür. Ein anderes Beispiel hat mir kürzlich eine Freundin erzählt. Sie ging brav, wie es die Leitlinien vorschreiben, zur Mammographie. Dort wurden viele kleine Knötchen festgestellt. Nachdem ihr mitgeteilt wurde, dass man dieses Muster keiner Diagnose zuordnen kann, wurde sie mit der Feststellung „das müssen wir beobachten" heimgeschickt. Niemand hat sich die Mühe gemacht, sich mit ihr und ihren Ängsten auseinanderzusetzen.

Was wünschen sich nun Patienten von ihren Ärztinnen und Ärzten wirklich? Sie wünschen sich eine authentische Ärztin oder einen authentischen Arzt. Sie wollen keine gespielte Anteilnahme, sondern „echte" Ärztinnen oder Ärzte, die zuhören können und ihre Versprechen halten. Das Vertrauen in die klassischen Informationen wie Werbung, Hochglanzbroschüren oder sensationsheischende Erfahrungsberichte von zufriedenen Patienten wird immer mehr in Frage gestellt. Heute ist es glücklicherweise auch in der Medizin üblich, nicht alles zu glauben. Viele Patienten holen sich bei komplexeren Krankheitsgeschehen eine Zweitmeinung ein. In Zeiten der virtuellen Welten sehnen sich die Menschen immer mehr nach realen und authentischen Bereichen in ihrem Leben, nach einer fassbaren Welt. Daher ist es auch für Ärztinnen und Ärzte wichtig, dass ihr Handeln nicht durch äußere Einflüsse bestimmt wird, sondern dass sie aus ihrer innersten Überzeugung handeln. Die Menschen empfinden Ärztinnen und Ärzte als authentisch, wenn diese offen und eindeutig das ausdrücken, was sie für richtig halten. Diejenigen, die es schaffen, ihr eigenes Ego zu überwinden und nur solche Behandlungserfolge in Aussicht stellen, die auch erreichbar sind, unabhängig davon, ob eine andere Kollegin oder ein Kollege mehr verspricht. Irgendwann finden die Menschen nämlich heraus, wer ihnen nicht erreichbare Erfolge versprochen hat. Patienten empfinden auch jene Ärztinnen oder Ärzte als vertrauenswürdig, die zuhören können. Jemand der die Kunst beherrscht, sich auf das Problem der Patienten mit voller Aufmerksamkeit zu konzentrieren, der den Patienten zugewandt sitzt, keine anderen Tätigkeiten dabei verrichtet (z.B. in den Computer starrt), den Augenkontakt aufrecht erhält, durch ein Nicken zu verstehen gibt, dass er Ihnen folgt und der gezielte Fragen stellt, wenn er etwas nicht ganz verstanden hat. Denn wer nicht das ganze Problem kennt, kann auch keine ganzen Lösungen anbieten. Außerdem ist es wichtig, dass er die Patienten mit Namen anspricht, denn jeder Mensch möchte als Individuum wahrgenommen werden. Keine Behandlung nach Schema, sondern eine maßgeschneiderte Beratung. Ärztinnen und Ärzte, die echte Freude an ihrem Beruf haben und dies auch vermitteln können, erwecken das Vertrauen. Erzählt die Ärztin oder der Arzt mit Begeisterung von den neuesten Erkenntnissen, interessieren sie sich für die Patienten, für deren Probleme, für deren Beruf, ihre Hobbys und ihr Lebensumfeld, vermitteln sie damit die Freude an ihrer Tätigkeit als Ärztin oder Arzt und die Freude mit Menschen zu arbeiten. Wichtig ist es auch, dass Ärzte nicht in allem perfekt sind. Sieht man den Menschen hinter der Ärztin oder dem Arzt, die auch einmal etwas nicht wissen und die manchmal schwach sind, macht sie das greifbarer und sympathischer, vor allem aber authentischer. Es wirkt kompetenter, wenn eine Ärztin oder ein Arzt die Grenzen zugibt, sich aber gleichzeitig bemüht, Informationen einzuholen. In einer Welt, die voller Inszenierungen ist, suchen Menschen Ärztinnen oder Ärzte, die real und echt sind. Ärztinnen und Ärzte die den Menschen Halt, Orientierung und Hoffnung geben, die sich nicht zurückziehen, wenn der Erfolg nicht so läuft wie erwünscht. Welche den Patienten begleiten auf ihrem Weg und die sie ernst nehmen mit all ihren Wünschen und Sorgen, die ihre Meinung und ihre Entscheidungen respektieren. Nur dann kann Vertrauen entstehen. In Zukunft werden echte, reale und authentische Bereiche im Leben zu einer neuen Form von Luxus. *Quelle: Ärztewoche 15.1. 2009, Dr. Schneiderbauer*

2. Sind Ärztinnen die besseren Ärzte?

In einer Studie aus Saarbrücken wurde untersucht, wie sich das Geschlecht von Patienten und Ärzten auf die Behandlung der Herzinsuffizienz auswirkt. Das Ergebnis überraschte, denn Frauen wurden im Vergleich zu Männern seltener mit wichtigen Medikamenten therapiert und die Dosierungen waren bei Frauen insgesamt niedriger, als für die Behandlung nötig gewesen wäre. Ärztinnen haben ihre Patientinnen wesentlich häufiger mit Medikamenten in der richtigen Dosierung behandelt. Sie machten dabei auch keinen Unterschied zwischen Frauen und Männern. Die Studie zeigte erstmals einen Unterschied zwischen Ärztinnen und Ärzten. Ärztinnen dürften ihre Patienten besser therapieren. Die Gründe könnten darin liegen, dass Ärztinnen mehr Zeit pro Patient aufwenden. Darüber hinaus beziehen sie ihre Patienten eher in die Therapieentscheidungen mit ein, wodurch die Akzeptanz für die Therapie erhöht wird. Vermutet wird auch, dass die Befragung der Symptome durch Ärztinnen detaillierter ausfällt. Ein weiteres Plus scheint die höhere Zufriedenheit mit dem Arzt-Patienten-Verhältnis zu sein. Die in dieser Studie gezeigten Unterschiede dürften so auch in anderen Bereichen der Medizin auftreten.

Quelle: Studie „Einfluss des Geschlechts des Patienten sowie des behandelten Arztes auf die leitliniengetreue Therapie der chronischen Herzinsuffizienz", Dr. Baumhäkel, Dr. Müller, Dr. Böhm, Kardiologie, Univ. Saarland

In diesem Sinne ist es wünschenswert, dass immer mehr männliche Ärzte die weiblichen (Yin-Anteile) in ihre Behandlung integrieren.

3. Die Macht der Worte

Einen wunderbaren Artikel von MMag. Ingrid Pirker-Binder (Stress- und Psychotherapeutin in Wien) aus der Ärztewoche vom 13. 1. 2011 möchte ich im Original zitieren, denn sie beschreibt eindrücklich die Bedeutung des ärztlichen Gesprächs. Es liegt in unserer Verantwortung welche Worte wir wählen. Es sind Erkenntnisse aus der Hypnotherapie, die mein berufliches Handeln stark geprägt haben. Diesem Artikel ist einfach nichts mehr hinzuzufügen. Er ist mir aus dem Herzen geschrieben.

„Die Macht der Worte ist im Heilungsprozess von großer Bedeutung. Worte können zerstören, sie können helfen, sie können heilen. Es handelt sich

dabei nicht nur um Worte, die der Arzt zum Patienten spricht, sondern auch um den eigenen inneren Dialog des kranken Menschen; er bestimmt die Affektlage (Stimmung), die Einstellung zum Leben, ob er unglücklich oder glücklich ist – kurz, er erschafft die individuelle Realität des Patienten. Der Arzt entscheidet durch seine Kommunikation mit dem Patienten mit, wie dessen innerer Dialog aussieht, welche Wendungen die Affektlage des Patienten nimmt – und damit auch, wie die Compliance (Akzeptanz) ausfallen wird. Der Arzt kann in der Kommunikation mit dem Patienten das Vertrauen in dessen eigene Selbstheilungskräfte stärken oder das Vertrauen ins Leben vermindern, die Angst vergrößern oder im Zaum halten. Es ist geradezu unfasslich, welche ärztlichen Aussagen Patienten oft unnötigerweise zugemutet werden. Es ist auch verwunderlich, dass Menschen, nachdem ihnen eine Diagnose mitgeteilt wurde, erst richtig krank werden. Umgekehrt ist es erstaunlich, wie Patienten gesunden können, wenn ein verantwortungsvolles Arzt-Patientenverhältnis vorliegt; dadurch kann auch der Patient in seine „Gesundungsverpflichtung" genommen werde, er lernt, Verantwortung für seinen Heilungsprozess, sein Leben, zu übernehmen. Das Gespräch hat in der Therapie einen besonderen Stellenwert. Einerseits hört der Therapeut aus den Worten des Patienten nicht nur dessen Leid heraus, sondern er erkennt auch mögliche Ressourcen der Heilung, andererseits lernt der Patient durch das Gesagte (die Spiegelung des Gesagten) seine eigene Denk- und Handlungswelt kennen, die es zu erweitern gilt. Menschliche Kommunikation hat immer zwei Teile; jenen Teil, den der Sender einer Botschaft innehat, und den anderen des Empfängers. Hierin liegt die große Spannung, manchmal auch die Tragödie, denn nicht immer kommt etwas so an, wie es gemeint oder gesagt wurde. Gegenseitiges Verstehen ist nicht einfach. [...] Je mehr Macht bestimmten gesellschaftlichen und beruflichen Positionen zugeschrieben wird, desto mehr sollten sich Menschen, die sich in diesen Positionen befinden, mit ihrer Persönlichkeit und ihren Denk- und Kommunikationsmustern auseinandersetzen. [...] Empathie (Zuwendung) tritt im Kontakt mit Menschen nur dann auf, wenn wir alle vorgefassten Meinungen und Urteile über sie ablegen. Der Arzt ist mächtig, er bestimmt über das Wohl und die Heilungschancen des Patienten. Der Patient fühlt sich ihm oft ausgeliefert und ist potenziell hilflos. Er hängt an seinen Worten; ein falsches Wort, beispielsweise eine Diagnose leichtfertig ausgesprochen, kann das Sterben begünstigen, denn jede Affektlage bestimmt die Immunlage. [...] Für eine gelingende Kommunikation ist eine emphatische Haltung und Gesprächsführung notwendig; es handelt sich dabei um eine Kommunikation, die aus einer Herzenshaltung heraus entsteht, aus einer tiefen inneren Ruhe und Zuwendung zum Gegenüber, die eine vorurteilsfreie und neutrale Position des Arztes erfordert. Diese befähigt ihn, den Patienten in seinen Bedürfnissen und Ängsten, in seiner Ganzheitlichkeit wahrzunehmen. Voraussetzung für emphatisches Verhalten ist, dass der Arzt seine eigenen Emotionen, Denkmuster und Handlungsreaktionen versteht. [...] Es ist unsere Pflicht als Menschen in helfenden Berufen, den Kranken die Sinnperspektive offen zu halten, damit sie ihr Leiden, ihre Angst, besser ertragen können, wenn keine andere Hilfe mehr möglich ist. Das verlangt dem Menschen eine Auseinandersetzung mit existenziellen Themen ab, die Reflexion über das eigene Ich, das eigene Leben, den Tod, die eigenen Spiritualität."

4. Nicht jede Krankheit ist eine echte Erkrankung

> ***„Ein gesunder Mensch ist auch nur ein Mensch, der nicht gründlich genug untersucht wurde"*** *Anonym*

Auf der Suche nach neuen Wachstumsmöglichkeiten entdeckt die Gesundheitsindustrie gewöhnliche Veränderungen des Körpers, die sie als Krankheit definieren, um damit einen neuen Markt zu erschließen. Ein Kritiker ist der deutsche Wissenschaftsjournalist Jörg Blech, der im Gesundheitswesen eine *„Industrie zur Krankheitserfindung"* erkennt. Er kritisiert, wie pharmazeutische Firmen und medizinische Interessensverbände Leiden und Krankheiten erfinden. *„Die Verantwortlichen münzen normale Prozesse des Lebens in medizinische Probleme um, sie medikalisieren das Leben",* so Bloch. Ich habe auch schon den Verdacht, dass heute praktisch niemand mehr ohne eine Handvoll Tabletten alt werden kann. Am Beispiel der Osteoporose zeigt er, wie die Gesundheitsindustrie durch die Knochendichtemessung ganze Bevölkerungsschichten erkranken lässt und damit Millionen an den Medikamenten verdient (und die Nebenwirkungen in Kauf nimmt). Der Nutzen einer Knochendichtemessung bei gesunden, beschwerdefreien Menschen ist nicht wissenschaftlich belegt. Die Abnahme der Knochendichte ist eine normale Alterserscheinung, wie auch unser Bindegewebe und unsere Haut schlaffer wird. Nicht jeder mit einer verminderten Knochendichte (Osteopenie) neigt später im Alter auch wirklich zu Knocheneinbrüchen. In Deutschland wurde die Knochendichtemessung bereits aus dem Leistungskatalog der Versicherer gestrichen. Österreich hat im EU-Vergleich das meiste Geld für Osteoporose

Diagnostik und Therapie ausgegeben. Bei uns gibt es fast doppelt so viele Geräte, als von der EU empfohlen. Geräte, die teuer in der Anschaffung sind und dementsprechend ausgelastet werden müssen. Spannend ist dann das Ergebnis. Mit einer Knochenbruchrate von fast 20% pro Jahr/100 000 Einwohner über dem 65. Lebensjahr liegt Österreich, trotz der teuren Geräte, im europäischen Spitzenfeld. (siehe auch Interview mit Prof. Resch im Kapitel Osteoporose).

Auch in anderen Bereichen werden Empfindungen, die im Alter normal sind, als Krankheiten definiert. Es sind Abnutzungserscheinungen des Körpers und schwindende Energie oder Trauer. So nimmt die Altersdepression zu, es werden Unmengen an Antidepressiva verordnet, obwohl viele Betroffene einfach traurig sind über den Abbau ihrer geistigen und körperlichen Kräfte, über den Verlust ihrer Autonomie, über den Tod von geliebten Freunden oder Partnern. Die im Alter immer drängender werdende Auseinandersetzung mit dem Tod ist keine depressive Störung, sondern eine schmerzliche Erfahrung, die vor allem eines braucht: Zuwendung und Gespräche. (Siehe dazu im Kapitel Psychische Erkrankungen die Unterscheidung zwischen Trauer und Depression).

Ein anderes Beispiel ist die Behauptung von Pharmaherstellern, dass 43% aller Frauen an sexuellen Störungen leiden. Es gibt sogar schon einen Namen für diese Krankheit: HSDD (Hypoactive sexual desire disorder). Vermutlich hofft man, mit einer Potenzpille für die Frau, einen ähnlichen wirtschaftlichen Erfolg wie mit Viagra zu landen. Verdrängt wird dabei bewusst, dass Lustlosigkeit vor allem mit Doppelbelastung, Kindererziehung, Stress und Beziehungsproblemen zusammen hängt.

Von 1000 Befindlichkeitsstörungen können ungefähr 900 von den Betroffenen selbst gelöst werden (natürlich auch mit Unterstützung von Naturheilkunde). Interessant ist auch, dass die Grenzwerte für Cholesterin, Zucker und Blutdruck von Jahr zu Jahr gesenkt werden und damit immer mehr gesunde Menschen eine Diagnose erhalten. Nicht umsonst sind Cholesterinsenker und Blutdrucksenker die meistverkauften Medikamente.

Wissenschaftler aus Australien prangern auch das sogenannte „Disease mongering“ an. Nachdem es ein Werbeverbot für Medikamente gibt, wird einfach die Erkrankung beworben.

Interessant ist auch die Entwicklung in diesem Bereich der Medizin. So gab es 1930 nur 12 Produkte der pharmazeutischen Industrie – heute sind es 12000. Damit haben sich aber auch die Krankheiten auf über 12 400 erhöht.

Immer mehr Menschen werden von der Medizin, der Pharmaindustrie und anderen Profiteuren am Gesundheitsmarkt krank geredet und unser Gesundheitssystem ächzt unter den steigenden Kosten. Es ist immer noch unverständlich, dass Zeit keine Leistung für die Krankenkassen darstellt, obwohl mit einer ausführlichen Anamnese und einem ärztlichen Gespräch viele Beschwerden ohne Medikamente behoben werden könnten. Der Wirtschaftstheoretiker Leo A. Nefiodow sieht im Gesundheitsbereich einen Megamarkt mit Wachstumspotential. Dieses ist aber nur möglich, wenn es noch mehr Kranke und noch mehr Krankheiten gibt. Vor allem braucht die Wirtschaft die besorgten Gesunden, die sogenannten „worried well". Daran wird fleißig gearbeitet, wenn in jeder Zeitung, Zeitschrift und im Fernsehen, aber auch durch Ärztinnen, Ärzte und andere Gesundheitsberufe, immer wieder betont wird, wir sind zu dick, leben ungesund, machen zu wenig Sport, haben zu hohen Blutdruck oder Cholesterinspiegel, sterben ohne Impfung und Tamiflu an der Schweine- oder sonstigen Grippe, erkranken ohnehin an Brustkrebs oder sind nicht glücklich genug. Es ist eine kollektive Suggestion, es wird mit der verständlichen Angst der Menschen vor dem Verfall und Tod Umsatz gemacht.

Quelle: Ärztewoche vom 14. 1. 2010, Martin Rummele und Andreas Feiertag, „Zukunft Gesundheit" im Orac-Verlag erschienen, Wissenschaftsbuch des Jahres 2010 in Medizin/ Biologie

5. Problemfeld - Arzneimittelinteraktionen

Kürzlich wurde mir ein Witz erzählt und ich hoffe, ich kann ihn hier richtig wiederholen.

Meister Edison, ein wohlhabender Mann, ist erkrankt. Sein Diener ist besorgt und läßt nach dem Doktor schicken. Dieser kommt, untersucht Edison und verschreibt eine Rezeptur. Der Diener eilt in die Apotheke, um die Arzneien zu besorgen. Doch Edison wirft diese in den Müll. Verwundert fragt der Diener, warum sein Herr nach dem Doktor geschickt habe. Edisons Antwort war: "Der Doktor muss auch leben". Und warum habe er die Arzneien holen lassen? "Der Apotheker muss auch leben". Und warum haben sie die Arzneien nun weggeworfen?, fragt der Diener. "Ja, ich möchte auch leben", antwortete Edison.

Weniger ist oft mehr, wenn man ein Augenmerk auf die Wechselwirkungen von Medikamenten richtet. Laut WHO verlässt ein Patient ein Krankenhaus mit durchschnittlich 5 verordneten Arzneimittel. Das Risiko einer Wechselwirkung beträgt bei 2 Arzneimittel schon 13%, bei 4 Mittel sind es

38% und bei 7 Arzneien bereits 82%. Bei 56% der Patienten über 70 Jahren treten unerwünschte Nebenwirkungen durch Medikamente auf. Davon werden 22% allein durch Wechselwirkungen hervorgerufen. Warum werden so viele Medikamente gleichzeitig gegeben. Einerseits ist es die Praktik der heutigen Medizin. Zeit ist Geld und ein Rezept ist schnell ausgestellt. Eine umfangreiche Beratung über alternative Maßnahmen werden der Ärztin oder dem Arzt von den Krankenkassen nicht bezahlt und manchmal in unserer schnelllebigen Zeit auch nicht gewünscht. Auch der direkte Gang zu verschiedenen Fachärztinnen und Fachärzten kann dazu beitragen. Oft weiß die eine Hand nicht, was die andere verordnet hat. Die Hausärztin oder der Hausarzt als Koordinatorin/Koordinator wird vielleicht nicht mehr ganz ernst genommen, wenn die Experten etwas empfohlen haben. Auch aus Zeitgründen werden laufende Therapien nicht mehr überprüft. Sind sie noch nötig? Kann man einen Absetzversuch wagen? Oft werden aber auch auftretende Nebenwirkungen von Medikamenten mit anderen Arzneimittel behandelt. Manchmal werden auch unwirksame Arzneien mit Wirksamen kombiniert, obwohl es sinnvoller wäre sie zu ersetzen. Aber auch die Einnahme von nicht verschreibungspflichtigen Medikamenten, Nahrungsergänzungsmittel, Vitaminen und Kräutern kann zu Interaktionen führen. Besonders zu beachten sind die am häufigsten verwendeten Substanzen wie Blutdruckmittel, Cholesterinsenker, Magenschutzmittel, Blutverdünner, Antidepressiva und Schmerzmittel. Manchmal werden Erkrankungen erst durch Medikamente ausgelöst (z.b. Diabetes unter Cortisongabe).

(a) Hohes Risiko für Blutungen

Dreiviertel aller tödlichen Nebenwirkungen von Arzneimittel betreffen Blutungen. Zu den auslösenden Medikamenten gehören Aspirin, NSAR (Schmerzmittel wie Voltaren, Diclofenac, Deflamat....), Blutverdünner (Coumarine), Antidepressiva (SSRI), Magenschutzpräparate (Protonenpumpenhemmer) und unter besonderen Umständen auch Ginko.

Coumarine plus Aspirin, NSAR: Coumarine erhöhen das Blutungsrisiko um den Faktor 2. In Kombination mit Schmerzmittel kann dies bis zum Faktor 13,5 ansteigen. Deshalb sollten Patienten unter Blutverdünnung keine Schmerzmittel aus dieser Gruppe nehmen.

Coumarine plus Protonenpumpenhemmer: Hier kann sich der INR (Gerinnungsfaktor) schon nach einer einmaligen Einnahme einer Magenschutztablette verdoppeln.

Coumarine plus Johanniskrautpräparate: In diesem Fall kommt es eher zu einer Bluteindickung durch Hemmung des abbauenden Enzyms. Dadurch besteht die Gefahr einer Thrombose und Embolie.

Coumarine plus Ginko: Diese Kombination kann die Gefahr der Hirnblutung erhöhen.

Antidepressiva und Schmerzmittel: Blutplättchen brauchen Serotonin zur Verbindung. Antidepressiva sind effektive Blutverdünner und steigern das Risiko für eine Blutung um den Faktor 2. Ein zusätzliches Schmerzmittel, (viele depressive Menschen haben auch chronische Schmerzen) steigert den Faktor auf 15,6 was eine lebensgefährliche Kombination darstellt. Deshalb sollten depressive Schmerzpatienten eher auf alternative Schmerzmittel und Opioide eingestellt werden.

Blutdrucksenker (ACE-Hemmer) plus Schmerzmittel: ACE-Hemmer wirken über die Prostaglandinsynthese, welche gefäßerweiternd ist, blutdrucksenkend. Schmerzmittel wie Aspirin und andere NSAR hemmen die Prostaglandine und führen daher immer wieder zu einem deutlich erhöhten Blutdruck. NSAR wie Diclofenac hemmen aber auch die Wirkung von Betablockern und Diuretika und schränken die Nierenfunktion ein. Auch dadurch kann sich der Blutdruck deutlich erhöhen.

Psychopharmaka und Magenschutz: Die meisten Protonenpumpenhemmer erhöhen die Wirksamkeit von Psychopharmaka. Das kann zur Zunahme von Nebenwirkungen führen. *Quelle: Ärztemagazin 12/2011*

(b) Arzneimittel bedingte Erkrankungen

Viele der häufig verschriebenen Medikamente wie Blutdrucksenker, Cholesterinsenker, Immunsupressiva, Asthmamittel, Hormone und Cortison haben ein beträchtliches Risiko Diabetes auszulösen oder einen bestehenden Diabetes zu verschlechtern. Dazu zählen besonders die Betablocker und gewisse Medikamente zur Flüssigkeitsauscheidung (Thiaziddiuretika). So genannte "kardioselektive" Betablocker, wie sie nach einem Herzinfarkt eingesetzt werden, wirken sich nicht so störend auf den Zuckerhaushalt aus. Auch viele Substanzen zur Behandlung von psychischen Störungen wirken sich auf die Insulinregulation aus. So führen besonders Trizyklische Antidepressiva, Antipsychotika, Lithium, Antiepileptika und Valproinsäure zu einem erhöhten Diabetesrisiko. Besonders deutlich zeigt sich der Diabetes auslösende Effekt unter Cortisontherapien. Besonders Menschen die längere Zeit Cortison einnehmen müssen, sollten ihren Zuckerstoffwechsel durch einen Glukosetoleranztest überprüfen. Häufig erkennt man erhöhte Blutzuckerwerte aber auch erst in der Mittagszeit (ca. 6 Stunden nach Cortisoneinnahme). Dies hängt mit der Verstoffwechselung des Cortisons im Körper zusammen. Nach Beendigung der Cortisontherapie reguliert sich der Blutzucker meist sehr rasch. *Quelle: Ärztemagazin 21/2011*

Die meisten Menschen sterben eher am Heilmittel als an der Krankheit selbst.

Jean Baptiste Molière, (1622 - 1673)

6. Quantenphysik, ein neuer Meilenstein der Erkenntnis

Über das Jenseits, energetisches Heilen und Zufälle

Neueste Erkenntnisse aus der Quantenphysik lassen darauf schließen, dass es eine Seele gibt, welche sich physikalisch beschreiben lässt. Diese Seele soll im „Jenseits" weiter existieren. Die Basis für diese Aussage ist das quantenphysikalische Phänomen der „Verschränkung". Der Wiener Physiker Prof. Anton Zeilinger hat kürzlich den Nachweis dafür geliefert, dass dieser Effekt in der Realität tatsächlich existiert. Schon Einstein ist übrigens darüber gestolpert, konnte ihn jedoch nicht weiterverfolgen. Das Prinzip der „Verschränkung" besagt folgendes: Treten zwei Quantensysteme miteinander in Verbindung, so werden sie als ein Gesamtsystem betrachtet. Diese Verbindung bleibt auch dann aufrecht, wenn die Begegnung der Systeme weit in der Vergangenheit stattgefunden hat und diese nun über große Distanz getrennt sind. So dürfte ein verschränktes, einmal verbundenes System durch den Urknall getrennt worden sein. Ein Gedankenexperiment besagt: Wird an irgendeinem Ort der Welt eine Messung an einem Teilchen A durchgeführt, ist dieses mit einem Teilchen B irgendwo anders verschränkt. Dieses Teilchen B wird gleichzeitig ebenfalls beeinflusst. Dabei ist es völlig egal, ob die Entfernung zwischen den Teilchen 100 Meter, 100 Kilometer oder Lichtjahre beträgt. Die gegenseitige Beeinflussung erfolgt auch gleichzeitig (nicht nach Lichtgeschwindigkeit). Einige Physiker schließen daraus, dass die Teile der belebten und unbelebten Natur miteinander verschränkt sind und dadurch simultan miteinander kommunizieren. Prof. Dürr, Physiker in München, vermutet, dass diese Verbindung, dieser Dualismus, allgegenwärtig ist. Der Dualismus zwischen Körper und Seele ist für ihn genauso real wie der „Welle-Korpuskel-Dualismus" (ein anderes bereits akzeptiertes Phänomen der Physik). Seiner Auffassung nach existiert ein Code, in den die lebende und tote Materie eingebunden ist. Dieser Code soll sich über das ganze Universum erstrecken. Aus diesem Grund glaubt Dürr, konsequent nach physikalischen Erkenntnissen, an ein Leben nach dem Tod. Was wir Diesseits nennen, ist die Materie, das was greifbar ist. Das Jenseits ist alles Übrige, die unfassbare Wirklichkeit, das viel Größere. Unser Diesseits ist darin eingebettet und bereits vom Jenseits umfangen. Auch Prof. Hellweg, Physiker und Mediziner aus Göttingen hat dazu eine These: *"Unsere Gedanken, unsere Wille, unser Bewusstsein und unsere Empfindungen werden als „Geist" zusammengefasst. Dieser Geist hat keine direkten Wechselwirkungen mit bekannten naturwissenschaftlichen Phänomenen (Gravidität etc.). Aber dieser Geist entspricht andererseits genau den Phänomenen die die Quantenphysik beschreit.*

Quelle: Medical Tribune, 23. 5. 2008, Dr. Rolf Froböse, Chemiker und Publizist

Auch in einem Vortrag vom Experimentalphysiker Professor Anton Zeilinger im Kepler Salon in Linz, gab es interessante neue Aspekte zu diesem Thema. In der Quantenwelt spielt der Beobachter eine wichtige Rolle. Solange die Quantenteilchen nicht beobachtet oder gemessen werden, sind sie nicht lokalisierbar und existieren nur der Möglichkeit nach. Erst dann, wenn so ein Teilchen vom Beobachter registriert wird, wacht es auf und entscheidet sich für eine der vielen Möglichkeiten. Auch ein Philosoph des 18 Jahrhunderts hat schon gesagt: *„Sein ist Wahrgenommen werden"*. Das bedeutet: Wir können nur existieren, wenn wir von jemand oder etwas wahrgenommen werden. Das bedeutet, so Zeilinger: *„Erst durch bewusste Beobachtung entscheide sich, was wirklich wird"*. Auch Erwin Schrödinger (österreichischer Physiker) meinte dazu, dass wir alle Teil ein- und desselben Gesamtbewusstseins sein müssen. Damit kann erklärt werden, warum häufig gleichzeitig verschiedene Entwicklungen oder Entdeckungen auf der Welt, an völlig verschiedenen Orten stattfinden. Auch ich habe während der Beschäftigung mit diesem Buch erstaunt festgestellt, wie viele Kolleginnen und Kollegen exakt dieselben Einsichten hatten oder dieselben Ziele verfolgen. Es hat mich sehr froh gemacht, denn es zeigt, dass die Zeit reif ist für eine andere Form der Medizin.

Abseits von Wichtigtuern und Scharlatanen, die sich auf diesem Markt tummeln, stellen diese physikalischen Erkenntnisse durchaus eine Bestätigung für viele bisher unerklärliche Phänomene dar. Selbstheilungskräfte, Geistheilung, Glauben, Verbundenheit mit Verstorbenen, Zufälle höherer Ordnung und vieles mehr wird mit der Quantenphysik nachvollziehbar.

Dazu noch ein gekürztes Interview (vom 4. 10. 2008) vom Wiesbadener Journalist Ernst Probst (www.welt-des-wissens.blogspot.com) mit Dr. Rolf Froböse, dem Autor des Buches "Die geheime Physik des Zufalls", über revolutionäre Erkenntnisse, die unser bisheriges Weltbild dramatisch verändern könnten.

Frage: Herr Dr. Froböse, gibt es Zufälle oder gibt es sie nicht?

Froböse: Mit einem einfachen „Ja" oder „Nein" lässt sich die Frage nicht beantworten. Vielmehr möchte ich in meinem neuesten Buch verdeutlichen, dass der Zufall zwei völlig unterschiedliche Gesichter besitzt. Das eine, der Zufall erster Ordnung, zeigt uns die triviale Seite, eine mit den Regeln der Mathematik erklärbare Realität, von der wir uns aber immer wieder narren lassen und vergeblich nach einem inneren Zusammenhalt suchen. Das zweite Gesicht ist der „Zufall höherer Ordnung", der eigentlich kein Zufall mehr ist, weil er auf Zusammenhängen basiert, die von der Wissenschaft erst jetzt erkannt worden sind.

Frage: Was verbirgt sich denn hinter einem Zufall erster Ordnung?

Froböse: Ein typisches Beispiel ist der Anruf eines Freundes, an den wir gerade denken und von dem wir lange nichts gehört haben. Hier vermuten viele Menschen bereits eine tiefere Verbindung. Dabei vergessen sie, wie oft wir an andere Menschen denken und nicht von ihnen angerufen werden.

Frage: Das klingt einleuchtend. Was verstehen Sie aber unter einem Zufall höherer Ordnung?

Froböse: Das sind Zufälle oder zeitnah aufeinander folgende Ereignisse, die nicht über eine Kausalbeziehung verknüpft sind, vom Beobachter jedoch als sinnbehaftet und damit logisch empfunden werden. Der Psychologe und Psychiater Carl Gustav Jung hat mit dem Physiker und Nobelpreisträger Wolfgang Pauli bereits ab 1947 einen lebhaften Briefwechsel geführt und nach einer physikalischen Deutung derartiger Synchronizitäten gesucht. Erstaunlicherweise wurde der intensive Briefwechsel zwischen Jung und Pauli über ein halbes Jahrhundert lang nicht weiter zur Kenntnis genommen. Offensichtlich war die Vorstellung, dass Seelenzustände und die unbelebte Welt miteinander verknüpft und aufeinander wirken sollten, der Wissenschaftlerelite zu verwegen, um ernsthaft diskutiert zu werden.

Frage: Was hat sich daran in den letzten Jahren geändert?

Froböse: Es gibt moderne Wissenschaftler, die zum Phänomen des Zufalls höherer Ordnung heute bereits Revolutionäres sagen. So wird beispielsweise nicht mehr ausgeschlossen, dass das Herabfallen eines Bildes von der Wand und der zeitgleiche Tod eines nahen Verwandten auf einem physikalischen Effekt basiert, der aus dem Verschränkungsprinzip der Quantenmechanik abgeleitet werden kann.

Frage: Jetzt wird's allmählich gruselig. Geht es in dem Buch letztendlich um Psi-Phänomene?

Froböse: Das Wort „Psi-Phänomen" taucht in meinem Buch überhaupt nicht auf. Ich habe auch keine Parapsychologen interviewt. Vielmehr stützen sich meine Thesen ausschließlich auf die Aussagen renommierter Naturwissenschaftler, insbesondere von Quantenphysikern.

Die Physik steht unmittelbar vor ihrer größten Entdeckung

Frage: Gibt es eine Kernbotschaft, die Ihnen besonders am Herzen liegt?

Froböse: Ja – ich vertrete die Auffassung, dass es keine Übernatur gibt beziehungsweise nicht geben kann. Vielmehr gibt es unentdeckte Bereiche, an die sich die Forschung erst jetzt zögernd herantastet. Und ich bin fest davon überzeugt, dass die Physik unmittelbar vor ihrer größten Entdeckung steht.

Frage: Wie sind sie auf das ungewöhnliche Thema gekommen?

Froböse: Die ersten Gedanken in dieser Richtung hatte ich bereits im Jahre 1990, und zwar unbeeinflusst von irgendwelcher Literatur zu dem Thema, die damals – abgesehen vom Briefwechsel C. G. Jungs mit Wolfgang Pauli, der mir zu dem Zeitpunkt noch nicht bekannt war – meines Wissens auch gar nicht existierte. Zu dem Zeitpunkt war ich Ressortleiter „Forschung" beim Magazin highTech in München. Beim Kaffee diskutierte ich eines Tages mit Dr. Dr. Reinhard L., einem neuen Kollegen, der unmittelbar nach der Wende aus der ehemaligen DDR in unser Redaktionsteam kam. Reinhard hatte zuvor in Russland Physik studiert. Da ich Chemiker bin, wollte ich von ihm als Physiker wissen, ob die Vorstellung eines menschlichen „Quantengeistes", mit dem sich mühelos „übernatürliche Phänomene" erklären lassen, gegen irgendwelche physikalischen Gesetze verstößt. Reinhard verneinte dies und teilte mir mit, dass sich in Russland bereits hochrangige Wissenschaftler im stillen Kämmerlein über dieses Thema Gedanken gemacht hätten. Dennoch: Irgendwie hielt mich etwas davon ab, mich zu diesem Thema öffentlich zu äußern. Zu groß war die Angst, als Wissenschaftler und Journalist in die esoterische Schublade zu geraten. Heute sehe ich es völlig anders.

Frage: Ein Werk, das sicherlich für lebhafte Diskussionen sorgen wird!

Froböse: Die Diskussion findet bereits im Buch statt. Um das schier Unglaubliche besser verstehen zu können, habe ich dem Leser zwei „Reiseleiter" zur Seite gestellt. Bei diesen handelt es sich um Alfred und Zacharias, zwei befreundete Physiker, die sich buchstäblich wie A und Z unterscheiden. Während Alfred vehement die „klassische" Seite der Physik vertritt, gehört Zacharias zu den Avantgardisten seines Fachs, der tabufrei an die geschilderten Phänomene herantritt und versucht, diese mit den Erkenntnissen der modernen Quantenphysik in Einklang zu bringen, ohne der Versuchung zu erliegen, die Mystik auf eine wissenschaftliche Plattform zu hieven.

Buchtip: Rolf Froböse, "Die geheime Physik des Zufalls - Quantenphänomene und Schicksal".

7. Energetische Therapien

Viele Heilmittel oder Therapien arbeiten auf der Basis von Energie und Information. Wenn man nun die Erkenntnisse der Quantenphysik versteht, versteht man auch die Wirkung von Homöopathie, Gemmotherapie, Bachblüten, Geistheilung, Pranic Healing, Akupunktur und vielen mehr. Es ist die Information, nicht die Trägersubstanz die den Körper zur Heilung anregt. Dazu möchte ich einen Auszug eines Leserbriefs von Dr. Ulrike Wessely, aus Wien, in der Ärztewoche vom 22. 4. 2010 zitieren. Sie erklärt darin sehr energisch (ich denke sie kann das ewige Abkanzeln der Homöopathen nicht mehr hören) und mit guten Beispielen die Wirkweise energetischer Therapien.

„Wann wird es endlich ins Bewusstsein der Menschen eingehen, dass die Information nicht gleich dem Informationsträger ist? Nur der Informationsträger, nicht jedoch die Information an sich ist wäg- und messbar – ist das so schwer zu verstehen? Um der rationalen Kollegin, die sich offensichtlich noch nie mit Informations- und Quantentheorie auseinandergesetzt hat, noch ein bildliches Beispiel zu geben; schenken Sie ihr doch eine CD mit einer Mozartsymphonie, tauschen sie jedoch die bespielte CD gegen eine Leer-CD aus. Sollte die Kollegin dann keine Symphonie darauf finden, erklären Sie ihr, dass Sie alle verfügbaren Musik CDs zerkleinert, pulverisiert und chemisch analysiert haben und die hätten garantiert und wissenschaftlich beweisbar alle die gleiche Zusammensetzung. Es sei auf keiner CD auch bei genauester chemischer Analyse irgendein Hinweis auf eine Symphonie gefunden worden. Wer dennoch etwas gehört hat, ist Opfer der Placebowirkung geworden. Noch ein Beispiel: Wenn Sie jemandem er-

klären, wie man von Wien nach Salzburg kommt, wird diesem Menschen das wohl eine Hilfe sein, aber wie viel Gramm hatte diese Information und aus welchen Molekülen war sie zusammengesetzt? Das war doch sicher Zufall, wenn die Person dann nach Salzburg gefunden hat. Kurz und bündig: Information ist ein abstraktes Konzept – das bedeutet, dass sie weder einen Ort noch eine zeitliche Begrenzung hat, weil sie kein materielles Ding ist – im Gegensatz zum Informationsträger, dieser kann gemessen und gewogen werden, bei Zerstörung desselben kann die Information dann möglicherweise nicht mehr lesbar oder nachweisbar sein. Das, was in unserem Beispiel die materielle CD war, ist bei der Homöopathie die Trägersubstanz (z.B. Milchzucker, Alkohol). Die Information war in dem einen Fall die Symphonie, im andern Fall ist es die homöopathische Arzneiinformation. Ist es dem rationalen Verstand so schwer klarzumachen, dass man durch chemische Analyse des Informationsträgers natürlich nicht die Information entdecken wird? Finden Sie durch Zerkleinerung und chemische Analyse eines Radios den Wetterbericht? Zwei Bücher können chemisch die gleiche Zusammensetzung haben, aber eines kann das Werk von Goethe sein, das andere eine Abhandlung einer „rationalen" Medizinjournalistin. Verbrennen Sie beide, dann ist da gar nichts von der ursprünglichen Information auffindbar. Das Lesegerät für die CD ist das CD-Laufwerk, das für die homöopathische Information der lebendige Organismus- erkennbar erst, wenn sich die Information im materiellen Bereich ausgedrückt hat, sei es in Form von Musik, sei es in Form einer Heilreaktion. Nun zum Punkt Placebowirkung. An die 30 Prozent aller medizinischen Wirkungen, egal ob allopathischer oder homöopathischer Art, sind auf sogenannte Placebo – oder Nocebowirkungen zurückzuführen. Warum sage ich „sogenannte Placebowirkung" Weil im Bereich des Quanten-Informations-Feldes, dort wo die Homöopathie wirkt, so etwas wie eine Placebowirkung bzw. deren Nachweis gar nicht möglich ist. Warum? Zum Nachweis einer Placebowirkung ist es nämlich nötig, Einzelereignisse voneinander zu trennen und abzuschirmen, sodass sie sich gegenseitig absolut nicht beeinflussen können. Weiters muss das Bewusstsein der Versuchspersonen abgeschirmt werden, was ein Ding der Unmöglichkeit ist. Im nonlokalen Quantenreich gibt es keine Trennung in unabhängige Einzelergebnisse und daher keine Abschirmung. Trennung ist im grobmateriellen Bereich von Stoffwirkungen möglich. Information (nicht der Informationsträger) ist nicht orts- und zeitgebunden, daher ist Information an sich nicht abschirmbar, nicht durch noch so gute Doppelverblendung, Bleiwände und dergleichen. Information ist nämlich kein Ding. Sie ist überall und nirgends gleichzeitig. Allein die Tatsache, dass die Wirkung eines Versuchs ja auch von einem beobachtenden

Bewusstsein wahrgenommen und gemessen werden muss, beeinflusst bereits das Messergebnis, selbst im Doppelblindversuch (Heissenberg'sche Unschärferelation). Im Bereich von Quantenwirkungen ist ein unabhängiger, vom Beobachteten getrennter Beobachter gar nicht denkbar, weil alles miteinander verbunden ist."

Siehe dazu das Werk der renommierten Physiker Tiller/Dibble/Kohane: Conscious Acts of Creation – The Emergence of a New Physics"

IV. Vorsorgen ist besser als Heilen

1. Ganzheitliche Vorsorgemedizin

Für mich liegt in der Vorbeugung und Lebensstiländerung ein großes Potential, um lange ein gesundes Leben genießen zu können. Wie Sie sicher wissen, wurde die chinesische Ärzteschaft nur bezahlt, solange die Patienten gesund waren. Wurden sie krank, mussten sie kostenlos therapiert werden.

Nachzulesen im „Huang Ti" (=Des gelben Kaisers klassisches Buch der Inneren Medizin). Dies ist immer noch die Grundlage der chinesischen Medizin. Darin schreibt er:

„Die Weisen behandeln nicht diejenigen, die schon krank waren, sie unterwiesen vielmehr diejenigen, die es noch nicht sind. Die Verabreichung von Arzneien gegen Krankheiten, die schon ausgebrochen sind, und die Unterdrückung des Chaos, das schon seinen Lauf genommen hat, gleicht dem Verhalten von Menschen, die einen Brunnen zu graben beginnen, nachdem sie schon Durst haben..."

Viele Erkrankungen sind schon lange latent in uns, bevor sie sich als Krankheit bemerkbar machen. Mit einer ausführlichen ganzheitlichen Anamnese, mit einer gezielten Labordiagnostik, mit der Zungen- und Pulsdiagnostik, mit dem Erspüren der sozialen, beruflichen, familiären Belastungen und mit dem Ernstnehmen von subjektiven Beschwerden, kann man viele Störungen und Krankheitstendenzen erkennen, bevor erste Symptome auftreten. Eine Freundin, die Pranic Healing anbietet, meint, sie könne Krankheiten im energetischen Körper bereits erkennen, bevor sie sich im physischen Körper bemerkbar machen müssen. So habe ich immer wieder beobachtet, dass Menschen, die viel Alkohol getrunken haben, auf ihre gute Konstitution stolz waren. „Meine Leberwerte sind in Ordnung"....hörte man oft sagen. Nur wussten sie nicht, dass ihre Leber unermüdlich von ihrer hohen Regenerationsfähigkeit Gebrauch machte. Und irgendwann schafft sie es nicht mehr. Dann ging es meist sehr schnell. Akutes Leberversagen und keine Kraftressourcen mehr. Akute Ösophagusvaritzenblutung, die meist tödlich endet. Mit der Zungen- und Pulsdiagnostik kann man viele Veränderungen, Schwachstellen und Belastungen erkennen, bevor sie Symptome machen. Aber auch wissenschaftlich gibt es viele wichtige Anhaltspunkte. So kündigt sich ein Diabetes durch eine Insulinintoleranz an oder ein Bandscheibenvorfall durch verspannte Muskulatur. Ein Selenmangel erhöht das Krebsrisiko. Auch ein Burnout hat 12 Phasen, die es ernst zunehmen gilt, bevor der Zusammenbruch folgt.

Ich denke, es wäre sinnvoll, diese Möglichkeiten regelmäßig zu nützen. Wir sollten eine achtsame Freundschaft mit unserem Körper eingehen. Wir sollten ihn wahrnehmen und spüren lernen. Wir sollten Verantwortung übernehmen.

Nur leider ist das oft im Alltag nicht so einfach. Diese Erfahrung musste ich selbst auch machen. Mein Leben, am Beginn meiner Selbstständigkeit, war geprägt durch Gestalten, Verantwortung, Aufbruch, Handeln, Aktivität.... Der Alltag als Ärztin ist erfüllt von Aktivität und Entscheidungen, es gibt kaum Zeiten des Rückzugs oder Entspannens. Und was habe ich in dieser Situation gemacht? Anstatt zumindest in meiner Freizeit für ruhige Yin-Energie zu sorgen, habe ich mich, um mir Gutes zu tun und meinen Körper zu stählen, in ein Fitnessstudio eingeschrieben, einen Flamencokurs einmal die Woche gebucht und in Yoga wollte ich auch gehen. Für sich ja alles gute Dinge, nur ist es wieder Yang-Energie. Statt in Ruhe, im Sein-lassen, war ich wieder in der Aktivität. Zu allem anderen hatte ich eine Auslandsreise in den Senegal zum Tanzen und Trommeln gebucht. Grundsätzlich war ich sicher, dass mir das Tanzen und Trommeln am Strand, statt dem Weihnachtsstress, gut tun würde. Und plötzlich hat mein Körper die Notbremse gezogen. Wie schon erwähnt, hat mich ein Bandscheibenvorfall mit Lähmung ins Yin katapultiert. Die Reise fiel ins Wasser – statt Hitze, Tanz und Flugreise, stand Nachdenken, Entschleunigung, Schonung und kurze Winterspaziergänge, oft schon abends im Dunklen, am Programm (übrigens alles Yin-Energien). Obwohl der Verzicht auf die Reise einerseits sehr traurig war, spürte ich, wie sich in meiner Seele langsam ein Gleichgewicht einpendelte. Ich spürte es war richtig und ich war dankbar dafür. Langsam kam mein Geist zur Ruhe und konnte sich wieder entfalten. Meine Kreativität war wieder zurück. Heute erlaube ich mir, nach einem anstrengenden Tag, einfach faul, nichts tuend und träumend auf meiner Couch zu entspannen, statt im Fitnessstudio mein Pflichtprogramm abzuspulen. Dem gegenüber kann es für andere Menschen sehr wohl gut sein, in die "Bewegung" zu gehen. Ich will damit nur sagen, dass unser Lebensstil individuell ist. Nur wir selbst können spüren und ausprobieren was uns gut tut.

Auch in der Vorsorge sollte ein ganzheitlicher Ansatz seinen Platz haben, damit wir ein langes und vitales Leben genießen können. Es liegt in unserer Eigenverantwortung „WIE" wir älter werden.

2. Kritische Betrachtung der Vorsorgemedizin

Ist Vorsorgen immer besser als Heilen?

Quelle: Medical Tribune Juli 2008, Evidenzbasiertes Symposium über Gesundheitsförderung und gesundheitliche Prävention, Donau-Universität-Krems, 02/2008

Viel wird über die Gesundheitsvorsorge geschrieben und noch viel mehr wird für die Vorsorgeuntersuchung geworben. Das verrückte daran ist, dass es sich nicht um eine Vorsorge, sondern um eine Früherkennung handelt. So werden nur wenige Laborparameter untersucht. Ein erhöhtes yGT zeigt eigentlich schon einen Leberschaden an, ein erhöhter Blutzucker einen Diabetes, und das Cholesterin ist, wenn überhaupt, nur einer der vielen Faktoren bei der Früherkennung von Herzkreislauferkrankungen und wird meiner Meinung nach überbewertet. Nach neueren Erkenntnissen ist der BMI (body-mass-index) unbrauchbar und die Mammographie auch nicht ganz unumstritten. Andere Faktoren wie Schilddrüsenfunktion, Blutbild, Entzündungswerte, Nierenfunktion, Vitamine- und Spurenelemente fallen gänzlich unter den Tisch, obwohl der Ausgleich nachweislich Krankheiten verhindern kann. Mit einem Glukosetoleranztest könnte ich eine Insulinresistenz feststellen, bevor ein Diabetes diagnostiziert wird und früh genug gegensteuern. Die Darmflora und die Psyche werden gänzlich vernachlässigt. Die Menschen wiegen sich nach einer Vorsorgeuntersuchung in Sicherheit, sind bestürzt und verlieren das Vertrauen in ihre Ärztinnen und Ärzte, wenn kurz danach eine Erkrankung diagnostiziert wird. Ich habe schon selbst erlebt, dass Patienten verzweifelt gefragt haben, ob man ihre Leukämie denn nicht schon bei der kurz vorher durchgeführten Vorsorgeuntersuchung erkennen hätte können. Ja, grundsätzlich schon, wenn man ein Differentialblutbild gemacht hätte. Dass dies nicht vorgesehen ist, konnten sie nicht wirklich verstehen.

Die Vorsorgemedizin hat das Ziel, weniger Kosten zu verursachen, als die anschließende Behandlung der Krankheit. In Wahrheit können jedoch durch mangelnde Genauigkeit, Fehler bei der Untersuchung oder Nebenwirkungen von Vorsorgemaßnahmen schwerwiegende Folgen für eigentlich gesunde Patienten entstehen. Dr. Gerald Gartlehner, Allgemeinmediziner, Leiter des Department für evidenzbasierte Medizin und klinische Epidemiologie warnt: *„Nur eine kritische Betrachtung einzelner Maßnahmen nach den Kriterien der evidenzbasierten Medizin ermöglicht eine effektive Vorsorgemedizin."*

Mittlerweile werden einige Methoden zur Vorbeugung und Früherkennung schon wieder kritisch hinterfragt. Und dies dürfen wir natürlich im Einzelfall genauso.

Aspirin (z.B. ThromboASS) wird oft als Mittel zur Verringerung des Herzinfarktrisikos langfristig zur Vorbeugung eingesetzt. Es kann zu Magenschmerzen oder Magenblutungen und anderen Nebenwirkungen führen. Das Blutungsrisiko ist abhängig von Geschlecht, Alter und anderen eingenommenen Medikamenten (Schmerzmittel, Antidepressiva). Aus diesem Grund muss eine sorgfältige Nutzen-Risiko-Abschätzung erfolgen und jeder Mensch ist dabei individuell zu betrachten.

Einige Daten zu Nutzen und Risiko, wenn Aspirin 10 Jahre lang eingenommen wird:

Frauen 50 Jahre: normale Risikofaktoren, bei 1-2 wird ein Schlaganfall verhindert, 4 haben eine schwerwiegende Blutung im Magen

Frauen 65 Jahre: milde Risikofaktoren, bei 26 wird ein Schlaganfall verhindert, 12 haben eine Blutung

Frauen 75 Jahre: höhere Risikofaktoren, bei 34 wird ein Schlaganfall verhindert, 16 haben eine Blutung

Männer 50 Jahre: normale Risikofaktoren, bei 6 wird ein Herzinfarkt verhindert, 8 haben eine schwerwiegende Blutung

Männer 65 Jahre: milde Risikofaktoren, bei 26 wird ein Herzinfarkt verhindert, 24 haben eine Blutung

Männer 75 Jahre: höhere Risikofaktoren, bei 80 wird ein Schlaganfall verhindert, 38 haben eine Blutung

Mammographie: Bei dem Screening für Brustkrebs wird über einen Zeitraum von 10 Jahren bei etwa 56% der Frauen einmal ein falsch positiver Befund erhoben. Weitere Untersuchungen (eine Biopsie mit Gewebsentnahme) und die psychische Belastung der (falschen) Krebsdiagnose sind für die Betroffenen eine große Belastung, die sie ohne Vorsorgetest nicht gehabt hätten.

Im Jahr 2006 sind in Österreich 104 Frauen zwischen 40 und 50 Jahren an Brustkrebs verstorben. Die Sterblichkeit liegt bei 22 pro 100.000 Frauen/ Jahr. Die relative Sterblichkeitsreduktion durch die Mammographie liegt bei 7 – 23%. Allerdings kommt es bei 5 von 100.000 Frauen zu einem Brustkrebs, der durch die Strahlenbelastung verursacht wurde. Die Sterblichkeit beträgt 1,4 pro 100.000 Frauen. 37 geretteten Leben durch Mammographie stehen 182 verstorbene Frauen trotz Mammographie gegenüber. 23 geretteten Leben durch Mammographie stehen 14 Frauen gegenüber die an Brustkrebs, verursacht durch die Strahlung, sterben.

PSA-Früherkennungstest: Mehr Schaden als Nutzen bewirkt zum Beispiel der PSA-Früherkennungstest für Prostatakrebs, erklärt Dr. Gray vom National Health Service in Großbritannien. Ist der Test positiv, müssen weitere Tests durchgeführt werden und bei vielen Männern wird dann Prostatakrebs diagnostiziert. Viele werden operiert und leiden dann womöglich an Inkontinenz oder Impotenz. Wir wissen jedoch, dass der Krebs in vielen Fällen gar nicht aufgetreten wäre. Bei Verzicht auf den PSA-Test, hätten sie sich die Operation und die Folgen erspart und wären vielleicht 10 Jahre später mit einem Prostatakrebs an irgendetwas anderem gestorben. In den USA sterben im Jahr rund 28.000 Männer an Prostatakrebs, aber im selben Jahr wird bei 220.000 Männern die Diagnose gestellt. Im Vorhinein lässt sich kaum prognostizieren, ob und wie schnell der Tumor fortschreitet. Da auch die Therapie gefährlich sein kann, ist es möglich oder sogar wahrscheinlich, dass das Screening mehr Schaden als Nutzen anrichtet.

Kolonoskopie: Der Nutzen der Darmspiegelung ist bisher gut dokumentiert. Jeder dritte Teilnehmer hatte einen Polypen/Adenombefund. 0,9% der Teilnehmer hatten Darmkrebs. 70% der Karzinome wurden in einem frühen Stadium entdeckt. Die Untersuchung zeichnet sich durch eine hohe Sicherheit aus (3,5 Komplikationen/1000 Untersuchungen).

Das bedeutet: „Darmkrebs ist eine Krebsart, die nicht nur früh erkannt, sondern durch Früherkennung und Beseitigung der Vorstufen in der Regel nicht entstehen muss“

3. Wie sinnvoll ist die Mammographie?

Immer wieder werde ich von kritischen Frauen gefragt, ob die Mammographie Sinn macht. Außerdem befinde ich mich selbst in dem Alter, wo die Brustkrebs-Kampagnen zur Mammographie raten. Ich ärgere mich über die suggestiven Botschaften, aller berechtigten Aufklärungsarbeit zur Ehre. Aber man schüttet hier das Kind mit dem Bade aus. Der Körper folgt dem Geist. Angst erzeugt Krankheit. Ich kann die Frage, ob ich zur Mammographie gehe, leider nur für mich persönlich beantworten. Jede Frau muss diese Entscheidung individuell für sich treffen. Was ich jedoch hier kritisieren möchte, ist die Angst, die mit den Kampagnen unter den Frauen erzeugt wird. Ebenso die versteckte Botschaft, dass sie vielleicht doch Schuld hat an ihrem Brustkrebs haben, weil sie ja möglicherweise nicht regelmäßig zu den Vorsorgeuntersuchungen gegangen sind. Deshalb werde ich hier auch einige kritische Aspekte aufzeigen. Sozusagen als Ausgleich zu den sonstigen Informationen.

Grundsätzlich müssen wir einmal 2 Begriffe auseinander halten. Meist wird die Mammographie als Teil der Vorsorge propagiert. Das hört sich für viele Frauen so an, als ob eine regelmäßig durchgeführte Untersuchung der Brust verhindern könnte, an Brustkrebs zu erkranken. Richtig ist jedoch, dass es sich hier um eine Früherkennung handelt. Das bedeutet, dass nur versucht wird den Krebs so früh wie möglich zu erkennen, um theoretisch eine bessere Heilungschance zu haben. Vorsorge bedeutet für mich aber etwas ganz anderes. Es beinhaltet für mich eine Lebensweise, eine seelische und körperliche Balance, welche Grundvoraussetzung für Gesundheit ist.

Richtig ist, dass Brustkrebs die häufigste Krebserkrankung, mit ca. 6000 Neuerkrankungen pro Jahr, der Frauen in Österreich ist. In den letzten Jahren ist die Sterblichkeit glücklicherweise, auf Grund von besseren Therapiemöglichkeiten, deutlich gesunken. Schwierig wird es jedoch immer dann, wenn Argumente mit „harten“ Zahlen untermauert werden und ich glaube, nicht nur ich tue mir mit diesen statistischen Zahlen schwer. Bis zum Jahr 2000 war der Stellenwert der Mammographie unumstritten. Viele Studien untermauerten die Ansicht, dass die Früherkennung von Brustkrebs bessere Heilungschancen ergibt. Dann erschütterten die Mathematiker Peter Gotsche und Ole Olsen vom Nordic Cochrane Center in Kopenhagen mit ihrer Analyse dieser Studien deren Aussagekraft. Nach ihren kritischen Berechnungen waren nur 2 Studien nicht verzerrt und genau diese 2 Studien widerlegten den Nutzen der Mammographie. Man kann sich vorstellen, dass die Fachwelt ziemlich gespalten reagierte. Die Strahlenbelastung ist gering und entspricht ungefähr der Belastung, welcher man während einem Flug nach Amerika ausgesetzt ist. Trotzdem kommt bei 10.000 untersuchten Frauen eine Krebserkrankung aufs Konto der Untersuchung.

Ein hervorragender Artikel von Dr. Leprich in der Zeitschrift „Gesünder Leben“ hat die Zahlen aus verschiedenen Blickwinkeln betrachtet.

Richtige Zahlen – Falscher Eindruck:

"Die zahlreichen Aufklärungskampagnen, in denen „harte" Statistik-Daten transportiert werden, haben bei vielen Frauen ein verzerrtes Bild von der Häufigkeit von Brustkrebs, dem Erkrankungsrisiko und dem Wert der Mammographie ergeben. Die Aussage: Jede 9. Frau erkrankt im Laufe ihres Lebens am Brustkrebs", ist irreführend. Sie bezieht sich auf die Gesamtlebensspanne und gilt für Frauen, die das 85. Lebensjahr erreicht haben. In der für Früherkennungsuntersuchungen wichtigen Altersgruppe beträgt das Erkrankungsrisiko etwa 1:40. Von Frauen im Alter zwischen 30 – 40 Jahren erkrankt etwa eine von 283 Frauen. Brustkrebs ist als Todesursache seltener, als in der Öffentlichkeit angenommen. Insgesamt sterben von 100 Frauen 2-4 an Brustkrebs. 96 Frauen sterben jedoch aufgrund anderer Erkrankungen, allen voran Herz-Kreislauf-Erkrankungen (...) Wie viel Leben rettet die Früherkennung? (...) dabei wird meist mit folgender Aussage geworben: "Durch ein flächendeckendes Mammographie-Screening kann die Brustkrebssterblichkeit um 20 – 30 Prozent gesenkt werden (...) Zur Veranschaulichung: Von 1000 Frauen sterben in zehn Jahren ohne Mammographie-Screening 8 Frauen an Brustkrebs. Mit Screening sind es 6 Frauen. Sechs statt acht Frauen ergeben rechnerisch 25%. Allerdings in absoluten Zahlen ausgedrückt ist das weniger beeindruckend. Das persönliche Risiko einer Frau, die regelmäßig Mammographien durchführen lässt, verbessert sich um 0,2% (zwei von 1000 Frauen profitieren von einer Mammographie). Achtung: Dies gilt nicht für Frauen bei denen Brustkrebs familiär gehäuft vorkommt."

Ein weiteres wichtiges Problem ist die Treffsicherheit der Mammographie. Eine Freundin, ebenfalls Ärztin, war regelmäßig bei der Mammographie. Sechs Monate nach einer unauffälligen Untersuchung, tastete sie plötzlich beim Duschen einen 2 cm großen Knoten, der sich bei der Kontrolle als bösartig herausstellte. Die Frage drängt sich natürlich auf, ob er so schnell gewachsen ist, oder ob er einfach nicht erkannt wurde. Wir wissen, es gibt bei jeder Untersuchung nicht erkannte Tumore = Falsch-negative (so wie vielleicht bei meiner Freundin) oder zu Unrecht als Tumor bezeichnete Fälle = Falsch-positive Ergebnisse. In Zahlen ausgedrückt kann man sagen, dass bei 1 von 10 Untersuchungen der Tumor durchs Screening nicht erkannt wird. Bei 5-8 Frauen von 100 Untersuchten wird ein krankhafter Befund erhoben, obwohl die Brust gesund ist. Das bedeutet, dass nur etwa jede 10. Frau, die einen auffälligen Befund erhält, auch tatsächlich an Brustkrebs erkrankt ist. Wenn eine Frau zehn Mammographien durchführen lässt, beträgt die Wahrscheinlichkeit fast 50%, dass sie in dieser Zeit einen falsch-positiven Befund erhält. Dadurch werden aber viele Frauen verängstigt. Dies hat Folgen für ihr körperliches Selbstverständnis und ihr soziales Umfeld. Oft sind weitere belastende Eingriffe zur Abklärung nötig, um Gewissheit zu erlangen. Dazu gehören Ultraschall, MRT und eine Biopsie. Im schlimmsten Fall sind dies Operation, Chemo- und Strahlentherapie. Die Argumente für die Mammographie als Massenscreening stehen nach den aktuellen Ergebnissen noch auf sehr wackeligen Beinen. Wenn Sie vor der Entscheidung stehen, ist es wichtig sich genau zu informieren, Ihr persönliches Brustkrebsrisiko zu kennen und die Intuition zu befragen. Die Entscheidung und die Verantwortung dazu müssen Sie, genauso wie ich, selbst tragen.

Quelle: "Wirtschaftsfaktor Brustkrebs": Werden Frauen und ihre Ängste instrumentalisiert? [Taschenbuch] von Franz Fischl und Andreas Feiertag

Mammographie erhöht Brustkrebsrisiko: Eine Metaanalyse aus Chicago ging der Frage nach, ob die Strahlenbelastung den Nutzen frühzeitiger und häufiger Mammographien einschränkt. Frauen mit hohem Erkrankungsrisiko (genetische Belastung) wiesen auf Grund der Mammographie ein um 63 Prozent erhöhtes Brustkrebsrisiko auf. Fünf oder mehr Mammographien sind ebenfalls mit einem erhöhten Risiko verbunden. Die Forscher gehen davon aus, dass Mammographie-Screeninguntersuchungen das Krebsrisiko bei Frauen mit hohem Brustkrebsrisiko verdoppeln. Deshalb sollte die Untersuchung besonders bei jungen Frauen kritisch angewendet werden. *Quelle: Medical Tribune 3. März 2010, G.H. De Bock et al: 2009*

4. Ärzte und Patienten in der Datenfalle

Vorsorgeuntersuchung neu und andere Datentransfers

In der neuen Vorsorgeuntersuchung müssen Daten wie Alkoholkonsum, Bewegungsbereitschaft und Body-Mass-Index abgefragt und an die Krankenversicherungen mit Namen und Adresse weitergeleitet werden. Nur so übernehmen die Versicherungen die Kosten für die Vorsorgeuntersuchung. Aufgrund der gesetzlichen Möglichkeiten ist es jedoch möglich, dass etwa Privatversicherungen und Betriebe Zugriff auf diese Daten bekommen können. Theoretisch nur mit Zustimmung des Betroffenen. Dieser Zustimmung können sie sich jedoch nicht entziehen, wenn sie eine Lebens- oder Betriebsunterbrechungsversicherung abschließen wollen oder wenn sie sich um einen Job bewerben. Für diese Institutionen sind diese Daten Gold wert, denn sie lassen auf

Krankheitssymptome schließen. Das kann bedeuten, dass sie den Job nicht bekommen, oder dass bestimmte Organe und Erkrankungen von der Versicherung ausgeschlossen werden. Besonders problematisch ist die teilweise schon vorhandene und zukünftige elektronische Datenübertragung.

V. Traditionelle Medizinsysteme

Die Traditionelle Europäische Medizin ist weder das älteste noch das vollständigste medizinische System der Welt. Dennoch sind unsere Wurzeln ganz tief in diesem Denken verankert. Wenn man auf die Geschichte zurückblickt, gab es immer einen regen Austausch und eine gegenseitige Beeinflussung der verschiedenen traditionellen medizinischen Systeme. Auch in der Diagnostik und in den Therapien sind zahlreiche Parallelen zwischen den Heilkünsten zu entdecken, seien es Heilpflanzen, Kälte- und Wärmeanwendungen, Reinigungs- oder Bewegungstherapien (Runentänze, Tai Chi, Eurhythmie). Das verbindende Element aller traditionellen Heilmethoden besteht in erster Linie darin, dass das Lebewesen im Mittelpunkt steht, also der ganze Mensch, die ganze Pflanze, und nicht nur einzelne Organe oder Teile. Diese Einheit umfasst auch die seelischen Aspekte. Alle traditionellen Systeme sind sich außerdem darin einig, Krankheit als ein verlorenes seelisch-körperliches Gleichgewicht zu sehen. Ausschließlich das sichtbare Ergebnis, zum Beispiel im kranken Körper, zu behandeln geht am Ursprung des Leidens vorbei. Alle traditionellen Medizinsysteme legen Wert auf gute Lebensführung und gesundes Essen für die Gesunderhaltung.

Noch vor 30 - 40 Jahren musste jede Ärztin und jeder Arzt, auch bei uns in Europa, noch 7 verschiedene Pulse tasten können, das war Teil des Studiums. Genauso wie die Beurteilung des Zungenbelags, des Harns, der Haut, der Augen und des Geruchs der Patienten. All dies wurde aus dem Medizinstudium eliminiert.

Da meine Wurzeln in der europäischen Medizin und meine Ausbildungswurzeln in der chinesischen Medizin liegen, werde ich an Hand beider Systeme das Ganzheitliche in der Betrachtung herausarbeiten. Viele Dinge decken sich, vieles ergänzt sich. Alle Systeme versuchen grundsätzliches Wissen in Worte und Bilder zu fassen.

1. Die Begriffe der Traditionellen Medizin

* Tiger und Drache
* Männlich und Weiblich
* Yoni (Vagina) = Yin = alle runden öffnenden Formen
* Lingam (Phallus) = Yang = alle aufstrebenden, zielgerichteten Formen

Die beiden Energiesysteme Yin und Yang sind gleichberechtigte Teile eines Ganzen.

Die Basis von Yin und Yang unseres Körpers liegt in der Niere = Essenz.

Es handelt sich dabei um relative Zustände. Nur im Vergleich miteinander lassen sie sich erkennen.

YANG

laut, stressig, zielgerichtet, hell, technisch, aktiv, Messer, Strahlen, ist die Dynamik und die Kraft, Lebensfreude, Fähigkeit nach außen zu gehen, Lebenslust, die Entfaltung, die Erwärmung, das Feuer, die Bewegung und Aktivität, junge Männer, Frauen in den Wechseljahren

Yang-Mangel: Abneigung gegen Kälte, kalte Glieder, kalter Rücken, Apathie, Antriebslosigkeit, Kraftlosigkeit, Depressionen, Ödeme, Übergewicht, Sexuelle Unlust, Empfängnisschwierigkeiten

YIN

zuhören, innehalten, Zeit haben, halten, tragen, kühlend, erhaltend, bewahrend, regulierend, Stabilität, Ruhe, Besonnenheit, kühlend, materiell, Wasser

Blut und Yin sind die Elixiere für die Frau, Frau in den jungen Jahren, ältere Männer

Yin-Mangel: Hitze, heiße Hände und Füße, Nachtschweiß, Erschöpfung, innere Unruhe, Schlafprobleme, Herzklopfen, Kopfschmerzen, Gereiztheit, diffuse Angst

Überforderung, Zeitdruck, viel Arbeiten, wenig Schlaf, Kaffee und Rauchen erschöpfen das Yin

Betrachte das Yin-Yang-Symbol. Es symbolisiert die Teilung und die Ganzheit des Universums. Es besteht aus schwarz und weiß, Tod und

Leben, männlich und weiblich, die zusammen ein Ganzes, also das Tao bilden. Das Tao ist Einheit – der Ursprung, die Mitte, aus der die Urkräfte Yin und Yang entspringen. In einem fortwährenden Prozess des Wandels zwischen Zunahme und Abnahme, Ausdehnung und Zusammenziehen, Fülle und Leere bedingen sie sich gegenseitig. Und der Keim des anderen ist im Gegenüber bereits vorhanden. Nach dem Gesetz der Wandlung symbolisiert es die Veränderung, das Umschlagen ins Gegenteil. Es ist ein Symbol für die periodische Wiederkehr, das zyklischen Weltbild und nicht das Dualistische. Es geht nicht um zwei Pole als gegenüberliegende Kräfte die sich bekämpfen (unser christliches Weltbild), sondern um Kräfte, die auseinander entstehen und ineinander fließen, Kräfte die sich ergänzen und nähren. Die alten chinesischen Weisheiten drücken das so aus:

„Das Schöpferische (Yang) und das Empfangende (Yin) lassen die `Zehntausend Dinge` entstehen“ oder „Wer das Tao der Veränderung und Umgestaltung kennt, der kennt das Wirken der Götter“

Wenn wir Yin und Yang gegenüberstellen, können wir uns manchmal dabei ertappen, dass wir diese einer Wertung unterziehen (das patriarchale Weltbild hat sich leider sehr festgefahren in unseren Gehirnen). Versuchen wir trotzdem, die beiden Kräfte gleichberechtigt und wertfrei wahrzunehmen. Es kann natürlich sein, dass Sie sich zu der einen oder anderen Energie mehr hingezogen „fühlen“, weil Sie zu wenig davon haben.

YIN	**YANG**
Weiblich	*Männlich*
Frau in den jungen Jahren	*Junge Männer*
Ältere Männer	*Frauen in den Wechseljahren*
Passiv	*Aktiv*
Empfangend	*Schöpferisch*
Dunkel	*Helligkeit*
Nacht	*Tag*
Mond	*Sonne*
Feuchtigkeit	*Trockenheit*
Weich	*Hart*
Winter	*Sommer*
Schatten	*Licht*

Offen	*Verschlossen*
In sich ruhend	*Herausfordernd*
Gebärend	*Zeugend*
Der offene Geist	*der entschlossene Geist*
Das weibliche Urprinzip	*das männliche Urprinzip*
Das Abwarten, das Ruhen	*die Entscheidung*
Das Herankommen lassen	*die Aktion*
Entspannung	*Anspannung*
Entlastung	*Belastung*
Stillstand	*Bewegung*
Ausatmen	*Einatmen*
Bewahrend, Stabilität	*Die Entfaltung*
Fähigkeit nach innen zu gehen	*Fähigkeit nach außen zu gehen*
Introvertiertheit	*Extrovertiertheit*
Sinken, Abwärtsbewegung	*Steigen, Aufwärtsbewegung*
Kühlend	*Die Erwärmung*
Materiell	*Spirituell*
Wasser	*Feuer*
Blut und Yin	*Qi und Yang*
Ruhige Offenheit	*Inspiration*
Die Göttin	*der Gott*
Die Urmutter	*Gott Vater*
Das All	*der Himmel*
Die Materie	*die Energie*
Positiv	*Negativ*
Protonen	*Elektronen*
Die Anziehungskraft	*die Fliehkraft*
Das Absorbierende	*das Reflektierende*
Die Höhle	*die Bergspitze*

Wintersonnwende	*Sommersonnwende*
Die Rose	*der Dornbusch*
Der Kelch	*der Speer*
Yoni	*Lingam*
Der Kessel	*der Pfeiler, Säule*
Die Erde	*der Regen*
Der Kranz	*der Maibaum*
Schoß	*Phallus*
Dreieck mit Spitze nach unten	*Dreieck mit Spitze nach oben*
Pentagramm, Apfel	*Dreizack*

Erst wenn die beiden Kräfte in harmonischem Austausch ineinander strömen, kann sich ein Gleichgewicht einstellen. Dann kann sich das Tao entfalten und die Lebensenergie (Qi) fließt ungehindert. Ist das Gleichgewicht zwischen Yin und Yang gestört, dann stehen die Urkräfte im Widerstreit, statt einander zu ergänzen, und dein Körper oder die Welt versinkt im Chaos. Ein Beispiel für dieses vollkommene Gleichgewicht spiegelt uns die Natur mit der Morgen- und Abenddämmerung wieder. Wenn der Tag in die Nacht oder die Nacht in den Tag übergeht, befindet sich die Welt für kurze Zeit in einem köstlichen Schwebezustand, so dass Tag und Nacht, Dunkelheit und Licht nicht mehr voneinander zu unterscheiden sind.

DIE ESSENZ – DIE AHNENENERGIE

Die Menge und Qualität wird im Moment der Zeugung festgelegt und ist damit unveränderlich. Sie bestimmt die angeborene Konstitution und Vitalität eines Menschen und kann durch achtsame Lebensweise genährt werden. Sie ist Basis für unsere sexuelle Kraft. Die Essenz ist die Wurzel aller Energien und damit des Lebens – aus ihr werden alle Energiedefizite aufgefüllt. Ab dem 36. Lebensjahr kann der Körper keine Überschüsse mehr bilden und so beginnt sanft der Abbau der Kräfte. Deshalb wird ab dieser Zeit eine balancierte Lebensweise umso wichtiger.

DAS BLUT

Es ist die nährende Form der Energie. Das Blut ist dichter als das Qi. Es ist materieller (unser Blut ist nur Teil davon). Es nährt das Qi, ernährt die inneren Organe, befeuchtet die Haut und das Gewebe, es ist Träger für Gefühle – „Wenn das Blut des Herzens schwach wird, ist der Geist nicht mehr verankert". Frauen haben durch ihre Menstruation häufiger als Männer einen Blutmangel.

DAS QI = Ch´i

> ***Wenn du danach suchst, ist es nicht zu sehen***
> ***Wenn du darauf horchst, ist nichts zu vernehmen,***
> ***Wenn du es benutzt, ist es unerschöpflich***
> *Tao te King*

Qi ist eine nicht materielle unsichtbare Energie

Qi ist der Urstoff des Universums und mit den Atomen vergleichbar

Qi können wir erwerben

Qi erhalten wir von unseren Ahnen (Essenz)

Qi ermöglicht uns Bewegung

Qi verteilt die Energie und das Blut

Qi ist verantwortlich für die Aktivität unserer inneren Organe

Qi spannt unsere Muskeln an

Qi wandelt unsere Nahrung um (Gu Qi)

Qi steuert unser Gehirn und ermöglicht unser Denken

Qi bewegt unsere Gefühle

Qi stärkt unsere Abwehr (Wei Qi)

Qi ist Wärme

Qi ist Atem

Qi ist Sexualität

Qi ist Spiritualität

Qi ist Energie

Qi ist Materie

Qi verwandelt sich in andere Energien

Qi ist die Kraft, die es der Nacht ermöglicht zum Tag zu werden

Qi ist die Kraft, die dafür sorgt, dass sich die Erde dreht

Qi ist der Wind, der durch die Blätter streift

Qi ist der Geist und die Kraft unserer Gedanken

Qi ist das dynamische Prinzip, das allem Leben zugrunde liegt

Qi ist das Synonym für Leben an sich

Qi der Wandlung

Qi ist die Energie der Alchimisten, die nicht verloren geht, sich aber ständig wandelt. Diese Umwandlung findet auf vier wichtigen Ebenen statt:

Die körperliche Ebene: Hier ermöglicht Qi unsere Körperfunktionen, Qi erzeugt Wärme (Yang), Qi wandelt die aufgenommene Nahrung um und erzeugt Blut, Feuchtigkeit, Qi verteilt sich durch den Sauerstoff im Körper, Qi wandelt sich in Materie (Yin)

Die mentale Ebene: Qi transformiert Fakten, Erinnerungen, Glaubenssätze, Wahrnehmungen, Gedanken in Energie, die sowohl unseren Geist, unser Wissen, unsere Gefühle wie auch unseren Körper beeinflusst. Suggestionstechniken, Hypnose, Meditation, Bücher, Rituale – all das kann diese Ebene heilen.

Die emotionale Ebene: Qi bewegt unsere Emotionen und ermöglicht die Umwandlung von einer Emotion in die andere. Das ist besonders wichtig bei Störungen, die im emotionalen Bereich stattgefunden haben. Durch Umwandlung in eine heilsame Emotion (z.B. durch Vergebung) kann Heilung geschehen.

Die spirituelle Ebene: Qi wandelt Yin in Yang und Yang in Yin. Sie ermöglicht die Erkenntnis des Tao, das Spüren der Ganzheit, dass es keine Trennung gibt zwischen Materie und Geist, Leben und Tod und unserer individuellen Seele mit der Welt.

Qi ist ein dynamischer Prozess, bei dem ein Zustand des Gleichgewichts, Gesundheit, Vitalität und Kraft hervorbringt, während ein Verlust des Gleichgewichts zu Lethargie, Depressionen, Kraftlosigkeit und Abwehrschwäche führt. Qi ist nicht einfach nur ein Energietank, aus dem wir für unsere Lebensenergie schöpfen und das wir zunehmend verbrauchen. Vielmehr erscheint es wie ein Strom, der aus vielen unterirdischen Quellen, Zu- und Abflüssen gespeist wird, die im Rhythmus unserer inneren und äußeren Kräfte anschwellen und abnehmen. Wir können diese Energie pflegen oder verschwenden. Wir können es nähren, wenn wir die Regeln der Natur beachten, die einen harmonischen Ausgleich zwischen Yin und Yang verlangen. Die Lebensenergie wird jedoch nicht nur durch unseren Umgang mit unserem Körper beeinflusst, sondern auch durch den Umgang mit anderen Menschen, Tieren, mit der Umwelt, durch unseren Geist und unsere Seele.

Qi zirkuliert im Körper, in einem System unsichtbarer Kanäle. Sie werden Meridiane genannt. Vielleicht könnte man diese mit einem intelligenten Bewässerungssystem vergleichen, dass den Körper nährt und unterstützt.

In der chinesischen Medizin kennt man mehrere Arten von Qi.

Das vererbte und angeborene Qi: =Jing-Qi oder ESSENZ. Dies entspricht unseren Genen, unserer Konstitution, die wir von unseren Eltern mitbekommen haben. Es ist ein „Erbe" (eine Pauschalenergie), die wir bei der Geburt erhalten. Ganz wichtig ist diese Energie als Basis für unsere sexuelle Kraft und unsere Fortpflanzungsfähigkeit. Ist unsere Lebensweise destruktiv, verbrauche ich mehr Energie als ich ansammeln kann und muss aus den Reserven der Essenz Energie zur Lebenserhaltung zuschießen. Irgendwann ist diese Energie jedoch auch verbraucht und unsere Körper nicht mehr lebensfähig. Besonders groß wird die Gefahr ab dem 35. Geburtstag. Da erschöpft sich allmählich unsere Regenerationsfähigkeit und wir beginnen Energiedefizite mit der Erbenergie zu stopfen.

Das erworbene Qi: Es ist die Energie, welche wir durch unsere Nahrung, Atmung, Beziehungen, Ruhe etc. regelmäßig erarbeiten. Schlechte Ernährung, Arbeit ohne Erholung, Schlafmangel, seelischer Stress und vieles mehr kann das Gleichgewicht zwischen Energieausgang und Energiegewinn beträchtlich stören.

Abwehr-Qi: = Wei-Qi bewegt sich durch ein spezielles Meridiansystem unter der Hautoberfläche, um das innere Königreich des Körpers zu schützen. Es stellt damit den Oberflächenaspekt des Qi dar. Ist unser Qi schwach, kann es auch weniger Oberflächen-Qi nähren, unsere Abwehr sinkt und wir werden angreifbar für verschiedene pathogene Erreger. (Viren, Bakterien, Wind, Kälte, Feuchtigkeit, Hitze...) Nahrungs-Qi: Gu-Qi Atem-Qi: Da-Qi

DAS SHEN – DER GEIST

Macht unsere höchst individuelle Prägung aus und erlaubt uns zu denken, zu unterscheiden und aus dem Leben zu lernen.

Das Shen wohnt im Herzen (Herzblut). Ist dies genährt kann es hier zu Ruhe kommen. Der Öffner des Shens ist das Auge.

DIE MERIDIANE

Wir kennen 12 Meridianpaare, wobei sich diese wieder zu je 6 Meridianpaaren zusammenschließen lassen. Ein Paar besteht aus einem Yang (an der Außenseite) und dem dazugehörigen Yin Meridian an der Innenseite. Diese hat man wieder den 5 Elementen (Organen) (Holz, Feuer, Erde, Metall, Wasser) zugeordnet. Weiters kennen wir 8 außerordentliche Meridiane die tiefer liegen und in denen die Erbenergie zirkuliert.

Der Begriff steht auch für „Leitbahnen" oder „Gefäße" in denen das Qi (Blut, Essenz, Shen….) zirkuliert, ähnlich unserem Blutgefäßsystem, nur auf feinstofflicher Ebene. Ein häufig gebrauchtes Bild ist das des Flusses. Er entspringt aus einer Quelle, hat verschiedene Zu- und Abflüsse, er ist einmal seichter, einmal tiefer, einmal ist seine Flussrichtung rascher, manchmal langsamer, manchmal ist der Fluss durch Hindernisse blockiert, manchmal ist sein Wasser klar, manchmal kippt es und das Leben in ihm erstirbt. Qi ist überall, aber man kann sich vorstellen, dass die Qi-Konzentration im Verlauf der Meridiane am dichtesten ist. So ist das Qi nicht plötzlich verschwunden, wenn wir an den Rand des Meridians kommen, sondern nur von einer hohen Qi-Dichte in eine niedrigere (=seichte) Qi-Dichte gewechselt. So zirkuliert unsere Energie konstant durch unseren Körper und ermöglicht eine Vielzahl an Prozessen, die sich in unserem physischen (=greifbaren) Körper widerspiegeln. Wird dieser Energiefluss durch etwas geschwächt, überfüllt oder gestaut, entsteht daraus ein energetisches Ungleichgewicht, das sich irgendwann in unserem Körper als Symptom oder Erkrankung widerspiegelt. Es gibt viele Wege, um das Gleichgewicht (=Homöostase) in unserem Körper wiederherzustellen. Die Akupunktur und chinesische Medizin ist eine davon. Genauso wichtig sind jedoch auch andere Energieebenen. Ich persönlich lege auch noch großen Wert auf unseren mentalen Energiekörper. Deshalb ist eine ärztliche Behandlung ohne Gespräch, so als ob ich versuchen würde, mit nur einem Bein den Marathon zu gewinnen.

Die Meridiantheorie ist in China am besten dokumentiert. Ich glaube, und dies ist durch verschiedene Untersuchungen auch erhärtet worden, dass es ähnliche Modelle in allen traditionellen Medizinsystemen gab. Im Internet fand ich folgende Information.

DIE AKUPUNKTURPUNKTE

Schaut man sich so ein Akupunkturmodell an, fallen einem sofort eine große Anzahl an Punkten (365) ins Auge. Auf manchen Meridianen sehen wir viele, auf anderen weniger Punkte. Manche liegen konzentriert, manche weiter auseinander. Wie wir vorhin gesehen haben, geht es um Energiedichte. Die Akupunkturpunkte kann man wie „Energiestrudel" in einem Fluss sehen. So wie ein Strudel Zugang zu den Tiefen eines Flusses hat, so hat man über die Akupunkturpunkte Zugang zum tiefen Meridiansystem. Über die Punkte kann Energie zugeführt, abgeleitet und bewegt werden. Meridiane (die ja Zugang zu den Funktionskreisen haben) können tonisiert, sediert, bewegt, genährt, befeuchtet, getrocknet werden, ganz wie es der energetischen Dysbalance des Körpers entspricht. Deshalb empfinde ich auch eine vorhergehende Diagnostik (Zungen + Puls, Gespräch, Antlitz….) vor jeder Akupunkturbehandlung essenziell. Dies gilt meiner Meinung nach auch für Akupressur oder Akupunktmassage. Eine APM-Massage ohne Diagnostik kann nur (was auch sehr wichtig sein kann) zum allgemeinen, vorbeugenden Energieausgleich dienen. Sicher können sich Beschwerden auch bessern, nur eine gezielte Behandlung ist es nicht. Mittlerweile gibt es glücklicherweise ausreichend Ärztinnen, Ärzte, Therapeutinnen und Therapeuten, die eine fundierte Ausbildung in chinesischer Medizin und damit auch der chinesischen Diagnostik haben.

Zur Behandlung wird der Punkt gestochen, gelasert, gedrückt (Akupressur, Massage) oder erwärmt (Moxa). Damit bewirkt man wohltuende Veränderungen im Energiemuster. Für mich als Akupunkturärztin wird die Nadel zum erweiterten Energiesystem, die wie ein Brennglas Energie an einem Punkt zentriert. Zu einer energetischen Akupunktur gehört demnach ein Bewusstsein für Energiesysteme, Intuition und die Bereitschaft sich auf den Patienten einzulassen, um zu spüren was sein Energiesystem auf allen Ebenen braucht.

Ein Zitat aus meiner Akupunkturausbildung hat mit besonders beindruckt:

> ***„Die Fähigkeit des Akupunkteurs, das Wesen der Störung im Bereich der Seele eines Menschen wahrzunehmen, bildet den Höhepunkt der Akupunkturkunst."***

Die Tätowierungen des Steinzeitmannes: Eine frühe Form der Akupunktur?

"Graz hat eine ausführliche Studie zur Lokalisation der Tätowierungen des Ötztal-Mannes

durchgeführt. An seinem Körper wurden 47 Tätowierungen festgestellt, welche sich auf den Akupunkturmeridianen befinden. Neun Strichgruppen liegen exakt (Abweichung 5 mm) auf einem klassischen Akupunkturpunkt. Eine Strichgruppe befand sich am Sprunggelenk. Dort befindet sich zwar kein Akupunkturpunkt, aber es könnte, wie wir es nennen, ein „Locus dolendi" (Schmerzpunkt) sein, da die radiologischen Untersuchungen ergeben haben, dass sein Sprunggelenk krank war. Auf Grund der Akupunkturpunkte könnte Özi an Rückenschmerzen, Schmerzen der Beingelenke und an Problemen mit seinem Verdauungstrakt gelitten haben. Die Wissenschaftler haben in seinem Darm Peitschenwurm-Larven gefunden und auch die Untersuchung des Magens zeigte einen hohen Gehalt an Tierkohle.

Nicht vollständig geklärt ist die Tatsache, wieso die Punkte tätowiert und nicht einfach nur gestochen wurden. Entweder wollte man durch das Einbringen von Asche in die frische Wunde einen Dauereffekt erzielen oder die Tätowierung diente als Markierung, damit die Punkte auch von Unkundigen gefunden und so eine Therapie weitergeführt werden konnte. Im ostasiatischen Raum werden heute noch Tätowierungen auf Akupunkturpunkten bei chronischen Erkrankungen durchgeführt. Da die Akupunktur-Methodik, die an Ötzi praktiziert wurde, für diese Zeit als hoch entwickelt angesehen werden muss, ist anzunehmen, dass bereits hunderte Jahre davor Vorformen angewandt wurden. Die historischen Ursprünge der Akupunktur können daher um 2000 Jahre auf 3200 v. Chr. vordatiert werden. Auch die bisherige Meinung, dass die Akupunktur ihre Heimat im fernen Orient hat, ist zu überdenken, erweist sich doch die jungsteinzeitliche mitteleuropäische Medizin um einiges moderner als angenommen." Quelle: www.akupunkturzentrum.at

2. Die fünf Wandlungsphasen

Holz = Leber
Feuer = Herz
Erde = Mitte
Metall = Lunge
Wasser = Niere

Ich verwende am liebsten den Ausdruck „Fünf Wandlungsphasen", da auch hier die taoistische Philosophie des Wandels zum Ausdruck kommt. Dieses System liefert ein wunderschönes System zum Verständnis der ursprünglichen „weiblichen" zyklischen Natur. Es beinhaltet die 5 Lebensphasen Geburt, Pubertät, sexuelle Phase und Mutterschaft, Wechsel, Tod (welcher wieder in die Geburt übergeht). Interessant ist auch, dass sich durch die Verbindungen der Kräfte untereinander - ein Pentagramm, ein 5-Stern ergibt. Sie kennen es vielleicht von Leonardo da Vincis „Proportionsstudie nach Vitruv". Es ist das Symbol der Göttin Venus (Kore) und bedeutet „Leben" und „Gesundheit". In Zeiten der alten Muttergöttin wurde es als Schutzzeichen verwendet. Spannend ist auch, dass sich das Pentagramm erkennen lässt, wenn sie einen Apfel quer aufschneiden. Die Samen bilden ein perfektes Pentagramm. Vermutlich heißt deshalb auch die europäische Wiege des Göttinnenkultes „Avalon“. Das bedeutet Apfelinsel. Ist es nicht erstaunlich, wie sich die Quintessenz der Lehren, in Zeiten wo es kaum Kommunikation unter den Kulturen gab, in ihrer Symbolik und ihrer Lebensweisheit ähnelt?

Eine schöne Beschreibung habe ich auch wieder bei Dan Brown gefunden. *„Das Pentagramm ist ein vorchristliches Symbol aus der Welt der Naturgottheiten. Unsere Vorväter verstanden die Welt aus zwei Hälften zusammengesetzt, dem Männlichen und dem Weiblichen. Ihre Götter und Göttinnen waren bestrebt das Gleichgewicht aufrechtzuerhalten. Yin und Yang. Wenn das Männliche und Weibliche ausgewogen war, befand sich die Welt in Harmonie und Ausgewogenheit. Gerieten sie aus dem Lot, brach das Chaos aus (...). Das Pentagramm repräsentiert die weibliche Hälfte der Schöpfung (...) bei sehr eng gefasster Interpretation ist das Pentagramm das Symbol der Venus, der Göttin, der weiblichen körperlichen Liebe und Schönheit (...) der Planet Venus zeichnet im Verlauf von 8 Jahren ein perfektes Pentagramm in den Nachthimmel. Die Alten waren über dieses Phänomen so erstaunt, das sie die Venus und das Pentagramm zum Symbol für Vollkommenheit, Schönheit und die zyklischen Eigenschaften der Fortpflanzung machten...“*

DAS HOLZ – DER BEFEHLSHABER

- Gleicht dem grünenden Trieb im Frühling
- Strebt durch Bewegung in neue Höhen
- Starkes Gefühl der eigenen Identität – gut geerdet
- Unbegrenztes Potential
- Visionärer Blick
- Fähigkeit Pläne zu schmieden und sich schwierigen Situationen mutig entgegenzustellen
- entschlossen in der Welt den eigenen Weg zu finden
- Gesunder Zorn = Ausdruck aufgestauter Gefühle
- Abgrenzung
- HUN = Kreativer Geist
- GESUNDHEITSPROBLEME: Verspannte Muskulatur, Migräne, Kopfschmerzen, Ischias, Bluthochdruck, PMS, Tinnitus, Aggression, Autoaggression, selbstzerstörerische Tendenzen, Workaholic

DAS FEUER – DIE LIEBENDE

- Charismatisch

* Kommunikativ
* Beziehungen werden gepflegt
* Intuition was andere fühlen und denken
* Trennungen belasten
* Wunsch nach Verschmelzung
* Denkt emotionell
* ERKRANKUNGEN: Hautausschläge, Sprachstörungen, Starkes Schwitzen, Panikattacken, Herzklopfen, Schlafstörungen, Stimmungsschwankungen, Zungenbrennen

DIE ERDE – DER FRIEDENSSTIFTER

* Mitfühlend und fürsorglich – Freiwillige Helfer
* Es fällt schwer „Nein“ zu sagen
* Sonniges Gemüt und viel Geduld
* Begabung „liebevolle“ Gemeinschaften aufzubauen – Netzwerke
* Offene Türen – sehr tolerant
* Freunde unterschiedlicher Herkunft und Art
* Sind gut in sich verwurzelt - sind sich ihrer Grenzen sicher
* STÖRUNGEN: Wenn die Probleme anderer Menschen ihnen kaum noch Zeit lassen, sich um sie selbst zu kümmern, verlieren sie ihr Zentrum, Neigung mit Essen seelische Leere zu kompensieren, Zuviel Süßigkeiten, Zuviel Denken
* ERKRANKUNGEN: Schleimbelastung, Energiemangel – Müdigkeit – Schweregefühl, Ödeme, Krampfadern, Hämorrhoiden, schwaches Bindegewebe, Vorfälle, Zahnfleischprobleme, Gewichtsprobleme, Nahrungsstagnation, Diabetes, schwache Gelenke

DAS METALL – DIE KÜNSTLERIN

* Leidenschaft für zentrale Themen des Lebens z.B. Kunst, Philosophie und Religion
* Begeisterung für Symmetrie, Schönheit, Reinheit
* Tiefe Gespräche, Alleinsein, Ruhe
* Qualität vor Quantität
* Ziel ist den eigenen Charakter zu entwickeln
* Gutes Lösen von Vergangenem um dann mit Offenheit in die Zukunft zu gehen
* Innere Kraft, Ausdauer und Gleichmut

* ERKRANKUNGEN: Verhärten und Erstarren, Nasennebenhöhlen, Allergien, Hauterkrankungen, Lungenerkrankungen, Darmerkrankungen, geschwächte Immunabwehr

WASSER – DER PHILOSOPH

* Denken und Forschen
* Suche nach dem grundlegenden Sinn und der Mechanik der Welt
* Suche nach Wissen
* Rückzug, Stille, Einsamkeit,
* Neugierig
* Logik, Analyse, Reflexion
* Furchtlos und zielgerichtet
* Weiß wohin es geht – erreichen ihr Ziel, wenn auch auf Umwegen
* Nachgiebig – aber bleibt sich treu
* ERKRANKUNGEN: Knochen und Zahnprobleme, Nieren und Blasenerkrankungen, Sexuelle Störungen, Erkrankungen im Urogenitaltrakt, Neurologische Erkrankungen, Angsterkrankungen, Kältegefühl, chronische Schmerzen im Unterrücken, Hörstörungen

3. Die Psyche in den fünf Wandlungsphasen

HUN = Sitz in der Leber - Wut = Holz

SHEN = Sitz im Herz - Freude, Begierde, Depression = Feuer

YI = Sitz in der Milz - Grübeln = Milz/Mitte Besorgnis = Erde

PO = Sitz in der Lunge- Traurigkeit = Metall

ZHI = Sitz in der Niere - Angst = Niere und Schock = Wasser

DIE 5 ASPEKTE DER SEELE

HUN:

Bildet das Speicherbewußtsein. Hier ist alles emotionale und psychisch Erlebte gespeichert. HUN speichert ständig, auch im Koma, Schock oder in der Amnesie. Es bildet das vorgeburtliche Wissen und das Unterbewusstsein (gemeinsam mit PO). HUN hat kein Unterscheidungsvermögen, es bewertet und filtert nicht. Hier liegt der Ursprung von Neurosen und Psychosen. Der Träger von HUN ist das Blut. Deshalb kommt es bei Blutmangel häufig zu

Alpträumen.

SHEN:

Bildet das Auffassungsvermögen, das Verständnis, die Klarheit und die Einsicht. Es bildet den wachen Geist. Shen zeigt sich in den Augen. Es wird geschwächt durch Aufputschmittel, Schlafmangel, zuviel Reden und Denken. Kurz vor dem Sterben kommt es häufig noch zu einem „Letztes Auflodern des Shen“, das sich in einer extrem wachen und geistig klaren Phase äußert.

PO:

Es hält unsere Lebensfunktionen aufrecht. PO ist der Architekt des Körpers. Alle lebenswichtigen Reflexe werden vom PO kontrolliert. Es kontrolliert unsere Instinkte und das Immunsystem. PO wird stark durch den Kontakt zu Tieren und zur Natur gestärkt.

YI:

Bildet die Ratio und das Gedächtnis. Es stellt die Verbindung von Vergangenheit und Zukunft her. Es sind die 10% der Psyche, die man sehen kann. Bei emotionalem Schock, psychischem Schmerz oder in Trance wird YI ausgeschalten

ZHI:

Es ist der Sitz der Willenskraft. Gibt uns geistige und körperliche Kraft und Ausdauer. Ist verantwortlich für den Mut, die Furchtlosigkeit und das Selbstwertgefühl. ZHI wird gestärkt durch: Energiearbeit, Vertrauen, Spiritualität, Schlaf, Meditation, Kräuter. *San Bao „Die 3 Schätze“*

Jedes unserer Gefühle hat Auswirkungen auf die Funktion unseres Körpers

ZORN/HASS:

Hebt das Leber Qi nach oben und führt zur Gallenblasen Qi-umkehr. Erzeugt inneren Wind und Hitze – Feuchtigkeit wird eingedickt – Schleim/ TAN entsteht – „Schleim verlegt die Herzöffnungen“

Symptome: Kopfschmerzen, Arteriosklerose, Schwindel, Tinnitus, Schlaganfälle

BEGIERDE:

Heizt das Nierenfeuer an. Frisst das YIN auf (Herz und Niere)

Symptome: Hyperthyreose, Schlafstörungen, Hitze, Träume, Nachtschweiß, Verwirrung, Psychosen

EIFERSUCHT:

Erzeugt Feuchtigkeit und Hitze. Überwiegt die Feuchtigkeit entsteht Grübelei und Depression. Überwiegt die Hitze, entsteht Zorn und aggressives Verhalten. Es entsteht feuchte Hitze in Gallenblase und Leber.

Symptome: Diabetes, Hepatitis, Fieberblasen, Gallensteine, nässende Dermatosen

GRÜBELN:

2 Arten: Yin und Yang Grübeln

Yang-Grübeln: Verbissener Gesichtsausdruck, Konzentration, geschlossener Mund, Zähneknirschen,

Yin-Grübeln: offener Mund, Zerstreutheit, Gedankenkreisen, Denken ohne Substanz

Staut das Qi in der Mitte und blockiert das Qi, erzeugt Feuchtigkeit. Grübeln macht dick es entsteht "geistiger Zucker".

TRAUER:

Trauer vermindert das Lungen Qi. Es kommt zu einer Blockade des WeiQi = Immunsystems (Abwehrsystem). Produktion der Säfte ist vermindert.

Symptome: Lungenerkrankungen, TBC, Kurzatmigkeit, Husten, rezidiv. Erkrankungen, Infektanfälligkeit, trockener Husten, trockene Haut, Verstopfung…..

ZUKUNFTSSORGEN:

Materielle Sorgen (Gehalt, Pension..): schwächen den Dickdarm – führen zu chron. Verstopfung, Durchfall, Colitis, Morbus Crohn

Ideelle Sorgen (Emigration, Gefangenschaft, Heimatverlust, ….): vermindern das Lungen Yin „Sorgen fressen Lunge auf“ mit Bronchitis, Asthma, TBC….

ANGST:

Angstgefühle sind dem Sterbeprozess ähnlich. Das Nieren Qi wird entwurzelt und löst sich auf.

Feuer nach oben: Muskulatur verkrampft sich, bitterer Mundgeschmack, Verwirrung, Herzklopfen, Stottern…

Wasser fließt nach unten: Inkontinenz, Durchfall, Einnässen, Beine werden schwach, kraftlos, zittrig und kalt

YI und SHEN (Vernunft und Klarheit) werden ausgeschalten

PO und HUN übernehmen das Kommando

SCHOCK:

Ein Schock verletzt das Herz Yang und das Nieren Qi. Das YI (rationale Denken) wird ausgeschaltet. HUN und PO (Unterbewusstes und Instinkt) übernehmen die lebenswichtigen Funktionen. Alle Informationen werden im HUN gespeichert, ohne vom YI aufgearbeitet zu werden. Ohne Reinigung des HUN (Gespräche, Psychotherapie) können Neurosen und Psychosen entstehen.

4. Stagnationen oder freier Qi-Fluss

Leber Qi Stagnation

Ein freier Qi-Fluss ist die Grundlage für das Wohlbefinden. Ein geschmeidiger Energiefluss ermöglicht innere Zufriedenheit und die Entfaltung unserer Lebensenergie. Für unsere Kreativität und unsere Visionen, unsere konkreten Pläne und deren Umsetzung ist die Leber zuständig. Ist die Energie der Leber blockiert, sind wir antriebs- und ideenlos und uns fehlt die Energie etwas zu beginnen oder zu Ende zu bringen.

Symptome einer Leber Qi Stagnation:

Verspannte Muskeln, Kopfschmerzen, Migräne; Druckgefühl im Oberbauch, Blähungen, Verdauungsbeschwerden, wandernde Beschwerden, trotz Schlaf – müde und erschlagen, gelangweilt, irritiert und gereizt, leicht depressiv, Kraft und Mut und ein klares „Nach vorne Streben" endet in Frust, Wut, Enge und Sinnlosigkeit

Lösen einer Qi-Stagnation: Tanzen, Schütteln, Trommeln, Laufen, Boxen, „Guter“ Sex – Orgasmus

Feuchtigkeitsstagnation

Nahrungsmittel müssen im Körper in Dampf umgewandelt werden, um zur Lunge aufsteigen zu können und um dort zu Energie zu werden. Ist die Milz zu schwach, lagert sich Feuchtigkeit unverwandelt im Gewebe ab. Es kommt zu Gewichtszunahme, verlangsamten Stoffwechsel, geschwollenen Gelenken, Zellulitis, allgemeiner Trägheit und Ausfluss. Eine Feuchtigkeitsstagnation entsteht durch sitzende Lebensweise, zuviel Kuhmilchprodukte, Rohkost, kalte Salate, kalte Getränke, Süßigkeiten, zu viel Grübeln und zuviel geistige Arbeit.

Abhilfe: Warme, gekochte Speisen, Ingwer, Fenchel, Nahrungsmittel aus dem Funktionskreis Erde, warme, trockene Gewürze

5. Die Traditionelle Europäische Medizin

Die traditionelle europäische Medizin reicht vom Wissen der keltischen Pristerinnen und Prister, über das mündlich überlieferte Wissen der heilkundigen Frauen und Hebammen, über Paracelsus und die Alchemie, über die Klostermedizin, zu Hildegard von Bingen und weiter zur Homöopathie, Anthroposophen und Bachblüten.

Die Traditionelle Europäische Medizin ist sowohl Natur- als auch Geisteswissenschaft und mit der Geschichte der Hermetik untrennbar verbunden. Das Wissen um das Wesen der Natur vereinte Chemie und Alchimie, Physik und Metaphysik, Astronomie und Astrologie, Psychologie und Magie. Die hermetischen Lehren gehen auf Hermes Trismegistos ("der dreimal Größte") zurück. Er soll die hermetischen Schriften (Corpus Hermeticum) verfasst haben, deren Zentrum die "Tabula Smaragdina" ist, auf der die sieben hermetischen Lehrsätze geschrieben stehen.

Die Sieben Lehrsätze der Tabula Smaragdina

Das All ist Geist, das Universum ist geistig.
Allem Existierenden liegt eine geistige Kraft zu Grunde.
Wie oben so unten, wie unten so oben.
Wie im Großen, so im Kleinen;
Wie im Kleinen, so im Großen.
Nichts ist in Ruhe, alles bewegt sich,
alles ist in Schwingung.
Alles hat sein Paar von Gegensätzlichkeiten;

Gegensätze sind identisch in ihrer Wesensart,
nur verschieden im Grad; Extreme berühren sich;
alle Wahrheiten sind nur halbe Wahrheiten;
Alles fließt aus und ein, alles hat seine Gezeiten.
Alle Dinge steigen und fallen,
das Schwingen des Pendels zeigt sich in allem,
das Maß des Schwungs nach rechts
ist das Maß des Schwungs nach links.
Jede Ursache hat ihre Wirkung,
jede Wirkung ihre Ursache; alles geschieht gesetzmäßig.
Zufall ist nur ein Name für ein unbekanntes Gesetz.
Geschlecht ist in allem,
alles hat männliche und weibliche Prinzipien,
Geschlecht offenbart sich in allen Ebenen.

Ob Hermes Trismegistos tatsächlich jemals auf Erden gelebt und geschrieben hat, ist mehr als umstritten. Wahrscheinlich stammen die meisten Texte des Corpus Hermeticum aus der Spätantike und teilweise aus dem Mittelalter. Das ändert allerdings nichts an ihrer philosophischen Bedeutung und an ihrem Einfluss auf die Geschichte des abendländischen Denkens. Hermes Trismegistos beeinflusste nicht nur Philosophie (Neuplatonismus) und Medizin (Paracelsus), sondern auch die Alchemie, die christliche Gnosis, die Freimaurer sowie die Theosophen und Anthroposophen des 19. und 20. Jahrhunderts.

Spannend sind auch die Parallelen zur chinesischen Medizin bzw. taoistischen Philosophie.

Es gibt zahlreiche Interpretationen der 7 Lehrsätze:

1. ***Geist:*** Alles ist Geist. Der Geist belebt die Materie.
2. ***Analogien:*** Wie oben - so unten. Wie unten - so oben. Wie innen - so außen. Wie außen - so innen. Wie im Großen - so im Kleinen. Auf allen Ebenen des Seins gibt es Entsprechungen.
3. ***Rhythmus:*** Alles fließt, alles ist in rhythmischer Bewegung. Stillstand bedeutet Tod. Der Rhythmus der Bewegung ist ausgleichend
4. ***Harmonie:*** Jede Medaille hat zwei Seiten. Alles strebt nach. Gleichgewicht und Harmonie. Harmonie ist Liebe. (Das Tao ist das Gleichgewicht von Yin und Yang)
5. ***Resonanz:*** "Gleich und gleich gesellt sich gern". Ungleiches stößt einander ab.
6. ***Ursache und Wirkung:*** Jede Ursache hat eine Wirkung und jede Wirkung hat eine Ursache. Es gibt weder Sünde noch Glück noch Zufall.

7. Polarität: Geschlechtlichkeit ist überall. Alles ist weiblich und männlich, alles besitzt zwei Seiten, zwei Pole, deren Einheit durch Anziehung (Liebe) entsteht. (entspricht den Prinzipien von Yin und Yang von Lingam und Yoni)

Empedokles von Akragas (ca. 483 - 420 v. Chr.)

Als Arzt vertrat er die Lehre, dass man nur heilen kann, wenn man die Natur erkennt, und zwar jene des Menschen und die ihn umgebende Natur. Empedokles gilt als einer der ersten Vertreter der Elemente-Lehre, wonach Feuer, Luft, Erde und Wasser Ursprung aller Dinge sind.

Hippokrates (460 v. Chr.)

Hippokrates wendet sich von den magisch-religiösen Vorstellungen ab und erklärt die Krankheiten naturphilosophisch, nämlich aus dem Ungleichgewicht der vier Körpersäfte (Blut, Schleim, gelbe und schwarze Galle). Die Beschränkung auf genau vier Kardinalsäfte rührt von der Elementlehre der vorsokratischen Naturphilosophie. Die Symptome werden nicht durch übernatürliche Ursachen hervorgerufen, sondern sie dokumentieren das Bestreben des Körpers, kranke Säfte unschädlich zu machen und auszustoßen. Krankheit wurde als Ungleichgewicht der Körpersäfte interpretiert. Er verwendete die Elementenlehre. Feuer, Wasser, Erde und Luft wurden den Qualitäten heiß, kalt, trocken und feucht sowie den Körpersäften zugeordnet.

Auch die Temperamentenlehre mit ihrer Unterscheidung in Melancholiker (schwarze Galle dominiert), Choleriker (gelbe Galle dominiert), Sanguiniker (Blut dominiert) und Phlegmatiker (Schleim dominiert) geht darauf zurück. Hippokrates war außerdem der Ansicht, dass zwischen Körperbau und Charakter ein Zusammenhang bestehe.

Hippokrates stellte als erster die Untersuchung der Patienten und das Gespräch mit ihnen in den Mittelpunkt. Die Behandlung erfolgte durch Lebensumstellung, Diät, Arzneimittel und operative Eingriffe. Seine Arzneien bestanden meist aus einem Gemisch von pflanzlichen, mineralischen und tierischen Substanzen. Er verwendete den Aderlass, Schröpfen, die Reinigung durch Brech- und Abführmittel aber auch die Chirurgie. Als Arzt war ihm eine genaue Beschreibung der Symptome wichtig.

Galenus von Pergamon (130 bis 199 nach Christus)

Er hat die Elemente mit Pflanzen in Verbindung gebracht. Ein System mit polaren Begriffen wie bei den Chinesen (Yin/Yang, warm/kalt, trocken/feucht) entstand. Galenus war ein Anhänger von Hippokrates. Auch er vertrat die Idee von den vier Elementen. Gesundheit war demnach der Ausgleich zwischen den vier Eigenschaften (warm, kalt, trocken und feucht). Er beschrieb eine detaillierte Pulslehre mit verschiedenen Phasen des Pulses (Kontraktion, innere Ruhephase, Dilatation, äußere Ruhephase), die sich je nach Jahreszeit, Klima, Alter, Temperatur, Geschlecht, Konstitution, Ernährung und Emotion verändern. Er unterscheidet an die 30 verschiedene Pulsarten. Die vier Elemente entsprechen den vier Körpersäften und ihren Qualitäten. Die vier Säfte werden jeweils in einem anderen Organ produziert und wechseln je nach Jahreszeit und Alter in ihrer Bedeutung. Unterschieden wird etwa zwischen Blut, Galle, schwarzer Galle und Schleim.

Sanguiniker: Blut - Temperatur: feucht und warm Geschmack: süß

Phlegmatiker: Schleim - Temperatur: feucht und kalt Geschmack: salzig

Melancholiker: schwarze Galle - Temperatur: trocken und kalt Geschmack: sauer+scharf

Choleriker: gelbe Galle - Temperatur: trocken und warm Geschmack: bitter

Seine Medikamente unterteilte er in Elementares (besitzt nur eine der vier Qualitäten), Kombiniertes (besitzt zwei Qualitäten – Kombinationspräparat mit Haupt- und Nebenwirkung) und spezifische Arzneimittel (für besondere Fälle: Abführ-, Brech- und Entwässerungsmittel).

Die Wirkungsgrade seiner Stoffe waren:

kaum merklich

mit den Sinnen deutlich wahrnehmbar

heftig, leicht schädigend

heftig, zerstörend

Gesund ist der Mensch dann, wenn Körpersäfte und Pneuma (Lebensenergie) sich in einem harmonischen Gleichgewicht befinden. Der aus dem Gleichgewicht geratene Körper wird in erster Linie durch die Naturkraft, die in ihm ist, geheilt. Diese Kraft soll der Arzt nur dann unterstützen, wenn der Körper zu schwach ist, um sich selbst zu heilen. Als

Therapie verwendete er die Lebensweise (Ernährung, Schlafen/Wachen, Kleidung, Arbeit, kalte/warme Bäder etc.), ableitende Therapien zur Reinigung (Aderlass, Abführen ...), Medikamente (Heilpflanzen, aber auch Zubereitungen aus Mineralien und tierischen Bestandteilen) sowie die Chirurgie (Wundbehandlung). Kranke Körperteile herauszuschneiden stellte für Galenus keine Heilung, sondern eine Verletzung des Körpers dar. Auch die Stellung der Sterne (Astromedizin) sowie Träume der Patienten (Psychotherapie) spielten in der Diagnose sowie in der Therapie eine wichtige Rolle. Sein medizinisches System wurde bis zur Mitte des 19. Jahrhunderts an den medizinischen Fakultäten gelehrt. Die Hochblüte der traditionell europäischen Medizin wurde durch das Christentum immer mehr in den arabischen Raum verdrängt. Man kannte dort bereits Heilmittel aus Schimmelpilzkulturen (Penicillin) und komplizierte Operationstechniken.

Abu Ali Ibn Abdillah Ibn Sina = Avicenna (980 n. Chr.)

Arabischer Arzt aus Afschana. Er fasste alle zu dieser Epoche bekannten Krankheiten zusammen. Das Werk besteht aus fünf Büchern, in welchen die Medizin klassifiziert wird, und zwar in Anatomie, Physiologie, Pathologie, innere Medizin, Chirurgie, Geburtshilfe, Fieberlehre und Arzneimittellehre. Die erste lateinische Übersetzung erfolgte im 12. Jahrhundert und wurde in Europa für einige hundert Jahre zu einem der wichtigsten medizinischen Werke, das die christliche Klostermedizin durch wissenschaftliche Denk- und Verfahrensweise bereicherte. Im islamischen Raum wird Abu Ali Ibn Sina bis heute als einer der wichtigsten Gelehrten verehrt, er gilt als "Fürst der Ärzte". Auch seine philosophische Enzyklopädie "Buch der Genesung der Seele" erlangte großen Einfluss, auch auf die christlichen Philosophen. Über Spanien und Südfrankreich kam die TEM dann wieder nach Europa zurück. In Teilen von Frankreich und in der Schweiz ist diese Tradition deshalb immer noch besonders gut verankert. Auch stammen die besten phytotherapeutischen Mittel aus Regionen rund um das Mittelmeer.

Hildegard von Bingen (1098)

Die Benediktinerin gilt als erste Vertreterin der deutschen Mystik des Mittelalters. Sie beschäftigte sich mit Religion, Medizin und Musik. Ein umfangreicher Briefwechsel mit auch harschen Ermahnungen gegenüber selbst hochgestellten Zeitgenossen und Berichte über weite Reisen einschließlich öffentlicher Predigttätigkeit sind uns erhalten. Dass dies einer Frau in der mittelalterlichen Gesellschaft möglich war, lässt sich dadurch erklären, dass ihr prophetisches Selbstverständnis von ihrer Umwelt geteilt wurde. Ihr selbstbewusstes, charismatisches Auftreten führte zur großen Bekanntheit. Wegen ihres Glaubens und ihrer Lebensart wurde sie für viele Menschen zur Wegweiserin. Schon zu ihren Lebzeiten nannten viele sie eine Heilige. Hildegard begründete diese Auffassung, indem sie sich für ihre theologischen und philosophischen Aussagen immer wieder auf Visionen berief. Damit sicherte sie ihre Lehren gegen die Lehrmeinung ab, dass Frauen aus eigener Kraft nicht zu theologischen Kenntnissen in der Lage seien. Sie selbst bezeichnete sich als „ungebildet“. Um 1150 verfasste Hildegard mit "Causae et Curae" (Ursachen und Heilungen) ein Buch über die Entstehung und Behandlung von verschiedenen Krankheiten. Das zweite der naturkundlichen Werke heißt Liber subtilitatum diversarum naturarum creaturarum, was auf Deutsch so viel bedeutet wie „Buch über das innere Wesen (Beschaffenheit und Heilkraft) der verschiedenen Kreaturen und Pflanzen“, weshalb Hildegard heute teilweise als erste deutsche Ärztin bezeichnet wird. Diese naturkundlichen Werke zählen u. a. zu den Standardwerken der mehr esoterisch orientierten Naturheilkunde. Die Leistung Hildegards liegt darin, dass sie das damalige Wissen über Krankheiten und Pflanzen aus der griechisch-lateinischen Tradition mit dem der Volksmedizin zusammenbrachte und erstmals die volkstümlichen Pflanzennamen nutzte. Sie entwickelte vor allem aber eigene Ansichten über die Entstehung von Krankheiten, Körperlichkeit und Sexualität. Eigene medizinische Verfahren entwickelte sie nicht, sondern trug lediglich bereits bekannte Behandlungsmethoden aus verschiedenen Quellen zusammen. Auch Edelsteine und Metalle bezog sie in ihre Behandlungsempfehlungen ein. Der Gedanke der Einheit und Ganzheit ist auch ein Schlüssel zu Hildegards natur- und heilkundigen Schriften.

Die 5 Säulen der Hildegard-Medizin:

Heilmittel aus der Natur: Kräuter, Edelsteine und Mineralien zur Unterstützung der Selbstheilungskräfte.

Ernährung ist Leben: Gute Nahrungsmittel besitzen Heilkräfte, schlechte Nahrungsmittel erzeugen schlechte Säfte und Schleime.

Ausleitungsverfahren: dienen der Reinigung des Organismus. Aderlass, Schröpfen und Fasten als Ausleitung von Stoffwechselschlacken. Außerdem wird die reinigende und entgiftende Wirkung von Bädern eingesetzt (Warmwasser-, Thermal- und Schwitzbäder).

Regelmäßige Regeneration des Organismus: im Wechsel von Aktiv- und Ruhephasen, Wach- und Schlafphasen. Im Gegensatz zu ihren Zeitgenossen war sie der Ansicht, dass sich der Mensch diese Regeln selbst geben solle.

Seelische Reinigung: Der Seele wohnen verborgene Heilkräfte inne, die durch Laster blockiert und durch Tugenden freigesetzt werden können. Hildegard stellt die 35 Laster ("schlechte Kräfte"), wie Maßlosigkeit, Völlerei, Überheblichkeit, Neid und Stolz den 35 "guten Kräfte" gegenüber. Die "guten Kräfte" wie Gebet, Enthaltsamkeit, Hingabe, Wahrheit, Friede, Ehrfurcht, Freude, Zufriedenheit, Maßhalten gilt es zu stärken und zu entwickeln.

Theophrastus Bombastus von Hohenheim - Paracelsus (1493 n. Chr.)

Er war einer der wichtigsten Heilkundigen in der Geschichte der Traditionellen Europäischen Medizin. Er beeinflusste Homöopathie und anthroposophische Medizin sowie Chemie, Physik und moderne Arzneimittelherstellung. Sein Wissen ist zum größten Teil heute noch so aktuell wie vor 500 Jahren. Er lebte lange Zeit in Kärnten und starb 1541 in Salzburg. Paracelsus war Arzt, Naturforscher und Philosoph. Er kritisierte die mittelalterlichen Autoritäten der christlichen Medizin ("Geldpfaffen", "Kälberärzte") und berief sich auf Hippokrates. Als Wanderarzt hielt er seine Vorlesungen in deutscher Sprache, weshalb er auch als "Luther der Medizin" bezeichnet wurde, wobei Paracelsus den Papst und Luther gleichermaßen verachtete. Seine Heilkunde beruht nicht nur auf praktischen wissenschaftlichen Forschungen, Beobachtungen und Experimenten, sondern auf einer Philosophie der Natur. Das Lebensmotto des Paracelsus lautete "wer sein eigener Herr sein kann, unterwerfe sich keinem anderen". Er rief dazu auf, Autoritäten nicht blind zu vertrauen, sondern im Einklang mit der Natur über die Erfahrung, zur Erkenntnis zu gelangen.

"Alle Erkenntnis der Welt stammt aus dem Licht der Natur. Dieses Licht reicht vom Sichtbaren zum Unsichtbaren, und im Licht der Natur wird das Unsichtbare sichtbar."

Laut Paracelsus ruht die Heilkunst auf vier Pfeilern:

Astronomie, Philosophie, Alchimie und Tugend
1. Die Astronomie betrifft alle himmlischen und kosmischen Ereignisse und beinhaltet auch die Astrologie.
2. Die Philosophie stellt in erster Linie die Erkenntnis der Natur dar, die Signaturenlehre, sowie die Lehre von den vier Elementen Feuer, Wasser, Erde und Luft, die mit den drei Prinzipien Sulfur (das Beseelte), Mercur (das Vergeistigte) und Sal (das Geformte) in Bezie-

hung stehen.

*3. **Die Alchimie*** bestand in der Nachahmung und Verfeinerung natürlicher Prozesse im Labor, zur Freisetzung des Geistigen in Pflanzen und Steinen (Spagyrik), sowie die Herstellung der Arzneien (Arkana). Diese Arkana entfalten ihre Heilwirkung dadurch, dass durch die Zubereitung das Geistartige der Arznei verstärkt wird.

*4. **Die Tugend*** (Virtus) war für Paracelsus unentbehrlich für den Arztberuf. Die moralische Integrität des Heilers garantierte erst, dass all sein Wissen nicht hohl oder gar verderblich war. Denn Heilung bedeutet letztendlich Erkenntnis über das Sein, die über die Liebe zum inneren Frieden führt.

Paracelsus verband die Ideen der antiken Humorallehre, die hermetischen Schriften, die mittelalterliche Klostermedizin, die Astrologie, die Alchemie und die Volksmedizin. Beziehungsweise das, was nach 500 Jahren Hexenverfolgung, durch die Kirche, noch übrig war. Paracelsus hat in der Astromedizin Verbindungen zwischen Gestirnen, Pflanzen, Körperteilen und Krankheiten aufgeschlüsselt. Er war dabei nicht "sterngläubig", sondern "sternwissend". Die Astrologie machte für Paracelsus nicht nur die Entstehung von Krankheiten besser verständlich, sondern half auch bei der Wahl der richtigen Heilpflanzen und beim Zeitpunkt ihrer Zubereitung. Aus der Volksheilkunde hatte Paracelsus die Signaturenlehre übernommen. "Ich habe über 80 Bauern gekannt, die die Kräuter nur wegen ihrer Form und Anatomie mit den Krankheiten verglichen haben, und sie haben vor meinen Augen damit wunderbar und gut geholfen". So ist der Kranke von einem Symptom "gezeichnet", welches durch ein ähnlich „gezeichnetes“ Kraut geheilt werden konnte. So nennt er als Beispiel das Knabenkraut, das als Aphrodisiakum galt: *"In dem Kräutlein Satyrion (Knabenkraut) hast du die Hoden als Signatur. Schaue, ob es seine Kraft bei der Hilfe für dieses Glied zeigt...".* Es gibt aber auch geschmackliche Signaturen, etwa die "gallbitteren" Leber- und Galleheilmittel wie Tausendgüldenkraut, Beifuß oder Wermut. Ähnliches wird durch Ähnliches geheilt oder Gleiches durch Gleiches.

Rudolf Steiner (1861- 1925)

Er gründete die Anthroposophische Gesellschaft. Durch seine umfangreiche Lehrtätigkeit gewann er großen Einfluss auf den unterschiedlichsten Gebieten, etwa der Pädagogik (Waldorfschulen), der Philosophie, Architektur, Landwirtschaft (biodynamische Landwirtschaft), Kunst und Medizin. 1921 taten sich Ärzte und Pharmazeuten zusammen, um nach

Steiners Ideen die Firma Weleda zu gründen, die bis heute hervorragende natürliche Heil- und Pflegemittel nach anthroposophischen Kriterien herstellt. In Steiners umfassender medizinischer Lehre stehen die rhythmischen Funktionen des menschlichen Körpers, die Heilpflanzenkunde, Steinheilkunde sowie hermetisch-philosophische Ideen im Mittelpunkt

6. Die sieben Säulen der ganzheitlichen Gesundheit

Vitalstoffe
Yang
Wasser
Yin
Bewegung
Yang
Entspannung
Yin
Geistige Entwicklung
Yang
Seelische Entwicklung
Yin
Spirituelles Erleben
Tao

VI. Ernährung und Vitalstoffe

Kultur erwirbt man nicht,

indem man viel liest,

sondern indem man klug liest.

Ebenso wird Gesundheit nicht

dadurch bewahrt, dass man viel isst,

sondern dass man klug isst.

Malraux

Unbestritten ist heute der Zusammenhang zwischen unseren Ernährungsgewohnheiten und unserer Gesundheit. Eine gesunde, ausgewogene Ernährung reduziert nicht nur Herz-Kreislauferkrankungen, sondern senkt auch nachweisbar unser Risiko an Krebs zu erkranken. Durch die in frischen Nahrungsmitteln enthaltenen Schutzstoffe stärkt sie das Immunsystem, fördert die Selbstheilungskräfte und verbessert die Lebensqualität.

1. Ernährungsumstellung - 24 Punkte

- Eine bestimmte Ernährungsform ist für Sie nur dann gesund, wenn Sie mit Genuss und Freude gegessen werden kann
- Jede Diät, die Ihre Lebensfreude verringert, ist schädlich
- Sie brauchen keine spezielle Diät. Essen Sie abwechslungsreich, ausgewogen und fettarm und bereiten sie das Essen so zu, wie es Ihnen am besten schmeckt und bekömmlich ist.
- Die Ernährung muss für Sie gut sein – Sie müssen sich damit wohlfühlen. Lernen Sie wieder zu spüren, welche Lebensmittel Ihnen gut tun und welche nicht. Experimentieren Sie.
- Die Ernährung muss Ihren momentanen Bedürfnissen entsprechen und Ihrer Lebenssituation angepasst sein
- Die klassische Vollwertkost oder Rohkost kann für Sie die richtige Ernährung bedeuten. Vielleicht empfinden Sie diese Formen jedoch als zu belastend und bevorzugen eher die vollwertarme aber vitalstoffreiche Mittelmeer- Küche.

- Sie sind die einzige Instanz, die entscheiden darf, was Ihnen gut tut.
- Quälen Sie sich nicht mit Lebensmitteln, nur weil sie Ihnen als gesund und unverzichtbar empfohlen werden. Essen soll Lebensfreude auslösen. Gönnen Sie sich diese, indem Sie für Ihre Speisen nur die hochwertigsten Zutaten verwenden, und diese dann, auch wenn es sich um einfache, alltägliche Gerichte handelt, wie ein kleines Festmahl, in Ruhe, am besten mit lieben Menschen genießen.
- Stellen Sie ihre Ernährung nur langsam, Schritt für Schritt um. Die Ausstattung mit Verdauungsenzymen ist bei jedem Menschen unterschiedlich. Ihr Körper soll sich langsam an das veränderte Nahrungsangebot anpassen.
- Wenn Sie Rohkost nicht gut vertragen, sollten Sie Gemüse oder Obst kurz garen (Wok). Damit ist es leichter bekömmlich.
- Zu Beginn sollte Vollkornbrot nur aus hellem, feinem Getreide (z.B. fein gemahlener Dinkel) bestehen.
- Essen Sie Rohkost eher mittags. Abends ist der Verdauungstrakt müder. Gedämpftes Gemüse, Gemüsesuppe, gekochte Kartoffeln sind ideale Abendmahlzeiten.
- Trinken Sie zum Frühstück ein Glas (am besten warmes) Wasser, das regt den Stoffwechsel an und hilft Entgiftungsprozesse zu unterstützen.
- Essen Sie Fleisch in kleinen Portionen aber von bester Qualität und setzen Sie öfter Fisch auf Ihren Speiseplan.
- Reduzieren Sie ihren Salz- und Zuckerverbrauch schrittweise. Ihre Geschmacksnerven werden sich darauf einstellen und Ihr Geschmacksempfinden wird intensiver werden. Verwenden Sie zum Würzen frische Kräuter, Knoblauch, Zwiebel, Essig, Hefeextrakt, Meersalz und zum Süßen Honig, Ahornsirup, Vollrohrzucker, Birnendicksaft.
- Trinken Sie ausreichend. Wenn keine Herz- oder Nierenerkrankung vorliegt mindestens 2 l täglich. Am besten Kräuter- und Früchtetees, gutes Leitungs- oder Mineralwasser (auf den Salzgehalt achten), Molke, Buttermilch, verdünnte

Frucht- und Gemüsesäfte. Betrachten Sie Kaffee und Alkohol als Genussmittel.

- Probieren Sie die verschiedenen Soja und Tofuprodukte aus. Es gibt eine große Auswahl an Aufstrichen, Bratlingen, Aufschnitten. Soja ist ein wichtiger Eiweißlieferant und hilft den Fleischkonsum zu reduzieren.

- Vermeiden Sie Nahrungsmittel die durch Schadstoffe belastet sind wie Geräuchertes, Gepökeltes, Gegrilltes (krebsfördernde Benzpyrene), Fleisch- und Fischkonserven, industriell hergestellte Konserven und Fertigprodukte, künstliche Konservierungsstoffe, Farbstoffe, Nitrite, Phosphate, Umweltgifte.

- Bevorzugen Sie grundsätzlich naturbelassene Lebensmittel deren Rohstoffe aus ökologischem Anbau stammen. Tiere schmecken übrigens den Unterschied und bevorzugen Bioprodukte (was die Motten in der Küche anbelangt, leider!). Aber auch wir Menschen wissen instinktiv was gut für uns ist. Stichwort: "Slow food"

- Kaufen sie hochwertige Fette. Achten Sie bei Ölen auf die Qualitätsbezeichnung „Kaltgepresst aus Erstpressung“ und bei Sauermilchprodukten auf einen hohen Anteil an rechtsdrehender Milchsäure.

- Essen Sie heimisches Obst und Gemüse der Saison. Dadurch erreicht man kürzere Transportwege und die Nahrungmittel müssen nicht mit Lastwagen durch Europa gekarrt werden. Dadurch brauchen sie in „ihrer“ Saison weniger Pflanzenschutzmittel und je kürzer die Distanz zu uns Konsumenten ist, desto mehr Zeit bleibt den Früchten zur Reifung. Das macht sich am Geschmack und an der Konzentration von bioaktiven Substanzen, Vitaminen und Mineralstoffen bemerkbar.

- Achten Sie auf eine wertschonende Zubereitung (dünsten, dämpfen). Eine Möglichkeit besteht auch darin, nicht die ganze Gemüsemenge zu kochen, sondern einen Teil roh, zerkleinert und geraffelt unterzumischen.

- Roh ist nicht immer gesund: Manche Obst und Gemüsesorten

sind „en nature“ sogar giftig, für manche Menschen mit einer schwachen Verdauungsfunktion oder im Winter (Qi Mangel der Mitte) kann Rohkost zu kalt und zu schwer sein. Besser ist es, das Gemüse im Wok (Pfanne) kurz anzudünsten. Manches Gemüse entfaltet seine gesundheitsfördernde Kraft gegart besser als roh, denn dadurch werden die Zellwände der Pflanze aufgeweicht und die Aufnahme von sekundären Pflanzenstoffen aus dem Darm ins Blut wird bis ums Fünffache erhöht. Manche Gemüsesorten haben einen sehr hohen Gehalt an wasserlöslichen Ballaststoffen. Bei deren Abbau entstehen Gase, die zusammen mit den Darmbakterien zu einer Reizung der Darmschleimhaut und zu Blähungen führen. Unterstützen können Kräuter und Tees aus Fenchel, Anis und Kümmel.

Sehen sie die Ernährungsempfehlungen als Anregung und gliedern sie die Anteile, die sie ansprechen in ihren Speiseplan ein.

2. Die Bedeutung von Obst und Gemüse

Obst und Gemüse ist gesund! Diese Wahrheit kennt jedes Kind. Leider wird in unseren Breiten, trotz dieses Wissens, zu wenig Obst und Gemüse gegessen. So zeigten Studien, dass in Deutschland durchschnittlich nur ca. die Hälfte der empfohlenen Menge gegessen wird. Der Tagesdurchschnitt betrug weniger als eine Portion Obst (genau 0,8 Portionen) und Gemüse (genau 0,6 Portionen). Diese Daten liegen deutlich unter den geforderten 5 Portionen. Wenn man nun bedenkt, dass die 5 Portionen ein Minimum darstellen und andere Organisationen deutlich mehr, nämlich bis zu 10 Portionen pro Tag fordern, wird das Ausmaß der Fehlernährung deutlich. Obst & Gemüse in seiner ganzen Vielfalt ist mehr als nur die Summe von einzelnen isolierten Bestandteilen. Das Zusammenwirken der unzähligen Mikronährstoffe und anderer Inhaltsstoffe kann mit einem Orchester verglichen werden. Nur das Zusammenspiel, die Synergie aller Bausteine, führt zum gewünschten Ergebnis. Obst, Gemüse und Getreide besitzen ein großes Reservoir an Schutzfaktoren von bioaktiven Substanzen, Vitaminen, Mineralstoffen, Spurenelementen, Radikalfängern, Ballaststoffen und sekundären Pflanzenstoffen. Diese Erkenntnis ist nicht neu. In der alten Volksmedizin, sowie in allen traditionellen Medizintheorien, hat die Ernährung einen hohen Stellenwert. Die sekundären Pflanzenstoffe sind vor allem für den verführerischen Duft und Geschmack verantwortlich. Deshalb sind äußerlich perfekte aber geschmacklose, hochgezüchtete Produkte aus

Fabriken wertlos. Sie sollten beim nächsten Einkauf wieder auf ihre Nase vertrauen - dies ist im Supermarkt oft nicht mehr erwünscht oder möglich. Vermutlich ist auch deshalb alles mit Plastik verpackt, damit wir nicht mehr merken, welche "Obst- und Gemüseattrappen" wir einkaufen. Auf italienischen Märkten ist es noch ganz selbstverständlich, dass man mit Nase, Tastsinn und durch Kostproben seine Entscheidungen beim Einkauf trifft. Experten vermuten, dass in Obst und Gemüse etwa 10000 derartige Stoffe enthalten sind, doch erst 20 – 30 Substanzen sind bisher relativ gut untersucht. Besonders viele SPS (sekundäre Pflanzenstoffe) stecken in Tomaten, Lauch, roten Zwiebeln, Paprika, Sellerie, Soja und Rotwein.

Carotinoide	*Farbstoff in gelb-orangen und grünblättrige Gemüse und Obst wie Möhren, Kürbis, Tomaten, Grünkohl, Blattsalat, Brokkoli, Spinat, Aprikosen*	*Schützt vor schädlichen Oxidationen und Herzinfarkt, stärkt das Abwehrsystem, hemmen die Krebs-entstehung*
Glucosinolate	*Geschmacksstoffe in Rettich, Kresse, Senf, Kohl*	*Beugen Infektionen vor, hemmen die Krebsentstehung*
Phytoöstrogene	*Sojabohnen, Getreide, Kohl, Leinsamen*	*Beugen hormonabhängige Krebsarten vor (Brust-, Gebärmutter-, Prostatakrebs) und Dickdarmkrebs*
Phytosterine	*In Samen wie Sonnenblumenkernen, Nüsse, Sesam, kaltgepressten Pflanzenölen*	*Verringern das Dickdarmrisiko, senken den Cholesterinspiegel*
Polyphenole: Flavonoide	*In der Schale von rotem, violettem, und gelbem Obst und Gemüse, wie Kirschen, Beeren, Äpfel, Rotkohl, Kartoffeln, Zwiebeln*	*schützen vor Infektionen, hemmen die Krebsentstehung, beeinflussen die Blut-gerinnung*
Polyphenole: Phenolsäuren	*In den Randschichten von Getreide und Nüssen, aber auch in Tee und Kaffee*	*Hemmen das Wachstum von Bakterien und Viren, schützen vor schädlichen Oxidationen und Herzinfarkt*

Proteaseinhibitoren	*In eiweißreichen Pflanzen wie Hülsenfrüchten, Kartoffeln, Getreide*	*Beugen Krebs vor*
Saponine	*In Hülsenfrüchten wie Sojabohnen und Kichererbsen*	*Senken den Cholesterinspiegel, stärken die Abwehrkräfte, verringern das Dickdarmkrebsrisiko*
Terpene	*Schwefelhaltige Nahrungsmittel wie Knoblauch, Zwiebel, Lauch*	*Beugen Infektionen vor, senken den Cholesterinspiegel, schützen vor schädlichen Oxidationen, beeinflussen die Blutgerinnung, beugen Herzinfarkt vor, hemmen das Krebswachstum*
Ballaststoffe	*In allen Obst- und Gemüsesorten, Getreide, Hülsenfrüchten und Samen*	*Senken den Cholesterinspiegel, beugen Darmkrebs vor, regulieren den Blut-zuckerspiegel*
Milchsäure-bakterien	*In Joghurt, Dickmilch, Sauerkraut, milchsauer vergorenen Getränken Kanne Brottrunk*	*Verringern das Dickdarmkrebsrisiko, stärken das Immunsystem, beugen Durchfallerkrankungen vor*

POLYPHENOLE: sind sekundäre Pflanzenstoffe die als Antioxidanzien, Bitterstoffe, Aromastoffe und Farbstoffe die Pflanzen vor UV-Stress, Insekten und Mikroorganismen schützen. Viele Sekundäre Pflanzenstoffe konnten mittlerweile auch für den menschlichen Körper als wirksam und heilsam erforscht werden. Polyphenole wirken antioxidativ, entzündungshemmend, blutdruckregulierend, immunstärkend, hemmen die Thrombenbildung und wirken gegen Krebs. Mittlerweile liegen einige gute Studien dazu vor.

BROKKOLI: Schutz vor Prostatakrebs und Lungenschaden

Eine Studie hat gezeigt, dass bestimmtes Gemüse wie Brokkoli Schutz vor Prostatakrebs bietet: So genannte Isothiocyanates – ITC´s – sind Substanzen, die im Gemüse entstehen, wenn es geschnitten oder gekaut wird. Zurückliegende Studien haben ergeben, dass ITC´s im Tierversuch in hohem Grad als Schutz gegen krebserregende Substanzen - einschließlich der im Tabakrauch vorkommenden –wirken. Shivendra Singh, Professor für Pharmakologie und Urologie am Cancer Institute University of Pittsburgh (UPCI) hat nun entdeckt, dass einige natürlich vorkommende ITC´s wirkungsvoll das Wachstum von menschlichen Prostatakrebszellen unterdrücken. ITC´s sind vermehrt in Gemüsesorten wie Brunnenkresse und Brokkoli enthalten. In seiner gegenwärtigen Studie untersucht Dr. Singh auch, warum ITC´s Apoptosis (den programmierten Zelltod) von Krebszellen verursachen. *Quelle: Medmix vom 01/2004*

Studie der Johns Hopkins School of Medicine: Der Wirkstoff Sulforaphan, welcher im Brokkoli vorkommt, dürfte Schäden an der Lunge minimieren, die zu COPD führt, indem er die Aktivität des veranwortlichen Gens reguliert. Dadurch werden die Zellen vor schädlichen Toxinen (z.B. Rauchen) geschützt. *Quelle: Journal of Respiratory and Critical Care Medicine 2008*

HEIDELBEEREN: Gut für den Darm

Eine Studie hat die Anthozyane (Farbstoff in den Heidelbeeren) für die entzündungshemmende Wirkung im Darm identifiziert. Dieser Farbstoff hemmt die Lipooxygenase (Entzündungsfaktor). Deshalb könnte diese Entdeckung möglicherweise für einen Therapieansatz bei Morbus Crohn und Colitis ulcerosa darstellen. In der Kräuterheilkunde wissen wir schon lange, dass getrocknete Heidelbeeren ideal bei Durchfallerkrankungen wirken.

ROTE RÜBEN: Stärken die sportliche Leistungsfähigkeit und senken den Blutdruck

Täglich ein halber Liter Rote-Rüben-Saft steigert beim Sport die körperliche Ausdauer, so eine englische Studie. Dieser Vorteil beruht vor allem auf einen um 19% verringerten Sauerstoffbedarf, was die Forscher auf die hohe Nitratkonzentration der Roten Rübe zurückführen. Nitrate werden im Körper zu Stickoxid umgewandelt und beeinflussen die Sauerstoffverwertung in den Mitochondrien. *Quelle: Stephen J. Bailey et.al. Appl Physiol 2009*

Wissenschafter aus London haben festgestellt, dass das Trinken von 500 ml Rote Rüben Saft täglich den Blutdruck innerhalb einer Stunde nach der Einnahme bis zu 10 mmHg senkt (ähnliche Werte wurden für klassische blutdrucksenkende Medikamente ermittelt). Dafür scheint der Wirkstoff Nitrat verantwortlich zu sein. Vermutlich wird der Wirkstoff im Körper in gefäßerweiterndes Stickstoffmonoxid umgewandelt. Nach 3-4 Stunden nahm die Wirkung weiter zu. Sie hielt zu einem gewissen Grad bis zu 24 Stunden an. *Quelle: Hypertension Published online before print 4. 2. 2008*

Damit könnte ein kostengünstiger und nebenwirkungsfreier Weg in der Behandlung des Bluthochdrucks gefunden worden sein.

HIBISKUS: senkt den Blutdruck

Schon drei Tassen täglich senken den Blutdruck systolisch um 7 und diastolisch um 3 mmHg ergab eine aktuelle Studie. Hibiscus enthält Anthocyane, Flavone, Flavonole… und diese Stoffe haben eine antioxidative, antiatherosklerotische sowie ACE-Hemmer ähnliche blutdrucksenkende Wirkung.

FRÜCHTE GEGEN ENTZÜNDUNGEN:

Bei vielen Erkrankungen, wie Autoimmunerkrankungen, Rheuma, Atherosklerose, Asthma oder dem metabolischen Syndrom, spielen Entzündungsprozesse eine wichtige Rolle. Die Natur bietet viele entzündungshemmende Nahrungsmittel, die manchen Medikamenten um nichts nachstehen, wie neueste Untersuchungen zeigen. Diese wurden am Kongress für „Menopause, Andropause, Antiaging“ 2010 in Wien, vorgestellt. Die stärkste entzündungshemmende Wirkung hat Chili. Dies sollte genauso intensiv entzündungshemmend wirken wie Kortison. Weitere Gewürze mit starker Wirkung sind Piment (Nelkenpfeffer), Petersilie, Lorbeerblatt, schwarzer Pfeffer, Lakritze (Süßholz), Muskatnuss, Oregano, Granatapfel, Safran, Paprika, Stevia, Thymian und Salbei.

Die Wirkstoffe die dafür verantwortlich sind, stammen aus den sekundären Pflanzenstoffen und sind Anthocyane (rote Früchte, Wein), Apigenin (Sellerie, Kamille), Capsicain (Chili), Chrysin (Passionsblume), Diosmetin (Schale von Zitrusfrüchten), Elagsäure (Granatapfel, Wein), Gingerol (Ingwer), Isohumulon (Hopfen), Kaempferol (rote Trauben, Rotwein), Luteolin (Petersilie), Naringenin (Grapefruit), Quercetin (Apfel, Brokkoli, Zwiebel), Resveratrol (Wein, Erdnuss).

Eine ganz neue Arbeit aus dem angloamerikanischen Raum hat den österreichischen Wein mit einem Diabetesmedikament (Glitazon) verglichen. 100 ml Wein entspricht einer vierfachen Tagesdosis von diesem Medikament. Professor Jungbauer betont in seinem Vortrag, dass mit Gewürzen verbesserte Speisen das gesamte Hormonsystem anregen und zu einer optimalen Verwertung unserer Nahrung beitragen. *Quelle: Medical Tribune 2. 2. 2011, Studie: Mueller M, Jungbauer A. Culinary plants, herbs and spices....Food Chemistry 2009 und Planta Med 2010*

3. Der wichtigste Ölwechsel ihres Lebens

In vielen Studien wurde festgestellt, dass in südlichen Ländern in welchen vor allem mit viel Olivenöl gekocht wird, das Dickdarm- und Brustkrebsrisiko und Herzinfarktrisiko deutlich niedriger ist. Essentielle Fettsäuren wie Linol- und Linolensäure sind wichtig für die Bildung von wichtigen Hormonen und Zellbausteinen, weiters sorgen sie für die Elastizität der Zellwände. Sind essentielle Fettsäuren nicht ausreichend vorhanden, werden sie durch gesättigte Fette ersetzt, die Geschmeidigkeit der Zellwände nimmt ab und die Funktionsfähigkeit der Zelle ist reduziert.

Fette bestehen aus einem Gemisch von Fettsäuren, es sind Kohlenwasserstoffketten mit einer bestimmten Säuregruppe am Ende. Fette können nach zwei Kriterien eingeteilt werden. Erstens nach der Länge der Kette und zweitens danach, ob alle verfügbaren Kohlenstoffatome mit Wasserstoffatomen besetzt sind (=gesättigte Fette) oder ob eine oder mehrere Doppel- oder Dreifachbindungen zwischen den Kohlenstoffatomen vorhanden sind (=einfach oder mehrfach ungesättigte Fette). Durch die ungesättigten Punkte werden die Eigenschaften der Fette wesentlich verändert. Gesättigte Fettsäuren bleiben zum Beispiel bei Zimmertemperatur fest (tierische Fette oder Palm- und Kokosfett), je höher der Anteil an mehrfach ungesättigten Fettsäuren, desto flüssiger bleiben die Fette auch bei tiefen Temperaturen (Mais-, Soja-, Sonnenblumenöl). In der Mitte liegen die pflanzlichen Öle, welche aus einfach ungesättigten Fettsäuren bestehen, mit nur einer Doppel- oder Dreifachbindung in der Kette (Olivenöl und Erdnussöl)

Einteilung der Fette

Gesättigte Fettsäuren: aus Fleisch, Vollmilchprodukte, Sahne, Käse, oder Produkte welche aus tropischen Fetten wie Palm oder Kokosfett verarbeitet wurden. Ein hoher Anteil dieser Fettsäuren bewirkt, dass die Leber mehr LDL-Cholesterin (=schlechtes Cho) produziert, als der Organismus aus dem Blut entfernen kann. Arteriosklerose, schlechte Durchblutung und damit verbundene schlechtere Heilungsmöglichkeiten sind die Folgen.

Mehrfach ungesättigte Fettsäuren: Mais-, Soja-, Sonnenblumenöl, Sesamöl, Kernöl, Nussöle. Diese Öle sind aufgrund ihrer ungesättigten Doppelbindungen chemisch instabil, da diese leicht mit Sauerstoff reagieren (schlecht haltbar), und durch Oxidationsprozesse können toxische Verbindungen entstehen, die die DNA und die Zellmembrane schädigen können. Dazu kommt, dass ungesättigte Fettsäuren, wenn sie erhitzt oder anderweitig chemisch behandelt werden, dazu neigen, sich von der natürlich gebogenen Form (Cis-Konfiguration) in eine unnatürlich zusammenhängende Form (Trans-Konfiguration) zu verwandeln. Wir wissen, dass der Körper aus Cis-Fettsäuren die Zellmembran herstellt. Es könnte sein, dass eingebaute Trans-Fettsäuren die Funktionen der Zellmembran und damit der gesamten Zelle beeinträchtigen. Die meisten konventionellen Produkte werden mittels Erhitzen oder Lösungsmittel extrahiert und fördern damit die Bildung von Trans-Fettsäuren. Sesamöl, Kernöl oder Nussöle können, aus biologischem Anbau und im Kühlschrank aufbewahrt, in kleinen Mengen hervorragend als Würzöle verwendet werden. Sie dürfen jedoch auf keinen Fall erhitzt werden.

Einfach ungesättigte Fettsäuren: Olivenöl, Rapsöl, Erdnussöl, Avocado

Olivenöl scheint das Beste und gesündeste aller Nahrungsfette zu sein. Bei regelmäßiger Verwendung führt dies nachweislich zu einem niedrigeren

Cholesterinspiegel. Wie schon erwähnt, sind in Ländern welche vorwiegend Olivenöl als Nahrungsfett verwenden, die Herzkreislauferkrankungen und Krebserkrankungen deutlich niedriger. Olivenbäume werden sehr alt, sie wachsen auch ohne den massiven Einsatz von Pestiziden. Am Besten verwenden sie hochwertige Öle „extra virgin“ (=aus erster Pressung – kaltgepresst – ohne Erhitzen oder Lösungsmittel).

Wird bei bestimmten Rezepten ein geschmacksneutrales Öl benötigt, empfiehlt wird die Verwendung von Rapsöl. Aber gerade bei diesem Öl ist die Bezugsquelle von entscheidender Bedeutung, da beim konventionellen Rapsanbau häufig Pestizide eingesetzt werden und das Öl in einer fettsäuredeformierenden Form extrahiert wird.

Eine reife Avocado ergibt aufs Brot gestrichen übrigens einen hervorragenden, gesunden Brotaufstrich.

Transfettsäuren - Unnatürliche Quellen gesättigter Fettsäuren: Margarine, feste Dressingsaucen oder teilhydrierte Öle und deren Produkte.

Transfette sind künstlich gehärtete Fette, die zum Beispiel aus Pflanzen- oder Fischöl gewonnen werden. Dabei werden die flüssigen pflanzlichen Öle künstlich mit Wasserstoff gesättigt, um ihre Konsistenz zu verändern. Unabhängig davon wie hochwertig die ursprünglich eingesetzten Öle sind, was dabei übrig bleibt sind gesättigte Fettsäuren (Transfettsäuren). Wenn pflanzliches Öl teilweise hydrogeniert wird, wird es weniger ölig und ist länger haltbar. Diese Qualitäten sind es, aufgrund derer hydrogeniertes Öl die Nummer eins für Restaurants und Imbissbuden geworden ist. Der Nachteil: Das Hydrieren produziert auch Transfettsäuren. Aber auch durch langes Erhitzen von Fett, zum Beispiel beim Frittieren, können sich künstliche Transfettsäuren bilden. Durch die Härtung bleiben sie auch länger haltbar und damit auch die Produkte, welche mit ihnen hergestellt werden. Dies ist gut für die Wirtschaft aber leider ganz schlecht für uns, denn wissenschaftliche Studien haben gezeigt, dass diese Transfettsäuren sehr schädlich für unsere Gesundheit sind. In Dänemark wurde schon vor 3 Jahren gesetzlich festgelegt, dass Produkte die mehr als 2% Transfettsäuren enthalten nicht verkauft werden dürfen und auch in Amerika muss der Gehalt an Transfettsäuren auf jeder Packung vermerkt werden.

Eine aktuelle Analyse der Harvard School of Public Health bestätigt. Die Wissenschafter überprüften die Ergebnisse verschiedener Transfettsäure-Studien und kamen zu folgenden Ergebnissen: Die negativen Auswirkungen von Transfettsäuren sind schädlicher, als die Effekte aus Pestiziden, sie erhöhen das LDL- und senken das HDL-Cholesterin und erhöhen die Triglyceridwerte, sie erhöhen das Risiko für Herzinfarkt (jahrzehntelang wurden Herzpatienten mit Margarine gequält bis man draufkam, dass diejenigen die ungehorsam waren und Butter gegessen hatten, weniger häufig einen Zweitinfarkt bekamen). In einer Studie über 16 Jahre hinweg, in der mehr als 84.000 Krankenschwestern untersucht wurden, konnte der Verzehr von Transfettsäuren mit einem erhöhten Diabetes-Typ-2-Risiko in Verbindung gebracht werden. Angenommen wird, dass eine tägliche Überdosis an den künstlich gehärteten Fetten die Entwicklung von Allergien, Diabetes, Krebs, verschiedenen chronisch-entzündlichen Erkrankungen und kognitiven Schwächen begünstigt und sich zudem ungünstig auf die Gesundheit von Schwangeren und ihren ungeborenen Babys auswirkt. Das Harvard-Team fand heraus, dass 19% aller koronaren Herzkrankheiten in den Vereinigten Staaten vermieden werden können, wenn weniger Transfettsäuren verzehrt werden.

Auch in Österreich fordern Ärztevertreter eine Kennzeichnung, denn eine Untersuchung ergab, dass jedes 5. Produkt, das analysiert wurde, in Dänemark verboten wäre. Besonders viele Transfettsäuren stecken in industriellen Backwaren (Croissants, Kipferln und Plundergebäck….) und in Burgern, Chicken Nuggets, Pommes, Chips und Popcorn (besonders jene, die man in der Mikrowelle zubereitet). Die Studienleiterin der AK-Studie und Ernährungswissenschafterin Petra Lehner meint dazu: „Die Mikropopcorn waren unsere absoluten negativen Spitzenreiter. In keinem Test haben wir so hohe Werte gefunden wie bei 3 Popcornproben."

Vorsicht, wenn bei verpackten Produkten die Bezeichnungen „gehärtetes Pflanzenfett" beziehungsweise „pflanzliches Fett, teilweise gehärtet" draufstehen. Je weiter vorne in der Zutatenliste diese Ausdrücke zu finden sind, desto mehr davon ist im Produkt enthalten. *Quelle: Entwicklung der Gehalte an Trans-Fettsäuren in ausgewählten Produkten des Österreichischen Marktes, AK-Publikation 44/2007, April 2007*

Mehr zum Olivenöl

Olivenöl kann seine gesundheitsfördernde Wirkung nur zeigen, wenn die Qualität stimmt. In südlichen Ländern sterben deutlich weniger Menschen an Herz-Kreislauferkrankungen als bei uns. Olivenöl besteht zu 70% aus einfach ungesättigten Fettsäuren mit Spuren von oxidationshemmenden Vitamin E und zu einem Viertel aus mehrfach ungesättigten Fettsäuren. Es enthält kein Cholesterin. Mittlerweile gibt es viele Studien die darauf hinweisen, dass Olivenöl neben der schützenden Wirkung aufs Herz-

Kreislaufsystem auch vor Diabetes, Demenz und Lebererkrankungen schützt. Außerdem wirkt es Juckreiz stillend, schmerzlindernd und schützt die Gelenke. Zudem gibt es Hinweise, dass der regelmäßige Verzehr von Olivenöl vorbeugend gegen Magen und Darmgeschwüre hilft, sowie gegen Magen, Brust, Dickdarm und Prostatakrebs hemmt.

Der Anbau und die Verarbeitung von hochwertigem (biologischem) Olivenöl sind sehr aufwendig. Die Oliven werden von Hand geerntet und müssen so schnell wie möglich zur nächsten Ölmühle gebracht werden. Sie dürfen dabei keine Druckstellen aufweisen und müssen sauber und frisch sein. In der Ölmühle werden sie mitsamt den Kernen von Mahlsteinen aus Granit zu Brei zerquetscht. In einem länglichen Trog wird der Brei wie bei einem Teigrührwerk gerührt. Dadurch bilden sich die Öltropfen in der Maische. Gutes Öl wird aus dieser Maische abzentrifugiert. Der Pressdruck wird gering gehalten und die Temperatur darf 27 Grad nicht überschreiten. Dies ergibt die beste Olivenölqualität, das „nativ extra“ (=Jungfernöl=extra vergine). Nur beste Oliven, händische Ernte und das mechanische Pressverfahren sind Garant, dass das Öl seine gesundheitsfördernde Wirkung und das feine Aroma entfalten kann.

Vorsicht: Immer wieder wird bekannt, dass große Lieferanten Etikettenschwindel betreiben.

Natives Olivenöl ist ein etwas minderwertiges Öl aus der Zweitpressung des Tresters und normales Olivenöl ist ein industriell hergestelltes Öl, welches mit Chemie und Hitze raffiniert wurde, um die Ausbeute zu erhöhen, meist ebenfalls bei Zweitpressungen.

Olivenöl schützt die Leber offenbar vor Vergiftungen, wie eine Studie aus Tunesien ergab. *Quelle: Nakbi, A. et.al.: Nutrition and Metabolism 2010*

Olivenöl wirkt wie ein Schmerzmittel: Olivenöl wirkt in ähnlicher Weise wie ein Schmerzmittel. Es enthält eine entzündungshemmende Substanz, die auf gleiche Weise wirkt wie das Schmerzmittel Ibuprofen. Verantwortlich dafür ist der Inhaltsstoff Oleocanthal. Natürlich ist der Inhaltsstoff bei akuten Schmerzen zu gering enthalten, aber bei chronischen Schmerzen kann der regelmäßige Konsum Unterstützung bieten. Die Vermutung entstand als die Forscher entdeckten, dass frisch gepresstes Olivenöl genau wie Ibuprofen ein leichtes Brennen im Hals verursacht. Die daraufhin gemachten Untersuchungen zeigten, dass das Oleocanthal ähnlich wie Ibuprofen die Cox-Enzyme hemmt, die an Entzündungsreaktionen im Körper beteiligt sind. *Quelle: Studie Univ. of Philadelphia*

Olivenöl schützt vor Demenz

Der an der Universität von Bari als Professor für Geriatrie tätige Antonio Capurso stellte in der ILSA-Studie (Italien longitudinal Study on Aging) fest, dass Olivenöl die altersbedingte Demenz reduziert. Olivenöl schützt vor Zerstörungen von Zellmembranen und damit vor Schäden in der DNA. Das hemmt den vorzeitigen Alterungsprozess. Weiters wurde festgestellt, dass Olivenöl positive Effekte auf das Atheroskleroserisiko, auf das schädliche LDL hat, vor Krebs schützt und weniger Magen-Darm-Beschwerden (Verstopfung, Divertikel, Gallensteine) auftraten.

Der Hanf - mehr als eine Droge

Die Hanfsamen, sowie das kaltgepresste Hanföl gelten wegen ihres hohen und ausgewogenen Gehalts an essentiellen Fettsäuren als eines der wertvollsten Lebensmittel überhaupt, vor allem wegen ihres Gehalts von 2 bis 4% Gamma-Linolen-Säure. Die dreifach ungesättigte Fettsäure ist ein unverzichtbarer Baustein für die Hormonproduktion im menschlichen Körper und kommt, außer in Hanfsamen und Hanföl nur noch in einem anderen Lebensmittel vor: der Muttermilch. Die bei hormonellen Problemen (Menstruationsbeschwerden, Hautkrankheiten) ärztlich verschriebenen Gamma-Linolen-Säurekapseln können auch durch Hanföl auf dem Speiseplan sehr viel natürlicher und preiswerter zugeführt werden. Bei Kindern mit Neurodermitis und anderen Hautproblemen wurden durch die innere und äußere Anwendung von Hanföl erstaunliche Heilerfolge erzielt. Diese Beobachtungen bestätigen damit letztendlich nur die uralten Verwendungen bei zahlreichen Völkern der Welt - schon die Römer wussten um die antibakterielle Wirkung, wenn man zusätzlich zum Hanföl auch Hanfblüten verwenden würde. Hanf stärkt das Immunsystem, reinigt die Arterien, erhöht die Hirnfunktion und baut die Muskulatur auf. Rauschzustände sind durch den Genuss von Hanfprodukten nicht zu erwarten. Das rauschauslösende Tetrahydrocannabinol (THC) ist aus den in Österreich angebauten Hanfsorten weitgehend herausgezüchtet worden.

Hanf kann als Hanföl in der kalten Küche, als Knabberhanf, Hanfmüsli oder Hanfmehl verwendet werden.

Leinöl und Leinsamen - eine Mühlviertler Spezialität

Einer ausreichenden Zufuhr von Ballaststoffen wird eine Schutzwirkung gegen Dickdarmkrebs zugeschrieben. Bei den im Leinsamen enthaltenen Liganen wird auch eine Schutzwirkung gegenüber Darm- und Brustkrebs vermutet. Die Anreicherung einer Diät mit ungesättigten Fettsäuren und einer Reduktion der Zufuhr gesättigter Fettsäuren kann cholesterinsenkend wirken. Durch die Quell- und Gleitstoffe sowie den öligen Anteil sind Leinsamen ein gutes und unschädliches Mittel zur Stuhlregulierung, das auch geschwächte Därme zu mehr Bewegung anregt. Außerdem wirkt Leinsamen entzündungshemmend und krampflösend, weshalb man ihn bei Magen-, Darm- und Nierenentzündungen, sowie bei chronischer Bronchitis anwendet. Ein heißer Brei aus Leinsamen, in einen Leinenbeutel gefüllt, hilft bei Geschwüren, Furunkeln und Magenkrämpfen. Die mittelalterliche Wissenschafterin Hildegard von Bingen empfahl den Brei zur Heilung von Brandwunden. In China wird er sogar bei frühgealtertem Aussehen und ergrauendem Haar benutzt.

4. Eiweiß der Baustein des Lebens

Eiweiße brauchen wir zum Wachstum, zur Bildung von neuem Gewebe und für die Regeneration und Heilung. Eiweiße sind aus verschiedenen Aminosäuren zusammengesetzt. Einige davon kann der Körper selbst herstellen, die restlichen so genannten essentiellen Aminosäuren müssen wir mit der Nahrung zuführen.

Eiweißmangel führt zu Wachstumsstörungen und Wundheilungsstörungen. Meist führen wir heute jedoch zuviel Eiweiß zu, bevorzugt in Form von problematischen Eiweißquellen wie industriell verarbeitetes Fleisch und Wurstwaren. Diese enthalten neben einem hohen Anteil an gesättigten Fettsäuren auch viele krebserregende Nebenprodukte wie Nitrite. Die überschüssigen Proteine, die der Körper nicht zum Aufbau verwendet, werden als Brennstoff genutzt. Angesichts der Komplexität von Eiweißmolekülen muss der Körper mehr arbeiten, um diese Energie freizusetzen. Dabei entsteht Stickstoff, welcher über die Niere als Harnstoff ausgeschieden wird. Unser Körper muss viel Energie aufbringen, um diese hochkonzentrierten Eiweiße zu verarbeiten und auszuscheiden. Die dadurch anfallenden Stickstoffrückstände belasten unser Immunsystem.

Für einen Erwachsenen liegt der tägliche Bedarf bei ca. 1 g pro Kilogramm Körpergewicht. Im Durchschnitt wird jedoch das Doppelte verzehrt. Andererseits besteht jedoch auch die Gefahr, zu wenig Eiweiß zuzuführen. Besonders bei alten oder chronisch kranken Menschen, oder bei Menschen mit chronischen Wunden. Diese verbrauchen und verlieren viel Eiweiß. Wird nicht ausreichend zugeführt, holt sich der Körper seine Baustoffe aus dem Muskeleiweiß und dies hat zur Folge, dass sie immer schwächer werden.

Noch ein Aspekt ist bei der Auswahl an Proteinen zu berücksichtigen. Beim Verzehr von tierischen Produkten stehen wir am Ende der Nahrungskette. Pflanzen beziehen ihre Energie von der Sonne. Pflanzenfresser beziehen diese Energie dadurch, indem sie Pflanzen essen. Fleischfresser essen die Pflanzenfresser und stehen damit schon sehr entfernt am Ende der Nahrungskette. Dies hat die Konsequenz, dass Fleischesser wesentlich mehr Umweltgifte aufnehmen, da sich diese von Stufe zu Stufe konzentrieren.

Meiner Meinung nach sollte eine gesunde Ernährung auch hier Wert auf eine ausgewogene Kombination legen. Hochwertiges biologisches Fleisch und Schinken, Fisch, Milchprodukte (kombiniert aus Schaf, Ziege, Kuh, Soja), Eier, Hülsenfrüchte und Tofu, sollten in einem ausgewogenen Verhältnis miteinander kombiniert werden.

Das Fleisch

Fleisch ist eine hochkonzentrierte Eiweißquelle. Konventionell ist es meist mit Rückständen aus Wachstumshormonen, Antibiotika und Chemikalien belastet. Biologisches Fleisch schmeckt besser und ist gesünder. Das Muskelfleisch ist relativ fettarm. Fleisch ist generell wärmend, gegrillt noch mehr als gekocht. Achten sie beim Verzehr auf eine thermische Ausgewogenheit (siehe Ernährung nach den 5-Elementen). Zählen sie zu den Menschen, die sehr leicht frieren und aus Gewichtsgründen viel Rohkost essen? Dann sollten sie öfters zu Fleisch greifen.

Ob der Genuss von Schweinefleisch zu empfehlen ist, hängt so wie bei allen Lebensmitteln von der Qualität und Menge ab. Schweinefleisch wird immer noch mit negativen Attributen wie billig, fett, gesundheitsschädlich, Arme-Leute-Essen, verbunden. Wie oben erwähnt, ist es durchaus sinnvoll, Fleisch und damit auch Schweinefleisch in den Speiseplan zu integrieren. Je mehr essentielle Aminosäuren in Lebensmitteln enthalten sind, desto höher ist ihre biologische Wertigkeit. Tierische Lebensmittel sind in ihrer Struktur dem menschlichen Organismus sehr ähnlich und können deshalb schneller und in größerer Menge aufgenommen werden als pflanzliche. Jede Fleischsorte hat ihre Vorteile und deshalb hat es wenig Sinn, die eine Sorte gegen die andere auszuspielen. Man muss die Lebensmittel dort nützen, wo diese ihre Stärken haben. Schweinefleisch enthält sehr viel B-Vitamine (B1, B6, B12), Zink, Eisen, Selen, Folsäure und hochwertiges Eiweiß. In einer aktuellen interdisziplinären Studie aus Wien ging es um die Fettsäuren der Paarhufer. Es stellte sich dabei heraus, dass sich die Ernährung der Tiere auf deren Fettbeschaffenheit auswirkt. Heute ist in Österreich die Fütterung mit Maissilage üblich, die ja sehr viele ungesättigte Fettsäuren enthält. Die nächsten Studien sollen klären, inwieweit sich der Verzehr von diesem Fleisch auf den Fettsäurestatus des Menschen auswirkt. Prof. Lindschinger, Leiter des Instituts für Ernährung und Stoffwechselkrankheiten, Laßnitzhöhe, hat in einer Pilotstudie den Genuss von Schweinefleisch auf den Cholesterinspiegel untersucht. Dabei wurde 6 Wochen lang, dreimal wöchentlich, mageres Schweinefleisch verzehrt. Das Ergebnis räumt auf mit den gängigen Vorurteilen, denn der Gesamtcholesterinspiegel und das LDL sanken und das HDL stieg deutlich an. Auch hier ist der Genuss von kleinen Portionen Bio-Schweinefleisch für die Ernährung als sinnvoll anzusehen, da dieses auch nicht mit Antibiotika und Hormonen kontaminiert ist. Und meiner eigenen Erfahrung nach, schmeckt es auch besser. Beim Fleisch gilt einfach: wenig, regelmäßig und von bester Qualität.

In verschiedenen Zeitschriften wird häufig behauptet, dass Fleischkonsum schlecht für die Knochen sei. Dies konnte jedoch bei Studien am Menschen nicht festgestellt werden. Die Fachliteratur beschreibt dagegen, dass Eiweißmangel das Brechen der Knochen erhöht und die Knochendichte durch ausreichend Eiweiß verbessert wird. Dies ist auch nachvollziehbar, da Eiweiß verschiedene physiologische Abläufe im Körper unterstützt. Durch Wachstumshormone und IGF wird die Knochenbildung stimuliert. Eiweiß fördert die Aufnahme von Kalzium und senkt den Parathormonspiegel , welcher für den Knochenabbau verantwortlich ist. Eiweiß ist aber auch notwendig, um Kollagen und Knochenmatrix aufzubauen. *Quelle: Dawson-Hughes, Harris AJCL 2002 + R.P Heaney Internat. Symp. Nutr. Asp Osteop Lausanne 2006*

Der Fisch

Völker mit hohem Fischverzehr sind bekannt für eine hohe Lebenserwartung. Vielleicht ist es der hohe Anteil an Omega 3 Fettsäuren – vielleicht sind es andere Faktoren. In den letzten Jahren haben jedoch Meldungen über schadstoffbelastete Fische, durch die Verseuchung von Flüssen und Meeren Aufsehen erregt. Erkundigen sie sich deshalb nach der Herkunft des Fisches. Reich an Omega 3 Fettsäuren sind vor allem ölhaltige Fische aus kalten nördlichen Gewässern wie Lachs, Sardinen, Heringe Makrelen, Seebarsch. Will man die erforderliche Menge mit dem Essen von Fisch erreichen, muss man pro Woche 300 g Tunfisch, 120 g Hering, 470 g Makrele oder 460 g Lachs essen, denn nur diese Fischsorten enthalten ausreichend Omega 3 Fettsäuren. Aber auch jeder andere Fisch ist gesund und eine wunderbare Eiweißquelle.

Milchprodukte

Milch und Milchprodukte enthalten hochwertiges Eiweiß mit einem hohen Gehalt an lebenswichtigen Aminosäuren, leicht verdaulichen Fett und gut verwertbaren Kohlenhydraten. Sie liefern lebenswichtige Vitamine, Mineralstoffe und Spurenelemente. Herausragend ist ihr Gehalt an Kalzium sowie den Vitaminen B2 und B12. Kuhmilch enthält durchschnittlich 3,5 - 4,5% Fett und besteht überwiegend aus kurz- und mittelkettigen Fettsäuren. Milchfett ist gut bekömmlich und leicht verdaulich. Kaufen sie keine fettreduzierten Milchprodukte, denn sie enthalten kaum fettlösliche Vitamine (Vitamin A). Im Gegensatz zu Traubenzucker oder Haushaltszucker wird der Milchzucker in der Milch nur langsam ins Blut aufgenommen. Ein schneller Anstieg als auch Abfall des Blutzuckerspiegels wird so vermieden, was zu einer länger anhaltenden Sättigung führt. Zusätzlich fördert Milchzucker die Verdauung. Milch enthält reichlich Kalzium (Milch ist unsere wichtigste Kalziumquelle). Gemeinsam mit Phosphat sorgt es für den Aufbau und Erhalt von Knochen und Zähnen. Weiters sind Magnesium, Zink und Jod enthalten. Jod wird zum Aufbau der Schilddrüsenhormone benötigt. Diese aktivieren den Energiestoffwechsel, sorgen für eine gleichmäßige Körpertemperatur und fördern Teilung und Wachstum von Zellen. Eine britische Studie (die in der Online-Ausgabe der Fachzeitschrift „Heart" erschienen ist) belegt, dass Kinder die ausreichend Milch bekommen hatten, als Erwachsene ein deutlich geringeres Risiko für einen Schlaganfall hatten. Das Kalzium wirke sich positiv auf den Blutdruck aus und dämpfe dadurch eine der Hauptrisiken für Schlaganfall. Häufig wird von Alternativtherapeuten den Menschen geraten keine (Kuh)milch zu konsumieren. Man muss diese Empfehlung, welche vor allem aus der asiatischen Tradition stammt, jedoch im Kontext betrachten. In Asien haben fast 98% der Menschen eine Laktoseintoleranz. Diese führt bei Milchkonsum zu Verdauungsstörungen. In Österreich sind es nur 15-20%. Wenn Sie also unter einer Laktoseintoleranz leiden, halten Sie die Empfehlung ein, wenn nicht, horchen Sie auf Ihren Körper. Wenn Sie Lust auf Milch haben, dann genießen Sie sie. Wenn nicht, dann nicht. Die Dosis bestimmt die Wirkung und Ihr Körper ist die einzige Instanz dafür, wie viel für Sie gut ist.

Das Ei– die Keimzelle des Lebens

In den letzten Jahrzehnten wurde dieses wunderbare Geschenk der Natur von Ernährungswissenschaftlern und Ärzten als gefährliche „Cholesterinbombe" praktisch von unserem Speiseplan gestrichen. Nur zu

Ostern gab es eine kurzfristige Ausnahme. Mittlerweile kommen die ersten Meldungen durch, dass sich die Wissenschaft geirrt hat. Im Lexikon der populären Irrtümer (Eichborn, 2000) kann man eine lustige Geschichte dazu nachlesen. Ein Mann hatte nachweislich 15 Jahre lang jeden Tag 24 Eier verspeist. Allen medizinischen Theorien zum Trotz lag sein Cholesterinspiegel aber unter 200 mg/dl Blut. Dies reicht natürlich nicht aus, um ein wissenschaftliches Dogma anzufechten. Schauen wir uns einmal verschiedene Studien dazu an. Eine Forschungsgruppe an der University of Missouri-Columbia ließ über 100 Testpersonen 3 Monate, jeden Tag 2 Eier essen. Vor und nach dem Versuch waren Eier für jeweils 3 Monate vom Speiseplan gestrichen. Ansonsten aßen die Teilnehmer, was sie normalerweise auch aßen. Das Ergebnis: Es konnten keine wesentlichen Veränderungen des Cholesterinspiegels festgestellt werden.

Eier sind ein Wunderwerk der Natur. Alles was das neue Leben an Vitalstoffen zur Entstehung benötigt, liegt hier in konzentrierter Form vor. Neben Wasser enthalten Eier vor allem Eiweiß, pro Stück um die 8 Gramm. Das meiste steckt dabei nicht im „Eiweiß", sondern im Dotter. Dieses Eiweiß kann der Körper besonders gut verwerten. Es wird zu fast 100 Prozent in menschliches Eiweiß verwandelt, Eiweiß aus Hülsenfrüchten wird hingegen nur zu 40 bis 50 Prozent zu Körpereiweiß verarbeitet. Der ernährungsphysiologische Wert ist durch das günstige Verhältnis von essenziellen zu nicht-essenziellen Aminosäuren gekennzeichnet. Die Kombination von Kartoffeln mit Ei im Verhältnis 2:1 ergibt das biologisch hochwertigste Eiweiß; aus 100 g dieser Mischung kann 136 g körpereigenes Eiweiß aufgebaut werden. Gemeinsam mit Kartoffeln, Getreideprodukten oder Hülsenfrüchten wie Erbsen, Linsen und Bohnen, können Eier eine wertvolle alternative Eiweißquelle zu Fleisch darstellen. Tipp: Weich gekochte Eier sind wesentlich leichter verdaulich als hart gekochte.

Lecithin & Vitamine

Darüber hinaus zeichnet die Hühnerprodukte eine Vielzahl lebensnotwendiger Vitamine, Mineralstoffe und Spurenelemente aus: So enthalten sie neben Lecithin – u. a. für Gehirn und Nervensystem wichtig – alle fettlöslichen Vitamine A, D, E, K, ebenso wie die „Anti-Stress"-Vitamine der B-Gruppe. Wertvolles Eisen, das für den Sauerstofftransport im Blut sehr wichtig ist, findet sich in Eiern ebenso wie Kalzium, Kalium und Magnesium. Weiters sind Eier auch reich an Folsäure, die u. a. besonders in der Schwangerschaft wichtig ist. Bereits ein Ei deckt den Tagesbedarf eines Menschen bis zu 26 Prozent. Auch Selen ist enthalten, welches für die

Krebsvorbeugung und für unser Immunsystem enorm wichtig ist. Sehr viele Menschen haben einen Mangel an Selen und Zink. Ergänzt wird die Palette der Inhaltsstoffe u. a. durch Zink fürs Immunsystem und Jod für die Schilddrüse. Je nach Dottergröße liefert ein Ei zwischen 80 und 100 Kilokalorien.

Das schlechte Image der Eier stammt vom hohen Cholesteringehalt (250 mg pro Ei). Cholesterin ist ein lebenswichtiger Fettbaustein. Beim Menschen wird Cholesterin großteils vom Körper selbst hergestellt. Nur 10% werden über die Nahrung aufgenommen. Cholesterin ist wichtig für den Aufbau von Zellmembranen und für die Produktion von Geschlechtshormonen. Es ist an der Bildung von Vitamin D beteiligt, welches eine wichtig Funktion bei der Kalziumresorption und damit für stabile Knochen besitzt.

Ein Kommentar von Mag. Alexandra Hofer, Geschäftsführerin der Österreichischen Gesellschaft für Ernährung (ÖGE): *„Zahlreiche Untersuchungen liefern Hinweise darauf, dass die Menge des aufgenommenen Nahrungscholesterins bei gesunden Menschen nur einen geringen Einfluss auf den Blutcholesterinspiegel ausübt."* Die Höhe des Cholesterinspiegels ist nicht nur abhängig von der Nahrungsaufnahme, sondern auch von Alter, körperlicher Bewegung, Nikotin, Medikamenten und Vererbung. Langzeitstudien haben ergeben, dass das Cholesterin aus dem Hühnerei nicht zu einer Erhöhung des Cholesterinspiegels führt, da das enthaltene Cholesterin sogar die körpereigene Cholesterinproduktion senkt. Das im Hühnerei vorhandene Lecithin verhindert nämlich die komplette Aufnahme des Cholesterins aus dem Hühnerei. Das bedeutet auf den Punkt gebracht: Obwohl das Hühnerei sehr viel Cholesterin enthält, erhöht es den Cholesterinspiegel nicht, da die Aufnahme verhindert wird. Weiterer interessanter Aspekt der Studien: Wird Cholesterin mit der Nahrung zugeführt, so nimmt die körpereigene Produktion ab.

Essen sie nur Eier aus biologischer Freilandhaltung. Dann haben sie alle wertvollen Inhaltsstoffe in konzentrierter Form, frei von Schadstoffbelastung, zu ihrer Verfügung. Ein Eigericht gebraten in hochwertigen Ölen, mit frischen Kräutern, mit gedünstetem Gemüse oder Pilzen ist ein wunderbares, wohlschmeckendes, schnelles und gesundes Essen. *Quelle: Österreichische Gesellschaft für Ernährung (ÖGE), Fachgesellschaft für Ernährungstherapie und Prävention e.V. www.fet-ev.eu*

Getreide

Enthält Eiweiß und zusätzlich auch Kohlehydrate und Ballaststoffe. Ein Überangebot an Eiweiß kommt beim Verzehr von pflanzlichem Eiweiß kaum vor.

Nüsse und Samen

Haben neben Eiweiß auch einen hohen Fettanteil an ungesättigten Fetten. Sehr zu empfehlen.

Hülsenfrüchte

Hülsenfrüchte sind in unserer Ernährung nicht mehr so präsent wie früher. Als Kind hat meine Mutter sehr häufig Linsengerichte gekocht. Vermutlich schon deshalb, weil sie billiger waren als Fleisch und meine Eltern wenig Geld zur Verfügung hatten. Bohnen, vor allem die bunten steirischen Käferbohnen mit Kernöl, waren ohnehin ein Nationalgericht in der Steiermark, wo ich aufgewachsen bin. Hülsenfrüchte sind leider durch Irrtümer bedroht, dass sie dick machen oder Blähungen verursachen. Beides ist falsch. Sie haben einen geringen Fettgehalt, reichlich Eiweiß und bei richtiger Zubereitung und entsprechender Gewöhnung verursachen sie auch keine Blähungen. Zu den Hülsenfrüchten zählen ungefähr 10000 Arten. Die bekanntesten sind Bohnen, verschiedenen Linsenarten, Erbsen, Kichererbsen, Sojabohnen aber auch Erdnüsse, Johannisbrot, Alfalfa (Luzernensprossen) und Bockshornklee.

Neben Eiweiß enthalten sie Kohlenhydrate, wenig Fett (mit Ausnahme von Soja), Ballaststoffe und einen hohen Gehalt an B-Vitaminen (gut für die Nerven). Aber auch Mineralstoffe wie Eisen, Magnesium, Kalzium, Kalium und Phosphor. Hülsenfrüchte enthalten Mehrfachzucker, der im Darm aufgespalten wird und dadurch Darmgase verursachen kann. Die Schalen können dem Verdauungssystem anfangs auch zu schaffen machen. Aber unser Darm ist durchaus in der Lage, sich darauf einzustellen. Aromatische Gewürze wie Curry, Ingwer, Kümmel, Rosmarin, Thymian und Salbei unterstützen ihn dabei. Essig verstärkt den Eigengeschmack. Hülsenfrüchte werden nach dem Waschen 6 – 12 Stunden in kaltem Wasser eingeweicht (außer rote Linsen). Anschließend werden sie in frischem, ungesalzenem Wasser weichgekocht (wird das Kochwasser gesalzen, werden die Hülsenfrüchte nicht weich). Das Einweichwasser wird weggeschüttet, da es unverträgliche und blähende Stoffe enthält. Auch das Kochwasser wird nach dem Kochen weggeschüttet.

Hülsenfrüchte eignen sich auch hervorragend dazu Sprossen herzustellen. Diese liefern im Winter reichlich Vitamine, denn während des Keimens steigt ihr Gehalt deutlich an. Auch der Gehalt an blähenden Substanzen wird vermindert. Aufpassen müssen jedoch Menschen mit erhöhter Harnsäure, diese wird durch Hülsenfrüchte eventuell erhöht und kann einen Gichtanfall auslösen. Außerdem sollten sie kurz erhitzt werden, um eiweißabbauende Inhaltsstoffe zu zerstören.

Hülsenfrüchte haben auch für den Boden in der Landwirtschaft einen hohen Nutzen, da sie mit Hilfe von Bakterien an ihren Wurzeln Stickstoff sammeln können und damit den Boden anreichern. Sie dienen damit als Stickstoffdünger für andere Pflanzen.

6 klinische Studien, die auf einem Ernährungskongress in Toronto vorgestellt wurden, konnten zeigen, dass durch vermehrte Hülsenfrüchte am Speiseplan Herzkrankheiten und Übergewicht reduziert, der Cholesterinspiegel gesenkt, die Insulinbehandlung bei Diabetes mellitus unterstützt und die Darmgesundheit verbessert werden konnte. *Quelle: www.vegetariannutrition.org*

Soja enthält wesentlich mehr Protein als andere Pflanzen und ist deshalb als Fleischersatz geeignet. Außerdem lässt es sich in Form von Tofu in erstaunlich viele Formen verwandeln, zu welchen auch Imitationen von tierischen Produkten gehören. Soja enthält verschiedene Phytoöstrogene und Isoflavone. Diese gleichen in ihrer Struktur menschlichen Östrogenen, können auch an deren Rezeptoren andocken, und werden als Östrogene akzeptiert. Entgegen unseren körpereigenen Hormonen regen sie aber kein Krebswachstum an hormonabhängigem Gewebe wie Brust, Gebärmutter und Prostata an. Isoflavone schützen als Radikalfänger auch vor hormonunabhängigen Tumoren. Sie verändern die Enzymaktivität und wirken hemmend auf die Entstehung von Krebszellen.

5. Kohlenhydrate

Kohlenhydrate (KH) sind der Hauptenergielieferant für den Organismus. Sie sind, im Gegensatz zu den Fetten, relativ schnell verwertbar. Die akute Energieversorgung des Körpers wird im Wesentlichen über die im Blut gelöste Glucose gewährleistet. Die Resorption geschieht in unterschiedlicher Geschwindigkeit. Glukose kann sofort in die Zellen geschleust werden, Zweifachzucker muss jedoch zuerst zerlegt werden. So wird der Haushaltszucker Saccharose in Glukose und Fruktose gespalten.

Stärkehaltige Nahrungsmittel (Mehrfachzucker) wie Brot und Kartoffeln brauchen wesentlich länger, bis sie in einzelne Glukosemoleküle aufgespalten werden und damit steigt der Blutzucker wesentlich langsamer.

Jedes Mal, wenn ich die kohlenhydratarme Ernährung empfehle, ernte ich entsetzte Gesichter. Wir können uns ein Leben ohne Zucker, Brot, Reis und Nudeln kaum vorstellen. Mir ist es auch so ergangen und ich war deshalb erstaunt, wie wenig mir dies alles letztendlich fehlte, als ich mich auf diese Art der Ernährung eingelassen habe. Noch etwas war bemerkenswert. Ich fühlte mich wunderbar und hatte plötzlich viel Energie. Außerdem verschwand mein Heißhunger auf Süßes. Zur selben Zeit machte ich eine Reise nach China. Dort musste ich ein Vorurteil revidieren, denn die Chinesen essen alles Mögliche, aber nur selten Reis. Dieser wird erst am Ende eines Essens serviert und ist für die unverbesserlichen Touristen oder für die noch hungrigen (meist schwer arbeitenden) Menschen gedacht. Nachdem ich dort ein Seminar zum Thema „Krebs aus Sicht der TCM“ machte, bin ich auf eine wissenschaftliche Studie gestoßen, welche als Quintessenz die fördernde Wirkung von exzessivem Zuckerkonsum aufs Krebswachstum beinhaltete. Meine Neugierde war geweckt. Ein Rückblick auf die Geschichte zeigt, dass sich während mehr als 99% unserer Entwicklungsgeschichte die Menschen, als Sammler und Jäger, sich vor allem von Gemüse, Fleisch und Fisch ernährten. Diese Ernährung hat unseren Stoffwechsel geprägt. Dieser ist bis zu einem gewissen Grad flexibel und konnte sich auch an die Kohlenhydrate anpassen – aber unser extremer Kohlenhydratkonsum überfordert ihn. Dazu kommt noch, dass wir mit unserer sitzenden Lebensweise zuwenig verbrennen. Auch Bewegungsarmut ist den Genen neu. Der Stoffwechsel wird langsamer, Bewegung als Ausgleich zu Stresssituationen fehlt genauso wie der Anreiz, unsere Muskeln zu beanspruchen. Eine gut ausgebildete Muskelmasse ist jedoch unser Hauptabnehmer für Kohlenhydrat-Energie. Nur aktive Menschen brauchen viel Energie aus Kohlenhydraten. Die Kohlenhydrate aus der Nahrung sind für das Auf und Ab des Blutzuckers (BZ) verantwortlich. Ein hoher Blutzucker veranlasst eine hohe Insulinausschüttung und viel Insulin sorgt dafür, dass viel Depotfett gebildet wird. Nach einer Mahlzeit mit Zucker und Stärke, aber wenig Fett und Eiweiß, schnellt der BZ-Spiegel im Rekordtempo in die Höhe. Insulin öffnet die Körperzellen und lässt Zucker aus dem Blut eintreten, dieser wird in Fettzellen umgewandelt und gespeichert. Dadurch erreicht der BZ wieder Normalwerte und die „hungrigen“ Zellen werden mit Energie versorgt. Durch die rasche Insulinausschüttung fällt der BZ auch rasch.

Dieser Unterzucker überrascht den Stoffwechsel und er fordert in Panik Nachschub. Ein Süßhunger entsteht. Geben sie ihm nach, entsteht eine gesundheitsschädigende Spirale. Die überschüssigen KH lagert der Körper wie gesagt in Depots von Leber (Fettleber entsteht) und Muskeln ein. Diese sind schnell gefüllt, wenn immer mehr Kohlenhydrate nachgeschoben, aber nicht verbrannt werden. Die umgewandelten Kohlenhydrate werden als Depotfett gespeichert. Irgendwann schwimmt im Blut nicht nur ein Übermaß an Insulin, sondern früher oder später auch überschüssiges Fett (Blutfettwerte wie Cholesterin oder Triglyzeride steigen an).

Gefahr Insulinresistenz und Diabetes

Die Entwicklung einer Insulinresistenz wird hauptsächlich durch eine insulinbelastende, kohlenhydratreiche Ernährung (Brot, Nudeln, Reis...) in Verbindung mit mangelnder Bewegung ausgelöst. Ein andauernd hoher Zuckerspiegel im Blut führen zu einer Beeinträchtigung der Insulinproduktion und -freisetzung. Kohlenhydratreiche Nahrungsmittel lassen den Blutzuckerspiegel in die Höhe schnellen. Insulin wird in größeren Mengen ausgeschüttet. Gleichzeitig wird die Fettverbrennung gedrosselt, damit die Zellen viel Glukose aufnehmen können. Ein geringer Anteil wird als Glykogen in der Leber und in den Muskeln gespeichert. Überschüsse werden aber in Fett umgewandelt. Dadurch sinkt der Blutzuckerspiegel wieder. Doch die übermäßige Insulinausschüttung führt in Folge wieder zu Unterzuckerung mit Heißhungerattacken. Unter dem Einfluss von Insulin kann kein Fett zur Energiegewinnung herangezogen werden, es bleibt in den Zellen gefangen. Auf der anderen Seite wird durch die Unterzuckerung jedoch der Gegenspieler Glycogen ausgeschüttet. Dieser sorgt für Nachschub von Fetten und Kohlehydraten im Blut. Um den Hunger zu lindern wird wieder gegessen. Daraus resultiert, dass im Blut die Glucose und Fettsäurenkonzentration ansteigt und wieder Insulin ausgeschüttet wird. Wird dieser Teufelskreis weiter unterhalten, kommt es zu einem Anstieg von Glukose, Fettsäuren und Insulin im Blut. Durch diese Überbeanspruchung stumpfen die Betazellen immer mehr ab und das Gewebe (Leber, Muskeln, Fettgewebe) wird unempfindlich gegenüber der Insulinwirkung. In der Leber ist jedoch die Glukoneogenese (Zuckerfreisetzung) nicht unterdrückt und es kommt zu immer höheren Zuckerspiegeln im Blut und zur Ausscheidung von Zucker im Harn. Durch die gesteigerte Lipolyse (=Fettspaltung) kommt es zusätzlich zu einem Anstieg der Fettsäuren im Blut und zu erhöhten Blutfettwerten.

Die bisher gängige Lehrmeinung erklärt uns, möglichst fettfrei zu essen und den Kohlenhydratanteil zu steigern. In meiner Praxis sehe ich jedoch immer wieder Menschen mit erhöhten Blutfettwerten, obwohl sie glaubhaft versichern, kaum Fleisch, Wurst und Fett zu essen. Sehr wohl jedoch viel Brot, Nudeln und Reis.

Glucose spielt eine enorm wichtige Rolle bei allen chemischen Reaktionen in unserem Organismus. Deshalb werden Kohlenhydrate als erstes abgebaut. Komplexe Kohlenhydrate sind eingekapselt in Zellen von Obst und Gemüse und liefern erst nach 30 Minuten die erste Glucose ans Blut. Erst Stunden später folgen dann Amino- und Fettsäuren aus der Eiweiß und Fettverarbeitung. Zucker besteht chemisch meist aus zwei Molekülen Glukose und ist befreit von den komplexen Verbindungen. Er geht sofort ins Blut und hat deshalb auch ein hohes Suchtpotential. Hier gibt es durchaus Ähnlichkeiten mit Suchtgiften. Auch diese haben ein höheres Suchtpotential, wenn sie rasch im Gehirn anfluten. Unsere Existenzfähigkeit, aber auch unser Gehirn, ist auf lebenserhaltende Glukose programmiert, deshalb hat die Zuckerindustrie und Werbung ein leichtes Spiel mit uns. Kein anderes Genussmittel eignet sich besser, um den Verkauf anzukurbeln. Ist der Zucker im Blut, öffnen sich die Zellen (mit Unterstützung vom Insulin) bereitwillig, um die Glucose aufzunehmen. Sie benötigt ihn als Brennstoff für die Mitochondrien (=Energiefabriken der Zelle). Zwar können die Zellen auch Fettmoleküle verheizen, doch diese sind nicht so einfach entflammbar wie die Glucose. Sie kennen dies sicher. Wenn wir müde und hungrig nach Hause kommen, stürzen wir uns meist als Erstes auf Kohlenhydratreiches: Nudeln, Reis, Brot. Ganz besonders auf Glucose angewiesen sind unsere Gehirn- und Nervenzellen. Sie brauchen ein Betriebsmittel, das sofort entflammt und Energie liefert, wenn wir rasch reagieren müssen. Deshalb ist Stress ein starker Glucoseräuber. Eine feine Vernetzung zwischen Gehirn und Geschmacks- und Geruchsnerven fordert Glucose in Form von Süßem als raschen Energiespender an. So greifen wir Stressgeplagten immer wieder zu Nudeln und Süßigkeiten. Die Stressfähigkeit ist für jedes Lebewesen, auch für uns, lebensnotwendig. Deshalb ist die Blutzuckerregulierung ein feines und genetisch einprogrammiertes System. Sowohl zuviel, als auch zuwenig an Glucose im Blut ist ungesund. Eine gesunde ausgewogene Kost mit Obst, Gemüse, Eiweiß und Vollkornprodukten, können einen stabilen Blutzuckerspiegel garantieren. Aber nur dann, wenn wir uns nicht zuviel Stress aufladen, denn Stress und das damit verbundene Cortisol bringen den Zuckerstoffwechsel durcheinander.

Weißer Zucker gegen alternative Süßungsmittel: Nur weil der Zucker braun ist, ist er noch nicht gesund. Raffiniertem Zucker wird die Melasse entzogen. Dies wird in der Tiermast verwendet. Traurig für uns, denn in dieser sind alle Vitamine und Spurenelemente, die die Zuckerrübe aus dem Boden aufnimmt. Deshalb greifen sie zu Produkten die „vollwertig“ sind.

Sind „zuckerfreie“ Lebensmittel eine Alternative? Im Lebensmittelrecht wird unter Zucker nur Saccharose (Haushaltszucker) verstanden. Andere Zuckerarten wie Fructose (Fruchtzucker), Lactose (Milchzucker) oder Dextrose (Traubenzucker) dürfen auch zuckerfreien Lebensmitteln zugesetzt werden. Außerdem gibt es eine Technik, um im Lebensmittel (z.B. Fruchtsaft) selbst Zucker zu erzeugen. Dazu setzt man Enzyme ein, die Zellwandbestandteile oder Stärke in Zucker umwandeln und so zu einer „natürlichen“ Süße betragen. *Quelle: Wer gesund isst, stirbt früher U. Pollmer*

Sind Süßstoffe eine Alternative?

Süßstoffe werden in Futtermitteln zur Schweinemast verwendet, um den Appetit zu steigern und Gewicht zuzulegen. Psychologen der Universität Purdue (USA) untersuchten, wie sich normal gesüßtes Joghurt und zuckerfreies (mit Süßstoff versetztes) Joghurt auf Ratten auswirkt. Die Tiere die das Light-Joghurt erhielten, fraßen größere Portionen, nahmen stärker zu und setzten mehr Fett an. Die Forscher beobachteten auch, dass die Körperkerntemperatur bei diesen Tieren nach einer späteren kalorienreichen Mahlzeit weniger stark anstieg. Auch dadurch fraßen die Tiere mehr und verbrannten die Kalorien nicht so gut. Offensichtlich geht durch den Süßstoff die Fähigkeit verloren, die Nahrungsaufnahme zu regulieren. Wahrscheinlich ist der Organismus verwirrt, wenn dem süßen Geschmack nicht der erwartete Zucker folgt (der ja vom Gehirn angefordert wurde). Die Resultate lassen sich auf den Menschen übertragen. Eine andere Studie am Menschen ergab, dass Hirnareale, die mit Erwartung und Befriedigung zu tun haben, durch echten Zucker besser stimuliert werden als durch Süßstoff. Nach der Zuckermahlzeit nahm das Verlangen nach Süßem ab. Zwar erregen sowohl Zucker, wie auch Süßstoff, die gleichen Geschmacksknospen auf der Zunge, das Gehirn lässt sich aber nicht belügen. *Quelle: Behavioral Neuroscience und JAMA (Ernährungsjournal) 2008*

Vollkornprodukte: Vollkornprodukte halten nachweislich den Blutzuckerspiegel stabiler, da sie langsamer verdaut werden. Außerdem enthalten sie viele Vitamine und Spurenelemente. Andererseits kann es bei Vollkornprodukten zu einer Belastung des Darms und zu Verdauungsstörungen kommen. Denn gelangen zu viele Enzyminhibitoren oder Phytin (in den Randschichten enthaltene Abwehrstoffe der Pflanze) in den Darm, können sie dort Verdauungsenzyme blockieren. Unverdaute

Stärke wird dann in Fuselalkohole und Gase zersetzt. Andere Studien haben die Gliadine oder das Weizenlektin (WGA) als Auslöser für Beschwerden entdeckt. Gliadine können bei entsprechender Veranlagung Darmentzündungen oder Zöliakie auslösen. Weizenlektin dient der Pflanze zur Abwehr. Einige Studien beschreiben bei extremen Vollwertköstlern (die große Mengen unverarbeiteten Weizenschrot verzehren) ein erhöhtes Risiko für Atherosklerose.

6. Ballaststoffe

Ballaststoffe sind weitgehend unverdauliche Nahrungsbestandteile, meist Polysaccharide, die vorwiegend in pflanzlichen Lebensmitteln vorkommen. Sie können durch die Enzyme im Dünndarm nicht zerlegt und vom Stoffwechsel daher nicht direkt aufgenommen werden. Ein Großteil der Ballaststoffe wird jedoch im Dickdarm, zum Teil durch die Mikroorganismen, fermentiert und u. a. in kurzkettige Fettsäuren umgewandelt und dadurch für den Körper aufnahmefähig und verwertbar gemacht. Der Teil der Ballaststoffe, der im Dickdarm durch die Mikroflora nicht fermentiert wird, wird unverändert ausgeschieden. Sie kommen unter anderem in Getreide, Obst, Gemüse, Hülsenfrüchten und in geringen Mengen Milch vor. Man unterscheidet zwischen wasserlöslichen Ballaststoffen wie Johannisbrotkernmehl, Guar, Pektin und wasser-unlöslichen wie Cellulose. Ballaststoffe kommen in verschiedenen pflanzlichen Lebensmitteln in unterschiedlicher Menge vor.

Ballaststoffe quellen im Magen auf und sorgen durch die Zunahme des Volumens für eine Verstärkung des Sättigungsgefühls. Hungersignale sendet das Gehirn erst bei sinkendem Blutzuckerspiegel. Aus ballaststoffreicher Nahrung werden die Kohlenhydrate im Darm langsamer aufgenommen, dadurch kommt es zu einem geringeren Blutzuckeranstieg nach dem Essen. Im Darm sorgen Ballaststoffe durch weitere Wasserbindung für eine Zunahme der Stuhlmenge, die auf die Darmwände Druck ausübt und dadurch die Verdauungstätigkeit anregt. Die wasserunlöslichen Ballaststoffe werden nur zu einem kleinen Teil, die wasserlöslichen nahezu vollständig, im Darm von der Darmflora abgebaut. Bei dieser Fermentation entstehen kurzkettige Fettsäuren, die von der Dickdarmschleimhaut weitgehend resorbiert werden und zur Ernährung der Schleimhautzellen dienen. Ballaststoffe können bis zum 100-fachen ihres Eigengewichtes an Wasser binden. Es ist daher vor allem bei separater Aufnahme von Ballaststoffen, wie Leinsamen oder Weizenkleie, sehr wichtig, ausreichend Flüssigkeit zu trinken, da der Verdauungsbrei im Darm sonst auf Grund von Wassermangel verhärtet und eine Verstopfung auslöst, statt ihr entgegenzuwirken. Mit der Flüssigkeit binden Ballaststoffe auch Mikroorganismen, Cholesterin und Gallensäure, was sich positiv auf den Organismus auswirkt. Sie binden aber auch Mineralstoffe, die ebenfalls ausgeschieden werden. Bei ausgewogener Mischkost stellt das kein Problem dar, bei separater Ballaststoffzufuhr kann längerfristig jedoch ein Mineralstoffmangel auftreten.

Zu viele Ballaststoffe können Blähungen verursachen, vor allem bei der Umstellung auf ballaststoffreichere Kost. Auch hier ist eine ausgewogene Ernährung wesentlich.

7. Kaffee, Tee, Wein und Schokolade

KAFFEE

Kaffee schützt die Leber vor Leberproblemen und vor Leberkrebs, er schützt vor Diabetes und senkt das Brustkrebsrisiko.

Kaffee enthält mehr als 1000 wirksame Stoffe wie Antioxidantien und Polyphenole. Bereits seit den 80-er Jahren ist bekannt, dass Kaffee vor Karzinomen des Magen-Darm-Traktes, der Mundhöhle und des Rachens und der Speiseröhre schützt.

Kaffee schützt die Leber:

In der NHANES-Studie (National Health and Nurtrition Examinations Survey-I) wurde beschrieben, dass bei Menschen welche mehr als 2 Tassen Kaffee pro Tag tranken, deutlich seltener chronische Lebererkrankungen auftraten. Dies traf auch bei Menschen zu, die mehr als 2 alkoholische Getränke täglich tranken. Eine weitere Studie befasste sich mit Hepatitis C. Sie ergab, dass Patienten mit einer Hepatitis C-Erkrankung, die mehr als 3 Tassen Kaffee täglich tranken, weniger mit der Krankheit verbundene Folgebeschwerden aufwiesen (Bauchwassersucht, Gehirnschädigung, Leberkrebs, Varitzenblutung, Leberzirrhose, Entzündungen) Die Reduktion betrug 47%. In einer Fall-Kontrollstudie aus dem Jahr 2005 konnte gezeigt werden, dass das Risiko an Leberkrebs zu erkranken bei 2 Tassen Kaffee am Tag um 20%, bei 3 bis 4 Tassen um 60% und bei 5 oder mehr Tassen um 70% sank. Auch dieser Effekt traf auf Menschen mit deutlich erhöhtem Alkoholkonsum zu.

Der schützende Effekt ist jedoch stärker bei Patienten mit bestehendem Leberschaden, als bei gesunden Menschen. Aus den Studien zeigt sich klar, dass Kaffee dosisabhängig das Fortschreiten chronischer Lebererkrankungen verzögert und die Gefahr für ein Leberzellkarzinom reduziert. *Quelle: Ärztewoche Juli 2010*

Kaffee schützt vor Diabetes: Kaffee senkt nicht nur Entzündungsfaktoren, sondern steigert auch den Adiponektinspiegel. Dieser ist wichtig für den Zuckerstoffwechsel. In der Studie zeigte sich, dass bei Menschen die mehr als 4 Tassen Kaffee täglich tranken, dieses Protein deutlich erhöht war. Die Ergebnisse lassen vermuten, dass Menschen mit einer Insulinresistenz oder Diabetiker von einigen Tassen Kaffee täglich profitieren. *Quelle: Catherine J. Williams et. al. Diabetes Care 2008*

Kaffee senkt das Brustkrebsrisiko: Schwedische Forscher haben festgestellt, dass 2 bis 3 Tassen Kaffee das Brustkrebsrisiko reduzieren können. Diese Wirkung hängt jedoch damit zusammen, ob die Frauen eine bestimmte Variante des Gens CYP1A2 besitzen, und ob ihr Brustkrebs östrogenpositiv (70% aller Brustkrebsarten) ist. Dieses Gen reguliert sowohl den Stoffwechsel von Östrogenen und Koffein.

GRÜNER TEE

Der einmalige Konsum von 500 ml grünem Tee (5 g Teeblätter) führte bei Frauen nach dem Wechsel innerhalb von 2 Stunden zu einer deutlichen Weitstellung der Arterien. Dafür wird einerseits die antioxidative Wirkung, aber auch der direkte Einfluss auf das Stickstoff-System (NO = Stickstoffmonoxid stellt die Gefäße weit) identifiziert.

KAKAO + SCHOKOLADE

Bei einer Untersuchung wurde ein Kakaogetränk (240 ml) mit hohem Flavanolgehalt (446 mg) eingesetzt. Dabei zeigte sich nach einer sechswöchigen Untersuchungsphase, dass der Blutfluss deutlich besser war und ein Adhäsionsfaktor deutlich abnahm. Dadurch verbesserte sich die Gefäßgesundheit der Studienteilnehmer dieser Gruppe deutlich.

Wirkung dunkler Schokolade mit einem hohen Kakaoanteil

Dunkle Schokolade enthält Polyphenole (siehe Kakao). Dies verbessert die antioxidative Kapazität, senkt das LDL, stabilisiert den Zuckerhaushalt, vermindert die Thrombenbildung und bietet daher einen Schutz vor Arteriosklerose. Flavanole wirken blutdrucksenkend. Das Theobromin wirkt mild anregend, stimmungsaufhellend, stimuliert das zentrale Nervensystem, erweitert die Blutgefäße und die Bronchien und verbessert die Wahrnehmungs- und Konzentrationsfähigkeit. Eine geringe Menge an Koffein führt zu einer Anregung des Nervensystems, zu einer Erhöhung der Herztätigkeit, hat eine diuretische (wasserausscheidende) Wirkung, wirkt Bronchien erweiternd, hat eine Darmtätigkeit anregende Wirkung und eine anregende Wirkung auf die Psyche und die Konzentrationsfähigkeit. Phenyletylamin ist eine Stammsubstanz von Adrenalin und vielen Halluzinogenen und steigert damit das Lust- und Glücksempfinden. Serotonin wirkt als Neurotransmitter im Zentral- und Darmnervensystem, es löst Wohlbefinden und ein Gefühl der Zufriedenheit aus und hat eine antidepressive Wirkung. Histamin ist ebenfalls ein Gewebshormon und Neurotransmitter. Es spielt eine zentrale Rolle im Immunsystem, da es als Regulator der Magensäureproduktion, des Schlaf-Wachrhythmus und der Appetitkontrolle fungiert. Theophyllin wirkt Bronchien erweiternd, steigert die Herzleistung und wirkt Wasser ausscheidend. Dunkle Schokolade enthält zahlreiche Vitamine + Spurenelemente: Kalium 400 mg, Magnesium, Phosphor, Kalzium, Eisen, Kupfer, Zink, Flour, Jod, Beta-Karotin, Vitamin B1 + B2, Panthothensäure, Vitamin E, Niacin, Folsäure.

ROTWEIN

Rotwein ist für die alten Knaben eine von den besten Gaben

(Wilhelm Busch)

Rotwein scheint auch aus medizinischer Sicht einiges zu bieten. Vermutlich ist es für das „Französische Paradoxon“ verantwortlich. Denn in Frankreich gibt es um 40% weniger Herzinfarkte, als sonst in Europa. Das Geheimnis steckt im Resveratrol. Es wird in größeren Mengen in der Traubenschale gebildet und schützt damit die Pflanze vor Infektionen. Bei der Rotweinkelterung bleibt die ganze Traube mit der Schale in der Maische, daher der höhere Gehalt von Resveratrol als im Weißwein. Es erhöht den HDL-Spiegel und besitzt antitumorale Aktivität. Es hat aber auch eine gefäßerweiternde, hormonelle und antientzündliche Wirkung. Letzteres durch eine Hemmung der Cyclooxygenase (COX 1+ 2). Prof. Szekeres, Klinischer Leiter des Instituts für Medizinische und Chemische Labordiagnostik in Wien hat Resveratrol im Hinblick auf Leukämiezellen getestet. Es zeigte sich, dass Resveratrol diese in vitro abtötet. Die entzündungshemmende Eigenschaft wurde dabei mit niedriger Dosierung erreicht, die tumorhemmende mit höherer Dosierung. Eine weitere Untersuchung zeigte die Veränderung von Melanomzellen im Tierversuch. Dabei verloren diese innerhalb von 20 Tagen 50% ihres Volumens. In Kombination mit einer Chemotherapie konnte der Tumor sogar zum Verschwinden gebracht werden. In einem weiteren Tierversuch untersuchte er das Gewicht von Lymphknoten. Im Verlauf der Resveratrolbehandlung konnte der Primärtumor verkleinert und auch das Gesicht der Lymphknotenmetastasen reduziert werden. Eine weitere Studie, in der die

Probanden vier Wochen lang täglich 200 ml Rotwein zu trinken bekamen, ergab ebenfalls positive Ergebnisse. Auch hier wurde das Adhäsionsmolekül (Metastasen) reduziert und es zeigte sich eine deutliche Verbesserung des Entzündungsstatus. Außerdem wurde das HDL-Cholesterin signifikant erhöht.

8. Ist Bio wirklich besser?

Ergebnisse einer Studie von Dr. Alberta Velimirov und Dr. Werner Müller, www.ernte.at

Am besten Bio! So fassen die Autoren die Studie zur Qualität biologischer Lebensmittel zusammen. Was die Konsumentinnen und Konsumenten immer schon vermutet haben, bestätigt sich in den bisherigen Untersuchungen zum Qualitätsvergleich von Lebensmitteln biologischer und konventioneller Herkunft. „Sich biologisch ernähren" bedeutet nicht nur eine erhöhte Zufuhr an bioaktiven Inhaltsstoffen, sondern auch ein erheblich reduziertes Risiko im Zusammenhang mit Biozidrückständen, Nitrat und Zusatzstoffen und bei der Produktion gentechnisch veränderten Organismen (GVO´s).

Mit Bio gesünder leben?

Eine aktuelle Studie erfasste subjektive und analytisch nachweisbare Veränderungen durch eine Umstellung der Ernährung auf biologische Lebensmittel in einem Kloster. Die Untersuchungspersonen berichteten von einer Abnahme körperlicher Beschwerden, zugleich fand man im Blut eine signifikante Erhöhung „Natürlicher Killerzellen", die zur körpereigenen Abwehr von Virus- und Krebszellen beitragen.

Fakten zur Qualität biologisch erzeugter Lebensmittel:

Viel wurde bisher über die Qualität von Bio-Lebensmitteln spekuliert. Diese Ergebnisse der Studien erlauben erstmals deutliche Aussagen über die Qualität von Bio-Lebensmitteln. Beurteilt wurden Inhaltsstoffe, Rückstände, integrative Qualitätsparameter sowie die Auswirkungen biologischer Landwirtschaft auf Mensch und Tier. Nicht zuletzt wurden sensorische Tests einbezogen: denn geschmackvolle Lebensmittel erhöhen auch das Wohlbefinden.

Studienergebnisse

Mehr Mikronährstoffe: Biologische Nahrungsmittel enthalten mehr Vitamine, mehr Mineralstoffe und weniger Schwermetalle.

Mehr sekundäre Pflanzenstoffe: Diese kann man um 10-50% höher einschätzen als, bei konventionellem Anbau. Diese sekundären Pflanzenstoffe können vielfach gesundheitsfördernd wirken – etwa Krebs vorbeugen, das Immunsystem stimulieren, den Blutdruck regulieren, Bakterien und Viren hemmen und antioxidativ wirken.

Deutlich höhere Trockenmassegehalte: Biogemüse wächst langsamer, enthält weniger Wasser und hat daher einen deutlich höhere Trockensubstanzgehalt.

Deutlich weniger Nitrat: Biologisch gezogenes Gemüse speichert deutlich geringere Mengen an Nitrat.

Deutlich geringere Pestizid-Rückstände und Antibiotikarückstände: Die Rückstandsgehalte in Lebensmitteln aus biologischem Anbau unterscheiden sich von konventionell erzeugten Lebensmitteln signifikant. Eine aktuelle deutsche Erhebung zeigt, dass in konventionellen Lebensmitteln häufig Rückstände nachgewiesen werden (im Jahr 2002: 75%), während Öko-Lebensmittel zu 93% ohne Befund waren.

Kaum Lebensmittelzusatzstoffe: Ein grundsätzlicher Unterschied zwischen konventioneller und biologischer Verarbeitung besteht darin, nur zur Verarbeitung unbedingt notwendige, sowie gesetzlich vorgeschriebene Stoffe zu verwenden.

Frei von Bestrahlung und Gentechnikfrei: Fütterungsversuche bei Tieren mit bestrahlten Lebensmitteln zeigten negative Effekte, wie weniger Nachkommen, verfrühter Tod, Totgeburten, Tumorbildungen, Mutationen und andere Genschäden, Mangelerscheinungen, Wachstumsstörungen, Schädigungen an Leber, Niere, Reproduktionssystem, Störungen des Immunsystems durch signifikante Reduktion der weißen Blutkörperchen.

Biogemüse und -obst schmeckt besser: Bei Verkostungstests haben organisch gedüngte Proben generell eine bessere Bewertung erhalten. Besserer Geschmack und Geruch wird durch vermehrten Anteil von sekundären Pflanzenstoffen erzeugt.

Tiere bevorzugen Biogetreide: In Futterwahlversuchen bevorzugten Kaninchen, Hühner und Ratten biologisches Gemüse und Getreide. Die Fruchtbarkeit von Zuchtstieren, Kaninchen, Hühnern und Laborratten, die biologisch gefüttert wurden, war signifikant höher.

Günstigere Fettsäurezusammensetzungen: Fleisch und Milch von Wiederkäuern waren besonders reich an konjugierter Linolsäure (CLA). Der

CLA wird ein krebshemmendes und antiarteriosklerotisches Potenzial zugeschrieben. Durch Weidehaltung wird der Gehalt von Omega 3 Fettsäuren im Fleisch von Rindern und Schafen 4-fache erhöht. Außerdem hat Biofleisch einen höherer Gehalt an essenziellen Aminosäuren.

Höhere ernährungsphysiologische Qualität bei Eiern: Lecithin- und Fettgehalt war bei Bioeiern höher. Die Carotinoidgehalte bei Bioeiern waren signifikant erhöht.

Geringere Aflatoxin-Belastung: In mehreren Untersuchungen hatte konventionelle Milch eine höhere Aflatoxin-Belastung als Biomilch. (Aflatoxin ist ein Pilzgift mit krebserregender Wirkung.)

Artgerechte Tierhaltung: Die Tiere haben ausreichend Stallfläche, Einstreu und das ganze Jahr über – mind. 200 Tage - Auslauf ins Freie. In der biologischen Tierfütterung dürfen nur natürliche Futtermittel verwendet werden, das Futter stammt (meist) aus hofeigener Produktion. Tierkörpermehle (gelten als Überträger von BSE), Milchaustauscher und Medikamentenbeigaben sind verboten. Anpassungsfähige, vitale Rassen werden bevorzugt. Wird ein Tier doch krank, wird vorrangig homöopathisch und mit naturheilkundlichen Methoden behandelt. Bei Einsatz von schulmedizinischen Medikamenten ist die Einhaltung der doppelten Wartefrist vorgeschrieben, ehe Fleisch, Milch oder Eier in den Nahrungsmittelverkehr gebracht werden dürfen. Hormone zur Brunstsynchronisation sind untersagt. Verbot von Stromstößen und Beruhigungsmedikamenten beim Transport zum Schlachthof. In der biologischen Tierhaltung sind gentechnische Eingriffe und Embryotransfer verboten.

9. Unsere Nahrung soll unser Heilmittel sein

Viele Beschwerden haben ihre Wurzel in einer krankmachenden Ernährung. Daher ist es für den Therapieerfolg und für die Gesunderhaltung wichtig, dass wir Nahrungsmittel zu uns nehmen, die unserem Energiemuster entsprechen und das Gleichgewicht unterstützen. Ein Verständnis der 5 Elemente kann leicht erlangt werden, und so öffnet diese Art der Ernährung das Tor zu einem sehr alten Wissensschatz.

Ursprünglich gab es innerhalb der Traditionellen Chinesischen Medizin (TCM) einen Bereich, der sich mit Diätetik befasste, ähnlich wie im Ayurveda und in der Tibetischen Heilkunde. Bereits im 11.-7. Jahrhundert v. Chr. waren die Diätärzte in China sehr angesehen. Mittels ihrer diagnostischen Fähigkeiten gaben sie vor allem Empfehlungen zur Verhütung von Krankheiten.

Auch heutzutage hat die Ernährung innerhalb der TCM eine vorbeugende und Gesundheit erhaltende Funktion. Sie dient vor allem auch zum Ausgleich von bioklimatischen Einflüssen wie Wind, Hitze, Feuchtigkeit, Trockenheit und Kälte. Aber auch im Falle einer Erkrankung ist es möglich, mit individuellen Ernährungsempfehlungen den gesamten Organismus und das Meridiansystem im Heilungsgeschehen zu unterstützen. Im Idealfall ergänzen sich Ernährung, Akupunktur, Massage, Moxa und Qi Gong in ihren Wirkungsweisen. So wird langfristig der Mensch ganzheitlich behandelt, nicht nur seine Symptome. Auch dem emotionalen Bereich wird in dieser Behandlungsweise eine wichtige Bedeutung beigemessen, denn Emotionen wie Wut, Begierde, Zweifel, Trauer und Angst bringen den gesamten Organismus aus dem Gleichgewicht und behindern einen freien Energiefluss in den Meridianen.

Die alten taoistischen Ärzte kannten keinen Unterschied zwischen Nahrung und Medizin, denn alles was der Mensch zu sich nimmt, stärkt oder schwächt ihn. Damit erlangt die Ernährung, neben den anderen traditionellen Heilmethoden einen sehr hohen Stellenwert. Deshalb wurden Nahrungsmittel in ihren Eigenschaften und Wirkungen ebenso beschrieben wie heilende Kräuter und als Therapie verordnet. Die Empfehlungen basieren jedoch immer auf einer individuellen, ausführlichen Diagnose unter Berücksichtigung von Konstitution und jeweiliger Symptomatik. Lebensmittel werden nach energetischen Kriterien klassifiziert z.B. nach Temperatur, Geschmack, Energiebewegung und Organzugehörigkeit. Im Wesentlichen geht es darum, die Wirkungsweisen der Geschmacksrichtungen „süß, scharf, salzig, sauer und bitter“ zu verstehen und diese im Alltag sinnvoll anzuwenden. Von großer Bedeutung ist auch die thermische Qualität der Speisen und Getränke. Bei wechselnden Jahreszeiten oder je nach Konstitution (Kälte- oder Wärmetypus) ist dieses Wissen von großem Nutzen. Der moderne Mensch hat heutzutage den Bezug zur Natur und häufig zur gesamten Schöpfung verloren. Irritiert durch ein Überangebot billiger, industriell hergestellter Kost wird zwar gegessen, aber Leib und Seele werden nicht genährt. Die Verbindung zur Quelle unserer Nahrung ist unterbrochen und damit auch Gefühle wie Zufriedenheit, Dankbarkeit und Freude beim Einkaufen, Zubereiten und Genießen des Essens. Die Ernährung nach den 5 Elementen ist daher eine Chance, aus dem alten Trott herauszutreten und wieder mit Achtsamkeit und im Hinblick auf eine ausgleichende, gesundheitsfördernde Weise zu essen.

10. Ernährung nach den 5 Elementen

Die Diätetik nach der chinesischen Medizin basiert auf einer präzisen und sehr differenzierten Anamnese. Anhand der Prinzipien von Yin und Yang, dem System der 5 Elemente (Holz, Feuer, Erde, Metall und Wasser), lassen sich Disharmoniemuster erkennen. Mit Hilfe der Betrachtung und Befragung des Menschen sowie durch Puls- und Zungendiagnostik ist es möglich, ein sehr präzises Bild zusammen zu fügen. Auch hier wird der ganze Mensch betrachtet, nicht nur seine offensichtlichen Krankheitszeichen.

Erfahrungsgemäß gibt es verschiedene Tendenzen wie z.B. Energiemangel, Energieblockaden, Mangel an Wärme oder einen Hitzeüberschuss, Trockenheit oder eine Fülle an Flüssigkeiten im Körper sowie Erschöpfung der Körpersubstanzen oder Ablagerungen im Körper, um nur einige Grundmuster anzudeuten. Neben diesen grundlegenden Tendenzen gibt es mehr als 50 differenzierte Bilder im Bezug auf die Elemente und die entsprechenden Organen und Funktionskreise. In der Regel wird in einer Anamnese Bezug zu mehreren dieser Möglichkeiten gefunden und dementsprechend erhält auch jeder Mensch sehr individuelle Empfehlungen, die für einen gewissen Zeitraum gelten, bis das innere Gleichgewicht wieder hergestellt ist.

Die Wirkungsweisen der Geschmacksrichtungen

Der Schlüssel zur Klassifizierung von Nahrungsmitteln ist in der Traditionellen Chinesischen Medizin, ebenso im Ayurveda und in der Tibetischen Heilkunde, ihr Geschmack. Im Mittelalter war im westlichen Kulturkreis auch das Wissen um die Wirkeigenschaften der Geschmäcker auf den menschlichen Organismus bekannt. Innerhalb der TCM werden die 5 Geschmacksrichtungen den Elementen Holz, Feuer, Erde, Metall und Wasser zugeordnet. Sauer (adstringierend) entspricht demnach dem Element Holz, bitter dem Feuer, süß (fade) der Erde, scharf dem Metall und salzig dem Wasser. Dies sagt allerdings sehr wenig über ihre vielfältigen Wirkungen auf die Organe aus. Wenn ein Kind ständig Süßes verlangt, deutet dies auf einen Mangelzustand im Element Erde, in der Milz, hin. Das Qi der Milz sollte in dem Fall langfristig durch die milde, natürliche Süße von Getreide, Gemüse und Obst tonisiert werden. Die Abneigung gegen einen bestimmten Geschmack kann auf einen Zustand der Fülle in dem zugehörigen Element hindeuten. Dies kann manchmal als besonderer Geschmack im Mund wahrgenommen werden. Das harmonische

Zusammenspiel aller Organe wird wesentlich durch die verschiedenen Geschmäcker beeinflusst. Bereits in klassischen Texten werden diese mit Qi-regulierenden, tonisierenden und harmonisierenden Eigenschaften beschrieben. Ihre Wirkungsweisen zu verstehen, zu empfinden und in den täglichen Mahlzeiten zum Ausdruck zu bringen, ist von immenser Bedeutung, um erwünschte therapeutische Resultate zu erzielen. Überwiegt z. B, der saure Geschmack, so dass Holz übermächtig wird, kann Erde angegriffen werden, mit dem Ergebnis von Muskelproblemen. Die 5 Verbote dazu aus dem Nei Jing, einem Klassiker der TCM, heißen: *"Bei Lebererkrankungen ist Scharfes verboten, bei Herzerkrankungen ist Salziges verboten, bei Milzerkrankungen ist Saures verboten, bei Nierenerkrankungen ist Süßes verboten und bei Lungenkrankheiten soll Bitteres vermieden werden."*

Yin und Yang Eigenschaften der Geschmäcker

Die Geschmäcker unterscheiden sich energetisch gesehen nach ihren Bewegungs- und Energierichtungen. Ein Geschmack hat Yin-Eigenschaften, wenn seine Bewegungsrichtung nach unten und seine Energierichtung nach innen gehen. Dies ist bei sauer/adstringierend, bitter und salzig in Verbindung mit Flüssigkeit der Fall (z.B. Mineralwasser). Süß, scharf und salzig im trockenen Zustand besitzen Yang Eigenschaften, da ihre Bewegungsrichtung nach oben und ihre Energierichtung nach außen geht. Diese Eigenschaften lassen sich leicht nachvollziehen. Denken wir dabei z. B. an die zusammenziehende Eigenschaft einer Zitrone (sauer) oder an die verteilende Kraft einer Zwiebel oder Ingwerknolle (scharf). Durch die Zubereitung von Nahrungsmitteln, insbesondere durch die Verwendung des Feuers beim Kochen, kann sich der Geschmack verändern, wobei jedoch seine Grundeigenschaften erhalten bleiben. In der Regel wird durch den sinnvollen Gebrauch des Feuers beim Kochen der Geschmack optimiert und er gewinnt an Intensität. Als Beispiel nenne ich gerne die Zwiebel, welche von Natur aus scharf ist. Roh gegessen kann sie das Feuer des Magens zu sehr anregen und zum Aufstoßen führen. Durch Dünsten oder schonendes Anbraten wird die Schärfe der Zwiebel hin zum Süßen transformiert, während sie ihre natürlichen Eigenschaften, die wärmend und verteilend sind, beibehält. Wir kennen alle die wohlschmeckende süß-wärmende Qualität einer sorgfältig geköchelten Zwiebelsuppe im Winter.

Die Anwendung der Geschmacksrichtungen

Alle Organe, insbesondere die Milz, benötigen alle 5 Geschmäcker um optimal versorgt zu sein. Es ist optimal, wenn in einer Speise oder einer

Mahlzeit alle 5 Geschmäcker vorkommen. Sie haben folgende Eigenschaften und Wirkkräfte: Das Süße tonisiert, baut körpereigenes Qi auf und bringt es in Bewegung. Außerdem harmonisiert und entspannt es. Es ist für jeden Menschen, ganz besonders für Kinder und Jugendliche, die sich im Wachstum befinden, der wichtigste Geschmack. Das Scharfe wirkt verteilend und öffnet die Hautporen. Daher ist Schärfe der wichtigste Geschmack um sich gegen Kälte zu schützen. Ein warmer Yogitee, der aus einer Gewürzmischung, die wärmt und für das leichte Öffnen der Hautporen sorgt , vertreibt eine beginnende Erkältung. Die berühmte heiße Zitrone bewirkt hier das Gegenteil. Der saure Geschmack hält die Kälte im Körperinneren fest. Scharfes fördert außerdem die Durchblutung und regt die Funktionen von Herz und Kreislauf an. Milz und Magen werden durch Scharfes erwärmt. Das Salzige trocknet aus oder befeuchtet, je nach Zustand, trocken als Salz oder in Verbindung mit Flüssigkeit. Als Glaubersalz leitet es nach unten hin aus. Es reguliert das Säure-Basen Verhältnis und in Form von Meeresgemüse wird es zum Erweichen von Stagnationen und Ablagerungen benutzt. Das Saure/Adstringierende bewahrt die Körpersäfte, indem es vor übermäßigem Schwitzen schützt. Um die Essenz der Nieren zu bewahren und die Knochen zu schützen, ist es der wichtigste Geschmack.

Der saure Geschmack

Stärkt die Energie der Leber, bündelt sie und schützt vor überschießender Energie. Sie wird dem Yin zugeordnet. "Sauer" wirkt zusammenziehend und nährt das Yin und Jing (=Erbenergie). Die Säfte werden ergänzt und gehalten. Deshalb verwenden wir sie beim Sport. Saure-kühle Nahrungsmittel wirken erfrischend und entspannend auf das Leber Qi (z.B. Hefeweizen-Bier). Zuviel Saures schnürt die Leber jedoch ein und führt zur Leber-Qi Stagnation. Vorsicht auch bei Feuchtigkeitsstagnation, da es diese verstärkt. Der saure Geschmack hat auch die Eigenschaft, Substanzen, aber auch pathogene Erreger, in den Körper zu transportieren. Deshalb ist Vitamin C am Beginn einer Erkältung kontraindiziert. Wir unterlaufen damit das Abwehr-Qi und schleusen die pathogenen Erreger ins Körperinnere ein. Besser sind in dieser Phase scharfe zerstreuende Substanzen wie Zwiebel, Lauch und frischer Ingwer.

"Sauer" schnürt ein und verengt und kann damit zu Qi- und Blutstagnationen führen. Patienten mit Durchblutungsstörungen, Angina Pectoris, Herzinfarkt, Krampfadern, Hämorrhoiden und kalten Füßen sollten nur wenig saure Nahrungsmittel essen.

"Sauer" sammelt das Blut in der Leber, wirkt zusammenziehend und befeuchtend. Saure Tees und Säfte sind im Sommer und beim Sport sinnvoll, da sie den Flüssigkeitsverlust vermindern. "Sauer" hat die Wirkrichtung nach unten und ist bei aufsteigenden Erkrankungen, wie Neigung zur Wut, Migräne oder Blutdruckkrisen, zur Absenkung zu empfehlen.

Saure Lebensmittel können Kopfschmerz, Bluthochdruck, Sehstörungen oder Drehschwindel, vor allem verbunden mit einem heißen Kopf und kalten Füßen, verbessern. "Sauer" zieht das Yang vom Kopf in die Füße. Auch bei gegenläufigem Magen-Qi (Aufstoßen, Sodbrennen, Erbrechen,…) leitet "Sauer" nach unten und beruhigt.

Beruhigend wirkt "Sauer" auch bei unruhigem Herzen durch Leber Yin und Blut-Mangel. Durch hektische, stresserfüllte Lebensweise, ohne ausreichende Erholungsphasen, in der die eigenen Grenzen und Reserven nicht geachtet werden, entsteht zu viel Wind und Hitze. Dadurch werden die Blutreserven erschöpft und es tobt ein Sturm des nicht verankerten Qi. Dieser stört den Geist, der sich im Blut verankern will. Der Geist ist ständig abgelenkt, möchte dieses und jenes beginnen und vergeudet den Tag durch Pläne, die aufgrund der Schwächeerkrankung nicht umgesetzt werden. Hier kann der saure Geschmack die ausufernden Pläne zusammenfassen und innere Ruhe herbeiführen.

„Das Holz ist die Mutter des Feuers“ - gebündelte Leberenergie stärkt demnach auch das Herzblut.

"Sauer" wirkt auch aufrauend. Deshalb sollen Menschen mit Haarausfall und brüchigen Nägel saure Nahrungsmittel meiden.

Vor allem Menschen mit Sehnenproblemen, welche auf Grund eines Yin oder Blutmangels entstanden sind und „ausgetrocknete“ Menschen mit einem unregelmäßigem Lebensstil (+Kaffee und Zigaretten) profitieren vom sauren Geschmack.

Saure Nahrungsmittel: Preiselbeeren, Zitronen, Sauerkraut, Hagebutte, Weintrauben, Mango, Oliven, saure Beeren, Sauerteigbrot, Tomaten, Joghurt, Pilze, Essig, Senf.

Der bittere Geschmack

"Bitter" wirkt herabführend und wird dem Yin zugeordnet. Bitter-warm kräftigt das Herz-Qi, bitter-kalt kühlt das Herzfeuer. "Bitter" hat eine trocknende Eigenschaft und ist günstig bei Fehlernährung und einer schwachen Milz. Es wirkt laxierend (=abführend) und klärend. "Bitter" befreit die Arterien von Schleim, mildert die schädliche Wirkung von Cholesterin und schützt damit vor Arteriosklerose. Bei Hitze im Herzen (brennendes Gefühl in der Herzgegend, Palpitationen), meist bedingt durch Überarbeitung, Stress, falsche Lebensweisen oder schwere Erkrankungen, sollte bitter gegessen werden (z.B. Sellerie).

"Bitter" wirkt austrocknend und nährt das Herz. Jedoch nur in kleinen Mengen. Kaffee und Schwarztee täglich genossen, können bei Hitze-Menschen die Säfte zu rasch trocknen. Die Folge ist Herzfeuer mit Schlafstörungen und Nervosität. "Bitter" wirkt nach unten, deshalb werden bittere Kräuter in Verdauungslikören verwendet.

Hitze muss immer sofort aus dem Körper entfernt werden, da vorhandene Feuchtigkeit einköcheln kann und damit TAN (=Schleim) – einen extrem krankheitserzeugenden Faktor entstehen lässt.

Bei einer Leber-QI-Stagnation wirkt bitter befreiend.

"Bitter" wirkt durch seine herabsenkende Wirkung dämpfend und beruhigend. "Bitter" entfernt Feuchtigkeit aus dem unteren Erwärmer und nimmt so Pilzinfektionen den Nährboden. "Bitter" beseitigt auch Schleim-Hitze in der Lunge und wirkt gegen Parasiten im Darm.

Auch bei Menschen die zu überhitzen und aggressiven Energien neigen, kann Bitteres das Qi nach unten führen und den Geist beruhigen. Menschen die zu Qi- oder Yang Mangel neigen, sollten Bitteres einschränken. Auch wenn Sie unter Nervenentzündungen, Lähmungen, Parästhesien, oder Zahnproblemen leiden, sollten Sie Tee (oder generell bittere Nahrungsmittel) nur mäßig einnehmen.

Bittere Nahrungsmittel: Sprossen, Endivien, Chicoree, Kamille, Roggen, Zitronenschale, Bitterorange, Spargel, Amaranth, Sellerie, Papaya, Kakao.

Der süße Geschmack

Damit ist der neutral-süße Geschmack von lange gekautem Getreide oder Muttermilch gemeint. Nicht die Art von Süße, die wir vom Haushaltszucker kennen.

Zu viel Süßes bringt die Erde (Mitte) aus dem Gleichgewicht und schwächt sie dauerhaft. Die Erde hat eine Mittelposition und ihre Aufgabe ist die Stabilisierung. Alle Eindrücke bewegen sich auf das Zentrum zu und werden bewahrt. Der Geschmack Süß breitet sich nach allen Seiten mild aus und wirkt sanft verteilend. Er ist dem YANG zugeordnet. Vor allem Süß-Warmes stärkt Milz und Magen. Süß-Kühles schwächt Milz und Magen schnell, ist jedoch geeignet, um Magen-Hitze zu kühlen und das Yin zu tonisieren.

"Süß" stärkt die Mitte (Milz), baut das Verdauungs-Qi auf, befeuchtet und harmonisiert. Darunter fallen süßes Getreide, reifes Obst, brauner Zucker oder Rindfleisch.

"Süß" wirkt kräftigend und ergänzt verbrauchtes Qi. Es wirkt harmonisierend, versöhnend und entspannend. Deshalb verwenden gestresste Menschen den süßen Geschmack oft zu reichlich. Zuviel Zucker verbraucht Nervenvitamine, die Stressverarbeitung ist gestört, unverdaute Probleme erzeugen weiteren Stress und dieser wird wieder mit Zucker beruhigt. Es entsteht ein Teufelskreis.

"Süß" wirkt befeuchtend. Zuviel Feuchtigkeit führt zu Trägheit, Depression und Stagnation. "Süß" besänftigt die Leber, mildert Ärger und Ungeduld, befeuchtet die Lunge und besänftigt den Geist. Zuviel Süßes schwächt die Niere und führt zu Haarausfall, grauem Haar und schwachen Knochen. Süßer Geschmack verschlechtert Symptome wie Ausfluss, Auswurf, Schnupfen und Schleimbelastungen. Es ist jedoch günstig bei Trockenheit, trockenem Stuhlgang, trockenen Schleimhäuten oder Säfteverlust durch Hitze.

Der scharfe Geschmack

Wirkt zerteilend, öffnend und beseitigt Stagnationen. Er hat Yang-Qualität., regt die Qi-Bewegung an und verteilt es an der Oberfläche. Damit können wir Prozesse aus dem Inneren nach außen ableiten und pathogene Erreger aus der äußeren Schicht vertreiben. Scharf wirkt durch das beschleunigte Qi wärmend. Es kann das Schwitzen fördern und pathogene Faktoren aus der Haut beseitigen. Dabei werden Flüssigkeiten im Körper reduziert. Dies ist ideal bei Knöchelödemen oder Schleimblockaden im Körper. Scharfes mildert auch die Auswirkung von schleimbildenden Nahrungsmitteln wie Milch und Fleisch. Der scharfe Geschmack schützt vor Erkältungen, da er Schleim im Körper mindert und Flüssigkeiten reduziert. Ideal sind dazu Cayenne, Frühlingszwiebel, Lauch, Minze, Kamille und Ingwer.

Scharfe Nahrungsmittel zerstreuen und lösen Stagnationen. Bei Erkältungen lösen sie Schleim und leiten die Energie nach oben. Scharfe Gewürze helfen bei Infektionen, niedrigem Blutdruck und Verdauungsstörungen.

Scharf wirkt blähungstreibend und löst Stagnationen in der Verdauung. Der scharfe Geschmack befeuchtet die Niere, erwärmt und entspannt sie. Damit hat er eine anregende Wirkung auf den Geschlechtstrieb. Aber zuviel ist auch hier ungesund. Durch die trocknende Wirkung können die Sehnen nicht mehr genährt werden und es kommt zu Muskelverhärtungen und erhöhtem Verletzungsrisiko.

Grundsätzlich wirkt scharf entgiftend, ausleitend und Qi-bewegend, kann jedoch durch die entstehende Hitze, "Hitze in der Blutschicht" bewirken und damit Hautaffektionen (=Ausschläge) erzeugen. Es facht das Leber Feuer an. Bei Erkrankungen wie Apoplex, hohem Blutdruck und Schilddrüsenüberfunktion darf nur gering scharf gegessen werden.

Günstig ist scharfer Geschmack für Menschen, die energielos und unstrukturiert sind, die an Feuchtigkeitsansammlungen, leichten Durchblutungsstörungen oder an Kälteerkrankungen leiden.

Scharf-warm: Zimt, Ingwer, Knoblauch, Lauch, Senf, Pfeffer, Kochsalz, Basilikum, Muskat, Rettich, Zwiebel, Chili.

Der salzige Geschmack

Der salzige Geschmack hat eine bewahrende und konsolidierende Fähigkeit, wirkt befeuchtend, erweichend und mild auflösend. Er wirkt kühlend, ist abwärts-einwärts gerichtet und nährt das YIN. Mit dem salzigen Geschmack kann man knotige Veränderungen auflösen, z.B. in der Schilddrüse, den Eierstöcken oder in der Muskulatur. Verstopfungen werden aufgelöst und Nahrungsstagnationen beseitigt. Bei aufsteigendem Leber Yang oder Hitze sollte Salziges reduziert werden. Körperlich hart arbeitende Menschen sollten mehr Salziges essen als Stubenhocker. Wird zuviel Salziges verzehrt, wird das Blut angegriffen es erzeugt Spannungen, Zorn und Aggressivität. Der salzige Geschmack wirkt auf die Niere und Blase. Er wirkt aufweichend und nach unten (abführend und ausleitend). Er baut die Körpersäfte auf und nährt die Essenz (Erbenergie).

Salzig: Meeresalgen, Sojasauce, Miso, Schweinefleisch, Ente, Schinken, Hirse, Tintenfisch, Krebs, Hartkäse, Vorsicht: Fertiggerichte haben einen extrem hohen Salzgehalt.

Im Nei Jing ist zu lesen:

" Der saure Geschmack geht zuerst in die Leber, das Bittere geht zuerst zum Herzen, das Süße reist zuerst zur Milz , das Scharfe geht zuerst zur Lunge und das Salzige geht zuerst zur Niere.**"**

Kaffee aus Sicht der TCM

Kaffee wird durch die Röstung thermisch heiß. Er besitzt jedoch eine paradoxe Wirkung. Zuerst erzeugt er eine plötzliche innere Erhitzung, facht das Herzfeuer an und beflügelt das Shen (=Geist). Danach kühlt die Peripherie (Füße, Hände und Gesäß) jedoch rasch ab. Er hat eine bittere und trocknende Wirkung und leitet die Feuchtigkeit nach unten ab. Dadurch kann das Shen gefestigt werden. So kann er bei Menschen mit Herzfeuer sogar einschlaffördernd wirken. Längerfristig erschöpft er jedoch das Herz-Yin und sollten deshalb von Menschen mit Schlafstörungen gemieden werden. Bei übermäßigem Kaffeegenuss kann der Blasenmeridian stark abkühlen und wird dadurch geschwächt. Deshalb sollte zum Kaffee immer Wasser (im Verhältnis 1:1) getruncken werden.

Tee aus Sicht der TCM

Schwarzer und grüner Tee wirken abkühlend und haben einen bitteren Geschmack. Besonders im kleinen Becken. Dies kann bei manchen Menschen die Konzentration verbessern, aber bei Menschen mit einem Nieren Yang Mangel, kann er Rücken und Kniebeschwerden verstärken. Im Herbst kann bitterer Tee das Qi tief im Körperinneren bewahren, sollte aber mit wärmenden Kräutern gemischt werden. Bei Menschen mit Zeichen einer Feuchtigkeitsretention kann Tee helfen die Feuchtigkeit auszuleiten helfen. Auch bei Menschen die zum Überhitzen und zu aggressiven Energien neigen, kann Tee das Qi nach unten führen und den Geist beruhigen. Menschen die zu Qi- oder Yang-Mangel neigen, sollten Bitteres einschränken. Auch wenn Sie unter Nervenentzündungen, Lähmungen, Parästhesien und Zahnproblemen leiden, sollten Sie Tee (oder generell bittere Nahrungsmittel) nur mäßig einnehmen.

Thermische Wirkung der Nahrungsmittel

Heiße Energie haben alle scharfen Gewürze, Gegrilltes oder hochprozentiger Alkohol. Sie haben eine Yang-steigernde Wirkung. Sie schützen im Winter in kleinen Mengen vor Kälte und werden zum Ausgleich von energetischen Kälte- und Mangelzuständen eingesetzt. Besonders wichtig für Vegetarier und Rohkostfans. Andererseits können heiße Nahrungsmittel Hitzeerkrankungen (Neurodermitis, Entzündungen…) verstärken. Sie trocknen die Körpersäfte aus und schwächen die Yin-Energie.

Warme Energie haben die meisten Fischsorten, Suppen, Geflügel, Kaffee und Rotwein. Sie bauen Qi (Energie) auf, sind vitalisierend und wärmend. Im Übermaß führen sie zu Yang-Fülle mit innerer Gereiztheit, Kopfschmerzen und Bluthochdruck.

Neutrale Nahrungsmittel wie Getreide, Gemüse, Eier,... sollten die Basis jeder Ernährung bilden.

Kühlende Nahrungsmittel wie Salate, Obst, Soja und Bier. Sie bauen das Yin auf und nähren das Blut und die Körpersäfte.

Zu den kalten Nahrungsmittel zählen Südfrüchte, Orangen, Eis, Mineralwasser, Melonen, Kiwi, Joghurt,... Viele Dinge, die bei uns als gesund gelten, können bei zu einseitigem und hohem Konsum Probleme machen, indem sie das Verdauungsfeuer kühlen. Dadurch kann unsere Mitte aus der Nahrung keine Energie erzeugen. Verdauungsprobleme, leichtes Frieren und diätresistentes Übergewicht sind die Folge. Wo kein Feuer ist kann nichts verbrennen. Im Sommer kann ein Übermaß an kühlen Nahrungsmitteln zwar kühlen, aber zu Durchfall und Schwäche führen.

Therapeutische Prinzipien können allerdings nur angewendet werden, wenn eine ärztliche Diagnose, basierend auf dem Wissen der TCM, vorliegt. In der normalen Ernährung ist ein ausgewogenes Verhältnis und ein Wissen um die Qualität der Nahrungsmittel wichtig. In der Fünf-Elemente Ernährung ist nichts verboten - je nach ihrer persönlichen Konstitution, je nach Jahreszeit oder Witterung werden wir einzelne Nahrungsmittel intuitiv bevorzugen oder ablehnen. Ein Wissen um ihre persönliche Konstitution kann die Orientierung erleichtern.

Quelle: Artikel von Martha Heinen, Buchautorin von "Kochen und Leben mit den Fünf-Elementen" erschienen im Windpferdverlag,

11. Der Darm - Die Basis unserer Gesundheit

Gesunder Darm und guter Magen,

Sie können vielerlei vertragen

Und manches Leid, und mancher Harm,

Verschwinden bei gesundem Darm.

Altüberlieferter Reim

Der Magen Darm-Trakt ist die größte und komplexeste Lebensgemeinschaft im menschlichen Körper. Wesentlich ist das Gleichgewicht zwischen einer gesunden Darmflora, der körpereigenen Abwehr und den immunregulatorischen Zytokinen. Eine Verschiebung dieser empfindlichen Faktoren kann in einer chronischen Entzündung enden, welche nicht mehr durch körpereigene Mechanismen in den Griff zu bekommen ist. Erkrankungen wie Zöliakie, Lebensmittelallergien, chronisch entzündliche Darmerkrankungen, reaktive entzündliche Gelenkserkrankungen, Infektanfälligkeit und Tumore des lymphatischen Gewebes stellen einige der Krankheitsbilder dar, die aus einem Ungleichgewicht entstehen können.

Über den Darm nehmen wir alle für den Körper wichtigen Nährstoffe auf. Vergleichbar ist der Darm mit den Wurzeln einer Pflanze. Wir wissen, dass der Boden das Wachstum und die Widerstandsfähigkeit einer Pflanze bestimmt. Unsere Vitalität und Gesundheit hängt in vergleichbarem Maße von dem ab, was wir essen, wie wir essen und wie infolgedessen unser Darmmilieu beschaffen ist. Unser Darm hat vielfältige Aufgaben. Nicht nur, dass er für den Transport und die Ausscheidung der Nahrung zuständig ist, es erfolgt auch die Aufnahme von Nährstoffen und deren Auswahl im Darm. In der Darmschleimhaut sind Immunglobuline, welche einen wahllosen Transport von Substanzen verhindern. Allergene und schädliche Bakterien erfahren eine Barriere. Was manchen nicht so bekannt scheint, ist eine wichtige Rolle für unsere Infekt und Tumorabwehr. Unser Darm besitzt 80% des Lymphgewebes in Form der Payerschen Plaques und 50% der Lymphknoten sind dem Darm zugeordnet. So ist mit Sicherheit anzunehmen, dass ein schwacher Darm die Abwehr maßgeblich einschränkt. In jedem Gramm Stuhl eines gesunden Menschen befinden sich zwischen hundert Milliarden und einer halben Billion Mikroorganismen. 60% unseres Stuhlvolumens sind Bakterien. Die Zusammensetzung der verschiedenen Bakterienarten stellt ein empfindliches Gleichgewicht dar. 90% sind den Bifidobakterien und Bacterociden, 10% den Coliformen, Enterokokken und Lactobacillen zugeordnet und nur 1% besteht aus Proteus, Staphylokokken, Clostriedien und Hefepilzen. Die Übergänge zur gestörten Darmflora sind fließend und können durch einen Mangel an guten Darmkeimen oder einer Überwucherung von schädlichen Keimen und Pilzen entstehen. Eine funktionstüchtige Darmflora ist die Basis eines gesunden Organismus. Sie hat eine Schutzfunktion für die Darmwand, reguliert das Darmmilieu und ist wesentlich an der Aufnahme von Vitaminen wie Folsäure, Laktoflavin, Vitamin K und den Vitaminen des B- Komplexes beteiligt. Sie ist durch unsere Lebensweise leicht zu stören. Störungen entstehen durch Infektionen, Fehlernährung, Antibiotikamissbrauch, Stress und vielem mehr und sind häufig die Ursache von Verdauungsstörungen, Entzündungen, Verstopfung, Durchfall und Blähungen. Aber nicht nur Verdauungsprobleme können eine kranke Darmflora bedingen. Noch viel wichtiger sind Störungen im Immunsystem (Allergien, Autoimmunerkrankungen, Krebs..), Hauterkrankungen und eine Mangelversorgung von wichtigen Nährstoffen.

Die Vermehrung pathogener (= krankhafter) Keime führt zur Bildung körpereigener, giftiger Substanzen, zur Stoffwechselbelastung der Leber und zur Verteilung von Toxinen (= Giften) über den Lymphfluss mit der Möglichkeit der Ablagerung vorzugsweise im lockeren Bindegewebe. Gleichermaßen führt eine Darmdysbiose (= Fehlbesiedelung des Darmes mit Darmkeimen) über eine vermehrte aktive und passive Resorption (= Aufnahme) von Antigenen (= Krankheitskeimen) zu einer Überlastung und folgenden Erschöpfung des darmassozierten Immunsystems. Folgen sind Infektanfälligkeit oder die Ausbildung von Allergien. Umgekehrt fördert eine Immunschwäche die Entwicklung einer gestörten, mit pathogenen Keimen überwucherten Darmflora. Wenn man die resorptionsfähige Fläche unseres Darms misst, kommt man auf ca. 150 m2 - im Gegensatz zu unserer äußeren Haut (2 m2). So wie unsere Haut hat auch unsere Darmschleimhaut eine wichtige Barrierefunktion zwischen Körperaußenseite und Körperinnenseite. Dies bedeutet, dass der gesamte Verdauungstrakt (von der Mundhöhle bis zum Anus) eigentlich Körperaußenseite ist. Dem Darm fällt die Aufgabe zu, alle unbrauchbaren Substanzen, Gifte und Krankheitserreger, in enger Zusammenarbeit mit dem Immunsystem, abzuwehren. Diese Leistungsfähigkeit hängt ganz wesentlich von einer ausgewogenen Symbiose der Darmbakterien ab, die aus einer Vielzahl verschiedener Mikroorganismen bestehen. Sie bilden das Ökosystem des Darms. Wiederkehrende entzündliche Prozesse, Medikamente wie Aspirin, Zytostatika, Antibiotika und der Verzehr von Fertiggerichten mit Emulgatoren und Verdickungsmitteln können die Darmschleimhaut durchlässig werden lassen - vergleichbar mit einem Sieb. Die Stabilität der Darmschleimhautbarriere bricht somit ein. Antigen wirkende Nahrungsbestandteile, Viren, Bakterien und Pilze gelangen so in das Körperinnere und lösen eine allgemeine Immunreaktion aus, die sehr unterschiedlich ausfallen kann. Am häufigsten entwickeln sich versteckte Nahrungsmittelunverträglichkeiten, die das Immunsystem chronisch belasten und teils auffällige, teils nur ganz unspezifische Symptome produzieren, die sich erst einmal nicht mit dem Verzehr bestimmter unverträglicher Lebensmittel in Verbindung bringen lassen. Die Darmflora beeinflusst auch das Körpergewicht. Etwa 90% der Bakterien lassen sich zwei großen Gruppen zuordnen. Der Gruppe der „Firmicuten“ und der

Gruppe der „Bacteroidetes". Forscher der Washington University haben herausgefunden, dass die Zusammensetzung der Darmflora eines Menschen direkt mit dessen Körpergewicht in Beziehung steht. Im Darm von Übergewichtigen kommen die Firmicuten, etwa in einem Verhältnis von 8:1, deutlich häufiger vor als die Bacteroidetes. Bei Normalgewichtigen ist hingegen das Verhältnis 4:1. Eine besondere Eigenschaft der Firmicuten ist, dass sie unverdauliche Ballaststoffe viel besser abbauen können als die Bacteroidetes. Als Folge bekommt der Mensch mit zu vielen Firmicuten im Darm seine Ballaststoffe von dieser Bakteriengruppe so stark zerkleinert, dass sie für ihn verdaubar werden. Es entsteht eine zusätzliche Kalorienquelle im Darm. Das bedeutet, dass beim Verzehr der gleichen Nahrungsmenge, je nach Darmflorazusammensetzung, unterschiedlich viele Kalorien aufgenommen und in Fettgewebe umgewandelt werden. Eine kohlenhydratreduzierte Ernährung führt zu einer erwünschten Zunahme der Bacteroidetes Arten.

Die Darmflora hat auch einen wichtigen Einfluss auf die Scheidenflora. Vermutlich dient der Darm als Reservoir für Laktobazillen, welche wichtig für eine intakte Scheidenflora sind. Aus diesem Grund leiden auch so viele Frauen nach Antibiotikaeinnahme unter Scheidenpilzinfektionen. Die Milchsäureproduktion unter Östrogeneinfluss ist verantwortlich für einen stabilen pH-Wert von 3,5 und 4,5. Wird er weniger sauer, steigt das Risiko, dass krankmachende Keime die Scheide besiedeln können. Dann entstehen Beschwerden wie Juckreiz, Ausfluss, Brennen und eine trockene Scheide. Ursachen für eine gestörte Vaginalflora sind Stress, Hormonschwankungen, oder Östrogenmangel im Wechsel, in der Schwangerschaft oder nach der Geburt.

Die Laktobazillen in der Scheide schützen auch den Harntrakt vor Entzündungen. Eine gesunde Darm- und Scheidenflora konnte das Harnwegsinfektionsrisiko um bis zu 73% senken. *Quelle: Dr. Petricevic, Univ. Wien*

Der Darm, das verkannte Wesen mit „Hirn" und „Intuition"

Das Nervensystem des Darms bildet nach neuesten Forschungen und alten Weisheiten unser zweites Gehirn und unsere Intuition. Unser Darm kann Gefühle wahrnehmen und ans Gehirn weiterleiten. Er erzeugt fast 95% des Glückshormons Serotonin. Diese Botenstoffe können sowohl unsere Gefühle wie auch die Verdauung beeinflussen. Informationen werden dadurch dauernd zwischen unserem „Kopf-Hirn" und „Bauch-Hirn" hin und her geschickt. Wer kennt nicht das Druckgefühl im Bauch oder Durchfall, wenn man aufgeregt ist oder Angst hat. Auch Sätze wie „Ich entscheide dies aus dem Bauch heraus“ haben nichts mit Gefühlsduselei zu tun. Michael Weger z.B dazu: „Darmprobleme bei Erwachsenen stehen oft im Zusammenhang mit dem Kampf um Macht oder dem Zustand der Ohnmacht oder der Angst, nicht zu genügen. Auch Liebesentzug, unterschwellige Aggression oder Resignation können einen Einfluss darauf haben.“

Neigung zu Durchfall kann der Kampf um Anerkennung oder die Angst vor Überforderung sein.

Bei Verstopfung kann der Mensch nichts mehr hergeben. Es kann sein, dass er zu oft enttäuscht worden ist, vielleicht zu viele Opfer gebracht hat bzw. ausgenutzt worden ist.

Menschen mit Darmproblemen sollten lernen sich selbst anzunehmen und zu lieben wie sie sind, um sich dadurch unabhängig zu machen von Kritik und Lob von außen.

In der Chinesischen Medizin hat der Dünndarm die Funktion „das Reine vom Unreinen zu trennen“. Jedoch nicht nur auf körperlicher, sondern auch auf mentaler und spiritueller Ebene. Auch unsere geistige Nahrung und unsere Emotionen müssen verdaut werden. Der Bauch wird dem Element Erde (Magen und Milz-Pankreas) Meridian zugeordnet. In der TCM ist dies die Mitte – unser inneres Zentrum. Wenn wir uns zu viel um die Sorgen anderer Menschen kümmern, verlieren wir unsere Mitte. Der Dickdarm ist der Abfallsammler – der "Unterscheider" zwischen Schädlichem und Unschädlichem. Er hat einen engen Bezug zur Lunge und zur Haut. Seine Aufgabe ist nicht nur die Ausscheidung von Abfallstoffen, sondern auch das Vermögen, liebevolle Beziehungen zu pflegen und schädliche aufzulösen. Je weniger ausgeglichen unsere Energien sind, desto stärker wird unser Bedürfnis nach Kontrolle über unser Leben.

Ursachen für eine Dysbiose:

Medikamente: Antibiotika, besonders Sulfonamide, Kortison und Immunsuppressiva, Chemo- und Strahlentherapie, Schmerzmittel, Antibaby-Pille, Röntgenstrahlen, Mittel gegen Verstopfung,

Erkrankungen des Verdauungstraktes: Durchblutungsstörungen des Verdauungstraktes, Leber-Gallen-Bauchspeicheldrüsenerkrankungen, Divertikulose, Stenosen, Fisteln,

Umweltbedingt: Schwermetallvergiftungen (Blei, Cadmium, Quecksilber, etc.)

Schwere Darminfektionen: Alle Arten Darm schädigender Bakterien, Darmmykosen (Pilze, Candidabefall)
Ernährungsbedingt: Fastenkuren, Nahrungsmittelintoleranzen, denaturierte Nahrungsmittel (Zucker, Weißmehl), Glutenallergie, Farbstoffe, Konservierungsmittel, einseitige Ernährung, Vitaminmangel, Störung des Säure-Basen-Haushaltes
Psychische Faktoren: Traumata, Stress, Sorgen.
Erkrankungen: Diabetes, Allergien, Autoimmunerkrankungen, Krebsleiden kann stets eine gestörte Darmflora vermutet werden.

Wie klärt man ab, ob der Darm gesund ist?

- Anamnese: Genaue Befragung der Beschwerden
- Schulmedizinische Abklärung der Ursachen: Ultraschall, Allergiediagnostik, Laktose-, Fructose-, Sorbitintoleranzabklärung,
- Ausführliche Blutuntersuchung auf Entzündungsparameter, Vitamin- u. Spurenelementemangel, Histaminintoleranz- und Zöliakieabklärung.
- Intestinales Ökogramm (im Stuhl wird die Besiedlung mit Bakterien und Pilzen gemessen, es erfolgt eine Analyse von Verdauungsrückständen und Entzündungsparametern, und es wird das Ausmaß der Darmdurchlässigkeit festgestellt). Damit erlangt man wichtige Erkenntnisse über den Zustand der Darmflora, der Verdauung und der Darmimmunität.

Wann sollte eine Darmsanierung überlegt werden?

* Beschwerden im Magen-Darm-Trakt wie Sodbrennen, Magenbeschwerden, Völlegefühl, Durchfallneigung, Obstipation, wechselhafte Stühle mit Blähungen und häufigem Windabgang, Divertikulose, Colitis, alle Erkrankungsformen des Verdauungssystems, Divertikulose, Reizdarm
* Scheideninfektionen
* Infektanfälligkeit wie z.B. häufige Halsentzündungen, Stirnhöhlen-, Kieferhöhlen- Vereiterungen, Erkältungsanfälligkeit
* Hautproblemen: Neurodermitis unreine und/oder welke Haut, Zellulitis
* Muskel- und Gelenkbeschwerden mit chronischen Schmerz-

syndromen, bis hin zu Erkrankungen des rheumatischen Formenkreises, Arthrose, Arthritis, Autoimmunerkrankungen, Rheuma und Krebs, Allergien, allergischem Asthma, Heuschnupfen, Neurodermitis

* Resorptionsstörungen, Nahrungsmittelallergien
* Übergewicht, Stoffwechselstörungen, Gicht, Hypertonie, erhöhte Blutfettwerte, Diabetes Typ 2
* Vor Einleitung weiterer ganzheitlicher Therapiemaßnahmen – z.B. Immuntherapie bei Krebs
* Migräne, Reizbarkeit, Depressionsneigung, Menstruationsbeschwerden, Wechselbeschwerden, PMS
* Nach Antibiotikatherapie, Chemotherapie, Kortisonbehandlung, Strahlentherapie

Probiotika

Probiotika sind lebende Mikroorganismen, welche bei ausreichender Zufuhr einen positiven Einfluss auf die Gesundheit haben. *Definition WHO*

Kaum eine andere Lebensmittelgruppe hat in den vergangen Jahren so große Beachtung in der Wissenschaft gefunden, wie die probiotischen Produkte.

Eine Verschiebung im empfindlichen Gleichgewicht der Darmflora kann in einer chronischen Entzündung enden, welche nicht mehr durch körpereigene Mechanismen in den Griff zu bekommen ist. Viele Erkrankungen können dadurch ausgelöst werden. Antibiotika oder Chemotherapeutika sind häufig Auslöser für diese Problematik.

Es gibt einige physiologische Bakterien, welche zur Unterstützung verabreicht werden können, um einer Dysbalance entgegenzuwirken. Zum Beispiel E. coli nissle: Sie werden bei Colitis ulcerosa und M. Crohn zur Rezidivprophylaxe eingesetzt und wirken dabei genauso gut wie die Standardtherapie mit Mesalazin. Ein Problem der Bakterienstämme ist, dass sie nur sehr selektiv wirken. Das bedeutet, die richtige Bakterienart muss genau ausgewählt werden, da die Wirkmechanismen unterschiedlich sind. Es gibt kein universales Probiotikum. Sie können in Form von Joghurt, Drinks, milchsauer vergorener Nahrungsmittel, als Kapseln oder als Pulver eingenommen werden. Man muss jedoch auf die genaue Bezeichnung (ein dreiteiliger Name) achten, wenn man eine bestimmte Wirkung erreichen möchte. Sie werden häufig in Zusammenhang mit dem Immunsystem zur Abwehrstärkung und als Krebsvorbeugung eingesetzt. Die Zahl der wissenschaftlichen Studien hat in den letzten Jahren stark zugenommen. So können Probiotika die Infektionen im Winter reduzieren (Lactobacillus gasseri, Bazillus longum, Bazillus bifidum, Lactobazillus casei defensis). Der Lactobacillus reuteri wiederum kann bei Fieber, Durchfall und Atemwegserkrankungen der Kinder verabreicht werden. Auch im Hinblick auf die Antitumorwirkung gibt es Daten zu Lactobazillus casei shirota. Die Studie zeigte eine reduzierte Häufigkeit von Rezidiven bei Harnblasenkrebs.

Im Sinne einer Evaluierung hat die EU 1995 eine Expertenkommission ins Leben gerufen, die alle Studienergebnisse zu den Wirkungen von Probiotika sichten und interpretieren sollte. Folgende gesundheitliche Wirkungen wurden bestätigt:

- ✓ *Linderung der Symptome der Lactoseintoleranz*
- ✓ *Verbesserung der Immunantwort*
- ✓ *Verkürzung der Dauer von Durchfallerkrankungen*
- ✓ *Senkung von Krebserkrankungen im Magen-Darm-Trakt*
- ✓ *Vorbeugung von Blasenkrebs*
- ✓ *Regulation der Darmtätigkeit*

Hilfe bei Durchfällen: Eine Metaanalyse von 2002 bestätigt, dass Lactobacillen den Schweregrad von Durchfallerkrankungen reduzieren. Auch eine deutliche Verkürzung der Rekonvaleszenzzeit nach Durchfallerkrankungen von 5,3 auf 3,8 Tage konnte belegt werden. Bei Antibiotikaeinnahme konnte eine begleitende Probiotikaaufnahme die Häufigkeit von Durchfällen um etwas 2/3 senken. *Quelle: Studie von van Niel et. al.*

Eine weitere Studie zeigte bei chronischer Verstopfung eine Verbesserung der Symptomatik bei 89% der Studienteilnehmer.

Antibiotika zerstören Darmkeime: Forscher der Stanford University in Kalifornien fanden heraus, dass schon eine kurze Antibiotikatherapie für langfristige Veränderungen der Darmflora sorgt. Bei Stuhluntersuchungen hatte jeder Teilnehmer ein relativ stabiles Bakterienmuster, welches durch die Antibiotikagabe durchbrochen wurde. Bei den meisten Teilnehmern erholte sich die Flora wieder, bei einigen verschwand eine Bakterienart aber völlig und tauchte auch nicht wieder auf. Bei anderen wurde die fehlende Bakterienart einfach durch andere verwandte Arten ersetzt. Die Forscher sehen darin einen weiteren Grund, Antibiotika nur einzusetzen, wenn es wirklich notwendig ist und dadurch die Darmflora zu schützen. Eine gefürchtete Nebenwirkung ist die antibiotikaassoziierte Diarrhöe (AAD). Probiotika können dieser vorbeugen und sie lindern. Dabei ist es jedoch wichtig, die richtige Keimzusammenstellung zu verwenden, denn nur ganz bestimmte Stämme zeigen Erfolg.

Quelle: New Scientist, Vo 207, McFarland LV. Metaanalysis of probiotics for the prevention of antibiotic associated diarrhea and the treatment of Clostridium difficile disease. AM J Gastroenterol 2006; 101 812-822

Bei Fettleber: Erste Ergebnisse aus zwei Pilotstudien zeigen eine Verbesserung der Leberwerte bei Fettleber und Steatohepatitis.

Allergische Erkrankungen: Eine holländische Studie (Prof. Ger Rijkers) untersuchte den Einsatz von drei speziellen Keimen in der Vorbeugung von allergischen Erkrankungen und Neurodermitis bei Kindern, die aus einer familiär stark vorbelasteten Familien kommen. Die Ergebnisse sind vielversprechend. Die mit Probiotika behandelten Kinder entwickelten deutlich weniger Ekzeme. *Quelle: Studie Niers et al., 2009 "The effects of selected probiotic strains on the development of eczema (the PandA study) Allergy"*

Darmbarriere: Forschungsarbeiten sind auch im Zusammenhang mit der Störung der Darmbarriere im Gange. Durch verschiedene Einflüsse (chron. entzündliche Darmerkrankungen, Fehlernährung, Infekte, Stress,...) kommt es zu einer Verschiebung der Darmbakterien und damit zu einer unterschwelligen Entzündung. Durch die Gabe von Probiotika wird versucht die Verschiebung zu verhindern und damit die Barriere wieder zu stärken.

Beim Einsatz von Probiotika ist es, laut dem österreichischen akademischen Institut für Ernährungsmedizin (Prof. Widhalm) wesentlich: *„Es ist wichtig zu wissen, was für ein Produkt, in welcher Dosis, für welchen Zeitraum und für welche Indikation empfohlen wird".*

Quelle: Weltgesundheitsorganisation für Gastroenterologie (www.worldgastroenterology.org) ist jene Organisation, die die neuesten Informationen zu Probiotika zusammenfassen und bewerten, Interview Prof. Heinz Hammer, Abteilung für Gastroenterologie, Univ. Graz, Ärztewoche 7.1.2011 Christian Vajda, JEM- Journal für Ernährungsmedizin, Juni 2009, Seite 30-31

Die Darmflora beeinflusst das Körpergewicht: Forscher der Washington University haben herausgefunden, dass die Zusammensetzung der Darmflora eines Menschen direkt mit dessen Körpergewicht in Beziehung steht. *(genauere Ausführungen im Kapitel Gewicht)*

12. Insulinresistenz

Mischformen und Symptome, die häufig damit verbunden sind: Metabolisches Syndrom, Syndrom X, Diabetes mellitus, erhöhte Blutfettwerte, Bluthochdruck, Übergewicht, erhöhtes Homocystein

Physiologie der Insulinresistenz

Insulin wird in den Betazellen der Bauchspeicheldrüse gebildet. Es ist im Pankreas als wasserunlöslicher Zinkkomplex gespeichert. Insulin gelangt über das Pfortaderblut in die Leber. Die Insulinausschüttung ist phasenabhängig. Steigt der Zuckerspiegel plötzlich an und bleibt auf höherem Niveau, kommt es zu einer zweimaligen Insulinfreisetzung. Auf eine schnelle Ausschüttung innerhalb von einigen Minuten, folgt eine zweite langsame Freisetzung. Nach 2 - 3 Stunden nimmt die Insulinausschüttung auch bei immer noch hohem Zuckerspiegel ab. Insulin stimuliert in Muskeln und Fettzellen die Aufnahme von Glukose, Aminosäuren und Fettsäuren. Es fördert den Abbau von Triglyceriden (Fett) im Blut. Die dabei freiwerdenden Fettsäuren werden ins Fettgewebe transportiert und dort gespeichert. Insulin aktiviert auch die Bildung von Glykogen (gespeicherter Zucker) und Proteinen (Eiweiß). Dagegen hemmt es den Fettabbau, Glykogenabbau und Proteinabbau.

Für Interessierte:

Im Pankreas (= Bauchspeicheldrüse) gibt es hormonbildende Zellen – die Inselzellen. 80% davon – die so genannten Betazellen - produzieren Insulin, 15% Alpha-Zellen produzieren Glukagon und wenige Zellen (D-Zellen) das Hormon Somatostatin. Das Insulinpeptid wird zunächst in Form einer Kette produziert (Präproinsulin). Durch enzymatische Spaltung entsteht das Proinsulin und durch Proteolyse des C-Peptids entsteht Insulin. Dieses ist in der Pankreas als wasserunlöslicher Zinkkomplex gespeichert. Insulin gelangt über das Pfortaderblut in die Leber. Die Insulinausschüttung wird durch einen Anstieg der Glukose im Blut, durch einige Aminosäuren (Leucin, Arginin und Alanin), Acetoacetat, gastrointestinale Hormone (Glukagon, Sekretin, Gastrin, Somatotropin) und Fettsäuren stimuliert. Glucose wird nach Aufnahme in der Zelle glykolytisch abgebaut (Enzyme) und ATP (Energiemolekül) entsteht. Dabei schließen sich die Kaliumkanäle, was zu einer Depolarisierung der Zellmembran führt. Dadurch wirkt ein ausreichend hoher Kaliumspiegel fördernd auf die Insulinauschüttung. Ein Kaliummangel hemmt diese jedoch. Durch die Depolarisation werden die Kalziumkanäle geöffnet und die Insulingranula freigesetzt. (Hier setzt der Sulfonylharnstoff z.B. Amaryl mit seiner Wirkung an). Insulin wird durch Enzyme in Leber, Niere und Muskeln wieder abgebaut. Die biologische Halbwertszeit beträgt ca. 30 Minuten. Die Insulinausschüttung ist phasenabhängig. Steigt der Zuckerspiegel plötzlich an und bleibt auf höherem Niveau, kommt es zu einer zweimaligen Insulinfreisetzung. Auf eine schnelle Ausschüttung innerhalb von einigen Minuten, folgt eine zweite langsame Freisetzung. Nach 2 - 3 Stunden nimmt die Insulinausschüttung auch bei immer noch hohem Zuckerspiegel ab. Die gastrointestinalen Gewebshormone (Glukagon, Sekretin, Gastrin, Somatotropin) stimulieren bei Zuckeraufnahme durch den Darm die Insulinfreisetzung schon bevor die Glukose resorbiert (ins Blut gelangt) ist. Das vegetative Nervensystem beeinflusst über das Acetylcholin ebenfalls die Insulinausschüttung. Insulin stimuliert in Muskeln und Fettzellen die Aufnahme von Glukose, Aminosäuren und Fettsäuren. Es fördert den Abbau von Triglyceriden im Blut. Die dabei freiwerdenden Fettsäuren werden ins Fettgewebe transportiert und dort gespeichert. Insulin aktiviert auch die Bildung von Glykogen und Proteinen. Dagegen hemmt es den Fettabbau, Glykogenabbau und Proteinabbau.

Der Weg von der Insulinresistenz zum Metabolischen Syndrom

Als erstes fällt vielleicht ein großer Bauchumfang (Apfelform) auf. Besteht, aus welchem Grund auch immer (extrem kohlehydratreiche Ernährung, chronischer Stress mit permanenter Cortisolausschüttung, Serotoninmangel….), ein permanent erhöhter Blutzucker so kommt es auch zu einer dauernden Insulinauschüttung. Diese sollte den Zucker im Blut in die Zellen schleusen. Diese schützen sich aber vor dem Überangebot indem sie die Andockstellen für das Insulin reduzieren. Dadurch entsteht die sogenannte „Insulinresistenz“. Der Blutzucker im Blut steigt daher stetig an. Die Bauchspeicheldrüse schüttet nun auch noch unreifes Insulin, das sogenannte Proinsulin, aus, um dem Blutzucker entgegenzuwirken. In diesem Stadium kann man nun durch die Messung des Proinsulins eine Insulinresistenz erkennen. Dies ist wichtig, denn irgendwann ist die Bauchspeicheldrüse erschöpft und gibt die Insulinproduktion unwiderruflich auf. Dann ist der Mensch „zuckerkrank“ (=Diabetes mellitus Typ II).

Das unreife Proinsulin regt dummerweise das Fettgewebe an, weiter zu wachsen. Ein Teufelskreis ist im Gange. Auch für die Blutfette hat dies Folgen. Der erhöhte Blutzucker stört die Fettverarbeitung, Triglyceride erhöhen sich, in weiterer Folge auch LDL und das HDL (schützende Cholesterin) sinkt. Das Fettgewebe am Bauch bildet Stoffe, die einerseits den Blutdruck steigen lassen, andererseits Stoffe, die die Entzündung fördern. Entzündungsfaktoren spielen eine große Rolle in der Entstehung von Arteriosklerose und der damit verbundenen Verengung der Herzkranzgefäße. Messen kann man dies mittels hsCRP (=hoch sensitives C-reaktives Protein). Ein weiterer Risikofaktor ist das Homocystein, es steigt rasch an, wenn der Abbau (dazu ist Vitamin B12 und Folsäure + Vitamin B6 wichtig) nicht ausreichend erfolgen kann. Homocystein greift unsere Blutgefäße von innen an.

Homocystein, erhöhtes LDL, Entzündungsfaktoren, erhöhter Blutdruck, (alle Faktoren zusammen werden als Metabolisches Syndrom bezeichnet), sie greifen die Wände der Blutgefäße an und führen zur Bildung von Plaques, einer Art hartem, fettigem Narbengewebe. Diese Plaques wachsen weiter und führen dazu, dass die Gefäße immer enger werden. Damit steigt das Risiko, dass sich kleine Gefäße ganz verschließen. Liegt das Gefäß am Herzen, erleiden man einen Herzinfarkt, liegt es im Gehirn, einen Schlaganfall.

Metabolisches Syndrom = Syndrom X

Das metabolische Syndrom, das Ende der 80er und Anfang der 90er Jahre von Gerald M. Reaven erstmals als Insulinresistenz-Syndrom beziehungsweise „Syndrom X“ beschrieben wurde, bezeichnet nach allgemeiner Übereinkunft eine Kombination verschiedener Risikofaktoren, die häufig gemeinsam auftreten und irgendwann zum Herzinfarkt oder Schlaganfall führen. Wir Ärztinnen und Ärzte haben für diese Faktoren verschiedene Ausdrücke.

Die Insulinresistenz (=der gemeinsame Auslöser), die Glucoseintoleranz (Zucker kann nicht verstoffwechselt werden), die Hyperinsulinämie (erhöhte Insulinauschüttung), Diabetes mellitus (Zuckerkrankheit), Dyslipoproteinämie (alle Blutfette sind erhöht), Hypercholesterinämie (Cholesterinwerte sind erhöht), Hypertonie (hoher Blutdruck), Adipositas (Übergewicht). Weitere Risikofaktoren sind eine erhöhte Gerinnungsneigung mit Thrombenbildung und ein erhöhtes Homocystein (zeigt meist einen Vitaminmangel an – ist es zu hoch fördert es die Thromboseneigung). Das metabolische Syndrom ist eine Multisystemerkrankung mit Beteiligung von Fettgewebe, Muskel, Leber, Nebenniere, Gehirn und Gefäßen und betrifft ca. 20% der Bevölkerung.

Die Folgen des metabolischen Syndroms sind eine verminderte Lebensqualität und eine verminderte Lebenserwartung. Diabetes mellitus, koronare Herzerkrankungen und zerebrovaskuläre Erkrankungen (Durchblutungsstörungen im Gehirn) führen, wenn nicht zum frühen Tod, dann doch zu zahlreichen Einschränkungen und Beschwerden.

Faktoren die das Metabolische Syndrom fördern:

- Unausgewogene Ernährung, Mangel an körperlicher Aktivität
- Psychischer Stress (Körpereigenes Cortisol)
- Medikamente mit dem Risiko einer Gewichtszunahme (Kortison, Psychopharmaka)
- Mangelnde Selbstfürsorge

➢ Serotoninmangel, Depression

➢ Finanzielle Notlage

➢ Mangelndes Selbstvertrauen beziehungsweise Mangel an Motivation

➢ Verminderte Verfügbarkeit bzw. schlechte Koordination medizinischer Versorgung

Risikofaktoren und aktuelle Grenzwerte:

	Männer	Frauen
Bauchumfang	Über 100 cm	Über 90 cm
Triglyzeride	Über 150 mg/dl	Über 150 mg/dl
HDL-Cholesterin	Unter 40 mg/dl	Unter 50 mg/dl
LDL-Cholesterin	Unter 130 mg/dl	Unter 130 mg/dl
Blutdruck	Über 130/85 mmhg	Über 130/85 mmgh
Nüchternblutzucker	Über 110 mg/dl	Über 110 mg/dl
OGTT	Unter 140 mg/dl	Unter 140 mg/dl
Homocystein	Über 12 µmol/l	Über 12 µmol/l
Lipoprotein A	Über 30 mg/dl	Über 30 mg/dl

Das gleichzeitige Vorliegen dieser Risikoparameter gibt uns Aufschluss darüber, mit welcher Wahrscheinlichkeit wir verstopfte Gefäße und die damit verbundenen Erkrankungen wie KHK (Koronare Herzerkrankung), Arteriosklerose, Tinnitus, Demenz, Potenzstörungen, Herzinfarkt oder Schlaganfall bekommen werden. Ungefähr 20 % der westlichen Bevölkerung sind bereits am Metabolischen Syndrom erkrankt.

Diabetes mellitus Typ II (Zuckerkrankheit)

Früher hat man vom Altersdiabetes gesprochen. Er ist die manifeste Insulinresistenz. Die Zahl der Diabetiker wird immer größer und die betroffenen Menschen immer jünger. Meist lässt sich schon vor Ausbruch der Erkrankung eine Insulinresistenz nachweisen. Diese kann lange kompensiert bestehen, so dass die meisten Menschen, wenn die Erkrankung diagnostiziert wird, bereits Schäden an den Organen haben. Den Verlauf kann man in drei Stadien einteilen. 1. Eine Insulinresistenz (der Blutzuckerspiegel ist normal) 2. eine gestörte Glukosetoleranz (normaler BZ aber pathologischer Glucosebelastungstest =GTT-Test und erhöhtes Proinsulin) 3. ein manifester Diabetes (erhöhte BZ-Werte und Zucker im Harn, HbA1c-Wert erhöht). Hohe Blutzuckerwerte führen zur

Glykosylierung (anhängen von Zuckermolekülen an Körpereiweiß). Davon ist vor allem der Blutfarbstoff (Hb=Hämoglobin) betroffen. Die Messung des glykosylierten Hämoglobins (HbA1c) wird als diagnostisches Instrument in der Diabetestherapie genutzt. Nachdem die roten Blutkörperchen 3 Monate Lebensdauer haben, kann man damit die Höhe des Blutzuckerspiegels der letzten Monate feststellen. Glykosylierte Blutbestandteile können besonders leicht durch Sauerstoff oxidiert werden, was Gefäßschäden fördert. Die häufigste Todesursache bei Diabetikern ist der Herzinfarkt.

Diabetes und Depression

Menschen mit Diabetes leiden doppelt so häufig an einer Depression, und umgekehrt, erhöht auch eine Depression das Risiko für Diabetes. Dahinter stecken vermutlich die beiden Systeme von Serotonins (Glückshormon und Appetitregulator) und Cortisols (Stresshormon). In unserer Gesellschaft dreht sich alles sehr schnell, die Devise ist höher, besser, weiter. Viele Menschen halten dies nicht mehr aus und rutschen ins Burnout oder in eine Depression. Anfangs hilft vielleicht auch der Konsum von kohlenhydratreiche Nahrung, Schokolade und Bier. Grundsätzlich ist dagegen nichts einzuwenden, aber wenn wir in unserem Leben nichts ändern so wird der frühere Kompensationsmechanismus später zum Krankmacher. Das erzeugt erst recht wieder Stress. Irgendwann werden die Menschen auch unfähig ihre Entscheidungen selbst zu treffen, Projekte zu planen und umzusetzen. Das erste Stadium der Depression ist erreicht. Schon in der Säftelehre von Paracelsus heißt es: *„Süßer Harnfluss geht häufig mit Traurigkeit einher“*.

Früherkennung

Wie wir schon gesehen haben, entwickelt sich die Zuckerkrankheit über mehrere Jahrzehnte schleichend. Die frühe Diagnose einer gestörten Glukoseverarbeitung im Körper lässt sich nicht durch den aus Kostengründen bevorzugten Nüchternzucker erkennen. Dieser und der Langzeitwert HbA1c sind nur im Fall eines schon ausgebrochenen Diabetes auffällig. Eine Früherkennung und damit auch eine Vermeidung von Folgeschäden können nur durch den oralen Glukosetoleranztest und das Proinsulin im Blut erfolgen.

Dyslipoproteinämie (erhöhte Fette im Blut)

Darunter versteht man hohe Blutspiegel von Triglyzeriden, Cholesterin mit erhöhtem small-dense LDL (=gefäßschädigendes Cholesterin) und vermindertem HDL (=gefäßschützendes Cholesterin). Auch hier ist, wie oben beschrieben, eine Insulinresistenz ursächlich beteiligt. Diese begünstigt eine Schädigung der Gefäßinnenwand und die Ausschüttung von Entzündungsmediatoren. In diesen geschädigten Stellen lagern sich Fette und Cholesterinkristalle gemeinsam mit Entzündungszellen an. Die verstärke Blutgerinnung erhöht das Thromboserisiko (geronnene, zusammengeballte Blutbestandteile). Dies kann dann ein ohnehin schon verengtes Gefäß gänzlich verstopfen und der Herzinfarkt oder Schlaganfall ist fertig.

Welche Diagnostik sollte bei erhöhten Blutfettwerten gemacht werden?

Gesamtcholesterin, LDL-Cholesterin, HDL-Cholesterin, Triglyzeride, Lipoprotein A = Unabhängiger Risikofaktor für Arteriosklerose, Lipidelektrophorese (bei Verdacht auf angeborene Störung)

Für Interessierte : Diagnostik und Beurteilung

Lipide sollten nüchtern gemessen werden (nach mindestens 12 Stunden Nahrungskarenz). Folgende Parameter sind zu bestimmen: Gesamtcholesterin, Triglyceride, LDL-Cholesterin, HDL-Cholesterin, Lipoprotein(a). Vorkommen können: Die isolierte LDL-Erhöhung, die isolierte Triglycerid-Erhöhung, die isolierte Erniedrigung des HDL-Cholesterins, die Lipoprotein(a)-Erhöhung. Häufig kommen gemischte Formen vor. Eine weitere wichtige Gruppe sind die familiär bedingten Fettstoffwechselstörungen. Während eine Hypertriglyceridämie im Rahmen des Metabolischen Syndroms zu einer deutlichen Risikosteigerung führt, scheint eine familiäre Hypertriglyceridämie nicht mit einem erhöhten Risiko assoziiert zu sein.

Eine Erhöhung des LDL-Cholesterins bei Gallenstau hat nichts mit dem risikoreichen LDL zu tun und wird nicht therapiert.

Familiäre Dysbetalipoproteinämie: seltene, genetisch bedingte Fettstoffwechselstörung mit hohem Atheroskleroserisiko; manifestiert sich meist als kombinierte Hyperlipoproteinämie;

Isolierte HDL-Cholesterinerniedrigung: Lebensstilumstellung (insbesondere Steigerung der körperlichen Aktivität und Gewichtsabnahme); Beendigung des Nikotinabusus; medikamentöse Therapie mit Niacin bei weiteren Risikofaktoren oder nachgewiesener Atherosklerose.

Lipoprotein(a)-Erhöhung: Unabhängiger Risikofaktor für Atherosklerose; keine direkte medikamentöse Beeinflussbarkeit (nur geringe Absenkung unter Niacin, evtl. auch Statinen); deutliche Absenkung nur über LDL-Apherese; LDL-Apheresetherapie kann bei Patienten mit erhöhten Lipoprotein(a)-Werten, progredienter KHK und nach Ausschalten aller anderen Risikofaktoren diskutiert werden.

Hypertonie (Bluthochdruck)

Auch hier geht man unter anderem von der gemeinsamen Ursache einer

Insulinresistenz aus. Diskutiert werden eine Sympathikusaktivierung (Ausschüttung von Stresshormonen) und eine Natriumretention (Speicherung von Natrium) in der Niere bei Hyperinsulinämie (erhöhten Insulinspiegeln). Insulin bewirkt eine Erweiterung der Blutgefäße (Endothel vermittelte Vasodilatation), die bei Insulinresistenz eingeschränkt ist. Studien belegen den Zusammenhang damit, dass eine Therapie mit Insulin-Sensibilisierern (zum Beispiel die Diabetesmedikamente: Rosiglitazon und Pioglitazon), sich nicht nur günstig auf Blutzuckerspiegel und Lipidwerte auswirken, sondern in weiterer Folge auch erhöhte Blutdruckwerte stabilisieren. Damit kann davon ausgegangen werden, dass durch eine Ernährungsumstellung, kombiniert mit Bewegung und Entspannungstechniken, eine Blutdrucksenkung erreichen werden kann.

Übergewicht

Nicht unsere wunderbaren weiblichen Rundungen (Birnenform an Hüfte und Gesäß), sondern das apfelförmige Bierbäuchlein ist Schuld, dass unsere Gefäße verstopfen. Leider schaffen auch wir Frauen immer häufiger so eine Apfelform. Zahlreiche Studien belegen, dass nur die „waist to hip-Ratio“ (das Verhältnis zwischen Bauch und Hüftumfang) mit dem Auftreten von Herz-Kreislauferkrankungen verbunden ist. Den BMI (Body-Maß-Index) oder das Körpergewicht allgemein kann man in dieser Beurteilung vergessen. So einfach ist es nun auch wieder nicht, denn sogar die Messung der „waist to hip-Ratio“ " ist schon wieder umstritten. Einige Hypothesen vermuten einen Insulinrezeptormangel des Bauchfettes, andere Studien weisen darauf hin, dass bei erhöhtem Bauchfettgewebe der Insulinabbau in der Leber gestört ist. Vielleicht ist auch nur das Fett schädlich, welches durch die permanente Reizüberflutung und dem damit verbundenen Stress entsteht. Wir lassen uns überraschen, was als nächstes kommt.

Ernährung

Eine insulinbelastende, kohlenhydratreiche Ernährung (Brot, Nudeln, Reis…) in Verbindung mit mangelnder Bewegung unterstützt die Entwicklung einer Insulinresistenz. Andauernd hohe Zuckerspiegel im Blut führen zu einer Beeinträchtigung der Insulinproduktion und Insulinfreisetzung. Kohlenhydratreiche Nahrungsmittel lassen den Blutzuckerspiegel in die Höhe schnellen. Insulin wird in größeren Mengen ausgeschüttet. Gleichzeitig wird die Fettverbrennung gedrosselt, damit die Zellen viel Glukose aufnehmen können. Ein geringer Anteil wird als Glykogen in der Leber und im Muskel gespeichert. Überschüsse werden aber in Fett umgewandelt. Dadurch sinkt der Blutzuckerspiegel wieder.

Doch die übermäßige Insulinausschüttung führt in Folge wieder zu Unterzuckerungen mit Heißhungerattacken. Unter dem Einfluss von Insulin kann kein Fett zur Energiegewinnung herangezogen werden, es bleibt in den Zellen gefangen. Auf der anderen Seite wird durch die Unterzuckerung jedoch der Gegenspieler Glykogen ausgeschüttet. Dieser sorgt für Nachschub von Fetten und Kohlenhydraten im Blut. Um den Hunger zu lindern, wird wieder gegessen. Daraus resultiert, dass im Blut die Glucose und Fettsäurenkonzentration ansteigt und wieder Insulin ausgeschüttet wird. Wird dieser Teufelskreis weiter unterhalten, kommt es zu einem Anstieg von Glukose, Fettsäuren und Insulin im Blut. Durch diese Überbeanspruchung stumpfen die Betazellen immer mehr ab und das Gewebe (Leber, Muskeln, Fettgewebe) wird unempfindlich gegenüber der Insulinwirkung. In der Leber wird jedoch die Glukoneogenese (Zuckerfreisetzung) nicht unterdrückt und es kommt zu immer höheren Zuckerspiegeln im Blut und zur Ausscheidung von Zucker im Harn. Durch die gesteigerte Lipolyse (=Fettspaltung) kommt es zusätzlich zu einem Anstieg der Fettsäuren im Blut und zu erhöhten Blutfettwerten.

Die bisher gängige Lehrmeinung erklärt uns möglichst fettfrei zu essen und den Kohlenhydratanteil zu steigern. In meiner Praxis sehe ich jedoch immer wieder Menschen mit erhöhten Blutfettwerten, obwohl sie glaubhaft versichern, kaum Fleisch, Wurst und Fett zu essen. Sehr wohl jedoch viel Brot, Nudeln und Reis. Die derzeitige klassische Empfehlung empfiehlt 50-60% langwirksame Kohlenhydrate (bei Sport auch kurzwirksame), 20-25% Fett und 15-25% Eiweiß.

Im Gegensatz dazu sollte eine kohlenhydratarme Ernährung eingehalten werden. Ich empfehle die Tabellen mit der glykämischen Last nur als Orientierung einzusetzen. Eine herzgesunde Ernährung mit Hausverstand ist gefragt. Frisches Gemüse und Obst sind Hauptbestandteil der Ernährung. Sie enthalten Vitamine, Mineralstoffe und sekundäre Pflanzenstoffe. Nicht die Menge des Fettes ist ausschlaggebend, sondern die Qualität der Fette. Wir wissen, dass gerade die Omega 3-FS herzschützend und Blutfette reduzierend wirken. Reichlich Omega 3-FS finden wir in fettreichen Fischen, biologischem Fleisch und hochwertigen Pflanzenölen. Gesund und abwechslungsreich soll der Speiseplan sein. Fisch (Lachs, Makrele, Hering) kommen 2 bis 3-mal pro Woche auf den Tisch. Bevorzugt gegrillt. Biologisches Fleisch, Eier und Hülsenfrüchte sind hervorragende Eiweißlieferanten. Ersetzen Sie die Beilage häufig durch Salat oder gedünstetes Gemüse. Bei den Kohlenhydraten verwenden wir bevorzugt komplexe, vollwertige Vertreter. Eine geringe Menge Biobutter ist günstiger als Margarine (Transfettsäuren). Vermeiden sie konventionelles Fleisch, Speck, Schmalz und Schlagobers. Kaufen sie keine Fertiggerichte oder Konserven. Essen sie weniger Wurstwaren. Genießen Sie in Maßen fettreichen biologischen Käse und Milchprodukte. Alternativ können Sie diese durch pflanzliche Brotaufstriche (Sojabasis), mageren Topfen-Kräuter-Käse oder eine frische Avocado ersetzen, wenn sie abnehmen wollen. Statt Keksen sollten sie eher einen Vollwertkuchen essen. Statt Süßigkeiten eine Schokolade mit hohem Kakaoanteil (70%). Wenn sie Nahrungsmittel mit hoher GL (=Glykämische Last) essen, dann geben sie immer eine ausreichende Menge Fett dazu, das verhindert ein wenig den raschen Blutzuckeranstieg.

In einer Studie mit 215 übergewichtigen Diabetikern wurden die Teilnehmer in zwei Gruppen geteilt. Eine Gruppe wurde auf eine kohlenhydratarme mediterrane Ernährung, die andere Gruppe auf eine fettarme Ernährung eingestellt. Nach 4 Jahren benötigten 70% der Patienten aus der fettarmen Gruppe Medikamente gegen Diabetes aber nur 44% aus der kohlenhydratarmen Gruppe. Sie nahmen auch mehr an Gewicht ab und zeigten Verbesserungen bei den Blutwerten sowie bei den Risikofaktoren für Herz-Kreislauferkrankungen. Fazit: Die Studie ist ein weiterer Hinweis, dass mit Kohlenhydratreduktion sowohl der Zucker- wie auch der Fettstoffwechsel sehr gut kontrolliert werden kann. *Quelle: Esposito K et al: "Effects of a Mediterranean-Style Diet on the Need für Antihyperglycemic drug", Arch Intern Med 2009*

Die Basis sollten Nahrungsmittel mit einem niedrigen glykämischen Index (GI) sein. Er ist ein Maß für den Anstieg des Blutzuckers beim Menschen für die Menge eines Lebensmittels, das 50 g Kohlenhydrate enthält, im Vergleich mit dem Blutzuckeranstieg durch 50 g reinen Traubenzucker. Ist der Wert hoch, lässt das betreffende Lebensmittel den Blutzucker schnell ansteigen. Weißmehlprodukte und Zucker haben einen hohen GI-Wert. In der Praxis ist jedoch die Kohlenhydratmenge wichtig, die tatsächlich gegessen wird. Durch die glykämische Last (GL) wird der GI eines Lebensmittels auf eine normale Essportion herunter gerechnet. GL-Werte, die unter 10 liegen, sind gut, alle Werte über 10 sollten nicht so häufig gegessen werden.

Diese Ernährung ist keine Diät. Kalorien werden nicht gezählt, dennoch werden sie Gewicht, vor allem am Bauch, verlieren. Es heißt einfach umdenken, experimentieren, entspannen und genießen.

Die Blutzuckerwirkung von Nahrungsmitteln

Eine glykämische Last (GL) von über 20 lässt den Blutzuckerspiegel stark ansteigen.

Eine hohe glykämische Last haben Semmeln mit Marmelade oder Honig, Kartoffelpüree, Spaghetti (weichgekocht), Nudeln, Gnocchi, Risotto,

Pommes frites, Reis, Limonaden, Cola. Eine leicht erhöhte GL haben Weckerl mit Käse oder Schinken, Cornflakes, Vollkornbrot, Müsli, Haferbrei, Vollkornspaghetti, Käsetortellini, Pudding, Rosinen, Eiscreme, Bananen, Kartoffeln, Naturreis, Bohnen, Mais, Weintrauben, Apfel- oder Orangensaft. Neutral sind Äpfel, Pflaumen, Wassermelonen, Birnen, Erdbeeren, Marillen, Pfirsiche, Joghurt, Vollmilch, Kürbis, Karotten, Linsen, Erbsen, Apfelsaft gespritzt, Ananas, Orangen und Pumpernickel.

Bewegung

Muskeln verbrennen in Ruhe, wenn ausreichend Sauerstoff zur Verfügung steht, bevorzugt Fette. Unter Belastung, wenn der Sauerstoff in den Zellen zur Fettverbrennung nicht mehr ausreicht, werden die Glykogenreserven verbrannt. Normalerweise verbrauchen aktive Muskeln etwa 70% des täglichen Glukoseangebots. Bleiben wir auf der Couch sitzen, wird die Aufnahme der Glukose in den Muskel blockiert, der Blutzuckerspiegel erhöht und vermehrt Insulin ausgeschüttet. Bei regelmäßiger Bewegung braucht das System weniger Insulin, um den Blutzuckerspiegel im Gleichgewicht zu halten. Also ab in die bequemen Schuhe und raus in die Natur. Aber nicht übertreiben. Wenn die Atmung zu schnell wird ist kein Sauerstoff da, um das Fett zu verbrennen. Wenn wir zu der Gruppe von Menschen zählen, die gefährdet sind, an einem Metabolisches Syndrom erkranken, gehören wir meist nicht wirklich zu den Leistungssportlern. Meist haben wir ein schlechtes Gewissen, da uns aus allen Medien die Notwendigkeit von Sport entgegen schwappt. "Was sie sind noch nie Marathon gelaufen? Dann sind sie vermutlich geistig auch nicht besonders schnell". Kritische Geister verweigern sich vermutlich gegen die neue „Fitnessreligion" und gegen den „Fitnesskommerz". Dann kommt noch der Alltag dazu, Doppelbelastung, Überstunden, Kinder, Partner und Haushalt. Es bleibt kaum Zeit für sich selbst. Die Vorstellung, dass wir uns mit unseren Speckröllchen in ein figurbetontes Trikot zwängen und uns im Studio unter die „Body-gestylten" Jungen und Schönen mischen sollen, steigert die Motivation auch nicht gerade. Häufig werden von Ärztinnen und Ärzten, Trainerinnen und Trainern überfordernde Konzepte erarbeitet. Betrachten wir bewusst unseren Körperbau. Welcher Typ sind wir? Gehören wir wirklich zu den laufenden Gazellen oder sind wir eher vom Elefanten-Typ? Machen wir doch einfach täglich Bewegung die uns Spaß macht. Nützen wir im Alltag unsere Muskulatur (Treppensteigen, zu Fuß gehen….). Eine Stunde pro Tag wird für die Herzgesundheit empfohlen. Ich persönlich bevorzuge zügiges Gehen (ohne Walking-Stecken), etwas bergauf im Wald, damit meine Lunge so richtig tief atmen muss. Im Winter benutze ich Schneeschuhe. Das alles hat den Vorteil, dass ich gleichzeitig auch Stress abbaue, wunderbare neue Ideen ziehen durch meinen Kopf (vermutlich durch das erhöhte Sauerstoffangebot). Ich muss mich mit niemandem messen oder vergleichen, meine Gelenke werden geschont, für meine tiefe Rückenmuskulatur ist das Bergaufgehen eine wunderbare Kräftigung. Jede Jahreszeit ist neu und aufregend, es gibt so viel zu entdecken. Manchmal suche ich auch spezielle Kraftplätze um meinem energetischen und spirituellen Gleichgewicht entgegenzukommen. In meiner kurzen Zeit im Fitnessstudio habe ich die schlechte Luft, die dauernde Lärmbelastung durch Musik, die laufenden Flimmerbilder aus den Monitoren und das stupide Laufen am Band als wenig entspannend empfunden. Diese Quälerei kostet dann meist auch noch bis zu hundert Euro im Monat. Dieses Geld lege ich mittlerweile lieber in hochwertige Nahrungsmittel an. Meine Freundin Anita, die sich immer über die verrückten Dinge des Lebens Gedanken macht, hat einmal überlegt, wie viel Energie hier vergeudet wird. All die strampelnden Menschen auf den Geräten könnten ja, angeschlossen an einen Dynamo, wunderbar Strom erzeugen. Aber lassen Sie sich nicht durch meine Skepsis beeinflussen. Wenn Sie großen Spaß im Fitnessstudio haben, dann nichts wie hin. Jede Bewegung ist sinnvoll. Nur lassen Sie sich nicht durch die Werbung zu irgendwas drängen, das Ihnen nicht entspricht.

Stress

Unter Stressbelastung wird vermehrt das Stresshormon Kortison ausgeschüttet. Dieses bewirkt eine verstärkte Einlagerung von Fett, setzt die Insulinempfindlichkeit der Zellen herab, fördert den Einweißabbau und die Produktion von Zucker aus Eiweiß, erhöht den Blutdruck und verstärkt die Gerinnungsneigung. Die Fettzellen im Bauchraum haben besonders viele Andockstellen für Kortison, womit wir bei chronischem Stress immer mehr die Apfelform annehmen. Zusätzlich erhöht chronischer Stress auch den oxidativen Stress (freie Radikale) im Körper. Diese freien Radikale haben die unverschämte Fähigkeit unsere Gefäßwände zu zerstören. Dort kann sich dann das überschüssige Fett und Cholesterin im Blut gut einlagern und immer mehr den Durchfluss versperren (=Arteriosklerose).

Schlaf

Im Schlaf abnehmen. Wer von uns hat nicht schon davon geträumt? Aber es ist richtig. Untersuchungen zeigen, dass bei Menschen die wenig schlafen (z.B Ärztinnen und Ärzte) die Empfindlichkeit des Gewebes für Insulin vermindert ist. Dadurch ist der Blutzuckerspiegel höher als bei den

Mitmenschen, die friedlich schlummern.

Tageslicht

Tageslicht ist ein wichtiger Regulator für Hunger und Sättigung. Fehlt Tageslicht (bei Menschen mit Nachtschicht) neigt man leider dazu, dieses Defizit mit gesteigertem Appetit zu kompensieren. Dies kann ich leider aus jahrelanger Nachtdiensterfahrung bestätigen. Die Wissenschaft hat herausgefunden, dass die Insulinproduktion Vitamin D abhängig ist, und dass Diabetiker einen niedrigen Vitamin D Spiegel im Vergleich zu gesunden Menschen haben. Vitamin D wird durch Sonnenlicht in der Niere synthetisiert.

Chronische Entzündungen

Entzündungen führen immer zu einer Aktivierung des Immunsystems. Untersuchen haben gezeigt, dass Menschen mit Insulinresistenz erhöhte Konzentrationen an spezifischen Abwehrkörpern (TNF-alpha, CRP) aufwiesen. Diese Entzündungsmediatoren stehen im Verdacht, den aktiven Transport von Zucker in die Zelle zu blockieren und die Lipolyse zu steigern. Dies alles führt zu einer zunehmenden Insulinresistenz und zu erhöhten Blutfettwerten.

Demenz – Morbus Alzheimer

Im Verlauf einer gestörten Glukoseverwertung ist im Gehirn die Bildung von Neurobotenstoffen (Acetylcholin, Serotonin, GABA…) gestört. Dies wirkt sich auf die Merkfähigkeit, Gedächtnisleistung, auf das Suchtverhalten, auf Essstörungen, auf die Entstehung von Krankheiten wie Chonic-fatique-Syndrom, Depressionen, Angststörungen und chronische Schmerzen aus. Im Gehirn gibt es eine Vielzahl an Andockstellen für Insulin. Zusammen mit anderen Signalstoffen beeinflussen sie die Steuerung komplexer Verhaltensweisen. Beobachtungen zeigten, dass Diabetes Patienten höheres Risiko haben, an einer Demenz zu erkranken.

Nichtalkoholische Fettleber

Unter Insulinresistenz erfolgt eine vermehrte Fetteinlagerung in der Leber. Die Leber büßt dadurch ihre Empfindlichkeit gegenüber Insulin ein, und dies führt zu einem gestörten Zuckerstoffwechsel. Selbst ohne Nahrungszufuhr gelangt ständig Glukose in die Blutbahn. Die Blutzuckerspiegel steigen an und damit die Gefahr für einen Diabetes. Auch die Blutfette steigen an. Dies führt zu einem Circulus vitiosus. Die nichtalkoholische Fettleber kann, so wie die Alkoholbedingte, durch Entzündungsprozesse in einer Leberzirrhose münden. Man muss damit rechnen, dass immer mehr und immer jüngere Menschen an einer Leberzirrhose auf Grund von einer nichtalkoholischen Fettleber erkranken. Die Frage unter welchen Bedingungen es zu einer Entzündung von verfettetem Lebergewebe kommt, wird derzeit intensiv beforscht. Erste Ergebnisse deuten darauf hin, dass eine bakterielle Fehlbesiedelung des Darms von Bedeutung ist. *Quelle: Medical Tribune 19. 11. 2008, Prof. Tilg, Univ. Innsbruck*

Es gibt auch noch weitere Ursachen für eine Fettleber: Alkohol, Diabetes, Eiweißmangel, Hunger, hoher Gewichtsverlust, erhöhte Blutfettwerte, Medikamente (Tamoxifen, Methotrexat, Hormone, Valproinsäure, Tetrazykline)

Zum Schutz sollte Vitamin E eingesetzt werden, wie eine aktuelle Studie zeigt. Es handelt sich um die größte randomisierte klinische Studie, die bisher zu dieser Erkrankung durchgeführt wurde. So konnten die zerstörenden Veränderungen in der Leber durch Vitamin E deutlich gesenkt werden. Die Therapie mit einem Diabetesmedikament (Pioglitazon) enttäuschte dagegen, sowohl was die Wirkung, als auch die Nebenwirkungen betraf. Unter 800 I.E Vitamin-E wurden bei 43 Prozent der Patienten Verbesserungen beobachtet. *Quelle: New England Journal of Medicine 2010*

Die Wichtigsten Punkte zur Herzgesundheit:

✓ Ausgewogene, vitalstoffreiche, vitaminreiche Ernährung (kohlenhydratarm)

✓ Nahrungsmittel mit viel Omega 3 Fettsäuren bevorzugen

✓ Bewegung – täglich eine ½ -1 Stunde

✓ Blutdrucksenkung (möglichst ohne Medikamente, zuerst Stressabbau, Entspannungsübungen, Ernährungsumstellung, Akupunktur, Kräuter versuchen)

✓ Normale Blutfettwerte anstreben (möglichst ohne Medikamente, zuerst Ernährungsumstellung, Bewegung, Kräuter können dabei helfen)

✓ Stressbewältigung – Entspannung

✓ Bewältigung von psychischen Krisen (eventuell Psychotherapie)

- ✓ Notwendigkeit und Alternativen zu Dauermedikamenten überdenken
- ✓ Gute Begleitung suchen (Arzt/Ärztin, Therapeut/in)

Laborkontrollen zur Risikoabklärung:

- ➢ Abklärung Metabolisches Syndrom: Blutzucker, Fettstoffwechsel: Triglyzeride, Cholesterin, Leber: LDL, HDL, GOT, GPT, YGT, AP, Pankreas: Lipase, Amylase, Niere: Harnstoff, Kreatinin
- ➢ Abklärung Risikofaktoren: Inaktives Proinsulin (erkennen einer Insulinresistenz), hs CRP, Homocystein, Lipoprotein a,
- ➢ Abklärung ursächlicher Faktoren: Schilddrüse: TSH, Fettsäure-Diagnostik, Cortisolspiegel, Darmflorastatus,Bacteroidetes/Firmicuten-Ratio
- ➢ Appetitregulation und Sättigungsgefühl: Serotoninspiegel
- ➢ Nitrosativer Stress: Nitrotyrosin
- ➢ Nahrungsmittelunverträglichkeit:IgG4-Nahrungsmittelscreen
- ➢ Vitamine und Spurenelemente: Vitamin D-Spiegel, Zink-Spiegel, Folsäure, Vitamin B12 + B6 - und B1 - Spiegel

Begleitende Kräuter- und Mineralstoffe für Herz und Gefäße

Omega 3 –Spezial FS-Kapseln: zur Herzvorsorge und zur Senkung der Blutfette

Asiatische Kräuter: Momordica charanthia oder Asiatische Heilpilze: (regulieren den Blutzucker), Carthamus & Hibiscus: (vermag sowohl das Cholesterin aber auch die Entzündung an den Gefäßwänden zu senken), Curcuma: (senkt zu hohe Blutfette, die Eiweiß- und Fettverdauung wird angeregt), Garcinia: (wirkt gewichtsreduzierend, senkt Blutfett), Tacca: (wirkt vegetativ ausgleichend und senkt dadurch erhöhten Blutdruck)

Traditionell Europäische Medizin: Braunwurz, Storchenschnabel: (verbessert den Zuckerstoffwechsel), Bärlauch: (schützt die Gefäße vor Arteriosklerose), Ginko: (fördert die Durchblutung), Gemmotherapie: Nussbaum, Ahorn: (verbessert den Zuckerstoffwechsel), Olivensprossen: (senkt Blutfette und Blutdruck, verbessert den Zuckerstoffwechsel und schützt die Gefäße), Oligotherapie: Chrom, Niccolum, Selenium, Cobaltum, Mangan: (verbessern den Zuckerstoffwechsel und senken den Blutdruck)

Orthomolekulare Medizin: Omega 3 Fettsäuren, L-Carnitin, Alpha-Liponsäure, Folsäure, Vitamin B6, B 12, Chrom, Mg, Zink, Selen, z.B. im Artesan-Komplex: (zur Stärkung der Arterienwand und Durchblutung der Organe), Enersan-Komplex: (zur Stärkung der Herzleistung, Liposan: Blutfettsenkung und Herzstützung)

13. Erhöhte Blutfette

Viele Menschen kennen ihren Cholesterinspiegel, der Horrorwert der letzten 20 Jahre, der uns rasch ins Gras beißen lässt. Statine (Cholesterinsenker) ist eines der am häufigst verkauften Medikamente weltweit. Gleichzeitig sinken die Grenzwerte Jahr für Jahr. Dabei ist der Cholesterinspiegel nur EIN Risikofaktor für Gefäßerkrankungen. Möglicherweise ist er aber der Spiegel für eine ganz andere Problematik, die unser Herz belastet? Schauen wir uns einmal die positiven, eher unbekannten Seiten des Cholesterins an. Es kommt in nahezu allen Geweben des menschlichen Körpers vor und ist in allen Nahrungsmitteln tierischen Ursprungs enthalten. Cholesterin ist ein lebenswichtiger Stoff, es gibt den Zellwänden und den Nervenscheiden Struktur. Aus Cholesterin wird Gallensäure (bindet und spaltet Nahrungsfette) und die Vorstufe vom extrem wichtigen Vitamin D gebildet (dieses wird dann durch Sonnenlicht ins aktive Vitamin D umgewandelt). In den Geschlechtsorganen und in der Nebennierenrinde ist Cholesterin eine wichtige Substanz bei der Herstellung von Hormonen.

Bei der Interpretation der Cholesterinwerte ist auch die Psyche mit zu beurteilen. Denn psychische Einflussfaktoren führen zu einer Dysbalance des Hormonsystems. Cholesterin wird großteils durch Eigensynthese in der Leber hergestellt, der kleinere Anteil wird durch die Nahrung aufgenommen. Ein Grundbaustein vieler Hormone ist das Cholesterin. Durch chemische Reaktionen entsteht daraus das Testosteron und daraus dann das Östradiol. Wird, aus welchem Grund auch immer, zuwenig Testosteron gebildet, so wird das Gehirn den Befehl zur Cholesterinbildung geben. Wird dieses nicht in Testosteron umgewandelt, kann es schädlichen Einfluss auf unsere Gefäße nehmen. Dies kann jeden treffen, häufig aber sehr schlanke Menschen. Haben wir chronischen Stress, so wird das Cholesterin vermehrt in das Cortisol (Stresshormon) umgewandelt und verdrängt die Bildung von Testosteron. Bei erhöhtem Cholesterinspiegel ist es nicht zielführend, eine fettarme Diät einzuhalten. Denn maximal ein Drittel, in manchen Publikationen gar nur 5%, werden durch die Nahrung zugeführt. Ist im Körper zuwenig Cholesterin vorhanden, wird die Bildung forciert. Interessanter ist es daher, die psychischen Einflussfaktoren auf den Cholesterinspiegel zu beachten, damit das Gleichgewicht der Hormone wieder hergestellt wird.

Der Kreislauf der Fette

Alle Nahrungsfette werden nach der Resorption im Dünndarm in eine

Eiweißhülle gepackt. Diese Partikel nennt man Chylomikronen. Über die Lymphbahnen und weiter durch die Blutgefäße werden sie in die Leber transportiert. Der Hauptbestandteil der Cylomikronen besteht aus Triglyzeriden. Diese werden in der Leber und im Fettgewebe herausgelöst. Übrig bleiben sogenannte „Remnants“, welche vor allem Cholesterin und Phospholipide enthalten. Es ist anzunehmen, dass der Körper im Stande ist, seine Eigenproduktion von Cholesterin an die, mit der Nahrung zugeführte Cholesterinmenge, anzupassen, um das Gleichgewicht aufrecht zu erhalten. Das würde erklären, warum sich eine cholesterinarme Ernährung nur sehr gering bis gar nicht auf den Gesamtcholesterinspiegel auswirkt. Die Eigensynthese findet also in der Leber und in Geweben außerhalb der Leber, z. B. in der Nebennierenrinde und in den Geschlechtsorganen, statt. Die Leber ist der Ort, an dem sich das Cholesterin aus der Nahrung und das Cholesterin aus der Eigensynthese mischen. Die Leber ist auch der größte Cholesterinspeicher und Umschlagplatz für Fette im Körper. Sie selbst produziert daraus Gallensäure für die Fettverdauung, wobei von dieser auch wieder 90% in die Leber zurückkehren. Die Fette (Triglyceride, Cholesterin und Phospholipide) werden wiederum verpackt in Eiweiß als VLDL (Very Low Density Lipoprotein) über das Blut auf den Weg zu den Organen geschickt. Dabei gibt es auf dem Weg durchs Blut immer wieder Triglyceride ab, bis das VLDL ins LDL (Low Density Lipoprotein) umgewandelt wird. Das LDL hat die Aufgabe das Cholesterin weiter zu den Organen zu transportieren, wo Cholesterin gebraucht wird, um Hormone oder Vitamin D herzustellen. Vermutlich kann LDL das Cholesterin auch im Blut abgeben. HDL (High Density Lipoprotein) nimmt überschüssiges Cholesterin auf (auch aus den Arteriosklerose Plaques) und transportiert es von den Geweben zur Leber zurück. Der Ausdruck gutes und schlechtes Cholesterin ist eigentlich falsch, denn wir wissen noch viel zu wenig über die komplexe Entstehung von arteriosklerotischen Plaques. Ob die Cholesterinabgabe ans Blut daran schuld ist, ist fraglich. Vielleicht sind doch andere Faktoren ausschlaggebend, wie Entzündungs- oder Stressmediatoren. Nicht jede Cholesterinerhöhung führt zum Herzinfarkt, nicht jeder übergewichtige Mensch hat erhöhte Cholesterinwerte und auch nicht jeder leidenschaftliche Esser von tierischen Produkten. Es gibt Vegetarier mit erhöhten Cholesterin und es gibt Menschen, die einen Herzinfakrt erleiden, obwohl sie immer einen niedrigen Cholesterinspiegel hatten. Rechtfertigt dies alles lebenslang Medikamente (Statine) einzunehmen, welche noch nicht lange genug am Markt sind, um die langfristigen Folgen in 30 – 40 Jahren abzusehen? Es gibt ganz neue Hinweise, dass Statine möglicheweise den Zuckerhaushalt beeinflussen und

Diabetes auslösen können.

Aus verschiedenen Studien ist bekannt, dass ein niedriges HDL, unabhängig vom LDL, das Risiko für Herz-Kreislauf-Erkrankungen erhöht. Das HDL enthält in seinem Kern hauptsächlich Cholesterin und in sehr geringen Mengen Triglyzeride. Sind diese jedoch erhöht (häufig bei erhöhten Blutzuckerwerten und Insulinresistenz), ändert sich dies jedoch. Das HDL nimmt mehr Triglyzeride auf und verliert Cholesterin, dadurch sinkt der Anteil an HDL ab. Die meisten Menschen mit erniedrigtem HDL haben einen Typ II Diabetes, ein Metabolisches Syndrom oder eine Insulinresistenz. Es ist schon seit langem bekannt, dass fettarme Diäten zwar Triglyzeride und LDL senken, das HDL aber ebenfalls abnimmt. Insbesondere bei kohlenhydratreicher Ernährung, weil dadurch die Triglyzeride ansteigen. Fett am Bauch (Apfelform) ist, wie gesagt, ein Zeichen von Insulinresistenz und führt ebenfalls zu einem niedrigen HDL. Auch Rauchen reduziert den Spiegel. Alkohol erhöht ihn (siehe Rotwein). Um den HDL Spiegel zu steigern, gibt es einige Möglichkeiten. Neben Bewegung, Verbesserung des Zuckerhaushaltes mit kohlenhydratarmer Ernährung und Stressmanagement werden Versuche mit Medikamenten gemacht. Statine erhöhen den Wert um acht Prozent, die nebenwirkungsarme Nikotinsäure (Vitamin B3) um 24 Prozent. Wichtig ist zu wissen, dass jegliche Behandlung mindestens zwei Jahre benötigt, um die erhöhten HDL-Werte im Blut auch nachzuweisen. *Quelle: Interview Prof. Drexl, Abteilung für Innere Medizin LKH Feldkirch, Ärztewoche 17. 9. 2008*

Statine mit Risikopotenzial

Dazu ein Artikel aus FOCUS online vom Sonntag 23.05.2010

"Weil sie den Blutfettspiegel senken und damit Herzkrankheiten vorbeugen, sind Statine ein Pharma-Renner. [...] Britische Wissenschaftler heben in der Fachzeitschrift „British Medical Journal" nun die Nebenwirkungen von Statinen hervor. [...] Die Wissenschaftler verglichen dazu die Krankheitsanfälligkeit von Patienten, die keine Statine einnahmen, mit den Auffälligkeiten im Krankenstand der Patienten, die Statine auf Rezept bekommen hatten. Einerseits stellten sie fest, dass das Risiko für eine Vielzahl von Krankheiten, die zu den meistverbreiteten Leiden in Industrienationen gehören, von der Statineinnahme unberührt blieb. Dazu zählten Demenz, Parkinson, Rheuma, Osteoporose und häufig vorkommende Krebsleiden wie Prostata- oder Lungenkrebs. Andererseits traten in der Statin-Gruppe häufiger Leberprobleme, akutes Nierenversagen, Muskelschwäche und das Augenleiden grauer Star auf. Die

Hochrechnung ergab, dass die Statinabgabe an 10 000 von Herzkrankheit bedrohten Frauen einem Rückgang der Herzerkrankungen um 217 Fälle gleichkäme. Zudem bewirke die Statineinnahme unter den 10 000 Frauen einen Rückgang um acht Fälle von Speiseröhrenkrebs. Dem gegenüber stehen allerdings 23 zusätzliche Nierenversagen, 73 überzählige Leberversagen, ein Plus von 307 Erkrankungen an grauem Star sowie 39 zusätzliche Fälle von Muskelschwäche. Für Männer sei die Tendenz exakt die gleiche, allerdings erhöhe sich die Zahl der Muskelschwächepatienten nochmals um 110 Personen, erklären Julia Hippisley-Cox und Kollegen im British Medical Journal."

Die GISSI-Studie untersuchte die Wirksamkeit von Statinen auf die Prognose chronischer Herzinsuffizienz

Die Ergebnisse waren ernüchternd. Die Studie ergab keinen Nutzen von Statinen auf kardiovaskuläre Erkrankungen. Auch die CORONA-Studie zeigte in diesem Zusammenhang keinen Nutzen von Statinen. Für die ungesättigten Fettsäuren konnten die Wissenschafter jedoch positive Ergebnisse vermerken.

Es gibt natürlich auch andere Erkrankungen, bei welchen der Cholesterinspiegel ansteigt. Das sind Schilddrüsenunterfunktion, Diabetes, Insulinresistenz – diese wird durchaus auch durch eine kohlenhydratreiche Ernährung ausgelöst, die zwangsläufig gewählt wird, wenn keine tierischen Produkte gegessen werden dürfen - chronische Erkrankungen der Leber, Niere oder Galle, Medikamente wie die Pille, Hormonpräparate, Entwässerungsmittel, Kortison und dann vermutlich auch der durch Stress bedingte Cortisolspiegel. Wir sehen das mit den Blutfetten ist viel komplizierter ist als. „du lebst in Fresssünde, tue Buße, gebe deinen Obolus der Pharmaindustrie und kasteie dich zur Strafe“

Cholesterin ist einer der Hauptbestandteile des menschlichen Gehirns. Die Framingham Heart Study zeigte auf, dass ein niedriger Cholesterinspiegel im Blut zu eindeutig schlechteren Gedächtnisleistungen führt.

Was tun wenn ein erhöhter Cholesterinspiegel festgestellt wird?

- ✓ Ruhe bewahren
- ✓ Dankbar sein, dass ihr Gedächtnis bestens funktioniert
- ✓ Wenn sie immer schon lustvoll, genussvoll und ausgewogen gegessen haben, tun sie´s weiter und entspannen sie sich dabei, insbesondere mit Menschen die ihnen gut tun

- ✓ Reduzieren sie Stress
- ✓ Wählen sie hochwertige pflanzliche Fette
- ✓ Vermeiden sie Transfettsäuren (Margarine, Fertiggerichte, Süßwaren, Wurstwaren)
- ✓ Vermeiden sie zu viele Kohlenhydrate, vor allem jene, mit einer hohen glykämischen Last. Relativ neue Untersuchen zeigen einen Zusammenhang zwischen hoher Kohlenhydrataufnahme, wenig Bewegung, beginnender Insulinresistenz und erhöhten Fettwerten. Die Untersuchungen zeigten, dass die Ernährung mit wenig Kohlenhydrate und mehr Fett und Eiweiß zwar einen gering erhöhten LDL Anstieg zeigte, dagegen jedoch die wirklich gefährlichen Anteile davon (die small dense LDL), welche stark gefäßschädigend wirken, vermindert wurden. Weiters konnte ein Anstieg des schützenden Cholesterins (HDL) und ein Absinken der Triglyzeridwerte beobachtet werden.

Eine Studie in der die Auswirkungen von kohlenhydratarmer Ernährung mit hohem Anteil von pflanzlichen Proteinen und einer Ernährung mit hohem Kohlenhydratanteil aber mit fettarmen Milchprodukten und Vollkornprodukten verglichen wurde, ergab folgendes Ergebnis: 47 Personen verloren in beiden Gruppen durchschnittlich 4 kg in 4 Wochen. Die Teilnehmer in der kohlenhydratarmen Gruppe hatten jedoch niedrigere Cholesterinspiegel (LDL). Fazit: die Kombination von wenig KH mit hohem pflanzlichem Proteinanteil wirkt sich günstig auf den Cholesterinspiegel aus. *Quelle: Jenkins et al. "The Effekt of a Plant-Based Low Carbohydrat Diet on Body Weight and Blood Lipid Concentration" Arch Intern Med 2009*

Es ist günstiger zu (den früher verpönten) Eiern zu greifen. Bei mir wirkt es. Ich bin ein Eierliebhaber. Täglich Frühstücksei und öfters zwischendurch Eierspeise mit Gemüse oder Pilzen als meine „schnelle Küche“. Mein LDL liegt übrigens unter 100. Mein Gesamtcholesterin liegt bei 180. Ich bilde mir nichts darauf ein, denn das habe ich vererbt bekommen. Nur die Ernährung beeinflusst aus meiner Sicht den Cholesterinspiegel nur marginal bis gar nicht. Verwenden sie zum Kochen ausschließlich biologisches Oliven- oder Rapsöl und für die kalte Küche verschiedene Öle wie Kernöl, Leinöl, Hanföl, Nussöle oder Sonnenblumenöl.

Verbannen sie Margarine aus dem Kühlschrank. Diese enthalten die schädlichen Transfettsäuren (= gehärtete Öle). Früher dachte man, wenn man Sonnenblumenöl härtet und damit streichfähig macht, kann man das Risiko für Gefäßverkalkung senken. Viele Risikopatienten wurden auf Margarine eingeschworen. In den letzten Jahren zeigten jedoch immer mehr Studien, dass all diese Patienten ein höheres Risiko hatten an Herzinfarkt zu sterben.

Bevorzugen sie Lebensmittel mit einem hohen Gehalt an Omega-3 Fettsäuren. Auch diese regulieren das Verhältnis HDL:LDL positiv und wirken Herz-Kreislauf schützend. Bewegung steigert das schützende Cholesterin (HDL) zumindest theoretisch. Denn als ein sehr enger Freund, ein leidenschaftlicher Sportler, der meine Einwände zu Leistungssport gar nicht hören will und seinen geliebten Sport verteidigt, bei mir zur Gesundenuntersuchung war, ergab diese einen grundsätzlich normalen Cholesterin und LDL- Spiegel, aber ein niedriges HDL (er ernährt sich auch vorbildlich). Als er mich fragte warum dieser Wert nicht in Ordnung ist und was er dagegen machen sollte, zuckte ich mit den Achsel und meinte: „Scheinbar treibst du zu wenig Sport – ein bisschen mehr Bewegung steigert das HDL“. Da mussten wir beide lachen.

Quelle: Fachgesellschaft für Ernährungstherapie und Prävention e.V. (www.fet-ev.eu), American Society for Nutrition "Low-carbohydrate nutrition and metabolism" 2007

In Kürze – was tun?

- ✓ Belastende Faktoren des Lebens auflösen
- ✓ Kochen mit Olivenöl oder dem neutralen Rapsöl
- ✓ Kalte Küche mit hochwertigen pflanzlichen Ölen (Kernöl, Nussöle, Leinöl….)
- ✓ Keine Fertiggerichte, wenig Süßigkeiten, kein Fast food
- ✓ Wenig fette Wurstwaren – stattdessen eiweißreiche Aufstriche mit pflanzlichen Ölen
- ✓ Biologische Eier (mit hohem Omega 3- FS Gehalt)
- ✓ Weniger Kohlenhydrate (vor allem Zucker, Nudeln, Reis, Weißmehlprodukte)
- ✓ Eiweißreiche Ernährung mit viel Obst und Gemüse
- ✓ Fisch und biologisches Fleisch ist reich an Omega 3- FS
- ✓ Eventuell Kräuterpräparate und Omega 3 Fettsäuren (in Absprache mit ihrem Arzt/ihrer Ärztin)
- ✓ Ausreichend Bewegung (täglich eine 30 Minuten Spazieren gehen ist ausreichend)
- ✓ Laboruntersuchungen: Feststellen weiterer Risikofaktoren, möglichen Mangel an Vitaminen und Spurenelementen ausgleichen

Natürliche Substanzen bei erhöhten Fettwerten

Omega 3 – FS: Studien zeigen deutlich eine fetthemmende und herzschützende Wirkung

Vitamin B3 (Niacin):Langzeitdaten sprechen für eine gute Verträglichkeit und gute Effekte auf HDL-Steigerung (28%), LDL-Senkung (20%), Lp-(a) Senkung (40%) und Triglyzeridsenkung (30%). Bei Patienten nach einem Herzinfarkt wirkt es genauso gut schützend wie Statine (Cho-Senker). Eine Dosisabhängigkeit wurde bis 2,5 g gesehen.

Carthamus tinctorius & Hibiscus sabdariffa: Sie vermögen sowohl das Cholesterin aber auch die Entzündung an den Gefäßwänden zu senken. Die Pflanzen haben auch wichtige antioxidative Eigenschaften.

Curcuma: senkt zu hohe Blutfette wie Cholesterin und auch die Triglyzeride. Durch die vermehrte Bildung von Trypsin wird die Eiweiß- und Fettverdauung angeregt, hilft bei Verdauungsstörungen, Blähungen und Geschwüren

Garcinia: wirkt gewichtsreduzierend, Senkung des kardiovaskulären Schutzes bei Fettstoffwechselstörungen, Doppelfunktion: Lipid-Senkung und Lipidblockade

Cholesan-Komplex: Vitamine und Spurenelemente zur Normalisierung von Cholesterin, Triglyceriden und Homocystein, enthält Vitamin C, E, B, H, Folsäure, Omega 3 Fettsäuren, L-Carnitin

Liposan: Blutfettsenkung und Herzstützung, es enthält Alpha-Liponsäure, Vitamine, Spurenelemente, Mangan, Molybdän, Chrom, Mg, Zink, Selen, Omega 3 Fettsäuren, Aminosäuren, L-Carnitin,

Shitake (Vitalpilz) senkt LDL- steigert HDL, entzündungshemmend, senkt den Blutdruck, senkt den Harnsäurespiegel, wirkt gegen Insulinresistenz und Diabetes

Maitake (Vitalpilz) reguliert den Blutdruck, senkt LDL, Triglyceride, wirkt gegen Insulinresistenz, Diabetes und Übergewicht.

14. Omega 3-Fettsäuen

Omega 3 Fettsäuren : Geschmeidigkeit für unsere Zellen

Die Wirkung von Omega 3- Fettsäuren auf unseren Körper sind vielfältig, viele Wirkmechanismen sind jedoch erst zum Teil bekannt. Omega 3-Fettsäuren sind wesentlich für die Funktion der Zellmembranen und damit für die Kommunikation der Zellen untereinander und den Nährstofftransport. Sie haben Einfluss auf die Funktion der Gene, sie haben entzündungshemmende Eigenschaften, wirken gegen Bluteindickung (Thrombosen), wirken Blutdruck senkend und regulieren Cholesterin und Triglyceride. Ein Mangel kann zu Immunschwäche führen und wird mit dem gehäuften Auftreten typischer Zivilisationskrankheiten wie Krebs, rheumatische Arthritis und anderen entzündlichen Erkrankungen, Plaque-Bildung in den Arterien, Blutverklumpung und Immunschwäche in

Verbindung gebracht.

Durch die heute üblichen Fütterungs- und Haltungsmethoden hat der Anteil der Omega-3-Fettsäure (Linolensäure) in den meisten Nahrungsmitteln erheblich abgenommen. Die Omega-6-Fettsäuren (Linolsäure) hat hingegen überproportional zugenommen. Hinzu kommen die geänderten Essgewohnheiten d.h. im Ergebnis hat sich in der menschlichen Ernährung der Anteil der Omega 3 Fettsäuren seit 1880 auf 1/6 reduziert. Der Verbrauch von Eiern, Fleisch und Milch mit darin vorkommenden vorwiegenden Omega-6-Fettsäuren sollte allgemein eher verringert werden. Omega 3 Fettsäuren sind dagegen insbesondere in Olivenöl, Leinöl, Hanföl, Tiefseefisch und Lebertran enthalten und sollten bevorzugt in der Ernährung berücksichtigt werden.

Sie können also Fisch essen, vor allem ölhaltige Fische aus kalten nördlichen Gewässern wie Lachs, Sardinen, Heringe Makrelen und Seebarsch (Vorsicht vor Schwermetallbelastungen). Dabei sollte auf das MSC-Logo geachtet werden, denn diese Fische stammen aus einer nachhaltigen Fischerei. Will man die erforderliche Menge mit dem Essen von Fisch erreichen, muss man pro Woche 300 g Thunfisch, 120 g Hering, 470 g Makrele oder 460 g Lachs essen, denn nur diese Fischsorten enthalten ausreichend Omega 3 Fettsäuren. Eine andere reiche Quelle sind zwei Pflanzen. Flachs (Lein) und Hanf. Die Samen enthalten eine hohe Konzentration Omega 3 Fettsäuren . Flachssamen, Flachsmehl, Leinöl und Hanföl sind bei Bauern ab Hof, in Bioläden oder Reformhäusern erhältlich. Hanföl ist grünlich und pikant, es lässt sich gut zu Salat kombinieren. Leinöl ist süß und pikant, solange es frisch ist. Eine typische mühlviertler Spezialität sind Erdäpfel mit Leinöl. Flachsmehl können sie über Müslis und Salate streuen oder es beim Backen von Brot und Kuchen dazu mischen. Versuchen sie es einmal. Eine weitere Omega-3-Fettsäurequelle ist Portulak, eine Wildpflanze, welche sich hervorragend in Suppen verwenden lässt und auch problemlos im eigenen Garten angebaut werden kann.

Essentielle Fettsäuren sind Teile der Struktur der Zellmembranen und bewahren ihre Flexibilität und Stabilität. Die Funktionen der Zellen können nur dann vollständig erfüllt werden, wenn die Zellmembrane ausreichend versorgt sind.

Omega 3-Fettsäuren sind ebenso wie Omega 6 und 9, mehrfach ungesättigte Fettsäuren, das bedeutet sie haben mehrere Doppelbindungen und werden für die Stabilität und den Aufbau von Zellmembranen benötigt. Der Unterschied liegt in der Anzahl und Position der Doppelbindungen.

Für Interessierte:

Omega 3 Fettsäuren haben die gleiche Kettenlänge wie Omega 6 FS, haben aber eine Doppelbindung mehr. Die erste Doppelbindung ist am 3. Kohlenstoffatom, während die Omega 6 FS die erste Doppelbindung am 6. Kohlenstoffatom und die Omega 9 FS am 9. Kohlenstoffatom besitzt.

Die verschiedenen Fettsäuren können den 3 Omega-Klassen zugeordnet werden. Wichtig dabei ist, dass diese Einteilung einen wesentlichen Einfluss auf die biologische Wirksamkeit hat. Innerhalb einer Klasse können die Fettsäuren ineinander umgewandelt werden. Unmöglich ist es jedoch, dass sich Fettsäuren der einen Klasse (z.B. Omega 3) in eine Fettsäure einer anderen Klasse wandeln. Omega 3 und Omega 6 Fettsäuren konkurrieren sich nach der Aufnahme im Körper um dieselben Bindungsstellen für ihre Resorption. Deshalb kann ein zu hoher Konsum von Omega 6 FS (tierische Produkte aus konventionellem Anbau) negative Auswirkungen haben. Die Ernährungswissenschaft spricht von einem optimalem Verhältnis von OM3: OM6 von 1: 3-5. Unsere Vorfahren hatten jedoch ein Verhältnis von 2-3:1, also genau verkehrt herum. Heute ist aufgrund des zunehmenden Verarbeitungsgrades der Lebensmittel, der Kraftfütterung von Nutztieren, sowie durch den Rückgang des Fischkonsums die natürliche Aufnahme von Omega 3 Fettsäuren zu gering. Wenn wir uns so wie die meisten Menschen ernähren, haben wir ein Verhältnis von 1:25-50. Dies hat weitreichende Konsequenzen. Das Herzinfarktrisiko und das Krebsrisiko sind um ein Vielfaches erhöht. Das Minimum wären 2-3 Fischmahlzeiten pro Woche, optimal das Doppelte.

Mittlerweile liegen schon viele Studien vor, welche die Wirksamkeit von Omega 3 Fettsäuren bestätigen. Am Besten untersucht ist die Wirkung bei Herzerkrankungen, aber auch bei psychischen Erkrankungen, bei Krebserkrankungen, bei chronisch entzündlichen Erkrankungen und in der Intensivmedizin gibt es erste positive Ergebnisse. Einige Studien sind in Arbeit.

Studie zur Behandlung von Herzinsuffizienz und Herzinfarkt:

In der GISSI-Studie konnte bei Patienten nach Herzinfarkt durch die Gabe von Omega 3 Fettsäuren gegenüber Placebo, sowohl die Gesamtsterblichkeit um 20%, die Sterblichkeit an Herzerkrankungen um 30%, wie auch die des plötzlichen Herztodes um 45% reduziert werden. Vor allem der plötzliche Herztod wird durch Fischöl deutlich besser verhindert, als von allen anderen verfügbaren Medikamenten. Die Gabe von Omega 3 Fettsäuren nach Herzinfarkt ist in den Leitlinien aller großen kardiologischen Fachgesellschaften verankert. Verwendet werden täglich 1 g Fischöl. Im August 2008 wurde eine Studie nach strengsten wissenschaftlichen Kriterien zum Thema Herzinsuffizienz veröffentlicht. Daraus ist zu entnehmen, dass Omega 3 Fettsäuren effektiv und ausgesprochen gut verträglich sind. Sie haben eine stabilisierende Wirkung auf die Zellmembranen, reduzieren den Sauerstoffverbrauch im Herzmuskelgewebe, sie wirken entzündungshemmend und greifen positiv in den Kohlenhydrat- und Fettstoffwechsel ein. Trotz der ausgezeichneten wissenschaftlichen Datenlage werden die Kosten in Österreich von den Krankenkassen nicht übernommen. Anders ist es in vielen EU-Ländern. Der österreichische Herzverband kämpft jedoch um diese Kostenübernahme. Laut Univ. Prof. Günter Steurer, Kardiologie, Univ. Wien sollte in der Praxis jeder Patient der an einer Herzschwäche, besonders nach Herzinfarkt, leidet, eine Behandlung mit pharmakologisch aufbereitetem Fischöl angeboten werden. *Quelle: GISSI-HF Studie, Lancet 2008, Vol 372, S. 1223-30, JEM Journal für Ernährungsmedizin 1/2009*

Studie zu psychischen Erkrankungen und Leistungsstörungen des Gehirns:

Aktuelle Studien aus England zeigen einen Zusammenhang eines Mangels an essenziellen Fettsäuren mit der Entstehung des ADHS (Aufmerksam-Defizit-Syndroms), mit Depressionen, Schizophrenie, Alzheimer und einer Vielzahl an Verhaltensstörungen. Die langkettigen, ungesättigten Fettsäuren sind notwendig für das strukturelle Wachstum von Nervenzellen und für dessen reibungsloses Funktionieren. Aber auch im Immunsystem kann es zu Störungen kommen, da diese Fettsäuren Vorläufermoleküle für Botenstoffe des Abwehrsystems darstellen. Diese Erkenntnisse sind noch sehr jung, obwohl es erste Beobachtungsstudien in den 1919er Jahren gab, wo ein Zusammenhang von beobachteten Symptomen von Kindern mit ADHS und Kindern mit einem Omega 3 Fettsäuren -Mangel aufgefallen war. Erst in den letzten Jahren gab es ernstzunehmende Studien, die den Beweis lieferten, dass die Gabe von Omega 3 Fettsäuren zu einer deutlichen Verbesserung der Gehirnleistung führt. Prof. Hackenberg, Psychosomatik für Kinder und Jugendheilkunde, AKH Wien behandelt betroffene Kinder neben Psychotherapie mit Omega 3 Fettsäuren bevor sie zu Ritalin greift. Aus ihrer Beobachtung lässt sich damit eine deutliche Verbesserung der Nervenzellen erreichen.

Studie zu Depressionen:

Omega 3 Fettsäuren können depressive Symptome bei älteren Patienten mit bipolaren Störungen verringern. Mehrere Studien haben gezeigt, dass ein Großteil der Patienten mit Depressionen, zu wenige Omega 3 Fettsäuren aufnehmen. Unter Gabe von täglich 2,5 g konnte eine deutliche Verbesserung der Depressionssymptome (um 33%) gegenüber der Placebogruppe erreicht werden. Die Remissionsrate (Verschwinden der Depression) lag bei 40,9% gegenüber Placebo (16,7%). Eine andere Studie konnte zeigen, dass durch vorbeugenden Einsatz von Omega 3 Fettsäuren die Depressionserkrankungen rückläufig waren. *Quelle: Rondanelli M. et. al, Effect of omega-3-fatty acid supplementation on depressive symptoms, J. American College of Nutrition, 2010*

Studien zur Prävention von Herzerkrankungen und ihre Wirkung auf Risikofaktoren:

Heute geht man davon aus, dass Omega 3 Fettsäuren gegen atherosklerotische Plaques in den Gefäßen wirkt, das Blut verdünnt (statt Thrombo-ASS) und entzündungshemmende Eigenschaften hat. Es senkt leicht die Triglyzeride und den Blutdruck. Die Autoren betonen, dass diese positiven Effekte nicht über eine Beeinflussung der Blutfette entstehen, sondern unabhängig davon das Herz schützen. *Quelle: Ali Khavandi et al. Heart published online, 2009*

Omega 3 Fettsäuren in der Krebstherapie:

Es gibt zahlreiche vielversprechende Hinweise für den Einsatz von Omega 3 Fettsäuren bei Krebspatienten. Sie beugen der Abmagerung vor, hemmen die oft tumorassoziierten systemischen Entzündungsreaktionen, sie haben positive Auswirkungen auf die Fatiquesymptomatik (chronische Müdigkeit) und auf die Immunkompetenz. Im Tierversuch könnten sie krebshemmende Eigenschaften und eine Steigerung der Empfindlichkeit der Krebszellen auf die Chemotherapie haben. Fischöl wirkt ja bekanntlich entzündungshemmend und dieser Effekt dürfte verantwortlich sein, warum auch eine reduzierte Metastasierung festzustellen ist, da Tumore bevorzugt in entzündlichem Gewebe wachsen und streuen. *Quelle: JEM Journal für Ernährungsmedizin 1/2009*

Warum sollten wir regelmäßig ausreichend Omega 3 Fettsäuren aufnehmen?

* Normalisierung eines erhöhten Blutdrucks
* Verbesserung der Blutfettwerte
* Vorbeugung eines Herzinfarktes
* Schutz vor neuerlichen Infarkten (Reinfarkt) zur Secundärprophylaxe
* Senkung des Risikos für Herzrhythmusstörungen und plötzlichen Herztod
* Entzündungshemmende Wirkung z.B. bei rheumatischen Gelenkentzündungen, Psoriasis, Asthma, Colitis, M. Crohn,
* Gerinnungshemmende Wirkung
* Gegen Krebs
* Gegen ungewollten Gewichtsverlust bei schweren Erkrankungen
* Bei Depressionen und Migräne – reduziert die Schübe und Heftigkeit der Beschwerden

Bei Beschwerden oder hohem Risiko können Omega 3 Fettsäuren auch in Kapselform eingenommen werden.

Dosierung: Herz: 1x 1 Omacor® Kps. oder 1 x 3 Kps. Omega 3-Spezial (Orthotherapia), Psychische Erkrankungen: 1 x 6 Omega 3 Spezial

Labor: Fettsäurenanalytik - es werden verschieden lebensnotwendige Fettsäuren untersucht (gesättigte, ungesättigte Fettsäuren, Omega3, Omega 6 Fettsäuren,…). Damit kann festgestellt werden, ob ihre derzeitige Ernährung den Bedarf deckt.

15. Nahrungsmittelunverträglichkeiten

Nahrungsmittelunverträglichkeiten können auf vielen Ursachen beruhen. Neben klassischen Nahrungsmittelallergien durch IgE-Antikörper, Pseudoallergien oder Zuckerintoleranzen (Milchzucker, Fruchtzucker) kommt vor allem IgG4 vermittelten Unverträglichkeiten eine wachsende Bedeutung zu. Hierbei handelt es sich nicht um Allergien im klassischen Sinne, obwohl IgG4 durch Freisetzung von Histamin allergieähnliche Symptome hervorrufen kann.

Nahrungsmittelunverträglichkeiten können völlig unterschiedliche Beschwerden hervorrufen. Da dic Symptomatik oft mit einer zeitlichen Verzögerung auftritt, wird eine Diagnose meist erst nach Jahren oder Jahrzehnten gestellt.

Mit Nahrungsmittelunverträglichkeiten assoziierte Beschwerdebilder:

- Magen-Darm-Beschwerden: Bauchschmerzen, Blähungen, Durchfallneigung, Verstopfung
- Hautsymptome: Ekzeme, periorale Hautrötungen, generalisierter Juckreiz, Nesselsucht (Urtikaria), Neurodermitis
- Atemwegsbeschwerden: Asthma bronchiale, chronischer Schnupfen oder Nebenhöhlenentzündungen
- ADS-Syndrom
- Kopfschmerzen (oft migräneartig)
- Infektanfälligkeit
- Depressionen, Schlafstörungen, chronische Müdigkeit
- Gelenk- oder Gliedcrschmerzen
- Übergewicht, Bluthochdruck

Durch die Allergiediagnostik werden die häufigsten Ursachen von Unverträglichkeiten erfasst. Ein Vorscreen hilft dem Therapeuten eine Aussage über die Art der vorhandenen Unverträglichkeiten zu treffen. Das Vorscreen A erfasst IgE-vermittelte Nahrungsmittelallergien, pollen-assoziierte Nahrungsmittelallergien und Unverträglichkeitsreaktionen durch IgG4-Antikörper. Ergänzend sollte die DAO (Diaminoxidase) bestimmt werden, um Pseudoallergien durch biogene Amine nachzuweisen. Ist die Art der Unverträglichkeit erst bekannt, können in einem weiteren Schritt die verantwortlichen Lebensmittel identifiziert werden. Hierzu bieten sich die Nahrungsmittelscreens an, die 90 Hauptallergene beinhalten. Besonders häufige Allergene werden einzeln getestet, der Rest in Form von Allergenpools. Die Nahrungsmittelscreens erfassen mehr als 98% der klinisch relevanten Unverträglichkeiten.

Ursachen von Nahrungsmittelunverträglichkeiten:

(a) Nahrungsmittelallergien (IgE-Antikörper)

Nahrungsmittelallergien entstehen durch Immunreaktionen. Im Prinzip kann jedes Nahrungsmittel oder jeder Nahrungsmittelbestandteil eine allergische Reaktion auslösen. Die klassische Allergie beruht auf IgE-vermittelten immunologischen Reaktionen. Aus noch nicht geklärten Gründen werden Antikörper produzierende B-Zellen zu einer Bildung von Antikörpern der Klasse IgE angeregt. Dieses IgE bindet sich über Rezeptoren an Mastzellen. Durch beim Allergiker vorhandene große Mengen an IgE werden die Mastzellen dazu veranlasst, Botenstoffe (z.B. Histamin) in großen Mengen freizusetzen. Hierdurch entstehen die typischen allergischen Krankheitssymptome, die innerhalb kurzer Zeit nach Verzehr der Nahrungsmittel auftreten.

Symptome einer Nahrungsmittelallergie durch IgE-Antikörper:

- Mund-Rachenraum: Schwellung, Juckreiz von Mund- und Rachenschleimhaut
- Verdauungstrakt: Übelkeit, Erbrechen, Blähungen, Bauchkrämpfe, Durchfälle, Verstopfung
- Haut: allergische Ekzeme, Nesselsucht (Urtikaria)
- Atemwege: Asthma, allergischer Schnupfen
- Kreislauf: Blutdruckabfall, Herzrasen

(b) Pollenassoziierte Nahrungsmittelallergien

Bei Jugendlichen oder Erwachsenen werden Nahrungsmittelallergien vorwiegend durch Obst, Nüsse oder Gemüse hervorgerufen. Oft liegt dem Ganzen eine Pollenallergie zugrunde, wobei Antikörper gegen Pollen mit Strukturen der Nahrungsmittel kreuzreagieren, die starke Ähnlichkeiten (Homologien) zu den Pollenallergenen aufweisen. Vor allem

Kreuzreaktionen bei Allergien auf Birkenpollen und Beifuss sind von großer klinischer Bedeutung. Da sich IgE-Antikörper gegen Nahrungsmittel oft im Blut nicht direkt nachweisen lassen, ist es ratsam, bei Verdacht auf Nahrungsmittelallergien gegen Obst, Gemüse oder Nüsse, das Vorliegen von Pollenallergien zu untersuchen, um dann, auf dem Wege bekannter Kreuzreaktionen, auf die ursächlichen Nahrungsmittel schließen zu können.

(c) Nahrungsmittelunverträglichkeiten durch (IgG-4-Antikörper)

Meist äußern sich Unverträglichkeitsreaktionen durch IgG4 in Form unspezifischer Symptome, die in der Regel erst Stunden oder Tage nach dem Verzehr der verantwortlichen Nahrungsmittel auftreten. Antikörper der Klasse IgG lassen sich in 4 Subklassen aufteilen. Während erhöhte Antikörperspiegel der Subklassen IgG1, IgG2 und IgG3 auf ein bakterielles oder virales Geschehen hinweisen, lassen hohe IgG4 Spiegel auf eine Auseinandersetzung mit Allergenen schließen. Die IgG4 Fraktion macht normalerweise nur 3 bis 5% am Gesamt IgG aus. Bei Unverträglichkeiten kann dieser Anteil jedoch auf mehr als 50% ansteigen. Im Gegensatz zu echten Nahrungsmittelallergien treten bei Unverträglichkeiten durch IgG4 Antikörper Symptome häufig erst nach Stunden oder Tagen auf. Hohe IgG4 Antikörperkonzentrationen im Blut gehen meist mit einer erhöhten Durchlässigkeit der Darmschleimhaut einher (erhöhte intestinale Permeabilität). Allergene können so in größeren Mengen die Darmschleimhaut passieren. Es entstehen gegen Nahrungsmittel gerichtete Antikörper, die mit den Nahrungsmittelallergenen Komplexe bilden. Können die anfallenden Komplexe durch Immunzellen des Körpers (retikuloendotheliales System) nicht mehr abgebaut werden, kommt es zu einer Ablagerung in Organen und damit zu multiplen, chronischen Beschwerdebildern. Da IgG4 Antikörper auch zu einer Degranulation von Mastzellen führen können, können sie auch für Allergien vom Soforttyp verantwortlich sein, d.h. auch innerhalb weniger Minuten nach Nahrungsaufnahme zu allergischen Symptomen führen. Unklare Magen-Darmbeschwerden werden im Rahmen von IgG4 vermittelten Unverträglichkeiten ebenso oft beschrieben, wie Symptome der Haut. Häufig berichten Patienten auch von Erschöpfungssyndromen, Infektanfälligkeit oder Hyperaktivität (Kinder). In neueren Studien wurden auch Zusammenhänge mit Bluthochdruck und Übergewicht aufgezeigt.

(d) Milchunverträglichkeit

Die Laktoseintoleranz

Unter Laktoseintoleranz versteht man einen Mangel des Enzyms Laktase welcher auf der ganzen Welt vorkommt. Besonders viele Menschen sind in Afrika und Asien (98 bis 100%) betroffen. Daher kommt auch die Empfehlung aus der 5 Elementeernährung, Kuhmilch zu meiden. In Europa gibt es ein Nord-Süd Gefälle. In Skandinavien beträgt der Anteil nur 5%, in Italien und Griechenland jedoch 50% aufwärts. In Österreich sind ca. 20% der Bevölkerung von diesem Mangel der Laktase betroffen. Laktose, also der Milchzucker, ist ein Disaccharid (2-er Zucker), welches aus Glukose (Traubenzucker) und Galaktose besteht. Es kann im Dünndarm erst resorbiert werden, wenn es mittels dem Enuym Laktase in Einzelzucker aufgespalten wurde. Dieser Mangel an Laktase kann angeboren sein (selten), aber häufiger kommt es erst (genetisch bedingt) im Erwachsenenalter zu einem Absinken der Enzymaktivität.

Wird also der Milchzucker nicht aufgespaltet, gelangt er unverarbeitet in den Dickdarm. Dort wird er durch Darmbakterien zu Fettsäuren (Buttersäure, Essigsäure,…) umgewandelt. Dabei entstehen übel riechende Gase, welche zu schmerzhaften Blähungen führen. Weiters ziehen die Fettsäuren, mittels Osmose, Wasser in den Darm und es kommt zu flüssigem Durchfall. Erst wenn es zu diesen Beschwerden kommt, spricht man von einer Laktoseintoleranz. Ein Enzymmangel ohne Beschwerden wird nicht behandelt.

Beim Herstellungsprozess von Käse wird die Laktose meist vollständig verstoffwechselt. Daher wird Käse meist sehr gut vertragen. Jedoch sind in sämtlichen tierischen Milchsorten (Kuh, Schaf, Ziege,...) gleiche Mengen an Laktase enthalten und sind für diese Menschen gleichermaßen unverträglich.

Wie kann man diesen Laktasemangel feststellen?

Bei der unerwünschten Vergärung im Dickdarm entsteht auch Wasserstoff, welcher über die Lunge abgeatmet wird. Dazu wird eine standardisierte Lösung getrunken und halbstündlich (bis 3 Stunden) die Konzentration von Wasserstoff in der Ausatemluft gemessen. Als pathologisch wird ein Anstieg um 10 – 20 ppm gewertet. Da es ein Provokationstest ist, können dabei selbstverständlich bei starkem Laktasemangel auch Symptome auftreten. Produziert jemand trotz Symptomen keinen Anstieg, kann es sich um einen sogenannten Non-H-Producer handeln. Dies trifft auf etwa 5 – 10% aller Menschen zu. Bei hohen Nüchternwerten sollte der Test wiederholt werden. Treten diese wieder auf, ist dies ein indirekter Hinweis auf eine krankhafte Darmbesiedelung. Dieser Test wird nach Voranmeldung in den Ambulanzen der Krankenhäuser angeboten.

Therapie

In erster Linie besteht die Therapie darin, den Milchzuckeranteil in der Nahrung auf ein individuelles, verträgliches Maß zu reduzieren. Diese Grenze kann bei jedem Menschen anders sein. Eine absolute Milchunverträglichkeit ist selten. Sinnvoll ist es zuerst 4 Wochen eine strenge laktosefreie Diät einzuhalten und danach langsam wieder geringe Mengen an Milch in den Speiseplan einzugliedern. 250 ml Milch werden von zirka der Hälfte der Erwachsenen mit pathologischem Atemtest gut vertragen. 120 ml vertragen fast alle. Das macht die Diät deutlich einfacher, da man anders als bei der Allergie, nicht nach kleinen Spuren in der Nahrung fahnden muss. Heute stehen zum Glück viele Milchprodukte schon in laktosefreier Form zur Verfügung. Vorsicht jedoch bei Fertigprodukten, denn Laktose wird in der Lebensmittelindustrie zur Herstellung von Keksen, Gebäck und Wurstwaren etc. verwendet. Selbstverständlich kann man auch mit Laktasetabletten, die vor der Mahlzeit eingenommen werden, eine Linderung erreichen.

Lebensmittel	*Laktose/100 g*	*Lebensmittel*	*Laktose/100 g*
Butter	*0,5 g*	*Schafmilch, Ziegenmilch*	*4,8 g*
Frischkäse, Cottage	*2,0 – 4,3 g*	*Kuhmilch*	*5 g*
Schlagobers, Sauerrahm	*3,3 g*	*Eiscreme*	*6,2 g*
Pudding, Milchreis, Sauermilch, Joghurt	*3,3 – 6,6*	*Milchschokolade*	*9,5 g*
Buttermilch	*4 g*	*Milchpulver*	*38 – 50 g*

Kuhmilcheiweiß-Intoleranz

Dies bezeichnet eine Unverträglichkeit auf das Eiweiß in der Kuhmilch. Milch von anderen Tieren wird meist problemlos vertragen. Verwendet werden können Produkte aus Schafmilch, Ziegenmilch und pflanzliche Milch aus Reis-, Soja-, oder Mandelmilch. Bei der Beurteilung der Schwere der Unverträglichkeit ist die unterschiedliche Konzentration vom Eiweiß in den Milchprodukten zu berücksichtigen. Butter enthält z.B. nur 1% Milcheiweiß. Entstehen nun nach dem Genuss von Butter, Beschwerden so kann man annehmen, dass auch alle andern Milchprodukte mit höheren Konzentrationen nicht vertragen werden. Bei sensiblen Menschen ist vor allem im Käsebereich darauf zu achten, dass wirklich sortenreiner Käse gegessen wird. So erlaubt die EU eine Beimengung von 20% Kuhmilch zu Schafkäse ohne diesen als Kuhmilchkäse deklarieren zu müssen. Die Intoleranz betrifft auch Fertigprodukte oder Medikamente, da diese oft Zusatzstoffe aus Kuhmilch enthalten.

Diagnose: Eine Blutuntersuchung auf IgE Antikörper.

(e) Fruktoseunverträglichkeit

Bei der Fructoseunverträglichkeit handelt es sich eher um ein „Lifestyle-Problem" als um eine Krankheit. Der zuständige GLUT-5-Transporter ist hier meist völlig in Ordnung und nur durch übermäßiges Anfluten von Fructose überfordert. Besonders in Kindernahrungmittel und Fruchtsaftgetränken finden sich extrem hohe Mengen von Fructose. Fructose ist ein billiges Süßungsmittel und kann dann noch „mit der Kraft der Früchte" beworben werden.

20 – 30% der Kinder mit unspezifischen Bauchschmerzen haben ein Fructoseproblem. Häufig findet man als Ursache auch eine pathologische Besiedelung mit Parasiten oder Pilzen. Dadurch wird das Transportsystem für Fruktose beeinträchtigt. Eine Behandlung dieser Parasitose führt zu einer deutlichen Verminderung der Beschwerden.

Die Fruchtzuckerunvertäglichkeit ist eine Verdauungsstörung, bei der Fruchtzucker nicht oder nur ungenügend verdaut werden kann. Fructose ist ein Einfachzucker und muss nicht gespalten werden, aber die Aufnahme über die Dünndarmzotten funktioniert nicht. Fruchtzucker kommt jedoch in unserer Nahrung auch in kombinierter Form vor. So ist unser Haushaltszucker (Saccharose) ein Disaccharid aus Glukose und Fruktose. Außerdem kommt Fruktose auch im Inulin vor. Auf Grund der modernen Ernährungsempfehlungen, viel Obst und Gemüse zu essen und durch das Trinken von Obstsäften haben heute viel mehr Menschen Beschwerden, als in den vergangenen Jahren. Die Fruktoseintoleranz ist häufig anzutreffen. Es leiden circa 10 bis 50% der Bevölkerung daran. Häufiger sind Frauen davon betroffen. Die Fruktoseintoleranz kann man ebenfalls mit einem Fruktosebelastungstest über die Atemluft diagnostizieren. Die Hauptsymptome sind Durchfall, Blähungen, Bauchschmerzen und Übelkeit. Bei einigen funktionellen Erkrankungen des Darms, wie dem Reizdarmsyndrom, kann es zu verstärkten Beschwerden kommen, wenn zusätzlich eine Intoleranz vorliegt.

Außerdem kann es speziell bei der Fructoseintoleranz zu einem falschen chemischen Prozess kommen und damit ein Mangel an Tryptophan auftreten. Dies ist eine essentielle Aminosäure und die Vorstufe für die Bildung von Serotonin und Melatonin, was sich klinisch in Stimmungsschwankungen, Schlafstörungen, Schmerzen oder Depressionen äußern kann. Daher sollten Patienten mit obigen Problemen durchaus ganzheitlich untersucht werden, bevor man sie mit einem Antidepressivum beglückt.

Fruktosereiche Lebensmittel

Obst: Süße Obstsorten (Äpfel, Birnen, Mangos, Wassermelonen,...), Trockenfrüchte, Fruchtsäfte

Gemüse: Artischocke, Aubergine, Brokkoli, Kürbis, Tomaten

Anderes: Honig, Früchtetee, Wein (süßer Wein, Most,...)

Therapie

Auch hier muss eine fruktosearme Diät eingehalten werden. Außerdem sollte die Aufnahme von Sorbit, Mannit und Xylit vermieden werden, da diese Zuckeraustauschstoffe die Fruktoseresorption zusätzlich behindern. Diese findet man in zuckerfreien Fertigprodukten (Kaugummi, Zuckerl, Lightprodukte, Diabetikerprodukte und in Arzneimittel). Die Aufnahme von Fruktose kann durch die Kombination mit Glukose verbessert werden. So enthalten z.B. Äpfel viel Fruktose, als Kompott oder Apfelmus mit Traubenzucker gesüßt, werden sie jedoch besser vertragen. Obst das weniger Fruktose aber mehr Glukose enthält, wird meist besser vertragen. Dies sind zum Beispiel Beerenobst, Zuckermelonen, Orangen und Mandarinen. Kleine Mengen Fruktose über den Tag verteilt werden besser vertragen, als große Einzelportionen. Vollkornprodukte, Kraut, Kohl und Hülsenfrüchte können die Beschwerden auf Grund des hohen Ballaststoffanteils verstärken. Verdauungsanregende Gewürze und Tees (Anis, Fenchel, Kümmel, Melisse,...) sowie ausreichende Bewegung lindern die Beschwerden. Fruktose Enzym Unterstützung: *z.B. Frupertan 3 x 1*

(f) Sorbitunverträglichkeit

Sorbit ist ein künstlicher Süßstoff und wird vielen Lightprodukten oder zuckerfreien Süßigkeiten zugesetzt. Außerdem wird Sorbit als Feuchthaltemittel in vielen Nahrungsmitteln zugesetzt. Er wird als E-Nummer E420, E432, E433, E434, E435 oder E 436 angegeben. Es kommt jedoch auch in natürlichen Nahrungsmitteln vor z.B. in Trockenfrüchten, Rosinen und verschiedenen Obstsorten (Birnen, Äpfel, Marillen, Pfirsichen oder Pflaumen) und ist häufig mit einer Fruktoseunverträglichkeit gekoppelt. Aber auch in Wein oder in Bier ist Sorbit enthalten. Die Symptome sind dieselben, wie bei anderen Zuckerverwertungsstörungen. Wird eine Sorbitunverträglichkeit diagnostiziert, muss man sorbithaltige Nahrungsmittel für einige Wochen strickt meiden. Dann kann langsam mit einer geringen Zufuhr begonnen werden.

(g) Zöliakie – Glutenunvertäglichkeit

Menschen mit Glutenunverträglichkeit leiden unter einer lebenslangen Überempfindlichkeit gegen das in fast allen heimischen Getreidesorten (Weizen, Roggen, Gerste, Hafer, Dinkel, Triticale) enthaltene Gluten ("Klebereiweiß"). Die Aufnahme führt bei diesen Menschen zu einer Entzündung der Dünndarmschleimhaut und es kommt zu einer Schleimhautschädigung (Atrophie der Dünndarmzotten). Dadurch können Nahrungsspaltprodukte, Mikronährstoffe und Spurenelemente nur mehr unzureichend aus dem Darm aufgenommen werden.

Bei einem Großteil der Patienten manifestiert sich die Erkrankung im frühen Kindesalter, oft zwischen dem 9. und 18. Lebensmonat (Einführung von glutenhaltigen Getreiden in die Ernährung). In zunehmendem Maße tritt die glutensensitive Enteropathie jedoch erst in späteren Lebensabschnitten auf. Während im Kindesalter Symptome wie starke Durchfälle, Gewichtsverlust oder Wachstumsstörungen im Vordergrund stehen, dominieren im Erwachsenenalter meist schwächere, uncharakteristische Beschwerdebilder. Die Betroffenen klagen über immer wiederkehrende Bauchschmerzen, Durchfallneigung oder Blähungen, Hautausschläge, Verdauungsstörungen. Gewichtsverlust und Mangelerscheinungen können die Folge sein, aber auch unspezifische Beschwerden wie Müdigkeit oder eingeschränkte Leistungsfähigkeit. Aber auch Entzündungen im Mundraum, Zahnschmelzdefekten, Knochenschmerzen, Haarausfall, Zyklusstörungen und Libidoproblemen kann eine glutensensitive Enteropathie zugrunde liegen. Die Schwere der

Erkrankung hängt vom Ausmaß der Schleimhautschäden und ihrer Ausdehnung im Dünndarm ab. Die glutensensitive Enteropathie geht in beinahe der Hälfte der Fälle mit einer Blutarmut einher. Einerseits ist die Aufnahme von Eisen aus dem Darm behindert, andererseits wird durch die chronische Entzündung ständig etwas Blut verloren. Ein Mangel an Vitamin B12 und Folsäure kann ebenfalls zu Blutarmut führen, aber auch Nervenstörungen und psychische Probleme auslösen. Ein Vitamin D Mangel kann zu Knochenschwund führen und generell die Lebensqualität beeinflussen (siehe unter Vitamin D). Durch einen Vitamin K Mangel kann die Blutgerinnung beeinträchtigt sein. Diese Menschen neigen verstärkt zu Blutungen. Bei unbehandelter Zöliakie besteht ein erhöhtes Risiko für Lymphome des Dünndarms oder für Karzinome des Dickdarms. Ein juckender Hautauschlag (Dermatitis herpetiformis) ist oft der erste Hinweis einer Glutenunverträglichkeit beim Erwachsenen.

Neuere Untersuchungen gehen von einer Häufigkeit von 1:300 bis 1:100 aus. In 80 bis 90 Prozent der Fälle sind die Beschwerden so untypisch, dass die Erkrankung nicht erkannt wird. Es gibt also deutlich mehr Menschen mit Glutenunverträglichkeit, bei denen die Diagnose niemals gestellt wird, als solche, bei denen die Erkrankung bekannt ist.

Prinzipiell kann die glutensensitive Enteropathie in jedem Alter in Erscheinung treten. Es zeigen sich jedoch zwei Häufigkeitsgipfel. Einer in den ersten Lebensjahren und ein weiterer zwischen dem 25. und dem 40. Lebensjahr. Frauen sind etwa doppelt so oft betroffen wie Männer. Verwandte von Menschen mit Glutenunverträglichkeit haben ein deutlich erhöhtes Erkrankungsrisiko.

Diagnose: Nach einer ausführlichen Anamnese und körperlichen Untersuchung werden im Blut die Antikörper (Endomysium-Akö, Anti-Gliadin-Akö und Transglutaminase-Akö) bestimmt. Diese Werte sind jedoch nur ein Hinweis. Ergänzend sollte das Blutbild und der Vitamin-, Spurenelemente- und Eiweißstatus gemacht werden. Auch hier kann man Hinweise auf eine Erkrankung entdecken. Verdichtet sich der Verdacht muss eine Gastroskopie mit Dünndarmbiopsie durchgeführt werden

Eine ursächliche Therapie der Zöliakie gibt es bislang noch nicht. Die einzige Behandlungsmöglichkeit besteht darin, glutenhaltige Nahrungsmittel zu meiden. Unter einer strikt glutenfreien Diät erholt sich die geschädigte Dünndarmschleimhaut rasch, und auch die meisten Beschwerden gehen wieder zurück. *Weitere Informationen unter: www.zoeliakie.or.at (Österr. Arbeitsgruppe für Zöliakie)*

(h) Histaminintoleranz

Die Histaminintoleranz ist eine pseudoallergische Erkrankung. Von pseudoallergischen Reaktionen spricht man, wenn es ohne Vermittlung von Immunglobulinen zu allergieähnlichen Beschwerdebildern kommt. Hervorgerufen werden pseudoallergischen Reaktionen durch Histamin oder andere biogene Amine (Spermidin, Tyramin usw.). Pseudoallergische Reaktionen treten häufig auf, vermutlich sehr viel häufiger als echte Nahrungsmittelallergien. Eine Histaminintoleranz ist definiert als Missverhältnis zwischen der Menge an Histamin und der Möglichkeit dieses abzubauen. Histamin wird aus der Aminosäure Histidin entwickelt. Bei einer gestörten Darmflora können Bakterien im Darm zuviel Histamin daraus umwandeln. Ein zweiter Weg ist die Zufuhr von zu histaminreichen Nahrungsmitteln. Biogene Amine finden sich vor allem in leicht verderblichen tierischen Lebensmitteln (z. B. Fisch und Fischprodukte). Hohe Konzentrationen können auch Lebensmittel aufweisen, die im Laufe ihrer Verarbeitung, Reifung und Lagerung biochemischen und mikrobiellen Veränderungen unterliegen (Käsesorten, Rohwurst, roher Schinken, Sauerkraut, Spinat, Hefeextrakte, Wein und Bier). Histamin ist temperaturstabil und kann weder durch Kochen noch Einfrieren vermindert werden. Der dritte Weg ist ein Mangel des Enzyms Diaminooxidase (=DAO). Die mit der Nahrung aufgenommenen biogenen Amine werden beim Durchtritt durch die Darmschleimhaut durch die dort sitzende DAO abgebaut. Die DAO ist ein empfindliches Enzym, das von verschiedenen Substanzen wie Alkohol oder Medikamenten gehemmt werden kann. Nicht vergessen werden darf, dass für den Abbau verschiedene Mineralstoffe und Spurenelemente, vor allem Kupfer und Vitamin B6 notwendig sind, um das DAO zu aktivieren.

Ein Mangel an DAO wird über eine Messung der Enzymaktivität im Blut nachgewiesen. Typische Symptome einer Pseudoallergie stellen Atemnot, Blutdruckabfall, Rötung der Haut, Nesselausschlag, Juckreiz, Magenkrämpfe, Durchfall oder Kopfschmerzen dar.

Bei vielen Patienten mit Histaminintoleranz liegt eine Verminderung des Vitamin B6 Spiegels vor. Vitamin B6 wirkt als Coenzym und hilft dabei die DAO zu aktivieren.

Diagnose: Messung des DAO Spiegels und Histaminspiegels im Blut. Vitamin B6 Spiegel bei vermindertem DAO.

Beurteilung:

Histaminspiegel im Körper HOCH - DAO-Konzentration NIEDRIG
In diese Gruppe fallen rund 80% aller Patienten mit Histaminintoleranz.

Histaminspiegel im Körper NORMAL - DAO-Konzentration NIEDRIG
Die Patienten sind beschwerdefrei, solange sie nicht Histamin durch die Nahrung bzw. alkoholische Getränke zu sich nehmen.

Histaminspiegel im Körper HOCH - DAO-Konzentration NORMAL
Dieses Krankheitsbild ist bei Krankheiten wie Urticaria pigmentosa bzw. Mastozytose (Patient hat vermehrt Mastzellen und produziert vermehrt Histamin) zu sehen, wo bei einer prinzipiell erhaltenen Abbaumöglichkeit ein Überangebot von Histamin vorliegt.

In der Schwangerschaft ist die DAO bis auf das 500-fache erhöht. Histaminintolerante Patientinnen verlieren daher ihre Beschwerden während der Schwangerschaft.

Therapie der Histaminintoleranz

- ✓ Histaminfreie bis histaminarme Ernährung
- ✓ Einnahme von Antihistaminika (=H1-Rezeptorblocker z.B. Zyrtec, Fenistil, Aerius,…)
- ✓ Einnahme von DAO-Präparaten vor dem Essen
- ✓ Ergänzung des erhöhten Bedarfs an Vitamin B6

Histaminreiche Nahrungsmittel die Beschwerden auslösen können:

Eiweißreiche, leicht verderbliche Nahrungsmittel wie Fisch sind reich an Histamin. Aber auch vergorene oder mit Mikroorganismen versetzte Produkte wie Sauerkraut, Schimmelkäse oder Wein. Andere Nahrungsmittel fördern die Freisetzung von körpereigenem Histamin (Schokolade, Nüsse, Bananen, Erdbeeren, Papaya, Ananas, Milch, Eier, Tomaten). Der Histamingehalt steigt mit der Reife- und Lagerungsdauer. Ist das Lebensmittel verdorben (besonders bei Fisch) steigt der Histamingehalt enorm. Wie aus der Aufzählung unten zu sehen ist, schwankt der Histamingehalt in den einzelnen Lebensmitteln. Außerdem ist die Kombination mit anderen histaminreichen Nahrungsmitteln während einer Mahlzeit zu beachten.

Auch Medikamente können die DAO mit beeinflussen. So kann es sein, dass man das gleiche Lebensmittel einmal gut verträgt und einmal schlecht. Ist die individuelle, momentane Toleranzschwelle überschritten, kommt es zu den typischen Beschwerden. Manchmal reichen schon geringe Mengen um dies auszulösen. Die Beschwerden können wenige Minuten nach der Nahrungsaufnahme auftreten oder erst Stunden später.

Fisch: Lachs, Thunfisch, Sardinen, Sardellen, Hering, Makrele

Käse: Parmesan, Schimmelkäse, Quargel, Emmentaler, Tilsiter, Gauda, Cheddar

Wurst: Salami, Kantwurst, manche Schinken, geräuchertes Fleisch

Gemüse: Tomaten, Sauerkraut, Spinat, Ketschup

Obst: Bananen, Erdbeeren, Papaya, Ananas

Essig: Rotweinessig

Eier: Auch Kuchen mit vielen Eiern

Naschereien: Schokolade, Kakao, Nüsse, Nougat

Getränke: Rotwein, Liköre, Sekt, Milch, Brennesseltee, schwarzer Tee

Weitere Informationen: Selbsthilfegruppe für Unverträglichkeiten Mail: SHG.Intoleranzenno@sonicht.gmail.com

Noch ein interessanter Aspekt zu den Nahrungsmittelunverträglicheiten:

Bedeutung von Säureblocker und Aspirin im Magen

Säureblocker fördern Allergien. In einer wissenschaftlichen Arbeit der Univ. Wien von Jense, Jarolim und Untersmayr konnte gezeigt werden, dass durch die Säureblockade und die damit verbundene Ph-Erhöhung eine verminderte Verdauungsfähigkeit gegenüber Eiweiß entsteht. Dieser Säuremangel führt zu einer Sensibilisierung mit der Entwicklung von Allergien, besonders auf Fleisch, Milch, Eier, Erdnüsse oder Krustentiere. Aus diesem Grund sollte der Einsatz von Magentabletten gut überlegt werden, besonders wenn sie langfristig (über 3 Monate) verabreicht wird.

Menschen die eine Unverträglichkeit gegenüber Aspirin entwickeln, leiden unter einer typisch allergischen Symptomatik im Hals-Nasen-Ohrenbereich. Außerdem kommt es zu einer Blockade im Fettsäurestoffwechsel, welche zu einer Verschiebung der Prostaglandinsynthese führt. Vor allem Lebensmittel die Salizylsäure enthalten und geschwefelte Lebensmittel, können die Beschwerden verstärken. Als Therapie ist ein Ausgleich mit Omega 3 Fettsäuren anzustreben.

VII. Das Gewicht

Das Schönheitsideal im Hinblick aufs Gewicht hat sich in den letzten Jahren stark geändert. Marilyn Monroe, das Sex- und Schönheitssymbol der 60-iger Jahre, hatte Größe 42. Damit könnte sie heute als Schauspielerin nur mehr als „nette, schrullige Dicke“ ein Nischensegment abdecken. Schaufensterpuppen haben auch abgespeckt und weisen einen um 10 cm geringeren Hüftumfang auf als früher. In allen Zeitungen wird vor der Volksverfettung, vor einer Dickenepidemie, vor Erkrankung, Siechtum und Tod gewarnt, wenn wir nicht umkehren und Buße tun. Auch hier zeigt sich die neue Gesundheitsreligion oder sollte man sagen „Sekte“ mit all ihren negativen Fanatismen. Ärztinnen und Ärzte deklarieren Menschen als zu dick, weil sie nicht in ein Schema passen. Es wird eine neue Norm aufgestellt, die willkürlich und deshalb unerreichbar ist. Das Gewicht eines Menschen ist großteils durch die Gene festgelegt, darin spiegeln sich unsere Abstammung und unser Geschlecht wieder. Deshalb ist es diskriminierend, Menschen die rundlicher oder vielleicht auch kleiner sind, an den Pranger zu stellen. Genauso gut könnten wir eine neue Norm für die Körpergröße, für die Schuhgröße, für die Busengröße, für die Penisgröße aufstellen und alle die aus der Norm fallen, diskriminieren. Ich hoffe dieser Alptraum wird nicht wahr. Für viele fülligeren Menschen ist die Stigmatisierung leider schon wahr geworden. Manche Patientinnen und Patienten klagen, dass sie bei einem Arztbesuch nicht erst genommen werden. Viele ihrer Beschwerden werden sofort auf das Übergewicht reduziert. Wenn man über Ausländer oder Schwarze lacht, erntet man zumindest in aufgeklärten Kreisen einen schiefen Blick. Über dicke Menschen kann man sich überall lustig machen ohne Widerspruch zu ernten. So wie viele Frauen auch über frauenfeindliche Witze lachen, um dazuzugehören, so lachen wir über Dicke, um zu betonen, dass wir der anderen Fraktion angehören. Bedenklich stimmt mich immer wieder, wenn normalgewichtige Frauen in meiner Praxis nachfragen, ob es nicht einen Akupunkturpunkt gibt, mit dem man abnehmen kann. Ich muss ihnen dann erklären, dass die Akupunktur eine Methode ist, um ein Gleichgewicht wiederherzustellen. Und das Gleichgewicht, welches unser Körper für uns veranschlagt hat, ist meist nicht identisch mit dem gängigen Schönheitsideal. Meist wird dann geantwortet: „Mir ist egal was die anderen sagen, ich fühle mich nur so nicht wohl, ich mache das für mich“. Ich bin mir sicher, dass dies ein Trugschluss ist. Würde es gesellschaftlich schick sein, runde Formen zu haben, würden wir attraktive und sinnliche runde Frauen in Zeitschriften und auf Plakatwänden sehen, würden wir beim Satz „Hast du abgenommen“

nicht mehr anerkennende sondern bedauerliche Blicke ernten, würden wir uns bei der Gesundenuntersuchung nicht mehr schämen müssen, wenn wir obwohl pumperlg´sund mit der Diagnose Adipositas hinausgehen, würden wir uns in den Kleidergeschäften nicht frustriert absuchen müssen, um ein halbwegs schickes und auch bequemes Teil zu finden, ja dann würden wir uns vielleicht leichter tun unser ganz individuelles Gewicht zu akzeptieren. Aber dann würden einige andere darunter leiden. Die Pharmaindustrie, die Wellnessärzte, die Schönheitschirurgen, die Schlankheitsinstitute wenn sie auf ihren Pillen, Shakes, Massagen, Fitnessprogrammen, Diäten, Behandlungen, Magenbändern, usw. sitzen bleiben. Viel Leid würde vielen Menschen erspart bleiben. Es raubt mir manchmal den Atem, wenn ich höre was manche Menschen auf sich nehmen, nur um schlank zu werden. Angefangen von der Einnahme von Medikamenten oder Drogen (ärztlich verordnet oder missbräuchlich eingenommen) mit gesundheitsschädlichen Nebenwirkungen bis zu gefährlichen oder organzerstörenden operativen Eingriffen (z.B. Billroth II um den Magen zu verkleinern). Ja manchmal träume ich von einer Welt, wo jeder sein darf wie er ist.

Und was ist mit dem Diktat der Modeindustrie? Die Natur sieht vieles anders als die Modeschöpfer. Wie ja allgemein bekannt ist sind viele Modeschöpfer homosexuell. Aus diesem Grund haben sie auch ein anderes Schönheitsideal als die heterosexuellen Männer. Homosexuelle Männer finden knabenhafte Silhouetten schön. Wenn man die heutigen Modells, ohne Hüften, ohne Busen, knochig und eckig betrachtet, so erinnern sie wirklich an präpubertierende Knaben. Wir aber sind Frauen sinnlich, rund mit allen weiblichen Attributen. Das Weibliche ist dazu auserwählt Kinder zu gebären und dafür hat die Natur den weiblichen Körper ausgestattet. Er ist rund und weich und kurvig. In vielen alten Kulturen findet man die manchmal etwas übertriebenen Darstellungen des weiblichen Ideals.

Im Internet habe ich einen Text von einem leider unbekannter Autor aus einem Internetblog dazu gefunden: *„Das Problem ist leider, dass die heutige Gesundheitsindustrie den Fokus auf "Industrie" legt, weswegen die "Gesundheit" zur geschäftsschädigenden und daher eigentlich unerwünschten Nebenwirkung verkommt. Denn was verdient ein Diätberater schon an einem Menschen, der mit seinem Gewicht zufrieden ist (egal wie blad er sein mag)? Daher die einfache Lösung: Man erschafft einen unrealistischen, jeglicher wissenschaftlicher Grundlage entbehrenden, uniformen Soll-Zustand", bewertet jede Abweichung automatisch als gefährliche Entwicklung und in der nächsten Stufe zur Krankheit, und schon kann man sich vor Kunden kaum erwehren. Zum*

Schluss eine kleine Quizfrage: Jeder Mensch muss X sein! Nicht X zu sein ist eine gefährliche Abweichung von der Norm. Kommen Sie zu uns, um wieder X zu werden. Frage: Stammt diese Rhetorik von A) einer Sekte, B) der Gesundheitsindustrie oder C) einer populistischen Partei?"

Einen wunderbaren, bissigen Kommentar habe ich von Klaus Buttinger in den OÖN am 12. 2. 2009 gefunden: *„Was sich an der Hüfte anlegt, der Wohlstandsspeck, ist ein Zeichen für das Vorhandensein bestimmter Hormone. Androgene (darunter das Testosteron) machen Bauchspeck, genauso wie Cortisol, sie sorgen zusammen aber auch für Stärke, Initiative, Risikobereitschaft und Wettbewerbsfähigkeit. Forscher fanden nun heraus, dass eine dünne Taille dort als attraktiv gilt, wo die Frauen ökonomisch vom Mann stark abhängig sind. Dort wo Gleichberechtigung und Frauenerwerbsquote höher liegen, darf auf der Hüfte schon ein wenig mehr Speck sein. Die größten Hüftrollen werden dort toleriert, wo Frauen große Verantwortung für die Ernährung der Familie haben. Fassen wir es pseudowissenschaftlich und ultraschmal zusammen. Miss Barbie ist ein unselbstständiges Hascherl. Merken können wir uns auch – wenn wir wollten – denn schönen Sinnspruch: Zeige mir deine Frau und ich sage dir, ob sie was draufhat."* Einen Dank an Klaus Buttinger für diesen frauenfreundlichen Kommentar.

1. Die Entwicklung menschlicher Ernährung

Der Mensch ist von Natur aus ein Allesfresser. Bis vor kurzem hat sich niemand über „gesunde Ernährung" Gedanken gemacht. Wer ums Überleben kämpft, orientiert sich nur an der Verfügbarkeit der Nahrung. Ernährungsberatung, Waagen, Kalorientabellen, Diätaposteln haben wir zu keiner Zeit unserer menschlichen Entwicklung gebraucht. Ursprünglich war der Mensch in der Nahrungsbeschaffung den Tieren ähnlich. Die Nahrung stammte aus seiner unmittelbaren Umgebung und war nicht immer verfügbar. Mit der Entdeckung des Feuers (vor 800 000 Jahren) begann der Mensch Nahrung zuzubereiten und zu konservieren. Dies erlaubte deutlich mehr Spielraum in der Auswahl der Nahrungsmittel. Ungefähr vor 15 000 Jahren wurde der Mensch sesshaft und bekannt mit Ackerbau und Viehzucht und dadurch die Nahrung selbst zu produzieren. In der Zeit der Jäger und Sammler entwickelten sich jedoch die Gene, die den Körper anregen, dann zu essen, wenn Nahrung vorhanden ist. Außerdem erforderte die Nahrungsbeschaffung einen enormen Kalorienverbrauch. Aus diesem Grund scheitern heute viele Abspeckversuche, denn unsere Gene sind darauf ausgelegt unser Überleben zu sichern. Unsere Ahnen werden sich nicht so falsch ernährt haben, sonst wären wir vermutlich schon ausgestorben. *Quelle: Die Evolution menschlicher Ernährung, Prof. Franz Wuketits, 2010*

Die leeren Fettzellen

Kinder sind meist noch relativ schlank, weil sie sich (heute auch nicht mehr selbstverständlich) durch ihre Entdeckerfreude und Unternehmungslust mehr bewegen. So verheizen sie mehr Energiebrennstoffe und bleiben schlank. Vorausgesetzt sie werden gesund ernährt. Wenn sie zuviel Zucker aufnehmen, entwickeln sich nämlich vermehrt Fettzellen. Diese sind zunächst noch leer, aber die Gefahr von Übergewicht in späteren Jahren ist schon vorprogrammiert. Deshalb verdanken wir unsere Speckringe häufig nicht nur unserer Alltagskost jetzt, sondern unseren Ernährungssünden in unserer Kindheit. Diese Präadipozyten sind als zusätzlicher Lagerplatz für Nährstoffe gedacht, um auch Hungerzeiten überstehen zu können. Vermutlich füllen sich unsere leeren Fettzellen im Herbst (und Advent) schon fast genetisch vorprogrammiert, um den nährstoffarmen Winter zu überleben.

2. Der BMI und andere Messmethoden

Seit einigen Jahren in aller Munde, ist er dennoch ein Konstrukt, dass bestenfalls dazu geeignet ist, die Versicherungsraten ihrer Lebens-Risikoversicherung in die Höhe zu schrauben, nicht aber, um etwas über den Gesundheits- und Trainingszustand eines Menschen auszusagen. So erzählte mir ein sehr groß gewachsener, gut aussehender schlanker Freund kürzlich, er sei bei der Gesundenuntersuchung gewesen. Im Sommer hatte er 79 kg, da gelte er als normal. Jetzt im Winter habe er 81 kg auf die Waage gebracht und sei jetzt im Übergewichtsbereich und dementsprechend schockiert. Ähnlich würde es einem gut trainierten Freund gehen, welcher täglich Ausdauer- und Kraftsport trainiert. Auch er wäre mit seinen ausgeprägten Muskeln im Übergewichtsbereich. Brad Bitt und Arnold Schwarzenegger sowieso. Genauso Frauen mit breiten Hüften, die aber nach der neuen Definition ein sehr niedriges Krankheitsrisiko aufweisen. Es geht am Menschen vorbei, ihn in Zahlen und Normen zu quetschen. Zahlen und Normen dürfen keine Macht über uns bekommen. Sie schreiben uns vor wie wir sein sollen, alle gleich dünn, schön, gesund und versicherungswert. Diese Zahlen reduzieren uns auf unseren BMI unabhängig von Geschlecht, Herkunft, Veranlagung, Vererbung, Alter, Trainingszustand und Kindern die wir geboren haben. Zahlen die nichts verraten über unsere Ideen, unsere Leidenschaften, unsere Beziehungen, unsere Intelligenz, unsere beruflichen Erfolge über unsere Sinnlichkeit, unserer Fähigkeit zu lieben und ganz sicher nicht (wie sie unten sehen werden) über unsere Lebenserwartung.

Laut dem "Journal of Clinical Endocrinology & Metabolism" sei der BMI als Indikator für Krankheitsrisiken nicht geeignet. Er unterscheidet nicht zwischen Fett und Muskeln. Sinnvoller in der Beurteilung des Krankheitsrisikos ist die WTHR: „Waist to Height Ratio" = Taillenumfang geteilt durch Körpergröße/cm. Er wird folgendermaßen berechnet: Wenn wir unter 40 Jahre sind, so ist ein Wert von über 0,5 kritisch. Zwischen 40 bis 50 Jahren sollten wir zwischen 0,5 – 0, 6 liegen. Ab dem 50 Lebensjahr liegt die Grenze bei 0,6.

Aber auch dieser Wert ist nur eine Zahl und bezieht sich auf den individuellen Menschen in seiner Ganzheitlichkeit. Außerdem ist auch er für die Risikoberechnung schon wieder umstritten. Bei vielen Berechnungen wird für Frauen eigenartigerweise 10% vom Normalgewicht abgezogen. Sie sollten also noch weniger Fett besitzen, da sie ja weniger Muskelmasse haben.

3. Frauen: Ein Lob auf das Körperfett

Frauen neigen mehr zur Fetteinlagerung als Männer. Auch dies ist genetisch vorbestimmt. Frauen brauchen ihre Fettpolster, um ihre Babys im Mutterleib zu schützen und ausreichend Nährstoffe für die Schwangerschaft vorrätig zu haben. Mädchen bekommen ihre erste Menstruation erst, wenn der Fettanteil 20% beträgt. Deshalb haben untergewichtige Frauen auch Probleme mit der Fruchtbarkeit. Meiner Meinung nach haben Frauen mit Modelmaßen auch kaum etwas Weibliches. Sie werden von den Modeschöpfern als androgyne, knabenhafte Wesen idealisiert.

Um zu überleben, reicht Männern ein Fettanteil von drei Prozent. Frauen brauchen mindestens 12%. Männer verfügen auch über durchschnittlich 400 Gramm Glucosereserve (Glykogen in der Leber). Bei Frauen ist es bis zu einem Drittel weniger. Weil dieser Reservezucker bei Stressbelastung rasch aufgebraucht ist, greifen Frauen instinktiv auch schneller zu Süßem, um ihre Nervenfunktionen aufrecht zu erhalten. Häufig wird dies noch unterstützt durch Diäten mit Heißhungerattacken. Der niedrige Blutzucker macht sie unruhig, gereizt, nervös, depressiv. Sie leiden unter Angstzuständen und haben eine niedrige Stress und Konfliktbewältigungsfähigkeit. Andererseits scheint die geringe Glukosereserve bei den Frauen auch Vorteile zu haben. Bei den Tieren hat man erkannt, dass die Weibchen oft einen höheren Beitrag zur Beutejagd leisten. Sie scheinen oft kreativer und intelligenter vorzugehen, als die glykogenreichen männlichen Krafttiere. Die Forscher begründen dies mit den geringeren Blutzuckerreserven. Stresshormone zünden rascher, wirken befeuernd und euphorisierend. Günstig wirkt es sich aus, wenn dem Stoffwechsel aus dem Nahrungsbrei heraus, stetig neue Glukose zugeführt wird. Und dies erreicht man nur, wenn er komplexe Kohlenhydrate in Form von Vollkorn, Wildreis, Kartoffeln, Obst und Gemüse enthält.

Ich möchte einen Ausschnitt aus einer von mir immer begeistert gelesenen Kolumne von Dr. Ulrike Stelzl, Medical Tribune 18. 2. 2009, zitieren. *„ Ein neues Ideal wurde geboren. Size zero. Größe 0. Abgesehen davon, dass mich wahrscheinlich 20 kg und mehrere Körbchengrößen davon trennen, frage ich mich, wie sich eine Frau danach sehnen kann, „to be a size zero“. Klingt umwerfend, auf die Frage: „Was bist Du? Zu antworten „Oh, ich bin eine Null“ Klingt irgendwie so nach: Ich bin nix, ich bin ja eigentlich gar nicht da. Die wichtigsten Nullen und Doppelnullen kommen wieder mal aus Hollywood. Hochbezahlte Frauen, die sich offensichtlich trotzdem nichts zu essen leisten können, flimmern über unsere Kinoleinwände. Frauen, die in den ersten Jahren ihrer Karriere oft göttliche Formen mit richtigem Busen und wohlgerundeten Hüften zeigten. Dieselben zeigen jetzt hohle Wangenknochen und vorspringende Knie. Und sie wirken gar nicht mehr so gut als leidenschaftliche Geliebte, als erotisches Weib oder als Kämpferin. Ich finde es lächerlich, wenn 45 kg Haut und Knochen so tun, als würden sie die sinnlichen Genüsse eines guten Weins oder Essens schätzen. Oder in Action-Genres, wenn sie mal so richtig zuschlagen oder zutreten. Ob das beim Gegenüber auch Eindruck hinterlässt oder gar jemanden umhaut? Als Liebhaberin kann ich das nicht so beurteilen und verlasse mich da auf das Gemurmel meines Liebsten, der so was in der Art herumätzt, dass man Pathologe oder Anthropologe sein müsste, um solche Knochen irgendwie spannend zu finden. Also Frauen, die selber ganz viel verdienen, dürfen nicht essen. Keine guten Rollenmodelle für unsere heranwachsenden Töchter. Wie sieht es eigentlich mit der traditionellen Karrierevariante aus, nicht selber viel zu verdienen, sondern sich einen möglichst reichen Alten zu angeln? Mindestens genauso schlimm. Ich versteh es irgendwie nicht. Eigentlich müsste ein Mann, wenn er schon Jacht, Autos und Häuser als Statussymbol vor sich herprotzt, ja auch damit angeben, dass er sein Weibchen gut füttern kann und in viele, viele Laufmeter Seide und Pelz kleiden. Jedoch weit gefehlt. Das passende Statussymbol zur Jacht und Lamborghini sind kaum der Pubertät entwachsene Knochengerüste. Die muss man natürlich mit Platin und*

Perlen behängen und massenweise Koks und Schampus hineinschütten. Aber füttern verboten! Auf jeden Fall darf sie auf gemeinsamen Fotos maximal ein Viertel des Platzes einnehmen. Damit er sich gewichtiger fühlt? Denn er hat ja nur eine Null an seiner Seite".

Sie ist nur eine von vielen kritischen Stimmen. Eine weitere gehört Udo Pollmer, Ernährungswissenschaftler, in einem Interview in den OÖN vom 1. März 2010: *„Jede Diät ist unsinnig. Sie macht die Menschen dicker, kränker und unglücklich. Der Mensch nimmt ab der Geschlechtsreife kontinuierlich zu. Am schwersten sind wir etwa mit 65 Jahren, danach geht's wieder bergab. Das ist das biologische Gesetz. Lediglich Schaufensterpuppen halten ihr Gewicht – lebendige Menschen nicht. Die meisten Menschen, die abnehmen wollen, sind, wie die Untersuchungen zeigen, völlig normal. Aber sie glauben dick zu sein. Dagegen hilft nur der konsequente Verzicht, auf Fernsehen und Frauenzeitschriften".*

Sein Buch „Esst endlich normal" im Piper-Verlag erschienen, ist übrigens sehr zu empfehlen.

4. Sport und Diät reichen nicht zum Abnehmen

Ernährungswissenschaftler und Autor von „Kulinarische Körperintelligenz" Uwe Knop sagt in einem Interview dazu: *"Ich rate von Diäten ab, weil sie wie trojanische Pferde sind, die Gutes vorgaukeln, aber stattdessen im Körper Unheil anrichten. Gesund und schlank kann man nur werden, wenn man auf seine Gefühle Hunger und Lust, anstatt auf Ernährungsregeln hört."*

„Nur der Körper wisse, was gutes Essen sei, nicht der Verstand und schon gar kein anderer".

Wer dem Übergewicht mit den gängigen Empfehlungen wie Ernährungsumstellung und Sport zu Leibe rücken will, wird scheitern. Wie oben schon erwähnt wacht das Gehirn eifersüchtig darauf, dass es auf jeden Fall genug Energie bekommt. Deshalb wird jeder Gedanke an einen Mangel (z.B durch den Entschluss eine Diät zu beginnen) im Gehirn eine Stressreaktion auslösen. Dieses schüttet verzweifelt Stresshormone aus (Cortisol – siehe unten) und diese verstärken das Hungergefühl und der Appetit nimmt zu. Dadurch wird sichergestellt, dass rechtzeitig Vorräte angelegt werden. Nachdem dies aber ein chronischer Stress ist, können die Stresshormone gar nicht ausreichend durch Bewegung abgebaut werden und so lagert sich die überschüssige Energie in unserem Fettgewebe ab. Viele Besonderheiten die übergewichtige Menschen haben, beruhen auf einer neuroendokrinen Fehlfunktion des Gehirns. Häufig ist es das Fehlen von Hunger- und Sättigungsgefühl, eine verkürzte Dauer des Sättigungsgefühls und eine gestörte Wahrnehmung davon, was wirklich gegessen wurde. Oft können sie sich nicht mehr an die vorangegange Mahlzeit erinnern. Auch Diabetiker zeigen eine verminderte Wahrnehmung, welche dem Ausmaß der Insulinresistenz entspricht. Ein zentraler Punkt bei extrem übergewichtigen Menschen scheint die gestörte Wahrnehmung zu sein. Laut Prof. Adam von der Universität München, braucht es um Erfolg zu haben eine dauerhafte Begleitung (nicht nur ein kurzfristiges Programm) und ein begleitendes Wahrnehmungstraining. Durch eine Gewichtsabnahme und durch Bewegung würde sich auch die Wahrnehmung wieder verbessern. *Quelle: Olaf Adam et al., Ernährungs-Umschau 2008*

Interessant ist dazu auch der Ansatz des Lübecker Wissenschaftlers Prof. Achim Peters. Er spricht von der „Selfish Brain-Theorie".

Er geht davon aus, dass das Gehirn selbstsüchtig reagiert. Das heißt, in Notzeiten nimmt es dem Körper die Energie weg, um das Überleben zu sichern. Funktioniert diese Lieferkette jedoch nicht richtig, staut sich die Energie vor dem Gehirn im Blut (daraus folgt Diabetes) oder im Fettgewebe (Übergewicht). Bei Übergewicht ist dieser Anforderungsimpuls (Brainpull) zu schwach, bei Magersucht zu stark. Die Programmierung erfolgt schon im Mutterleib, in der Kindheit und auch später durch Trauma und Stress und durch Signale von außen, die zu einer Konditionierung führen. Der häufigste Faktor ist Stress. Das Gehirn braucht mehr Energie und aktiviert den Brainpull, wodurch es aber zu einer schlechten Stimmung kommt.

Bei chronischem Stress gibt es zwei Typen von Menschen:

Die einen essen mehr (der Brainpull passt sich an) um ihr Gehirn zu versorgen und sie nehmen zu.

Bei den anderen passt sich der Brainpull nicht an (er bleibt erhöht) und die Stimmung wird immer schlechter. Sie verbrauchen viel Energie, nehmen ab, sind aber gereizt und neigen zu Depressionen.

Aus den Erkenntnissen wird von einer kalorienreduzierten Diät abgeraten, da der Hirnstoffwechsel belastet wird. Schlanke Menschen haben einen starken Brainpull, ein Teil des Zuckers geht ins Gehirn und ein Teil in den Speicher. Menschen mit einer Brainpull-Störung haben ihre Speicher immer etwas offen und der Zucker verschwindet großteils im Speicher. Das Gehirn fordert aber nach und so müssen diese Menschen mehr essen, um ihr Gehirn zu versorgen.

Diese relativ neue Theorie sagt aus, dass es durchaus eine Veranlagung zu Übergewicht gibt. Hungern diese Menschen, werden sie depressiv. Eine Diät kann deshalb nur scheitern und bringt das Gleichgewicht durcheinander. Der Jojo-Effekt macht diese Menschen erst recht dick, denn das Gehirn fordert den Zucker ein.

5. Weitere wichtige Faktoren, die unser Gewicht beeinflussen

(a) Das Stresshormon Cortisol

Cortisol wird vom Körper gebildet, um in Stresssituationen einer Unterzuckerung vorzubeugen. Unser Körper reagiert wie in grauer Vorzeit auf Stress mit der Bereitstellung von Energie, um zu flüchten oder zu kämpfen. Cortisol fördert dabei die Neubildung von verfügbarer Glukose aus dem Speicherzucker Glukagon in der Leber, da die Glukose vom Gehirn angefordert wird. Normalerweise sinkt der Cortisolspiegel nach einer stressauslösenden Situation rasch wieder ab. Was aber, wenn wir im Dauerstress stehen. Durch Überforderung, Zeitdruck, Beziehungsprobleme, Mobbing, anhaltenden Ärger aber natürlich auch durch Hunger (wenn wir gerade eine Diät halten) bildet der Körper permanent Cortisol. So entsteht dasselbe Problem, wie bei einem Patienten der langfristig Kortison einnehmen muss. Man bekommt ein Cushing-Syndrom. Es zeichnet sich durch einen dicken Bauch, durch einen dicken Nacken und durch ein Vollmondgesicht, aber durch zu dünnen Arme und Beine aus. All das führt zur schädlichen Apfelform, welche in Verdacht steht, Herzinfarkt und Diabetes zu fördern. Außerdem greift Kortison die Knochen (Osteoporose) und die Gelenke an. Cortisol führt kurzfristig zu einer Euphorie und Stimmungsaufhellung, später jedoch zu Depressionen und Gedächtnisstörungen. Stress entsteht bevorzugt dann, wenn wir in Situationen geraten, denen wir nicht mehr gewachsen sind. Dann spricht man von Distress. (Eustress wäre die Variante, die uns aktiviert und anregt). Durch Diäten (die oft zum Scheitern verurteilt sind), Ärztinnen und Ärzte mit ihren negativen Suggestionen, dass wir aufgrund unseres Körpergewichts bald sterben werden und durch die fast unerreichbaren Anforderungen der Gesellschaft an unser Aussehen, wird eine Situation erzeugt, der viele nicht gewachsen sind. Dadurch wird dann dieser schädliche Stress erzeugt. Wie oben beschrieben hat sich damit der Teufelskreis geschlossen, denn wir werden trotz Hungern immer dicker, besonders am Bauch. Also nochmals medizinisch: Cortisol fördert die verstärkte Einlagerung von Fett, setzt die Insulinempfindlichkeit der Zellen herab (erhöht damit den Blutzucker), fördert den Eiweißabbau und die Produktion von Zucker aus Eiweiß, erhöht den Blutdruck, macht das Blut dicker und fördert damit Thrombenbildung (super für den ersten Herzinfarkt). Die Fettzellen im Bauchraum haben besonders viele Andockstellen für Kortison, wodurch wir bei chronischem Stress wunderbar die Apfelform annehmen können. Zusätzlich erhöht chronischer Stress auch den oxidativen Stress (freie Radikale) im Körper. Diese freien Radikale haben die unverschämte Fähigkeit unsere Gefäßwände zu zerstören. Dort kann sich dann das überschüssige Fett und Cholesterin im Blut gut einlagern und immer mehr den Durchfluss versperren (=Arteriosklerose). Damit ist auch erklärbar, dass Menschen mit niedrigem Sozialstatus häufiger an Übergewicht leiden. Auch hier spielt der Stress eine große Rolle. Wenn ich von Arbeitslosigkeit, von Mobbing, Scheidung usw. bedroht bin, wenn die Gefahr droht, dass ich im sozialen Gefüge absteige oder wenn ich, wie Migranten, meine Heimat verlassen muss, erzeugt das Distress, also einem Stress, dem ich mich nicht gewachsen fühle (unabhängig davon wie schwierig die Situation tatsächlich ist). Die Folgen davon sind neben der oben beschriebenen metabolischen Entgleisung auch Depressionen. Sozialer Stress kann natürlich jeden treffen, nur in den ärmeren Schichten wirkt sich alles stressiger aus, denn häufig geht es dann um die Existenz. Der Cortisolspiegel kann im Blut bestimmt werden.

(b) Wasser und Gewicht

Unsere in der Kindheit angelegten Fettzellen können bis zum Hundertfachen aufquellen und dabei viele gelbe Triglyzeride in sich hineinquetschen. Abgebaut werden können diese nur durch Lipolyse (Auflösung von Fett). Dazu benötigen wir jedoch Energie. Je aktiver der Stoffwechsel der Zellen ist, desto mehr Energie brauchen sie und desto mehr Fett saugen sie aus den Fettdepots, um es zu Energie zu verheizen. Wasser ist nicht nur selbst Nährstoff für die Zellen, sondern macht den Abbau von Vitalstoffen im Körper erst möglich (Hydrolyse- siehe unter Wasser). Wasserreiche Zellen verbrennen viel, ausgetrocknete Zellen verbrennen wenig Fett

Fehlt den Zellen Wasser, dümpelt der Stoffwechsel kraftlos dahin. Sie können kaum oder gar kein Depotfett aus den Speckpolstern an Bauch, Hüften, Po und Oberschenkel abschmelzen.

(c) Bewegung und Gewicht

Muskeln verbrennen in Ruhe, wenn ausreichend Sauerstoff zur Verfügung steht, bevorzugt Fette.

Wenn wir uns bewegen, reicht der Sauerstoff in den Zellen zur Fettverbrennung nicht mehr aus und das Glykogen in der Leber wird in Zucker umgewandelt. Normalerweise verbrauchen aktive Muskeln etwa 70% des täglichen Glukoseangebots. Bleiben wir aber auf der Couch sitzen, wird die Aufnahme der Glukose in den Muskel blockiert, der Blutzuckerspiegel erhöht und vermehrt Insulin ausgeschüttet.

Bei regelmäßiger Bewegung braucht das System weniger Insulin, um den Blutzuckerspiegel im Gleichgewicht zu halten. Dafür ist gemütliche Bewegung ausreichend. Wir müssen keinen Sport dafür machen. Denn Achtung: wenn die Atmung zu schnell wird, ist kein Sauerstoff mehr da, um das Fett zu verbrennen.

(d) Schlaf und Gewicht

Unter Stress verengen sich die Gefäße. Der Blutdruck steigt, die Herzfrequenz steigt und die Konzentration wird aufs Problem fokussiert. Dafür wird die Magen-Darm-Tätigkeit und die Libido gedrosselt. Das bedeutet einen stagnierten Stoffwechsel. Die Zellen werden ausgeplündert und Fettreserven bleiben weitgehend unangetastet. Körper und Geist sind hoch aktiv, nicht aber der Zellstoffwechsel.

Im Schlaf, bei Ruhe, Erholung und Entspannung regiert der Parasympathikus (er ist der Gegenspieler vom Sympathikus) in unserem vegetativen Nervensystem. Die Gefäße werden weit, die Organe gut durchblutet, der Blutdruck und die Herztätigkeit sinken, dafür werden Magen- und Darmtätigkeit angeregt, um Wasser und Nährstoffe zu den Zellen zu transportieren. Das ist der Grund, warum wir uns nach Ruhe- und Entspannungsphasen erholt und verjüngt fühlen. Etwa 70 Minuten nach dem Einschlafen produziert die Hirnanhangdrüse Wachstumshormone, die Triglyzeride aus Fettzellen befreien. Diese werden zu Energie verheizt. Auch tagsüber sollten sie für Entspannung sorgen. Schon 20 Minuten zwischendurch reichen, um sich zu regenerieren. Egal ob sie meditieren, ein kurzes Schläfchen machen, Qi-Gong oder Yoga machen, in den Park gehen, die Blumen betrachten, den Vögeln zuhören oder sich dem Wiegen des

Windes hingeben. In diesem kurzen Zeitraum weiten sich die Blutgefäße und der Zellstoffwechsel wird aktiviert.

Viele Untersuchungen zeigen, dass bei Menschen die wenig schlafen, bei Nachtarbeitern, bei Schichtarbeitern und bei Menschen mit Schlafstörungen das Risiko für Übergewicht erhöht ist. Eine Studie ist mit Kindern gemacht worden und das Ergebnis ist verblüffend. Denn die Kinder, welche früh zu Bett gingen und lange schlafen durften, also die Kinder mit der längsten Schlafdauer, neigten am wenigsten zu Übergewicht, gefolgt von Kindern, die früh zu Bett gehen und früh aufstehen. Am dicksten waren Kinder, die spät zu Bett gingen und früh aufstehen mussten, also die Kinder mit der geringsten Schlafdauer. Es ist also doch nicht nur der Kalorienverbrauch und der Sport verantwortlich für unser Gewicht. Vielmehr ist auch hier wieder der Cortisolspiegel im Spiel, der die Empfindlichkeit des Gewebes für Insulin vermindert. Dadurch ist der Blutzuckerspiegel höher als bei den Mitmenschen, die friedlich schlummern. Der Cortisolspiegel unterliegt einem Tag-Nacht-Rhythmus. Das bedeutet, dass er abends absinkt und morgens ansteigt, um uns wach zu machen. Durch unregelmäßige oder verkürzte Schlafenszeiten kommt dieses feine Regelwerk durcheinander. Vermutlich war ich deshalb als „Eule“ also als Nachtmensch, die leider zu Unzeiten in der Früh aus den Federn musste, immer etwas rundlich. Mir ist bis heute unverständlich, dass Kinder um acht Uhr früh schon leistungsfähig in der Schule sitzen müssen. Darunter habe ich auch selbst als Kind gelitten, denn ich hatte in der Pflichtschule keine guten Noten. Als ich jedoch später im zweiten Bildungsweg Medizin studierte und mir meinen Lebensrythmus selbst einteilen konnte, schaffte ich, trotz höherer Belastung, mein Studium in Mindestdauer.

(e) Tageslicht und Gewicht

Menschen die wenig Tageslicht abbekommen (Nacht- und Schichtarbeiter), die tagsüber schlafen, oder Menschen die viel in, den meist neonbeleuchteten, Büros arbeiten, haben ein höheres Risiko für Übergewicht. Tageslicht ist ein wichtiger Regulator für Hunger und Sättigung. Wissenschafter haben herausgefunden, dass die Insulinproduktion Vitamin D abhängig ist, und dass Diabetiker einen niedrigen Vitamin D Spiegel im Vergleich zu Gesunden haben. Vitamin D wird durch Sonnenlicht (vor allem Mittagssonne – 15 Minuten reichen aus) in der Niere synthetisiert. Ein amerikanisch-kanadisches Forscherteam fand in einer Studie mit jungen Frauen heraus, dass ein Mangel an Vitamin D die Gewichtszunahme fördert und das Wachstum beeinträchtigt. Auch das

Bauchfett war erhöht. Beim Erwachsenen hilft Vitamin D beim Abnehmen, wie eine weitere Studie an 60 übergewichtigen spanischen Frauen ergab. Vermutlich neigen wir auch deshalb im Winter (nicht nur durch die Weihnachtskekse) dazu, Gewicht zuzulegen. Die Kontrolle des Vitamin D Spiegels ist sehr wichtig.

(f) Darmflora und Gewicht

Die Darmflora beeinflusst auch das Körpergewicht. Etwa 90% der Bakterien lassen sich in zwei große Gruppen unterteilen. Der Gruppe der „Firmicuten" und der Gruppe der „Bacteroidetes". Forscher der Washington University haben herausgefunden, dass die Zusammensetzung der Darmflora eines Menschen direkt mit dessen Körpergewicht in Beziehung steht. Im Darm von Übergewichtigen kommen die Firmicuten etwa in einem Verhältnis von 8:1 deutlich häufiger vor als die Bacteroidetes. Bei Normalgewichtigen ist hingegen ein Verhältnis 4:1 vorhanden. Eine besondere Eigenschaft der Firmicuten ist, für den Menschen unverdauliche Ballaststoffe viel besser abbauen zu können, als die Bacteroidetes. Als Folge bekommt der Mensch mit zu vielen Firmicuten im Darm seine Ballaststoffe von dieser Bakteriengruppe so stark zerkleinert, dass sie für ihn verdaubar werden. Es entsteht eine zusätzliche Kalorienquelle im Darm. Das bedeutet, dass beim Verzehr der gleichen Nahrungsmenge je nach Darmflorazusammensetzung unterschiedlich viele Kalorien aufgenommen und in Fettgewebe umgewandelt werden. Eine kohlenhydratreduzierte Ernährung führt zu einer erwünschten Zunahme der Bacteroidetes Arten. Eine Stuhluntersuchung kann Aufschluss über die Verteilung geben.

(g) Light Produkte und Gewicht

Psychologen der Universität Purdue (USA) untersuchten wie sich normal gesüßtes Joghurt und zuckerfreies (mit Süßstoff versetztes) Joghurt auf Ratten auswirkt. Die Tiere die das Light-Joghurt erhielten, fraßen größere Portionen, nahmen stärker zu und setzten mehr Fett an. Die Forscher beobachteten auch, dass die Körperkerntemperatur bei diesen Tieren nach einer späteren kalorienreichen Mahlzeit weniger stark anstieg. Auch dadurch fraßen die Tiere mehr und verbrannten die Kalorien nicht so gut. Offensichtlich geht durch den Süßstoff die Fähigkeit verloren, die Nahrungsaufnahme zu regulieren. Wahrscheinlich ist der Organismus verwirrt, wenn dem süßen Geschmack nicht der erwartete Zucker folgt (der ja vom Gehirn angefordert wurde). Die Resultate lassen sich auf den Menschen übertragen. Eine andere Studie am Menschen ergab, dass Hirnareale, die mit Erwartung und Befriedigung zu tun haben, durch echten

Zucker besser stimuliert werden, als durch Süßstoff. Nach der Zuckermahlzeit nahm das Verlangen nach Süßem ab. Zwar erregen sowohl Zucker wie auch Süßstoff die gleichen Geschmacksknospen auf der Zunge, das Gehirn lässt sich aber nicht belügen. *Quelle: Behavioral Neuroscience und JAMA (Ernährungsjournal) 2008*

6. Guter oder schlechter Futterverwerter?

Die Geschwindigkeit des Stoffwechsels ist nicht festgelegt. Wenn wir unseren Körper aushungern, schaltet er auf den Überlebensmodus um und beginnt Fett zu speichern. Unser Stoffwechsel wird dadurch verlangsamt, und wir fühlen uns schlapp und träge und haben überhaupt kein Interesse an Bewegung und körperlicher Aktivität. Denn wenn wir nicht mehr genug essen, kompensiert unser Körper die fehlende Nahrungsaufnahme dadurch, dass er den Stoffwechsel zurückfährt. Um Energie zu sparen, verlangsamt er alle Energiesysteme auf ein Minimum und entzieht ihnen alles, was er in Fett (=gespeicherte Energie) umwandeln kann. Deshalb werden wir mit Diäten immer mehr zunehmen. Ein Teufelskreis ist in Gang gesetzt worden. Viele Menschen sind nur deshalb übergewichtig, weil sie auf Diäten vertraut haben, statt auf ihren Körper zu hören. Wenn wir im Gegensatz dazu immer essen, wenn wir Hunger haben, lernt unser Körper, dass wir ihm genug Brennmaterial liefern. Dadurch wird unser Stoffwechsel angekurbelt. Weil unser Körper weiß, dass genügend Kraftstoff nachgeliefert wird, wenn es nötig ist, legt er keine zusätzlichen Fettreserven an.

(a) Ist extremes Übergewicht Schicksal?

Forscher fragen sich, ob Abnehmen überhaupt möglich ist?

Die Universität Witten/Herdecke stellte sich einige Fragen zum Thema Adipositas. Was wäre, wenn extrem übergewichtige Menschen durch Besonderheiten im Stoffwechsel gar nicht abnehmen könnten? Welche Abläufe und Botenstoffe könnten als Marker, als Hinweis für diese individuelle Auswirkung dienen? Kann man am Ende vorhersagen, wer von einem Abnehmprogramm profitiert und wer nicht?

In der Studie wurden 1000 Kinder mit extremen Übergewicht einer Therapie mit Ernährungsberatung, Verhaltenstraining, Einbeziehung der Eltern und Bewegung unterzogen. Bei 30 Prozent der Kinder wirkte diese Therapie nicht. Es ist noch unklar warum.

Marburger Forscher hatten auch schon den Verdacht, dass extremes Übergewicht mit einer Veränderung des Gens MC4R zusammenhängt. Diese Mutation führte dazu, dass die Kinder zwar in einer Behandlung abnehmen können, dann aber rasch wieder zunehmen. 2009 hatten Dattelner-Forscher den Verdacht, dass die Wirksamkeit des Botenstoffs Leptin, der das Hungergefühl hemmt, gestört ist. Dabei wurde festgestellt, dass die Leptin-Konzentration bei übergewichtigen Kindern ohne Gewichtsreduktion am höchsten war. Vermutlich ist nicht die Konzentration entscheidend, sondern dass in der Übermittlung der Botschaft eine Störung besteht. *Quelle: Ärztewoche 2. 12. 2010*

Auch wenn die Forschungen erst am Anfang stehen und viele Fragen offen sind, so ist es erst recht wichtig, die betroffenen Menschen nicht zu diskriminieren, sondern genauso wie andere kranke Menschen zu behandeln. Auch wenn die Gewichtsregulation nicht ausreichend funktioniert, haben diese Menschen einen wachen Geist, Ideen, Träume, Visionen, sie sind fähig zu lieben. Eigentlich beschämend, dass man dies erst betonen muss.

7. Das Übergewicht-Paradoxon

Überall ist zu lesen, dass Übergewicht praktisch die Schuld für fast alle Krankheiten trägt. Viele Menschen mit mehr Gewicht werden stigmatisiert und für schuldig erklärt, wenn sie krank werden. Sie seien eine ökonomische Belastung und lägen der Gesellschaft und dem Gesundheitssystem auf der Tasche. Komischerweise klagt man die Sportler deswegen nicht an, obwohl die Sportverletzungen und langfristigen Verschleißerscheinungen ebenfalls zu hohen Ausgaben im Gesundheitssystem führen. In letzter Zeit ergaben einige Studien, dass Übergewicht doch nicht so schädlich sei, eigentlich sogar schützend und lebensverlängernd. Dies wird in der Fachwelt als „ Obesity Paradoxon“ bezeichnet. Leider gelangen diese Erkenntnisse nicht in Zeitungen und Zeitschriften, die von einem breiten Publikum gelesen werden. Es wird wahrscheinlich noch Jahrzehnte dauern, bis diese Erkenntnisse in die breite Bevölkerung und in die Köpfe vieler Ärztinnen und Ärzte durchgesickert sind.

Studie von 2008: Paradoxerweise sinkt bei PAVK-Patienten (Arterielle Verschlusskrankheit) das Sterberisiko mit steigendem BMI. Die Forscher erklären es damit, dass mehr dünne Menschen an COPD (Chronische Bronchitis) erkranken und deshalb auch früher sterben. *Quelle: Galal W et. al.: "The obesity paradox in patients with peripheral arterial disease" Chest 2008*

Festvortrag von DDr. Wolfram Doehner, Kardiologe, bei der Jahrestagung der Österreichischen Adipositas Gesellschaft 2008. Er provozierte mit der Aussage „Haben wir vielen übergewichtigen Patienten jahrelang fälschlicherweise zum Abspecken geraten? Er belegte mit einer Fülle von aktuellen Daten, dass die Sterblichkeit bei chronisch kranken Menschen mit steigendem BMI deutlich abnimmt. Aber auch höhere Cholesterinwerte und eine schlechtere Blutzuckereinstellung sollen das Leben verlängern. Die Datenlage ist so eindeutig, dass sie über jeden Zweifel erhaben ist. Mit zunehmendem Alter wirkt ein höherer BMI lebensverlängernd. Ein 68-jähriger Mensch mit einem BMI von 33 hat ein geringeres Risiko als ein gleichaltriger mit einem BMI von 22. Bei Menschen über 80 Jahren hat das Übergewicht praktisch keinen Einfluss mehr auf die Sterblichkeit. Auch für Patienten mit einer Herzinsuffizienz (Herzschwäche) scheint Übergewicht lebensverlängernd zu wirken.

Die geringste Sterblichkeit in der ELITE2-Studie hatten Menschen mit einem BMI zwischen 28-29. In der COPERNICUS-Studie fanden die Forscher sogar eine mit steigendem BMI lineare Abnahme der Sterblichkeit. Ab besten schnitten Menschen mit einem BMI von über 30 ab. Die CHARM-Studie kam zum gleichen Ergebnis und zeigte dabei auch, dass übergewichtige Menschen nicht nur länger lebten, sondern auch weniger häufig ins Krankenhaus mussten. Die INVEST-Studie untersuchte Patienten mit Bluthochdruck und KHK (verengte Herzkranzgefäße). Hier zeigte sich, dass Menschen mit einem BMI unter 20 ein deutlich höheres Risiko hatten zu sterben, als Menschen mit höherem BMI. Bei diesen waren Tod, Herzinfarkt und Schlaganfälle eindeutig seltener als bei ihren dünnen Mitbürgern. Aber auch Menschen mit chronischer Lungenerkrankung (COPD), rheumatoider Arthritis, stark eingeschränkter Nierenfunktion und Dialysepatienten profitieren von ihrem Übergewicht. Die sehr aktuelle PROaktive-Studie ergab auch für Diabetiker eine bessere Überlebensrate, wenn ihr BMI zwischen 30 bis 35 lag. Die Berliner Forschergruppe um Prof. Anker interessierte sich für die dynamische Entwicklung des Gewichts bei chronisch Kranken. Sie ergab, dass ein Gewichtsverlust von über 6% im Verlauf einer chronischen Erkrankung mit einer deutlich verschlechterten Überlebenswahrscheinlichkeit verbunden ist. Damit wird nämlich eine Entwicklung in Gang gesetzt, die ein hohes Risiko darstellt.

Wiener Wissenschaftler analysierten 619 Patienten in einem Wiener Pflegeheim. Daraus hat sich ergeben, dass leichtes Übergewicht in der Altersgruppe der Hochbetagten vor potentiell gefährlichen Infektionen schützt. Untergewichtige (BMI unter 20) hatten ein um 62% höheres Infektionsrisiko, als Menschen mit einem BMI zwischen 24 bis 28.

Dies gilt übrigens auch für den Cholesterinspiegel und die Blutzuckerwerte (HbA1c). Hier wirken sich bei chronischen Erkrankungen zu niedrige Spiegel ebenfalls negativ aus. *Quelle: Medical Tribune 12. Nov. 2008*

Warum ein höherer BMI bei vielen Patienten mit chronischen Krankheiten von Vorteil ist, erklärt Dr. Doehner, so: *„Man muss eine chronische Erkrankung als einen permanenten Ausnahmezustand sehen, indem erhöhte Anforderungen an die Energiebereitstellung gestellt werden. Wenn die Fettspeicher aufgebraucht sind, muss Funktionsgewebe für die Aufrechterhaltung der Vitalfunktionen herangezogen werden und es beginnt ein Circulus vitiosus“.*

(a) Krebs und Übergewicht

Wie schon erwähnt, gibt es kaum eine Krankheit, die nicht durch Übergewicht ausgelöst werden kann. Es ist ein Spiel mit der Angst, um die Menschen gefügig zu machen. Eine Erkrankung löst bei den meisten Menschen starke Angst aus und das ist die Krebserkrankung. Aus diesem Grund möchte ich einen Text aus Udo Pollmers Buch „Esst endlich normal“ zitieren (Das Buch ist hochinteressant zu diesem Thema): *„Das wichtigste Beweisstück auf diesem Gebiet ist derzeit die Cancer Prevention Study II. Sie hat 90 0000 Teilnehmer 16 Jahre lang beobachtet und will aus den Daten ableiten, dass mit dem Gewicht auch das Krebsrisiko steigt. Ihre Schlussfolgerung besteht aus einem knappen Satz: „Erhöhtes Körpergewicht ging mit erhöhter Sterblichkeit einher, und zwar sowohl für alle Krebsarten zusammengenommen, als auch für einzelne Krebsformen“. Die Studie selbst liest sich in der Tat beängstigend: Im Vergleich zu Normalgewichtigen hatten die Männer mit dem höchsten BMI ein 52 Prozent höheres Risiko an Krebs zu sterben, bei den Frauen lag das Risiko sogar bei 62 Prozent. Die eindeutige Aussage hatte es auch der Deutschen Gesellschaft für Ernährung (DGE) angetan, zeigte sie doch einmal mehr, wie wichtig es ist, dass die einschlägigen Organisationen die Kalorienzufuhr ihrer Mitbürger kontrollieren: „Bleibt zu hoffen, dass die Studie ein weiterer wichtiger Baustein sein wird, die Motivation aller Beteiligten zur Einleitung wirksamer Maßnahmen einer Körpergewichtskontrolle zu erhöhen. Schade, hat die DGE doch wieder eine Chance vertan, sich als Fachgesellschaft zu profilieren. Hätte sie die Studie gründlich gelesen, wäre ihr sicherlich aufgefallen, dass die Daten ein völlig anderes Bild zeichnen, als die warmen Worte in der Zusammenfassung. Denn die Übergewichtigen, jene also mit einem BMI zwischen 25 - 30, hatten ein geringeres (!!!) Krebsrisiko als die Leichtgewichte in der Kategorie von 18, 5 - 25. Erst ab einem BMI von 30 stieg die Sterblichkeit ein kleines bisschen an. Die Differenz in den absoluten Zahlen war jedoch so gering, dass die Autoren sie in Promille statt wie sonst in Prozent angeben mussten. Wo kommen denn die grauslichen Zahlen mit den Steigerungen um 52 oder gar 62% her? Erstens trat das erhöhte Krebsrisiko erst ab einem BMI von 40 auf, also bei den extrem Dicken, und zweitens sind zumindest die 52 Prozent auch nicht vertrauenswürdig, basieren sie doch auf gerade Mal 40 von insgesamt 32 000 Krebsfällen (= 1,3%). Stutzig macht vor allem der Tatbestand, dass die Handvoll Krebsfälle nur bei den Superdicken ausgewertet wurden, die Krebsfälle der Schlanken mit einem BMI unter 18,5 aber aus der Statistik gestrichen* *wurden! So bekommen die Dicken ihr Fett weg. Und so lässt sich trefflich ein Loblied aufs Untergewicht singen."* Wunderbar recherchiert finde ich.

8. Diskriminierung von "Dicken" bekämpfen

Ausgrenzung macht krank

In einem aktuellen Artikel in der Ärztewoche vom 31. März 2011 wird dieses Thema auch angesprochen. *„Die Gesundheit von stark übergewichtigen Menschen hängt auch davon ab, wie sie von ihrem Umfeld behandelt werden. Fühlen sie sich dauerhaft diskriminiert, werden sie eher krank, als wenn sie sozial akzeptiert sind. Adipöse internalisieren oft das Stigma, dem sie ausgesetzt sind. Der dadurch empfundene Stress begünstigt andere Krankheiten [...] Elf Prozent der leicht und 33 Prozent der stark Adipösen gaben an, dass sie häufig Diskriminierung erlebten. Bei diesen beiden Gruppen war die Verschlechterung viel deutlicher ausgeprägt als bei den Adipösen, die kaum Diskriminierung erlebten. Dies zeigt sich bei körperlichen Leistungen wie Stiegen steigen oder dem Tragen von Einkaufstaschen, jedoch auch in der Prävalenz von Krankheiten wie Krebs, Diabetes und Herzproblemen. Die Studienautoren fordern daher, dass die Diskriminierung der Dicken bekämpft werden müsse, ähnlich wie es ja bereits bei Benachteiligung aufgrund der Hautfarbe oder des Geschlechts geschehe."*

Vielleicht ist es gar nicht so abwegig anzunehmen, dass weniger das Gewicht Schuld hat an vielen Erkrankungen, sondern vielmehr der psychische Stress mit seiner permanenten Cortisolauschüttung, der den Stoffwechsel durcheinanderbringt und dadurch verantwortlich für Diabetes und Herzinfarkt ist.

9. Was können wir für ein gesundes Körpergewicht tun?

(a) Imaginäres Essen stoppt den Appetit

Es ist spannend wie wir unsere Vorstellungskraft einsetzen können, um ein Ziel zu erreichen. Kürzlich hat ein Experiment von Psychologen der Universität Pittsburgh die Wirksamkeit dieser Methode zur Zügelung von Heißhungerattacken vorgestellt. Es konnte gezeigt werden, dass durch Gedanken verspeiste Nahrungsmittel in der Realität das Verlangen nach genau diesen deutlich abnimmt. Es kann also nicht generell der Hunger reduziert werden, aber wenn wir uns vorstellen ein großes Stück Torte mit Schlagobers genüsslich zu verzehren, haben wir anschließend, wenn diese uns in der Realität angeboten wird, kaum mehr Appetit darauf. Sehr wohl aber auf Salzgebäck. Aber auch dieses kann ja vorher in Gedanken verspeist werden. *Quelle: Ärztewoche 27.1. 2011, Science 330, 2010*

(b) 10 Punkte für das Wohlfühlgewicht

Ich habe einige Regeln zusammengestellt, die man ausprobieren kann, um zu seinem individuellen Wohlfühlgewicht zu kommen. Die meisten Ideen sind dem Buch „Ich mach dich schlank“ von Paul McKenna, erschienen im Goldmann-Verlag, 12. April 2010, entnommen. Einige habe ich selbst dazu ergänzt. Paul McKenna ist einer der weltweit führenden Hypnotherapeuten. Ein interessantes Buch, welches beweist: Schlank sein beginnt im Kopf, nicht auf der Waage. Absolut empfehlenswert.

Regel Nummer 1: Vertrauen Sie Ihrer Intuition

Vergessen sie all die gut gemeinten Ratschläge, was sie zu essen haben und was nicht. Es wird Zeit, dass wir wieder dem einzigen wirklichen Berater vertrauen - „unsere Intuition“ - die ohne finanzielle Hintergedanken weiß, was und gut tut. Vertrauen wir darauf, brauchen wir nicht mehr andauernd ans Essen denken und können die Waage im Schrank verstauen.

Regel Nummer 2: Essen Sie, wenn Sie Hunger haben

Sobald Sie wieder Kontakt zu Ihrem Körper aufnehmen, ihn annehmen so wie er ist, werden Sie wieder in der Lage sein, die natürlichen Signale für wirklichen Hunger wahrzunehmen. Wenn Sie ständig mit einem Hungergefühl herumlaufen, schaltet Ihr Körper auf ein Überlebensprogramm, weil er denkt es herrscht Hungersnot. Er speichert Fett in den Zellen, um in Notzeiten überleben zu können. Er wird dann immer mehr, auch das geringste Fettangebot sichern. Der Stoffwechsel verlangsamt sich. Wenn Sie essen wenn Sie Hunger haben, kann Ihr Körper das Fett entweder verbrennen oder ausscheiden. Außerdem führt das Ignorieren des Hungergefühls in ihrem Unterbewusstsein zu einer Anspannung rund ums Essen und sendet falsche Hungersignale aus. Je mehr Sie auf ihn hören, desto eher werden seine Botschaften wieder glaubwürdig.

Regel Nummer 3: Essen Sie was sie wollen, und nicht, was Sie glauben essen zu müssen

Sobald Sie sich selbst verbieten, bestimmte Nahrungsmittel zu essen, stören sie nur das natürliche Gleichgewicht in Ihrer Beziehung zu diesen Speisen. Der innere Kampf zwischen einer positiven Absicht (Kopf) und dem inneren Widerstand gegen jede Art von Kontrolle (Bauch) kann sehr anstrengend sein. Die Anspannungen und Schuldgefühlt, die dadurch entstehen, dass Sie ihrer Intuition folgen, werden sich mit der Zeit legen. Im Laufe der Zeit wird sich ein Gleichgewicht einstellen, aus all den Nährstoffen die ihr Körper wirklich braucht

Regel Nummer 4: Essen Sie bewusst, und genießen Sie jeden Bissen

Menschen mit Übergewicht schaufeln oft unbewusst, so schnell sie können, viel Essen in den Mund, um ihren Serotonin-Spiegel zu erhöhen. Das passiert immer dann, wenn wir etwas tun, was für unseren Körper zum Überleben wichtig ist. Wenn Sie jedoch jeden Bissen genießen, auf der Zunge zergehen lassen, den Geschmack, die Beschaffenheit bewußt wahrnehmen, werden Sie mehr Genuss, mehr Lebensfreude spüren und gleichzeitig die Signale besser wahrnehmen, wenn Ihr Körper satt ist. Dabei essen Sie ganz automatisch weniger. Sie können essen, was Sie wollen und wann Sie es wollen, solange Sie dabei jeden einzelnen Bissen genießen. Kauen Sie mindestens doppelt so lange, wie Sie es gewohnt sind. Legen Sie das Besteck oder das Brot nach jeden Bissen zur Seite. Erst wenn der Mund wirklich leer ist, essen Sie weiter. So hat ihr Körper die Möglichkeit zu realisieren, was er tut und Sie machen jeden Bissen zu einer bewussten Entscheidung, anstatt das Essen gedankenlos hineinzuschaufeln.

Regel Nummer 5: Hören Sie auf zu essen, wenn Sie das Gefühl haben, satt zu sein

Wenn wir wissen, dass wir unserem Körper vertrauen können und dass wir nicht hungern müssen, werden wir wieder sensibel für unseren „inneren Thermostat", damit wir aufhören zu essen, wenn wir satt sind. Es ist ein sanftes, befriedigendes Gefühl im Solarplexus. Wenn Sie trotzdem weiter essen, werden Sie feststellen, dass jeder Bissen immer weniger schmeckt und Sie sich immer unwohler fühlen. Sie sollten sofort aufhören zu essen, wenn Sie dieses Unbehagen fühlen, egal wie viel noch auf ihrem Teller ist. Sollten Sie 10 Minuten später wieder Hunger haben, essen Sie einfach wieder.

Gewöhnen Sie sich an, absichtlich einen Rest auf ihrem Teller liegen zu lassen, selbst wenn es sich nur um eine halbe Kartoffel handelt. So können

Sie eine Botschaft an ihr Unterbewusstes senden, dass sie Ihr Verhalten ändern. In dem Sie Ihr Verhalten ändern, werden Sie sich dabei wohl fühlen, nur so viel zu essen, bis sie satt sind, auch wenn dies bedeutet, dass Sie die Hälfte ihres Essens auf dem Teller liegen lassen oder sogar noch mehr.

Beachten Sie die Hunger – Scala

1- körperlich schwach	*6- wohltuend satt*
2- ausgehungert	*7- richtig satt*
3- ziemlich hungrig	*8- voll gestopft*
4- ein bisschen hungrig	*9- aufgebläht*
5- neutral	*10- Gefühl der Übelkeit*

Sie sollten essen, wenn sie das Gefühl 3 + 4 spüren. Sie sollten aufhören zu essen wenn sie das Gefühl 6 + 7 verspüren. Bei 1 + 2 befinden sie sich im Hungermodus – den sollten sie nicht erreichen, denn dann werden sie mehr essen als sie wollen.

Regel Nummer 6: Schaffen Sie die Waage ab

Sie wissen auch ohne sie, ob sie sich wohlfühlen. Der Zeiger auf der Waage ist wieder nur eine Zahl die ihnen was vorschreibt. Tägliches Wiegen stresst und Stress erhöht das Bauchfett.

Regel Nummer 7: Vermeiden Sie Stress

Versuchen Sie Dinge zu tun, die ihnen Spaß machen, die Sie entspannen und lassen Sie sich durch niemanden unter Druck setzen. Versuchen Sie, vielleicht auch mit Hilfe, ihre persönlichen Stressoren zu beseitigen.

Regel Nummer 8: Schlafen Sie ausreichend und sorgen Sie für Tageslicht

Menschen die viel und ausgiebig schlafen, sind schlanker. Tageslicht fördert die Gewichtsreduktion und steigert das Vitamin D.

Regel Nummer 9: Trinken Sie ausreichend Wasser

Bei Wassermangel geht unser Körper in einen Modus der Wasserrationierung. Das Gehirn wird bevorzugt versorgt, die Organe erhalten nur die Notration. Sie reagieren mit Schmerz oder Hungersignalen auf einen Wassermangel. Trinken Sie daher immer wenn Sie Hunger verspüren, ein Glas frisches Wasser.

Wenn Sie hinterher nicht mehr hungrig sind, war es Durst. Haben Sie noch Hunger, essen Sie etwas!

Unser Körper braucht ausreichend Wasser um Fett abzubauen.

Regel Nummer 10: Lindern Sie ihren emotionalen Hunger

Am Beginn wird oft ein körperliches Hungergefühl mit emotionalem Hunger verwechselt. Wie kann man diese am leichtesten unterscheiden? Emotionaler Hunger überfällt uns plötzlich in voller Stärke. Körperlicher Hunger meldet sich allmählich und nimmt langsam zu. Emotionaler Hunger kann im Gegensatz zu körperlichem Hunger nicht mit Essen gestillt werden. Wenn wir essen und uns nicht satt fühlen, müssen wir auf unsere Gefühle schauen. Vielleicht hilft es spazieren zu gehen, uns mit Freunden zu treffen, ein gutes Buch zu lesen oder ins Kino zu gehen. Behandeln wir uns selbst so, wie andere uns behandeln sollen. Gehen wir wertschätzend mit uns um. Gönnen wir uns was Gutes. Schauen wir auf uns. Leben wir in der Fülle nicht im Mangel. Beginnen wir uns selbst anzunehmen und zu lieben so wie wir sind – auch mit unserer Fülle.

10. Krankheitsbedingte Ursachen des Übergewichts

Es gibt natürlich auch einige körperliche Einflussfaktoren wie Dysbalancen, Mangelzustände, aber auch Krankheiten die zu Übergewicht führen. Diese können mittes genauer Untersuchung abgeklärt werden. Leider werden nicht alle Untersuchungen von der Krankenkasse übernommen.

Abklärung des metabolischen Syndroms: Dazu gehört ein großer Bauchumfang (Apfelform) und zwei weitere der folgenden Kriterien: erhöhter Nüchternblutzucker, erhöhte Triglyceride, niedriges HDL, erhöhter Blutdruck.

Wer an einem metabolischen Syndrom erkrankt, entwickelt irgendwann mit großer Wahrscheinlichkeit einen manifesten Diabetes und hat in weiterer Folge ein hohes Risiko für Herzinfarkt und Schlaganfall. Aber auch die Galle, Leber, Niere und die Gelenke leiden darunter. Besteht, aus welchem Grund auch immer (extrem kohlenhydratreiche Ernährung, chronischer Stress mit permanenter Cortisolausschüttung, Serotoninmangel,…), ein permanent erhöhter Blutzucker, so kommt es auch zu einer dauernden

Insulinauschüttung. Diese sollte den Zucker im Blut in die Zellen schleusen. Diese schützen sich aber vor dem Überangebot indem sie die Andockstellen für das Insulin reduzieren. Dadurch entsteht die sogenannte „Insulinresistenz“. Der Blutzucker im Blut steigt daher stetig an. Die Bauchspeicheldrüse schüttet nun auch noch unreifes Insulin, das sogenannte Proinsulin, aus, um dem Blutzucker entgegenzuwirken. In diesem Stadium kann man nun durch die Messung des Proinsulins eine Insulinresistenz erkennen. Dies ist wichtig, denn irgendwann ist die Bauchspeicheldrüse erschöpft und gibt die Insulinproduktion unwiderruflich auf. Dann ist der Mensch „zuckerkrank“ (=Diabetes mellitus Typ II). Das unreife Proinsulin regt dummerweise das Fettgewebe an, weiter zu wachsen. Ein Teufelskreis ist im Gange. Auch für die Blutfette hat dies Folgen. Der erhöhte Blutzucker stört die Fettverarbeitung, Triglyceride erhöhen sich, in weiterer Folge auch LDL und das HDL (schützende Cho) sinkt. Das Fettgewebe am Bauch bildet Stoffe die einerseits den Blutdruck steigen lassen, andererseits Stoffe, die die Entzündung fördern. Entzündungsfaktoren spielen eine große Rolle in der Entstehung von Arteriosklerose und der damit verbundenen Verengung der Herzkranzgefäße. Messen kann man dies mittels hsCRP (=hoch sensitives C-reaktives Protein). Ein weiterer Risikofaktor ist das Homocystein, es steigt rasch an, wenn der Abbau (dazu ist Vitamin B12 und Folsäure + Vitamin B6 wichtig) nicht ausreichend erfolgen kann. Homocystein greift unsere Blutgefäße von innen an. Zur Abklärung eines metabolischen Syndroms werden folgende Parameter untersucht: Blutzucker, Triglyceride, Cholesterin, Leber: LDL, HDL, GOT, GPT, YGT, AP, Lipase, Amylase, Harnstoff, Kreatinin.

Abklärung Risikofaktoren: Inaktives Proinsulin (Erkennen einer Insulinresistenz), hs CRP, Homocystein, Lipoprotein a.

Abklärung ursächlicher Faktoren: Schilddrüse (TSH), Verwertung der Nahrung durch Darmbakterien (Verdauungsrückstände quantitativ), Appetitregulation und Sättigungsgefühl (Serotonin) Nitrosativer Stress (Nitrotyrosin), Nahrungsmittelunverträglichkeit (IgG-4-Screen), Vitamin D Spiegel, Bacteroidetes/Firmicuten-Ratio, Folsäure, Vitamin B12 + B6 Spiegel, Fettsäure-Diagnostik, Cortisol-Spiegel

Die Schilddrüse: Hinter vielen Erkrankungen kann als Ursache die Schilddrüse stehen. Sie speichert Jod und produziert wichtige Hormone für den Stoffwechsel. Besteht eine Unterfunktion der Schilddrüse, wird unser Körper in allem langsamer und träger. Deshalb kann eine Unterfunktion auch die Ursache für Übergewicht sein.

Der Darm: Über die Auswirkungen eines Ungleichgewichts von Bacteroidetes und Firmicuten habe ich schon berichtet. Ein anderer Grund für Übergewicht kann eine Nahrungsmittelunverträglichkeit sein. Manchmal weiß man ohnehin selber, dass man gewisse Nahrungsmittel nicht verträgt und meidet sie instinktiv. Man mag sie einfach nicht. Manchmal tut man sich jedoch schwer, den Übeltäter zu erkennen. Eine genaue Untersuchung (der IgG4 vermittelten Unverträglichkeitsreaktionen) im Blut kann da weiterhelfen. Eine Meidung der entsprechenden Lebensmittel kann helfen, unangenehme Symptome wie Blähbauch, Verdauungsstörungen und Wassereinlagerungen zu verringern. Durch die Verminderung der allergischen Entzündungsreaktionen, kann man dadurch auch Fettgewebe abbauen.

Serotonin: Das „Glückshormon" Serotonin ist ein Neurotransmitter, also ein Botenstoff des Gehirns, der für viele Funktionen im Nervensystem zuständig ist, vor allem aber für die Stimmung und die Appetitregulation. Viele Menschen greifen zu Süßem, Kohlenhydratreichem und Schokolade, wenn sie unglücklich oder gestresst sind. Viele dieser Nahrungsmittel steigern das Serotonin oder enthalten die Vorstufe davon, das Tryptophan. Es liegt auch nahe, dass hinter der Lust auf diese Nahrungsmittel ein Serotoninmangel stehen kann. Gerade die kohlenhydratreichen Nahrungsmittel und Schokolade führen zu einem raschen Anstieg von Serotonin und zu einer kurzfristigen Stimmungsverbesserung, aber gleichzeitig auch zu einer Gewichtszunahme. Denn liegt ausreichend Serotonin vor, sind wir satt und zufrieden, mangelt es an Serotonin, werden wir unausgeglichen und haben Heißhunger auf Süßes. Serotonin wird in unserem Körper aus der Aminosäure Tryptophan gebildet. Dafür sind auch Vitamin B6, Folsäure und Magnesium notwendig. Bei dicken Menschen findet sich häufig ein niedriger Serotonin Spiegel. Ein Grund könnten die vom Fettgewebe ausgehenden entzündgungsfördernden Stoffe sein, denn diese hemmen die Serotoninbildung.

Nitrosativer Stress: Dies bezeichnet eine übermäßige Belastung des Körpers mit Stickstoffmonoxid (NO). Es kann durch Umweltgifte (Lösungsmittel, Schwermetalle, nitratreiche Lebensmittel, Medikamente) oder durch chronischen Stress entstehen. NO hat die Eigenschaft sich mit Eisen zu verbinden. Deshalb können Stoffwechselwege die Eisen benötigen, vor allem die Energiebereitstellung in der Zelle, blockiert werden. Es kommt zu chronischem Energiemangel. Menschen die unter nitrosativem Stress leiden, sind schneller erschöpft und brauchen lange Erholungspausen, haben Konzentrationsprobleme und sind kaum zu Ausdauerleistungen imstande. Gleichzeitig verursacht der Energiemangel ein ständiges Hungergefühl und zwingt die Betroffenen zu essen. Werden Kohlenhydrate gegessen, verstärkt sich der Mangel noch, da diese durch den nitrosativen Stress nicht genutzt werden können. Deshalb bleibt der Hunger, aber das Gewicht steigt. Hinweise auf nitrosativen Stress lassen sich bei 10 bis 20% der übergewichtigen Menschen finden. Neben dem Entdecken und Vermeiden der Ursachen kann mit einer kohlenhydratarmen, protein- und fettreichen Kost eine Verbesserung erreicht werden. Aus einer Blutprobe wird das Nitrotyrosin bestimmt, das ist ein Eiweißbaustein, der von NO verändert wurde. Homocystein, erhöhtes LDL, Entzündungsfaktoren, erhöhter Blutdruck und Nitrostress, greifen alle die Wände der Blutgefäße an und fühen zur Bildung von Plaques, einer Art hartem, fettigem Narbengewebe. Diese Plaques wachsen weiter und führen dazu, dass die Gefäße immer enger werden. Damit steigt das Risiko, dass sich kleine Gefäße ganz verschließen. Liegt das Gefäß am Herzen, erleiden Sie einen Herzinfarkt, liegt es im Gehirn, einen Schlaganfall.

11. Eine sinnvolle Ernährung für ein gesundes Gewicht

Jahrelang wurde den Menschen erklärt sie müssen viele Kohlenhydrate essen, aber wenig Fleisch, Eiweiß und Fett. Vermutlich haben die Menschen, die sich um Ernährungsempfehlungen kümmerten, die besseren Karten. Eine vernünftige Mischkost ist am sinnvollsten. Wenn unser Körper in Balance ist, werden wir ohnehin genau spüren, was uns gut tut. Ist er jedoch aus der Balance, hat sich der Teufelskreis einmal zu drehen begonnen, wollen wir doch etwas Bauchfett verlieren oder den Körper einmal entlasten, so empfiehlt sich eine einfache Ernährungsumstellung. Dazu sollte die Basis, aus Nahrungsmittel mit einem niedrigen glykämischen Index (GI), bestehen. Er ist ein Maß für den Anstieg des Blutzuckers beim Menschen durch eine Menge eines Lebensmittels, das 50 g Kohlenhydrate enthält, im Vergleich mit dem Blutzuckeranstieg durch 50 g reinen Traubenzucker. Ist der Wert hoch, lässt das betreffende Lebensmittel den Blutzucker schnell ansteigen. Weißmehlprodukte und Zucker haben einen hohen GI-Wert. Für die Praxis ist jedoch die Kohlenhydratmenge wichtig, die tatsächlich gegessen wird. Durch die glykämische Last (= GL) wird der GI eines Lebensmittels auf eine normale Essportion herunter gerechnet. GL-Werte, die unter 10 liegen, sind gut, alle Werte über 10 sollten nicht so häufig gegessen werden.

Eine große europäische Ernährungsstudie weist ebenfalls darauf hin, dass eine kohlenhydratarme und eiweißreiche Ernährung dem Jojo-Effekt entgegenwirkt. Die derzeitigen Empfehlungen viele Kohlenhydrate zu essen, ist deshalb als nicht mehr zeitgemäß einzustufen.

In der Diogenes-Studie (Diet, Obesity and Genes) haben Wissenschafter 4 Gruppen mit unterschiedlichen Ernährungsformen (Eiweißreich + niedrigem glykämischen Index, Eiweißreich + hohem GI, Normales Eiweiß + niedrigem GI, normales Eiweiß + hoher GI) gebildet. In der Gruppe mit viel Eiweiß und niedrigem glykämischen Index gab es die wenigsten Studienaussteiger. In der Nachbeobachtungszeit nahm vor allem die Gruppe mit wenig Eiweiß und einem hohen GI deutlich wieder zu. Am geringsten war die Gewichtszunahme mit eiweißreicher Kost und niedrigem GI. Diesen Studienteilnehmern schien es auch leicht zu fallen, diese Ernährung langfristig umzusetzen.

Eine weitere Studie untersuchte die langfristigen Auswirkungen von 3 verschiedenen Ernährungsformen (fettreduziert, kohlenhydratreduziert, Mittelmeerdiät) vor allem längerfristig; (2 Jahre lang). Dabei zeigte sich, dass eine Gewichtsreduktion möglich ist, wenn auch nur in bescheidenem Ausmaß. Die Studienteilnehmer nahmen innerhalb von 6 Monaten kontinuierlich ab, um dann wieder etwas zuzunehmen. Das Endgewicht pendelte sich langfristig irgendwo zwischen dem erreichten Gewicht und dem Ausgangsgewicht ein. Dabei sprechen wir von Gewichtsabnahmen zwischen 2 bis 5 Kg (wobei sich das Gewicht ja wieder etwas erhöhte). Unterm Strich blieb eine Abnahme von 2 bis 3 kg. Interessant war, dass die Teilnehmer mit der kohlenhydratarmen Ernährung keine Einschränkung bezüglich Fett und Kalorien hatten, aber im Schnitt nicht mehr Kalorien aufnahmen, als die anderen beiden Gruppen. Aus diesem Grund kann diese Ernährungsform jenen Menschen empfohlen werden, welche nicht bereit sind Kalorien zu zählen oder diese von vornherein starr einzuschränken, so die Autoren der Studie. Obwohl die Teilnehmer alle annähernd gleich viele Kalorien zu sich nahmen, war die Gewichtsreduktion unterschiedlich. Am wenigsten nahmen jene mit der fettreduzierten Diät ab (2 bis 3 kg), dann jene mit der Mittelmeerdiät (bis 4,4 kg – am meisten waren es Frauen) und am meisten jene mit der kohlenhydratreduzierten Ernährung (4,7 kg). Bei den Auswirkungen auf Zucker- und Fetthaushalt hatten ebenfalls die Mittelmeer- und die kohlenhydratarme Ernährung die Nase vorne. Letztere, die ja „fett- und eiweißreich“ ist, konnte das HDL (gesundes Cho) um 20 erhöht und die Triglyzeride um 14% gesenkt werden. Bei der fettarmen Ernährung lag die Verbesserung der Fettwerte nur bei 12%. Auch beim Blutzuckerspiegel lagen die Ergebnisse ähnlich. *Quelle: Iris Shai et al.: Weight loss with a Low-Carbohydrate, Mediterranean or Low-Fat Diet, In N Engl J Med 2008*

Diese Ernährung ist keine Diät. Kalorien werden nicht gezählt, dennoch werden sie Gewicht, vor allem am Bauch verlieren. Es heißt einfach umdenken, experimentieren, entspannen und genießen.

Es ist ganz einfach, dies umzusetzen.

Der Hauptbestandteil der Nahrung sollte aus Gemüse, Obst, Salat, Nüssen, Kräutern, Gewürzen, Pilzen, Suppen, hochwertigen pflanzlichen Ölen, Eiern, Hülsenfrüchte (Linsen, Bohnen, Kichererbsen…), Milchprodukten, Geflügel, Fleisch, Fisch, Soja, Tofu aber auch dunkler Schokolade bestehen.

Vollkorngetreide, Kartoffeln oder Vollkornbrot sollten weniger gegessen werden.

Selten sollten Nudeln, Reis, Weißmehlprodukte, Süßigkeiten, Limonaden aufgenommen werden.

Insgesamt sollten maximal 120 g Kohlenhydrate pro Tag gegessen werden.

Fette sollten pflanzlichen Ursprungs sein (z.b. Olivenöl,...) und Transfette (Fertigprodukte, Margarine …) vermieden werden.

Obst, Gemüse und Nüsse mehrmals am Tag verteilt auf 5 bis 6 kleine Mahlzeiten essen (versuchen Sie es einmal mit Smoothies – selbst gemixtes Obst, Gemüse, Kräuter – es ist spannend was man da alles kombinieren kann und es lässt sich einfach herstellen und überall mit hinnehmen). Einmal täglich Fisch, Fleisch, Eier oder Milchprodukte essen. Mit pflanzlichen Ölen kochen. Mindestens 1,5 l Wasser oder Kräutertee trinken. Jede Mahlzeit mit einem Eiweißanteil beginnen (Fisch, Fleisch, Käse, Eier, Milchprodukte, Tofu, Hülsenfrüchte). Mehr Eiweiß als früher essen. Eiweiß sättigt gut und belastet die Insulinproduktion kaum. Achten Sie dabei auf ein ausgewogenes Verhältnis von tierischem und pflanzlichem Eiweiß (Tofu, Hülsenfrüchte). Essen sie nicht jeden Tag die gleichen Lebensmittel. Wechseln Sie ab, denn eine einseitige Ernährung kann Ihnen auf Dauer nicht alle Nährstoffe liefern. Essen Sie wenig Brot und wenn, dann eher zum Frühstück. Essen Sie dazu eher eiweiß- und fettreiche Aufstriche (Käse, Schinken, Butter, Topfen mit frischem Schnittlauch, Kresse, Radieschen, Gurken….). Essen Sie öfters Suppen auf Gemüse-, Fleisch- und Fischbasis. Sojaprodukte sind ein wichtiger pflanzlicher Eiweißlieferant. Eier sind in allen Zubereitungsarten erlaubt, beginnen Sie den Tag mit einem Frühstücksei oder einem Kräuteromelette. Machen Sie moderate Bewegung. Spazieren Sie täglich etwas bergauf, damit Sie etwas aus der Puste kommen. Aber übertreiben Sie nicht, nur entspannte Bewegung ist gesund. Jede übermäßige körperliche Belastung schadet mehr, als sie nützt.

Normalerweise stellt sich der Körper rasch um, ich und viele meiner Patientinnen und Patienten haben erlebt, dass sie sich fitter, energiereicher und aktiver gefühlt haben. Aber wenn Sie zwischendurch einmal Lust auf etwas nicht Empfohlenes haben, dann greifen Sie zu, denn was wir auf jeden Fall vermeiden wollen ist Stress.

Leben Sie lustvoll, essen Sie lustvoll, experimentieren Sie! Dies ist eine Empfehlung, kein Dogma, finden Sie zu Ihrer eigenen optimalen und lustvollen Ernährung. Essen ist lustvoll – Essen ist der Sex des Alters (wir dürfen uns freuen!) – Liebe geht durch den Magen – auch die Liebe zu sich selbst.

Buchempfehlungen:

Udo Pollmer „Esst endlich normal – Das Anti-Diät-Buch", Piper-Verlag

Uwe Knop „Hunger und Lust – das erste Buch zur Kulinarischen Körperintelligenz" Books an Demands,

Hirsch Siegrid "Die besten Gemüse- & Kräuter-Smoothies Wildpflanzen in den Mixer" Freya-Verlag

Möglichkeiten eines kohlenhydratarmen Frühstücks

Tomaten, Gurken, Oliven, eingelegtes Gemüse oder Pilze, Schafkäse, Ziegenkäse, sonstige Käsewürfel, Schinken, weiches Ei, Omelette mit Kräutern, Schinken oder Pilze, Spiegeleier, Joghurt mit Früchten, Topfen pikant oder mit Früchten, wenig Vollkornbrot oder Müsli dazu

Möglichkeiten eines kohlenhydratarmen Mittagessens

Mageres gebratenes oder gegrilltes Fleisch (Lamm, Huhn, Pute, Schwein, Rind, Wild etc.) - Beilagen wie Kartoffel, Reis, Knödel, Nudeln etc. weglassen

Fisch gegrillt, gedünstet oder gedämpft

Als Beilage eine große Portion Gemüse oder Salat, Pilze, Joghurtsaucen

Salat mit Putenstreifen

Möglichkeiten einer kohlenhydratarmen Zwischenmahlzeit

Joghurt mit Früchten und Beeren

Topfencreme, Apfelmus, Fruchtmus

Apfelstrudel, Topfenstrudel (nur mit ausgezogenem Strudelteig)

Obst – jedes Obst ist erlaubt

Gemüse mit Kräuter-Topfendip

Möglichkeiten eines kohlenhydratarmen Abendessens

Omelette mit Kräutern, Gemüse, Pilzen

Eierspeise mit Kräutern, Kernen, Kürbisöl

Gedämpfte Maiskolben mit Kräuterbutter

Gedämpftes Gemüse (Karotten, Fenchel, Blumenkohl, Brokkoli, etc.) mit

Joghurt oder Rahmsauce

Gemüsesuppen gebunden mit Rahm oder klare Rindsuppen mit Gemüse, Eier, Leberknödel, etc.

Salate, Thunfischsalat, Jause mit Käse, Mozzarella, Schinken, Kräutertopfen, milchsauer eingelegtes Gemüse

VIII. Freie Radikale und ihre Wirkung auf unseren Körper

Oxidativer Stress oder Nitrostress

Unser Organismus ist durch unsere Umwelt dauernd schädigenden Einflüssen und freien Radikalen ausgesetzt. Unter freien Radikalen versteht man ein chemisches Sauerstoffmolekül, welches eine freie Bindungsstelle für ein Elektron besitzt und deshalb bestrebt ist, mit allen möglichen anderen Molekülen eine stabile Verbindung einzugehen. Besonders gerne reagiert es mit den ungesättigten Fettsäuren, welche die Zellmembran bilden. Dabei zerstören sie die Zellwände und der Zellkern, in welchem die DNA (=Erbsubstanz – Gene) enthalten ist, wird angreifbar und zerstört. Im besten Fall kommt es zum Untergang der betroffenen Zelle (= apoptotischer Zelltod), im schlechtesten Fall zur Tumorbildung.

Weitere Auswirkungen sind ein rascher Alterungsprozess, schlaffe und faltige Haut, schlaffes Bindegewebe, chronische und akute Entzündungen, degenerative Erkrankungen und Müdigkeit.

Gebildet werden die freien Radikale durch Umweltverschmutzung, Stress, Rauchen, ungesunde Ernährung, zu intensive Sonnenbestrahlung, Medikamente, Chemotherapie und Strahlentherapie.

Normalerweise kann unser Organismus diese aggressiven Sauerstoffradikale für den Körper unschädlich machen. Zu diesem schützendem System gehören essentielle Vitamine und Spurenelemente wie Selen, Zink und das körpereigene Tripeptid Glutathion. Durch die genannten Belastungen kann dieses System jedoch überlastet sein. Dann spricht man von oxidativem Stress oder Nitrostress. Es kommt zu einem sinkenden Spiegel von Zink, Selen, Magnesium und Glutathion, die durch die Nahrungszufuhr nicht mehr ausgeglichen werden können und die

Radikale können ihre schädigende Wirkung entfalten. Die antioxidative Kapazität unseres Körpers befindet sich praktisch in einer chronischen Erschöpfung. Deshalb ist auf eine ausreichende Zufuhr von antioxydativen Vitaminen und Mineralstoffen wie Selen, Vitamin A, C, E zu achten.

Oxidativer Stress und Krankheitsentstehung:

Bei vielen Erkrankungen wie Arteriosklerose, rheumatoide Arthritis, Diabetes mellitus, Colitis Ulzerosa, ALS, Morbus Alzheimer und Morbus Parkinson und natürlich Krebs spielen oxidative Schäden eine wesentliche Rolle. Die molekularen Mechanismen der oxidativen Schädigung werden mittlerweile interdisziplinär erforscht. Ein wesentlicher Gesichtspunkt ist dabei die Krankheitsvorbeugung. Aber auch die Verlangsamung des Alterungsprozesses ist ein wichtiges Ziel. Fest steht, dass die ROS (Reactive oxygen species = Sauerstoffradikale) wichtige Signalübertragungswege in den Zellen beeinflussen. Dadurch wird die Aktivierung von Genen gesteuert, welche eine wichtige Rolle bei der Vermehrung oder beim Untergang von bestimmten Zellen spielen. Auch bei der Entstehung von Arteriosklerose spielt der Oxidative Stress eine zentrale Rolle. Durch Blutdruckschwankungen kommt es zu Scherkräften, welche die Gefäßinnenwand schädigen. Durch diese Schädigung entstehen freie Radikale, welche Blutfette (z.B. das LDL) oxidieren und so verändert, die gefürchteten Plaques bilden. Diese verstopfen, mit der Zeit, die Gefäße. Aber auch das Nervensystem oder unsere Stimmung kann durch Nitrostress gestört werden. Freie Radikale können Enzyme, welche wichtig sind für die Serotoninsynthese, blockieren. Dadurch kommt es zum Serotoninmangel mit den bekannten Symptomen wie Erschöpfung, Gereiztheit, Schlafstörungen oder Depressionen. Will man über seinen oxidativen Stress Bescheid wissen, kann man sich an ein Labor wenden. Einige Labore bieten mittlerweile Blut und Harnuntersuchungen zur Bestimmung der totalen antioxidativen Kapazität an. Als Therapie eignet sich die Zufuhr von Antioxidantien wie Glutathion, Coenzym Q 10 und Vitamin C. Ergänzend muss auf eine ausreichende Versorgung der Kofaktoren des antioxidativen Verteidigungssystems (z.B Zink, Eisen, Selen) geachtet werden.

Quellen. Kuklinski, Doz. Dr. sc. med. Bodo: Praxisrelevanz des nitrosativen Stresses, Heinrich-Heine-Universität Düsseldorf – Helmut Sies, Wilhelm Stahl, Lars-Oliver Klotz, Peter Brenneisen: Oxidativer Stress: vom molekularen Mechanismus zur Klinik

IX. Vitamine und Spurenelemente: Dem Mangel auf der Spur

Kein anderes Thema erzeugt so viel Unsicherheit und so viele Widersprüche von Fachleuten wie dieses. Vitaminpräparate sind ein wachsender Markt. Fitnessstudios, Drogerien, Großhandelsketten, Internet- oder Netzwerkvertriebe verdienen Unmengen an diesen Produkten. Während in Apotheken doch großteils qualifiziertes Personal berät, tummeln sich bei den Netzwerk-Vertrieben Hausfrauen, Pensionisten, Sekretärinnen und viele andere Berufe. Nicht ausreichend qualifizierte, auf selbstständiger Basis Beratende machen es kranken Menschen oder Wellness-Suchenden schmackhaft, viel Geld für fragwürdige Nahrungsergänzungsmittel auszugeben. Es ist keine spezielle Ausbildung nötig, um Ratsuchenden zu „helfen“. Eine Schulung hier, ein Unterstützungstool da: Ein neuer Ernährungsberater ist geboren. Einzige Voraussetzung ist eine ordentliche Portion Motivation.

Aber auch in der Fachwelt gibt es widersprüchliche Meinungen. „Blödsinn“, „Bringt nichts“ „Im besten Fall nützt´s nichts, im schlimmsten Fall schadet´s“. Das ist natürlich auch nachvollziehbar. Wenn ich beispielsweise Präparate mit viel Eisen und Selen einnehme, mein Körper aber reich daran ist, jedoch arm an Zink, werde ich maximal das Geschäft unterstützen, aber meinem Körper nichts Gutes tun. Woran erkennt man jedoch einen Mangel an Vitaminen und Spurenelementen? Univ. Prof. DDr. Jörg Birkmayer: „Von außen gar nicht, da muss man schon eine Blutanalyse machen. Aber grobe Anhaltspunkte kann man aus den Symptomen schon erkennen“. Aus diesem Grund ist es sinnvoll, sich vor der Einnahme von Vitaminprodukten an eine/n Ganzheitsmediziner/in zu wenden, welche sich mit orthomolekularer Medizin beschäftigen. Laufend gibt es neue Studien zu diesem Thema und der Einsatz von Vitaminen und Spurenelementen sollte genauso gut überlegt werden, wie der Einsatz von Medikamenten.

Leider ist die Versorgung mit Mikronährstoffen in der Medizin immer noch nicht präsent. Wenig wurde im Studium darüber berichtet und die Bedeutung der Mikronährstoffe für viele physiologische Stoffwechselvorgänge wird in der Vorklinik unterrichtet und bald wieder vergessen. Aber auch die Medizin wird sich wandeln. Wir müssen erkennen, dass unser Körper genauso funktioniert, wie jedes andere Ökosystem. Auch die Biolandwirtschaft wurde vor 20 bis 30 Jahren noch belächelt. Aber mittlerweile versteht jeder Hobbygärtner, dass ein Pflanze nur in einem ökologischen Gleichgewicht gedeihen kann. Es braucht Mikronährstoffe in

Form von natürlichem Dünger. Eine einseitige Gabe oder ein Mangel bringt keine Qualität hervor. Auch unser Körper kann nur funktionieren, wenn alle Mikronährstoffe ausgewogen vorhanden sind und ihre Funktion im Stoffwechsel wahrnehmen können. Besonders schön sieht man dies an der bedeutenden Wirkung von Vitamin D auf fast alle Organsysteme unseres Körpers. Eine Therapie, egal ob schulmedizinisch oder komlementär, halte ich, ohne Berücksichtigung des Mikronährstoffstatus, als sinnlos. Es wird häufig nur an Symptomen gearbeitet, nicht aber am Milieu. So weiß jeder Gartenbesitzer, dass man Rosen nicht mit Gift von Schädlingen befreien kann. Man muss sich auch überlegen, welcher Dünger die Abwehrkräfte stärkt. Tut man das nicht, wird die Rose irgendwann verkümmern. Als weiteres Argument für die Sinnlosigkeit, Vitaminen und Mineralstoffen Aufmerksamkeit zu schenken, wird von vieler Medizinern angeführt, dass es Mangelerkrankungen in unserer Überflussgesellschaft nicht mehr gibt. Dem ist leider nicht so, wie sich in zahlreichen Laboruntersuchungen bestätigt. Wir haben zwar Nahrungsmittel im Überfluss, aber von oft miserabler Qualität. Wir sind das letzte Glied der Nahrungskette und wenn durch konventionelle und großindustrielle Landwirtschaft die Böden ausgelaugt werden, können die nicht mehr vorhandenen Mikronährstoffe kaum bis in unseren Körper gelangen. Beim Vitamin D ist es schlicht unsere Lebensweise. Wir arbeiten großteils in geschlossenen Räumen und da kann das Sonnenlicht einfach nicht genug Vitamin D bilden.

Wichtig ist auch zu wissen, wie die Vitaminpräparate hergestellt werden. Es gibt einen Unterschied in der Wirkung zwischen synthetischen Vitaminen und natürlichen Produkten. Billige Massenwaren sind meist Produkte aus der Erdölchemie oder aus genmanipulierten Mikroorganismen und oft mit gesundheitsschädlichen Zusatzstoffen versetzt. Die Herkunft der Präparate und ihre Zusammensetzung sollte eine wesentliche Entscheidungshilfe bei der Auswahl der Präparate sein. Viele Vitamine oder Spurenelemente benötigen andere Vitamine (als Gegen- oder Mitspieler), um ihre gesundheitsfördernde Wirkung zu entfalten. So benötigt das Vitamin E als wichtiges Antioxidantium das Vitamin C, um sich selbst wieder zu regenerieren. Vorsicht also auch vor hochdosierten Einzelsubstanzen.

Nicht jeder Mensch muss seine Nahrung mit Vitaminen und Spurenelementen ergänzen und schon gar nicht sein Leben lang. Aber unsere Lebensweise, Stress, starke körperliche Belastungen, Hormonumstellungen, Erkrankungen und ihre Therapien und eingenommene Medikamente, können zu Vitamin- und Spurenelementemangel führen und sollten nach ärztlicher Untersuchung und Beratung auch ergänzt werden.

Vitamine und Mineralstoffe kommen im Körper nur in geringer Menge vor. Sie steuern bis zu 50 000 Stoffwechselvorgänge im Organismus, von der Hormon- zur Blutbildung, der Herz- und Hautfunktion bis zu unserem komplexen Immunsystem. Daher kann eine Dysbalance (ein Mangel oder ein Überschuss) für eine Reihe von Funktionsstörungen verantwortlich sein. Die Ursachen dafür können vielschichtig sein: falsche Ernährung, hoch verarbeitete Lebensmittel, konventioneller Anbau, Monokulturen, ausgelaugte Böden, Gemüsezucht auf Substraten, Krankheit, Therapien, Operationen, Medikamente, Stress, Nachtschichten, verstärkte körperliche Beanspruchung, lang anhaltender Durchfall, Verdauungsstörungen, einseitige Diäten aber auch Schwermetallbelastungen (Blei, Cadmium, Quecksilber usw.). Umweltgifte von Industrie und Autos, tonnenweise in die Umwelt geschleudert, gelangen in unseren Organismus und verdrängen dort chemisch verwandte Spurenelemente aus wichtigen Positionen. Laut Prof. Birkmayer haben wir 100 bis 200 mal so viel Blei in unseren Knochen wie unsere Großeltern. Das Böse am Blei: Es ist ein Zinkräuber.

Die Verabreichung von Vitaminen und Spurenelementen kann einerseits den Zweck haben, einen Mangel auszugleichen, andererseits können diese auch meist höher dosiert auch bei normalen Spiegeln zur Therapie eingesetzt werden (=Orthomolekulare Medizin). So etwa Selen bei Ödemen oder in der Krebstherapie das Vitamin C. Wichtig ist jedoch, dies in Absprache mit einer Ärztin oder einem Arzt ihres Vertrauens zu machen. Wahllose Vitaminmischungen halte ich für gefährlich. Eine Blutuntersuchung als Orientierung und Dosierungshilfe empfinde ich als Medizinerin als absolut notwendig. Denn selbstverständlich kann eine Überdosierung, eine unnötige Einnahme oder eine Einnahme zum falschen Zeitpunkt Schaden anrichten. Keinem Menschen kann es angenehm sein, diese Substanzen teuer zu kaufen und zu schlucken, wenn sie nicht gebraucht werden. Wesentlich ist auch die Qualität des Produktes und in welcher chemischen Verbindung das Vitamin oder Mineral vom Körper am besten verstoffwechselt werden kann. Vermeiden Sie deshalb den Kauf von billigen Produkten im Supermarkt.

Wie hoch darf die tägliche Dosierung von Vitaminen und Spurenelementen sein?

Der NOAEL (engl. für No Observed Adverse Effect Level) kann eine Orientierungshilfe in der Dosierung darstellen. Der NOAEL entspricht der höchsten Dosis eines Stoffes in chronischen Studien, bei der keine erhöhten schädigenden und behandlungsbedingten Befunde beobachtet werden. Der

NOAEL für einen Stoff bezieht sich immer auf ein bestimmtes biologisches Messverfahren mit einer bestimmten Applikationsform (z.B. oral) und eine bestimmte Tierart. In verschiedenen Verfahren kann ein Stoff somit verschiedene NOAEL-Werte haben.

Arzneimittel als „Vitalstofffräuber“

Arzneimittel können Leiden lindern, Leben retten und heilen. Es gibt jedoch eine Reihe von möglichen Nebenwirkungen, die auf Störungen des Mikronährstoffhaushaltes zurückzuführen sind und in den Beipackzetteln nicht erwähnt werden. Einerseits kann die Resorption beeinträchtigt sein oder es kommt zu einer vermehrten Ausscheidung. Auch beim Abbau verschiedener Arzneistoffe werden verstärkt Mikronährstoffe verbraucht.

Substanz	*NOAEL*	*Medikamente*	*Erhöhter Bedarf*
Vitamin C	2000 mg	Acetylsalicylsäure (Blutverdünnung, Schmerz	Vitamin C + K, Folsäure, Basen, Lecithin
Betacarotin	25 mg	Antacida (übersäuertem Magen)	Eisen, Zink, Mg, Basen
Vitamin D	20 mcg	Antibiotika	Mg, Coenzym Q10, Darmflora,
Vitamin E	800 mg/I.E	Antidepressiva	Vitamin B2, Niacin, Zink, Folsäure, Tryptophan, B-Vitamine, Omega-3 Fettsäuren
Vitamin B1	50 mg	Antikonvulsiva (Epilepsie)	Folsäure, Niacin, L-Carnitin, Vitamin D, K, Omega 3, Mg
Vitamin B12	3000 mcg	CSE-Hemmer, Statine (Cholesterinsenker)	Coenzym Q, Niacin, Omega 3, Chrom, Lecithin, Vitamin E
Vitamin B6	200 mg	Diuretika (harntreibende Mittel)	Mg, Kalium, Vitamin B6, Zink
Folsäure	1000 mcg	Kortison	Calzium, Vitamin B6, Zink, Vitamin C, Folsäure, Mg
Eisen	50 mg	Glenbuterol (Asthma)	Magnesium
Jod	1000 mcg	Paracetamol (Schmerzmittel)	Vit. B-Komplex, Glutamin
Selen	900 mcg	Methotrexat (Rheuma)	Folsäure, Vitamin B12 +2, Zink,

Zink	90 mg	Pille	Vitamin C,B, Folsäure, Zink
Calcium	1500 mg	Metformin (Diabetes)	Vitamin B12, Folsäure

1. Mineralstoffe und Spurenelemente

(a) Eisen: Der Sauerstofftransporter

Ein Eisenmangel führt zu rascher Müdigkeit und Erschöpfung, blasser Haut, trockener Schleimhaut, Mundwinkelentzündungen und verminderter Leistungsfähigkeit. Eisen ist vor allem in Fleisch in ausreichenden Mengen vorhanden.

Ursachen: Einseitige Diäten, vegetarische Ernährung, Monatsblutung, Schwangerschaft, Blutverlust (vor allem im Verdauungstrakt), Eisenverwertungsstörungen (chronische Magen- Darmerkrankungen, Einnahme von Säureblockern oder weil altersbedingt die Magensäure weniger wird)

Eisenbedarf: Männer 10 mg, Frauen 15 mg täglich, Kinder, Schwangere und Ausdauersportler brauchen mehr.

Funktion des Eisens im Körper: Eisen ist ein wichtiger Baustein des Blutfarbstoffs Hämoglobin, welches Sauerstoff bindet und damit in alle Organe transportiert, 70% des Eisens sind im Hämoglobin gespeichert, der Rest ist im Myoglobin des Muskels in der Leber und Milz verteilt.

Symptome: Konzentrationsstörungen und Müdigkeit, Kopfschmerzen, Atemlosigkeit, Muskelschwäche, Haut wird bleich, trocken, rissig und spröde, Appetitlosigkeit, Nervosität, Reizbarkeit, Schwindel und Herzklopfen.

Eisenspender:

Sesam (10 mg) und Leinsamen (8,2 mg) = besonders reich, Sojabohnen (6,6 mg), Linsen (8 mg), Petersilie (6 mg), Spinat (4,1 mg) , Brennnessel (4,1 mg), getrocknete Aprikosen (4,4 mg), Sonnenblumenkerne (6,3 mg), Mandeln (4,1 mg), Haselnuss (3,8 mg), Vollkornprodukte (2,4 mg), Hirse (9 mg), rotes Fleisch – dieses Eisen kann der Körper besonders gut verwerten, Rindfleisch (2,2 mg), Schweinefleisch (3 mg), Ente (2,5 mg), Kalbfleisch (3 mg)

Es genügt 2-mal pro Woche Fleisch zu essen, um den Eisenspeicher aufzufüllen. Vitamin C (z.B. Orangensaft zum Essen, Zitronensaft im Salat) verstärkt die Eisenresorption.

Eisenräuber: Kaffee, Schwarztee, Cola, Milch zum Essen (hemmt die

Eisenaufnahme)

Medikamentöse Therapie: Wird ein Eisenmangel festgestellt, d.h. die Eisenspeicher (Ferritin) sind leer, muss das Eisen medikamentös zugeführt werden. In einigen Fällen kann es auch als Infusion verabreicht werden. Eisentabletten müssen über einen längeren Zeitraum, morgens nüchtern (ganz wichtig) eingenommen werden.

(b) Chrom: Der Zuckerverwalter

Chrom ist für den Zuckerstoffwechsel wichtig. Gibt es zuwenig, zeigt sich dies in einer Zuckerintoleranz, die diabetesähnliche Symptome erzeugen kann. Raffinierter Zucker enthält kein Chrom mehr, besser ist es Vollrohrzucker, Melasse, Ahornsirup oder Honig zum Süßen zu verwenden.

(c) Jod: Wir Steirer und unser Kropf

Ein fehlen von Jod (obwohl nur 14 mg im Körper vorhanden sind), kann zur Vergrößerung der Schilddrüse (Kropf) führen. Bei schwangern Frauen kann es sogar zu Wachstumsstörungen und verminderter Gehirnreifung ihres Babys kommen. Bei Kindern zeigen sich langfristig Lern- und Entwicklungsstörungen. Fisch und jodiertes Speisesalz sind gute Jodlieferanten.

(d) Kalium: Antistress für Herz und Muskeln

Kalium wird häufig als Antistress-Mineral für Muskel, Nerven und Darm gesehen. Ist zuwenig vorhanden, zeigt sich dies in Darmträgheit und Muskelkrämpfen. Ein Mangel kann in unserem größten Muskel, dem Herzen, zu Rhythmusstörungen führen. Aber auch Schlaganfälle scheinen häufiger unter Kaliummangel aufzutreten. Tagesdosis für ausreichenden Schutz beträgt 4 g täglich.

Kaliumreich sind Bananen, Marillen, Feigen, Datteln, Spinat, Erdäpfel, Hülsenfrüchte, Champignons, Karotten, Kastanien, Eierschwammerl und weiße Bohnen.

(e) Kalzium: Kraft für die Knochen

Das Spurenelement Kalzium ist vor allem für die Härte von Knochen und Zähnen zuständig. Eine gefährliche Mangelerscheinung ist die Osteoporose und damit verbunden schmerzhafte Knochenbrüche. Da dieses Mineral aber auch den Muskeln Kraft verleiht, zeigt sich ein Mangel auch durch Muskelschwäche, Krämpfe, aber auch Verstopfung an. Bei Kindern kann es zu Wachstumsstörungen, Schlaflosigkeit und Nervosität kommen. Kalzium nimmt man durch Vollkornprodukten, Kohl, Brokkoli, Fenchel, Hülsenfrüchte, Milchprodukte und vor allem Käse zu sich (100 g enthalten ca. 1000 mg Kalzium). Besonders viel Kalzium enthält Parmesan. Hochdosierte, längerfristige Kalziumgabe kann jedoch das Herz schädigen.

Vorsicht bei medikamentöser Kalziumeinnahme:

Eine Meta-Analyse im britischen Ärzteblatt (BMJ 2010; 341: c3691) beschreibt ein erhöhtes Herzinfarktrisiko um 30% und rät von einer unkritischen Verordnung von Kalziumpräparaten ab. Diese werden häufig zur Vorbeugung von Osteoporose eingesetzt. Mark Bolland von der Universität Auckland in Neuseeland hat in einer randomisierten klinischen Studie ein erhöhtes Risiko von Herzinfarkten bei gesunden Frauen nach dem Wechsel gefunden, die zur Vorbeugung einer Osteoporose mit Kalziumpräparaten behandelt worden waren (BMJ 2008; 336: 262-266). Dies widerspricht früheren Studien, nach denen Kalzium eher präventive Wirkungen auf Herz und Kreislauf haben sollte. Nach einer Behandlungszeit von durchschnittlich 3,6 Jahren erkrankten vor allem Frauen (88 Prozent) und älteren Patienten (Durchschnittsalter: 69 Jahren) häufiger an einem Herzinfarkt. Auch das Schlaganfallrisiko war erhöht.

(f) Phosphor: Kraft für die Zellen

Es ist ein wichtiger Faktor im Stoffwechsel der Zelle und wesentlicher Bestandteil von Enzymen und Zellbausteinen. Ein Mangel oder Überschuss an Phosphor kann nicht nur Auswirkungen auf den Knochen haben, sondern auch die Funktion vieler anderer Organe stören. Beim Menschen sind 90% des Körperphosphats im Knochen gespeichert. Ein Mangel wird erst dann zum Problem, wenn es auch innerhalb der Zelle zu einem Defizit kommt. Dadurch können Funktionseinschränkungen in Gehirn, Herz, Muskel usw. auftreten. Wir nehmen täglich unterschiedlich viel Phosphat zu uns (ca. 1-1,5 g). Überschüssiges Phosphat wird über die Niere ausgeschieden. Reguliert wird dieses Gleichgewicht durch zwei Hormone. 1. dem Parathormon der Nebenschilddrüse – es senkt den Phosphatspiegel - und 2. dem Vitamin D – es erhöht ihn.

Erhöhter Phosphatspiegel im Blut: Schwächung der Nierenfunktion (häufig), Mangel des Parathormons nach Schilddrüsenoperationen (selten), Überdosierung von Vitamin D (selten), Medikamente (Abführmittel vor einer Darmspiegelung), Ernährung (Schmelzkäse, gepökeltes Fleisch, Wurst, Softdrinks, Emmentaler, Ölsardinen, Haferflocken)

Niedriger Phosphatspiegel im Blut: Deutliche Knochenschäden – Osteomalazie (Knochenerweichung) oder Rachitis (bei Kindern), verminderte Phosphataufnahme z.B. bei Refluxmedikamenten, die Aluminium oder Magnesium enthalten. Vitamin D Mangel,

Hyperparathyreoidismus, Alkohol

(g) Mangan: Der Unterstützer

Mangan unterstützt das Kalzium beim Einbau in Knochen und Zähne. Ein Mangel bedingt daher eine folgenschwere „Baubehinderung“. Aber auch psychische Störungen können daraus resultieren. Mangan ist in Schalentieren, Gemüse, Weizenkleie, Haselnüssen, Haferflocken und Sojamehl enthalten.

(h) Kupfer: Geisteskraft

Es ist nicht immer nur Faulheit wenn Schüler keine Energie zum Lernen haben. Oft fehlt es einfach an Kupfer. Ein Mangel kann aber auch Durchblutungsstörungen des Herzens, erhöhte Infektanfälligkeit, Bindegewebsschwäche, Blutarmut, Störung der Knochenbildung und neurologische Ausfälle bewirken.

Kupfer ist vor allem in Leber, Geflügel, Rindfleisch, Eigelb, Fisch, Meeresfrüchten, Gemüse, Vollkornbrot, Haferflocken, Nüssen, Sonnenblumenkernen, Kakao und Schokolade enthalten.

(i) Magnesium: Stresskiller

Magnesiummangel ist die häufigste Unterversorgung in unserer Gesellschaft. Einen erhöhten Bedarf haben jugendliche und alte Menschen, Menschen nach schweren Erkrankungen, Schwangere, Stillende, Leistungssportler und Menschen, die unter Dauerstress stehen.

Fühlen Sie sich gestresst durch Ihren Beruf, Ihre Familie oder andere Kleinigkeiten des Alltags? Dann sollten Sie an einen Magnesiummangel denken. Eine Unterversorgung hat vermehrte Adrenalinausschüttung zur Folge – das verstärkt Stress, Nervosität und Konzentrationsstörungen. Auch Krämpfe oder Herzrhythmusstörungen sind möglicherweise auf einen Magnesiummangel zurückzuführen. Aber auch bei Erkrankungen wie Depressionen, erhöhter Blutdruck, Migräne, Schlaflosigkeit und vor allem bei Diabetes sollte der Magnesiumspiegel bestimmt werden. Magnesium aktiviert Enzymsysteme, spielt eine zentrale Rolle im Energiestoffwechsel und und ein Mangel führt zu einem erhöhten Stressempfinden. Zuwenig schonend Zubereitetes in unserer konventionellen Küche, rächt sich oft durch Muskelzittern, Muskelschwäche, Verdauungsstörungen, Übelkeit und Erbrechen, Kraftlosigkeit, Schwindel, Kopfdruck und Unruhe. Sogar ein erhöhter Blutdruck kann daraus resultieren.

Magnesium findet man in allen grünen Pflanzen, Milchprodukten, Kakao, dunkler Schokolade, Sojabohnen und frisch gekeimter Kresse.

Herz und Blutgefäße

Magnesium gilt als Energielieferant für die innerste Schicht (=Intima) unserer Blutgefäße. Dies ist besonders bei Belastung wichtig, wenn unser Herz mehr Sauerstoff braucht, um kräftig pumpen zu können. Diese Intima ist, wie unsere Haut, ein großes Organ und hat ungefähr die Größe von vier Fußballfeldern. Dort werden verschiedene Botenstoffe (Peptide, Hormone, Wachstumsfaktoren für die Gefäßmuskulatur, ….) produziert, welche die Funktion der Blutgefäße und die Fließeigenschaften des Blutes steuern. Kommt es zu Störungen dieser Mechanismen, ist das Blutgefäß nicht mehr in der Lage sich weit zu stellen (dabei spielt Stickstoffmonoxid eine wichtige Rolle). Dadurch können Zellen des Immunsystems mit Schaumzellen verklumpen und es entstehen die gefürchteten Plaques, welche die Gefäße verengen. Folgen sind Leistungseinbußen und Brustschmerzen bei Belastung. Platzen nun diese Plaques, kann es zum plötzlichen Verschluss des Gefäßes kommen. Bei den Herzkranzgefäßen führt dies zum Herzinfarkt, bei den Gehirngefäßen zum Schlaganfall. Magnesium ist ein Energielieferant für die Zelle und unterstützt die vielfältigen Aufgaben der innersten Gefäßschicht und der Herzmuskelzellen. Die Energie (ATP-Synthese) kann jedoch nur bereitgestellt werden, wenn ausreichend Magnesium vorhanden ist. Bei Magnesiummangel kann es auch zu Überleitungsstörungen der Schrittmacher des Herzens kommen und damit zu Herzrhythmusstörungen. Die Auswirkungen sind umso stärker, je mehr wir unter körperlicher Belastung und Stress stehen. Herzpatienten (KHK, Rhythmusstörungen, nach Herzinfarkt, Bypass, Stent) sollten täglich Magnesium einnehmen. *Quelle: Interview mit Dr. Bernd Zirm, Internist und Gründer des Magnesiumforums LKH Bad Radkersburg*

Schwangerschaft

Magnesium fördert die Entwicklung und Funktion der Gebärmutter in der Schwangerschaft. Manche Frauen gehen schon vorher mit einem Magnesiummangel in die Schwangerschaft. Zusätzlich ist in dieser der Bedarf auch noch erhöht. Folgen können Wadenkrämpfe, Schmerzen im Bereich der Gebärmutter, vorzeitige Wehen, Fehlgeburten und Frühgeburten sein. Ausreichend Mg fördert die Entwicklung der Plazenta und die Ernährung und Entwicklung des Babys. *Quelle: Interview Univ.Prof. Dr. M. Gürkan Arikan, Gynäkologie LKH Leoben*

Regelbeschwerden und PMS

Magnesium lindert Krämpfe, Rückenschmerzen und Kopfschmerzen rund um die Menstruation.

Muskelverspannungen und Krämpfe

Magnesium löst Verspannungen der Muskulatur und bekämpft Krämpfe.

Nervosität und Unruhe

Magnesium wirkt psychisch entspannend und beruhigt das vegetative Nervensystem.

Diabetes Mellitus (Zuckerkrankheit)

Eine Studie der AUVA und Apomedica in der Rehaklinik Tobelbad durchgeführt, zeigt, dass der Blutzuckerspiegel mit einem Magnesiummangel zusammenhängt. Einerseits tritt ein Magnesiummangel bei Diabetikern verstärkt auf, andererseits verbessert sich durch die Magnesiumgabe die Zuckerverwertung und der Blutzucker weist weniger Schwankungen auf. *Quelle: Presseaussendung www.apomedica.at (9.2.11)*

Labordiagnostik: Ein Magnesiummangel ist im Blut sehr schwierig festzustellen. Denn unter körperlicher Belastung steigt dieser im Serum an, da der Körper aus der (Herz-) Muskulatur das Mg abzieht und dem Blutgefäß zur Verfügung stellt. Dieser Effekt verstärkt sich noch, wenn ohnehin schon ein Mg-Mangel besteht. Der Mangel wird daher bei der Blutuntersuchung maskiert und irrtümlich als normal dargestellt.

Besser und genauer ist es, Magnesium im Vollblut zu untersuchen.

Dosierung und Einnahme von Magnesium:

Täglich ca. 300 bis 400 mg Magnesium (auch in der Schwangerschaft und Stillzeit).

Bei abendlichen Beinkrämpfen 2-mal täglich.

Vorsicht, nicht mit fetten Speisen einnehmen – dies kann zu Durchfall führen.

Dauereinnahme kann zu Magen-Darmbeschwerden führen. Sollte das geschehen, kann man die Einnahme für einige Tage pausieren oder die Dosis halbieren.

(j) Molybdän: Potenz + Gicht

Wer zuwenig Molybdän im Blut hat, kann gehörige Probleme mit seiner Potenz bekommen. Ein Zuwenig kann aber auch Zahnkaries unterstützen. Menschen mit erhöhtem Harnsäurespiegel, Gicht und Nierensteinen weisen oft ein Molybdän-Minus auf. Molybdän ist in Buchweizen, Soja, Rotkohl und Weizenkeimen enthalten.

(k) Silizium: Das Schönheitselixier

Silizium ist besonders wichtig für ein kräftiges und gesundes Bindegewebe aber auch für unsere Fingernägel und Haare. Essen wir also viel Hirse, Hafer, Weizen und Erdäpfel für unsere Schönheit.

(l) Lithium: Das Antidepressivum

Eine neue Studie aus Österreich lässt aufhorchen. Natürliches, im Trinkwasser enthaltenes, Lithium senkt deutlich die Selbstmordrate. Und dies erstaunlicherweise in so geringen Mengen, wie es natürlich in der Natur vorkommt. Für Prof. Kapusta von der Uni-Klinik für

Psychotherapie an der MedUni Wien ist unklar, warum natürliches Lithium im Trinkwasser physiologisch wirkt, denn in der Therapie wird Lithium gegen Depressionen in 100-fach stärkerer Dosierung eingesetzt. *Quelle:The British Journal of Psychiatry (2011) 198: 346-350. doi: 10.1192/bjp.bp.110.091041*

(m) Selen: Das Schutzschild

Das Element Selen (gr. Selene, Mondgöttin) wurde im Jahr 1817 vom schwedischen Chemiker Freiherr von Berzelius entdeckt. Zunächst wurde Selen als gefährliches Umweltgift eingestuft. Erst seit 50 Jahren ist die Wichtigkeit für den menschlichen Organismus bekannt.

Selen ist ein Spurenelement, das eng mit Schwefel verwandt ist. Es kommt in der Erde vor und wird von den Pflanzen aufgenommen. Es wird für die Bildung vieler körpereigener Enzyme benötigt und muss deshalb durch die Nahrung zugeführt werden. Selen ist ein besonders wichtiges Spurenelement, da es wesentlich unser Abwehrsystem kräftigt. Ein Selenmangel bedingt deshalb eine Immunschwäche mit Infektionsanfälligkeit und erhöhtes Risiko für Krebserkrankungen. Auch Leberfunktionsstörungen und rheumatische Erkrankungen werden begünstigt. Außerdem werden Quecksilber, Cadmium oder Blei bei fehlendem Selen vom Körper nicht richtig abgebaut. Selen ist außerdem einer unserer wichtigsten Radikalfänger und damit ein Schutz vor freien Radikalen. Aus eigener Erfahrung in meiner Praxis haben, aufgrund unserer selenarmen Böden und der Ernährung mit Fertigprodukten, sehr viele Menschen einen Selenmangel.

Selen ist für mich eines der wesentlichsten Spurenelemente in der Vorbeugung und sollte auf jeden Fall bestimmt und im Bedarfsfall auch sinnvoll substituiert werden.

Liegt nur ein leichter Selenmangel vor oder will man generell vorbeugen, reicht es aus, das Nahrungsergänzungsmittel (rezeptfrei) Selenmethionin einzunehmen. Liegt jedoch eine Erkrankung oder eine anstrengende Therapie vor, ist Natriumselenit wesentlich wirkungsvoller.

Eine Selenbestimmung und eine gezielte ausreichende Substitution ist damit eine wesentliche Prävention vor schweren Erkrankungen.

Selen ist in Meeresfischen, Eiern, Soja, Reis, Weizenkeimen, Getreide, Gemüse, Bäckerhefe, Leber, Knoblauch, Fisch, Reis, Hafer, Kokosnüssen, Pistazien, Hühner- und Schweinefleisch enthalten. (Leider sind jedoch unsere Böden und damit auch unsere Nahrung selenarm geworden).

Der optimale Selen-Spiegel (Vollblut) liegt bei 120 bis 160 yg/l. Die toxische Obergrenze liegt bei 1000 yg/l. Erhobene Daten zeigen in Deutschland eine Zufuhr von 25 yg/tgl. und Plasmaspiegel von 53 bis 79 yg/l, wobei der durchschnittliche Spiegel in den letzten 30 Jahren deutlich gesunken ist (1977: 110 yg/l und 2004: 53 yg/l). Die rückläufige Selenzufuhr hat zahlreiche Ursachen. Generell enthalten die Böden weltweit unterschiedlich viel Selen. Unsere Böden sind seit den Eiszeiten bereits selenarm. Ansäuerung durch intensive landwirtschaftliche Nutzung verringert die Bioverfügbarkeit des vorhandenen Selens für Futterpflanzen, Obst und Gemüse. Selenarmes Futter führt zu selenarmen Fleisch. Der Selenmangel kann durch einen geringen Verzehr von Fisch und Fleisch verstärkt werden.

Funktion des Selens im Körper

Selen wird im Körper als Baustein für zahlreiche Proteine benötigt. Dabei schützt Selen als Bestandteil eines Proteins die Zellen des Körpers vor dem schädigenden Einfluss gewisser Substanzen. Diese können die Zellen im Körper zerstören oder deren Erbsubstanz so beschädigen, dass Fehler in der Erbsubstanz auftreten. Die fehlerhaften Zellen können sich dann ohne Erlaubnis oder Aufforderung des Körpers sooft teilen, wie sie wollen, sodass bösartige Tumorerkrankungen entstehen. Wegen diesem Zusammenhang wird vermutet, dass Selen nicht nur einen Schutz vor Zellschädigungen, sondern auch einen Schutz vor der Entstehung gewisser bösartiger Tumorerkrankungen bietet. Zudem ist Selen als Bestandteil eines anderen Proteins für die Aktivierung der Schilddrüsenhormone verantwortlich, die vom Körper benötigt werden, da sie in beinahe jeder einzelnen Zelle des Körpers den Stoffwechsel anregen. Daneben stärkt Selen das Abwehrsystem des Körpers, das sogenannte Immunsystem, und erhöht bei Männern die Fruchtbarkeit.

Wirkung des Selens:

Abwehrsystem: Selen hat eine hohe antioxidative Wirkung und schützt außerdem vor giftigen Schwermetallen (Quecksilber – Amalgam), sowie vor pilzartigen, bakteriellen und viralen Erregern. Selen wirkt entzündungshemmend und Ödeme reduzierend und aktiviert den Reparaturmechanismus der Erbsubstanz (genetischer Code)

Schützt die Schilddrüse: Sie ist das selenreichste Organ des Menschen. Verschiedene Studien weisen nach, dass ein ausgeprägter Selenmangel zur Schilddrüsenzerstörung führt bzw. zu Schilddrüsenhormonmangel

(Unterfunktion) führen kann. Selen verhindert die Strumabildung (= Kropf). Selengabe (200 yg/tgl über ein Jahr, auch bei normalem Selenspiegel) bremst die Aktivität der Hashimoto-Thyreoditis.

Selen schützt schwangere Frauen vor einer Schilddrüsenentzündung: Wenn bei schwangeren Frauen Schilddrüsen Antikörper (TPO-Ak) im Blut gefunden werden, entwickelt die Hälfte davon nach der Geburt eine Autoimmun-Schilddrüsenentzündung mit eventueller Schilddrüsenunterfunktion. Bei etwa 8% der Schwangeren findet man die Antikörper. Gibt man dagegen Selen, erkranken nur 28,6%. Quelle: Prof. Dr. Bruno Allolio, Endokrinologie, Würzburg

Schutz vor Depressionen und Angststörungen: Selenmangel erhöht das Risiko für diese psychischen Erkrankungen.

Schutz vor Krebserkrankungen: In mehreren Studien konnte nachgewiesen werden, dass ein ausreichender Selenspiegel das Risiko für Krebserkrankungen senkt. *Quellen: Selenium and bladder cancer risk: a meta-analysis.2010 Sep;19(9):2407-15. Epub 2010 Aug 31. oder Gastroenterology: 2010 May;138(5):1704-13. Epub 2009 Dec 16. Selenium status and the risk of esophageal and gastric cancer subtypes: the Netherlands cohort study. Steevens J, van den Brandt PA, Goldbohm RA, Schouten LJ.*

Schutz vor Prostatakarzinom: 30% der über 50 jährigen Männer weisen ein latentes Prostatakarzinom auf. Aber nur bei 6 bis 8% entwickelt sich daraus ein gefährlicher Krebs. Eine Seleneinnahme kann dieses Risiko vermindern. *Quelle: Dr. Michael Zellner, Urologe Klinikum Passau*

Schutz vor Herzerkrankungen: Ein Selenmangel scheint das Risiko für KHK zu erhöhen. (aber Vorsicht vor Überdosierung bei Diabetikern)

Ursachen für einen Selenmangel: Ursache für einen Selenmangel können eine Mangelernährung, eine mangelhafte Aufnahme des Selens aus der Nahrung (geringer Gehalt) oder ein erhöhter Selenbedarf des Körpers sein.

Symptome bei Selenmangel: Nagelveränderungen (weiße Flecken), dünne, schuppige und blasse Haut, Aufhellung der Haare, Störungen der Leber, Erkrankungen der Muskulatur mit Muskelschwäche, Herzmuskelschwäche (Herzinsuffizienz), Schilddrüsenunterfunktion (weitreichende Auswirkungen auf den gesamten Körper), Schwächung des Abwehrsystems, Gelenksbeschwerden, Unfruchtbarkeit bei Männern und Wachstumsverzögerungen bei Kindern. Einige Studien weisen auf einen Zusammenhang mit Bluthochdruck und verschiedenen Herzkrankheiten hin, weiters wurde festgestellt, dass die Häufigkeit von Krebserkrankungen unter Selenmangel erhöht ist.

Selen kann auch bei normalem Selenspiegel als Therapie eingesetzt werden. Zum Beispiel bei chronischen Entzündungen, Krebserkrankungen, Ödemen, Schilddrüsenerkrankungen.

Selenüberschuss: Wird unkontrolliert Selen eingenommen oder Selenstaub inhaliert, kann es zu einer Selenvergiftung kommen. Symptome sind ein knoblauchartiger Atemgeruch, Müdigkeit, Erbrechen, Durchfälle, Veränderungen der Nägel, Haarausfall oder Gefühlsstörungen durch eine Schädigung der Nerven.

Deshalb ist es wichtig den individuellen Selenspiegel zu bestimmen, die richtigen Präparate einzunehmen und Selen als Therapie nur unter ärztlicher Kontrolle zu verabreichen.

Substitution: Ist möglich mit 100 yg Na-Selenit, oral eingenommen. Besteht ein Mangel oder sollen bestimmte Erkranken behandelt werden, kann die Dosis erhöht werden. Dies sollten Sie aber mit ihrer Ärztin, ihrem Arzt besprechen um eine Überdosierung zu vermeiden. Eine Laborkontrolle des Selenspiegels ist unbedingt erforderlich.

Worin unterscheiden sich organische und anorganische Selenverbindungen?

Organische Selenhefepräparate (z.B. Selenmethionin):

Hier ist Selen an eine Aminosäure gebunden und muss aktiv über die Darmschleimhaut resorbiert werden. Es steht jedoch dem Stoffwechsel nicht sofort zur Verfügung, da Selen an Aminosäuren gebunden in die normale Eiweißverarbeitung eingeschleust und im Körpereiweiß (z.B. Muskulatur) gespeichert wird. Erst nach Verarbeitung der Aminosäuren wird es in Form von Selenwasserstoff zur Verfügung stehen. Dieser Prozess erfolgt bei Selenmethionin besonders langsam. Es besteht die Gefahr der Kumulation und Überdosierung, da es sehr träge und unkontrolliert im Körper reagiert.

Anorganische Selenverbindungen (z.B. Natriumselenit)

Die Präparate, in denen Selen als Salz gebunden ist, werden als Arzneimittel eingestuft. Anorganisches Selen wandert passiv durch die Darmschleimhaut und steht sofort für seine Aufgabe bereit. Es wird aber bei Überdosierung auch wieder rasch ausgeschieden und ist deshalb zum therapeutischen Einsatz von 100 – 1000 yg (auch als Infusion) geeignet. Anorganisches

Selen ist gut berechenbar und rasch wirksam. Präparate: Selenase®, Selen forte®, Selen XXL®

Selen bei Krebserkrankungen

Selen gehört zu den am besten untersuchten Mitteln in der Krebstherapie. Es wird in der Krebsvorbeugung eingesetzt und vermag Nebenwirkungen von Chemo- und Strahlentherapie zu lindern und Lymphödeme zu verringern. In den NPC Studien senkte eine Dosis von 200 yg Selen das relative Prostatakrebsrisiko um 49 Prozent, vor allem bei Männern, die einen Selenmangel aufwiesen. Aber auch die allgemeine Anfälligkeit für Krebs ging zurück. Den chemo- und strahlenschützenden Effekt einer begleiteten Selengabe belegt ebenfalls eine neue Studie. Vorsicht ist jedoch bei übermäßiger und unkontrollierter Selenzufuhr geboten. Deshalb ist eine regelmäßige Selenbestimmung absolut nötig.

Fazit der Autoren: Selen ist ein Medikament mit begrenzter therapeutischer Breite. Zur hoch dosierten Behandlung kurz vor und nach einer Chemo- oder Strahlentherapie empfiehlt Dr. Mücke Tagesdosen von 500 – 1000 yg, um rasch optimale Spiegel zu erreichen. Das akute und chronische Lymphödem behandelt er über vier bis sechs Wochen mit 500 yg Selen täglich. In der Krebs Vor- und Nachsorge empfiehlt er 100 bis 300 yg Selen täglich unter Selenspiegelkontrolle. Verwendet wird in der Krebstherapie anorganisches Selen, weil dieses direkt in die Selenproteine eingebaut wird und damit effizenter wirkt.

Aktuelle Datenlage R. Mücke et al. „Der Onkologe" 2010 Quelle: Medical Tribune 14. Juli 2010

(n) Zink: Der Heiler

Leiden Sie unter häufigen Infekten, unter Libidoverlust, Kinderlosigkeit, Wundheilungsstörungen, Wachstumsstörungen, Durchfall, oder Geruchs- und Geschmacksstörungen? Dann sollten Sie Ihren Zinkspiegel überprüfen lassen. Zink steigert nämlich die zelluläre Abwehrkraft des Körpers und wirkt antiviral. Ein Zinkmangel hat demnach eine geschwächte Immunabwehr zur Folge. Weiters wird die Spermienbeweglichkeit gebremst und die Libido sinkt. Wer immer wieder an Ekzemen laboriert oder wessen Fingernägel weiße Flecken zieren, möge ebenfalls einen Zinkmangel ins Kalkül ziehen. So wurde festgestellt, dass bei 80% der Neurodermitispatienten ein Zinkmangel vorlag. Wenn Sie eine chronische Wunde haben oder eine Operation bevorsteht, können Sie mit Zink Ihre Wundheilung deutlich verbessern.

Zink ist in rotem Fleisch und wird in der dort vorliegenden Form

(Zinkhistidin) am besten aufgenommen. Aber auch in Fisch, Obst, Hülsenfrüchten, Milch, Getreide und Soja ist Zink enthalten.

Zink kommt in allen Geweben des Organismus vor. Am meisten in der Muskulatur und in den Knochen. Zink ist Bestandteil von mehr als 300 Enzymen und greift als solcher in die verschiedensten Stoffwechselprozesse ein.

Mehr als die Hälfte der Weltbevölkerung hat zu wenig von diesem entzündungshemmenden Spurenelement im Körper. Ursachen des Zinkmangels sind häufig hoher Alkoholkonsum, Entzündungen, chronische Wunden, Operationen, eine Schwangerschaft, Krebserkrankungen, Diabetes und hohes Alter. Neben einer Schwächung der körpereigenen Abwehrkräfte, verbunden mit häufigen Erkältungen und verstärkter Neigung zu Allergien und Heuschnupfen, führt Zinkmangel auch zu einer Schwächung des Wachstums und der Widerstandsfähigkeit von Haut, Schleimhaut, Haar und Nägeln.

Aufgaben des Zinks:

Stimmung: Besonders wichtig für die Bildung von Serotonin (Glückshormon).

Zuckerstoffwechsel: Für Diabetiker ist die Mitwirkung von Zink an der Speicherung von Insulin besonders interessant. Nur wenn genug Zink vorhanden ist, kann der Körper bei Typ-2-Diabetes seine Kapazitäten voll ausschöpfen und mit möglichst viel körpereigenem Insulin zur Regulierung des Zuckerstoffwechsels beitragen. Zudem wird die Insulinwirkung an den Zellen durch Zink positiv beeinflusst. Aufgrund der überhöhten Ausscheidung über den Urin gehören auch Typ-1-Diabetiker zur Zink-Risikogruppe. Da die Infektabwehr und die Wundheilung bei Diabetikern besonders geschwächt ist, scheint eine ausreichende Zinkversorgung besonders wichtig.

Wundheilung: Zink spielt eine große Rolle in der Zellteilung und bei der Wundheilung.

Fruchtbarkeit: Zinkmangel kann die Fruchtbarkeit von Mann und Frau beeinträchtigen (Spermienqualität nimmt ab).

Abwehr: Zink verbessert die Funktion der zellulären Immunantwort, besonders der T-Zellen und der Killerzellen und ein niedriger Zinkspiegel hat Einfluss auf die Tumorentstehung. Zink schützt vor giftigen Schwermetalle, Bakterien, Pilzen und Viren. Nach Vergiftungen, Unfällen,

Operationen und Verbrennungen kommt es zu einem starken Verlust von Zink über den Urin. Eine Zinkzufuhr ist erforderlich bei einem Zinkmangel, bei chronischen Vergiftungen mit Amalgam, Cadmium und Aromagiften, bei Wundheilungsstörungen und als Prophylaxe vor größeren Operationen. Zink hat auch eine antioxidative Wirkung und schützt die Zellen vor Nitrostress. Eine Studie an Kindern konnte zeigen, dass Zink bei Durchfallerkrankungen sehr effektiv wirkt. Die Dauer des Durchfalls konnte deutlich durch Zinkgaben gesenkt werden.

Krankheiten bei denen der Zinkspiegel unbedingt kontrolliert werden muss:

Diabetes, chronischen Entzündungen, chronischen Wunden, Krebserkrankungen, Hauterkrankungen, pflegebedürftige Menschen.

Zinkzufuhr: Da der Körper keine Zinkspeicher hat, muss eine tägliche Zufuhr von mindestens 15 mg gewährleistet werden. Zink wirkt dann am besten, wenn es organisch, beispielsweise gebunden an die Aminosäure Histidin, vorliegt. Das ist der Grund dafür, warum Zink aus tierischen Lebensmitteln besser verfügbar ist, als aus pflanzlichen. Wichtigste Zinkquelle ist Fleisch (Rindfleisch), Camembert, Edamer, Emmentaler, Fisch, Vollkorngetreide, Weizenkleie sowie Hülsenfrüchte und Nüsse.

Bioverfügbarkeit von Zinkverbindungen: Zinkhistidin = Zinkcystein (in dieser Verbindung ist es im Fleisch vorhanden) > Zinkgluconat > Zinkaspertat > Zinksulfat > Zinkorodat > Zinkoxid

Umrechnung: So entsprechen 140 mg Zinkgluconat 20 mg Zink (z.B. in Zink forte) und 50 mg Zinkaspertat 10 mg Zink (z.B. in Unizink).

Hohe Zinkkonzentrationen beeinflussen die Resorption von Kupfer, deshalb muss man bei längerfristiger und hoch dosierter Zinkgabe immer den Kupferspiegel kontrollieren.

Lassen Sie sich Ihren Zinkspiegel bestimmen:

Dies ist besonders wichtig, wenn Sie kurz vor einer Operation stehen bzw. unter einer chronischen Wunde leiden. Die Werte im Serum schwanken sehr stark und die Plasmakonzentration korreliert nicht mit der Konzentration im Zinkspeicher des Körpers. Eine Analyse des Zinks im Vollblut gibt wesentlich mehr Sicherheit.

Dosierung: 15 bis 40 mg reines Zink per os (140 mg Zinkgluconat entspricht 20 mg Zink) = 1 Tbl. Zink forte, 1 Amp. Unizink (Zinkaspertat) entspricht 6 mg Zink i.v.

(o) Phytotherapie bei Mineralstoffmangel

Oligotherapie: Die Spurenelemente, die in der Oligotherapie verwendet werden, sind mit denen aus der Nahrung gleichzusetzen. Da sie natürliche Bestandteile des Organismus sind, werden sie nicht als Fremdkörper betrachtet. Sie wirken also an der Stelle, wo sie von der Natur her vorgesehen sind. Sie sollen dem Körper helfen, gestörte Stoffwechselfunktionen wieder zu normalisieren.

Lithotherapie: Die Heilkraft der Edelsteine begründet sich darin, dass die Schwingungen der Edelsteine mit den Schwingungen unserer Körperzellen in Resonanz treten. Die Edelsteintherapie (Lithotherapie) nutzt diese positiven Eigenschaften der Steine, um körperliche und seelische Erkrankungen zu behandeln.

2. Vitamine

(a) Beta-Carotin: Das Hautschutzvitamin

Betacarotin ist die Vorstufe von Vitamin A. Mit seinen antioxydativen Eigenschaften schützt Betacarotin besonders die Haut und Schleimhäute. Es schützt vor schädigenden Einflüssen wie Viren, UV-Licht und Umweltschadstoffen und daher auch vor Krebsentstehungen in diesen Bereichen. Bei veränderten PAP- Befunden an der Gebärmutter, aber auch bei Veränderungen im Mund-, Nasenbereich sollte Betacarotin ausreichend eingenommen werden Es könnte auch eine Schutzfunktion der Lunge bei Rauchern haben. Nach den letzten Studien braucht es jedoch Vitamin E, um seine Schutzwirkung zu entfalten. Deshalb immer gemeinsam einnehmen.

Durch die Wiederherstellung der Schleimhautfeuchtigkeit führt Vitamin A unmittelbar zu einer Erhöhung der Resistenz gegenüber Infektionen. Es laufen einige Studien zur Untersuchung dieser Thesen. Die Ergebnisse werden jedoch noch einige Zeit auf sich warten lassen. Vitamin A (Beta-Carotin) ist in Karotten, Spinat, Mangold und Kraut enthalten. Da es fettlöslich ist, sollte das Gemüse mit etwas Öl gegessen werden, um die Resorption zu gewährleisten.

(b) Vitamin C: Power fürs Immunsystem

Vitamin C schützt die Zellen auch vor freien Radikalen und verhindert die Umwandlung von Nitraten, welche aus der Luft und der Nahrung aufgenommen werden, in Nitrite und hemmt damit die Bildung von krebsauslösenden Nitrosaminen. Im Körper ist es wichtig für den Aufbau von Bindegewebe, bei der Wundheilung, der Bildung von Hormonen und der Eisenresorption. Außerdem stimuliert Vitamin C das Immunsystem und schützt vor Infektionskrankheiten.

Die Dosierungsempfehlungen für Vitamin C schwanken zwischen wenigen Milligramm bis zu mehreren Gramm. Nach der wissenschaftlichen Lehrmeinung können nur ungefähr 500 mg täglich verstoffwechselt werden, der Rest wird über die Niere ausgeschieden. Eine zu hohe Dosierung kann zu Magen-Darm-Beschwerden führen und die Niere durch Kristallbildung schädigen. Letzteres kann verhindert werden, wenn man bei der Verabreichung von Vitamin C auf eine ausreichende Flüssigkeitszufuhr achtet.

Vitamin C wird chemisch auch als Ascorbinsäure bezeichnet, weil es das Mittel gegen Skorbut ist (A-scorbin-Säure = Anti-skorbutische-Säure). Als Skorbut bezeichnet man die Vitamin C Mangelkrankheit, die besonders unter Seefahrern vom 15. bis ins 18. Jahrhundert sehr gefürchtet war. Es wird von Pflanzen und den meisten Tieren selbst hergestellt. Nur Meerschweinchen, einige Fisch- und Vogelarten sowie Affen, und damit auch wir Menschen, haben im Laufe der Evolution die Fähigkeit verloren, Vitamin C selbst herzustellen. Der Körper kann keine größeren Speichervorräte anlegen, da Vitamin C wasserlöslich ist. Vitamin C muss regelmäßig zugeführt werden. Überschüssiges Vitamin C wird sofort wieder ausgeschieden. Deshalb ist die Gefahr einer Überdosierung viel geringer, als z.B. bei fettlöslichen Vitaminen. Ein besonders hoher Vitamin C Verbrauch besteht während der Auseinandersetzung mit Krankheitserregern oder Entzündungen. Das wird z.B. daran deutlich, dass bei Beginn einer Virusinfektion der Vitamin C Gehalt in den Immunzellen soweit absinken kann, dass dort häufig Werte erreicht werden, die denen bei Skorbut entsprechen.

Vitamin C ist in unserem Körper an einer Vielzahl von Stoffwechselprozessen beteiligt. Es ist unentbehrlich für die Abwehrstärkung und Immunstimulation, das Hormon- und Nervensystem, die Regulation des Fettstoffwechsels, die Anregung des Entgiftungssystems, die Bildung und Funktionserhaltung von Knochen und Bindegewebe, sowie für die Beschleunigung der Wundheilung. Vitamin C ist darüber hinaus der wichtigste Radikalfänger im menschlichen Körper und spielt eine entscheidende Rolle bei entzündlichen Erkrankungen. Freie Radikale sind, wie schon erwähnt, reaktionsfreudige Substanzen, die unsere Zellwände zerstören können. Unser Körper verfügt über ein ganzes Netz unterschiedlicher Schutzsysteme, die diese freien Radikale sofort wieder auffangen und vernichten. Um den oxidativen Stress zu reduzieren, kann man therapeutisch Vitamin C einsetzen. Eine gesunde Ernährung reicht bei einem gesunden Menschen prinzipiell aus, um den normalen Vitamin C Bedarf zu decken. Kranke haben meist einen deutlich erhöhten Bedarf oder eine verminderte Aufnahme.

Erhöhter Bedarf: Zahlreiche Erkrankungen, aber auch besondere Lebenssituationen, erhöhen den Bedarf an Vitamin C und Vitamin C Mangelerkrankungen entwickeln sich meist schleichend innerhalb mehrerer Monate. Der Vitamin C Bedarf ist erhöht bei: Atemwegserkrankungen, Lebererkrankungen, schweren Verletzungen und Operationen, Tumorerkrankungen, chronischen Wunden, Verdauungsstörungen, längerfristiger Medikamenteneinnahme, Infektionskrankheiten, entzündlichen Erkrankungen, Verletzungen, Allergien, Arteriosklerose, Leistungssportlern, ständigen Stresssituationen. Rauchen und ein erhöhter Alkoholkonsum können diesen verstärken oder auslösen. Gefährdet sind auch Frauen nach der Schwangerschaft und Stillperiode oder Menschen über 65 Jahre.

Symptome zeigen sich in einer verminderten körperlichen Leistungsfähigkeit, psychosomatische Funktionsstörungen, Erschöpfung, Reizbarkeit, brüchige Blutgefäßen, Haut- und Schleimhautblutungen, unsichtbaren Blut im Harn, Zahnfleischentzündungen, blutenden Zahnfleisch, Infektanfälligkeit, verzögerter Wundheilung oder verzögerter Narbenbildung.Vitamin C stärkt die Immunabwehr in vielfältiger Weise. Eingedrungene Viren werden rascher vernichtet und ausgeschieden, es schützt vor freien Radikalen, welche die gesunden Zellen schädigen, stärkt und unterstützt die weißen Blutkörperchen und die Antikörper im Kampf gegen Krankheitserreger.

Vitamin C in der Nahrung: Orangen, schwarze Johannisbeere, Kiwi, Brokkoli und Paprika sind gute Vitamin C Spender. Kochen zerstört dieses jedoch. Besser ist es, das Gemüse zu dämpfen und zu dünsten. Auch Licht und Sauerstoff können Vitamin C unwirksam machen. Auch Fleisch enthält Vitamin C.

Substitution: Tagesbedarf eines Gesunden beträgt 150 mg/tgl. Bei verschiedenen Erkrankungen kann sich die Dosis deutlich steigern. Optimal ist Vitamin C in natürlicher Form, aus der Acerolakirsche gewonnen. Es verbleibt länger im Körper als reine Ascorbinsäure.

Vorsicht: Wird Vitamin C eingenommen, kann es bei Flüssigkeitsmangel die Niere schädigen. Deshalb immer ausreichend dazu trinken. Höhere Vitamin C Dosierungen sollten sie immer mit der Ärztin oder dem Arzt ihres Vertrauens besprechen.

Eine interessante Möglichkeit (nur unter ärztlicher Aufsicht) ist die **Vitamin C Hochdosistherapie:** Die Vitamin C Therapie ist untrennbar mit dem Namen des zweifachen Nobelpreisträgers Prof. Dr. Linus Pauling (1901-1994) verbunden. Ihm ist es zu verdanken, dass Vitamin C seit den 60-iger Jahren des vergangenen Jahrhunderts wieder viel Aufmerksamkeit erregte. Pauling glaubte, dass Vitamin C vielen schweren Krankheiten vorbeugen, ja diese sogar heilen, könne. Obwohl seine Theorien von Anfang an von vielen Zweiflern abgelehnt wurden und immer noch werden, gewann man in den letzten 20 Jahren viele neue Erkenntnisse über die therapeutische Anwendung von Vitamin C. Seit Anfang der 90-iger Jahre des 20. Jahrhunderts wird intensiv auf dem Gebiet der Vitamin C Therapie geforscht. Allein in der bedeutendsten medizinischen Datenbank, der Medline, erschienen seit 1990 rund 8000 Arbeiten, die sich schwerpunktmäßig mit Vitamin C beschäftigen.

Die Grundlage der Vitamin C Hochdosistherapie bildet die Erkenntnis, dass bei zahlreichen Erkrankungen der Vitamin C Bedarf weit höher ist, als dem Organismus über den Magen-Darmtrakt zugeführt werden kann. Zudem ist krankheitsbedingt häufig die Aufnahme durch die Darmschleimhäute weiter reduziert. Manchmal können therapeutisch wirksame Vitamin C Spiegel nur erreicht werden, indem Vitamin C direkt über die Blutbahn (als Kurzinfusion 1 bis 2 mal wöchentlich) dem Körper zugeführt wird. Es gibt zahlreiche Indikationen und Einsatzmöglichkeiten für die Hochdosis Vitamin C Infusion, wie Erschöpfung, chronische Müdigkeit, chronische Entzündungen (z.B. Borreliose, Herpes, HPV), akute Infektionen, Regeneration nach schwerer Erkrankung, Bindegewebs- und Gefäßprobleme, Krebserkrankungen, Paradontitis, Osteoporose, Wundheilungsstörungen und viele mehr. Dazu gibt es sehr viele wissenschaftliche Arbeiten. Einige möchte ich hier vorstellen.

Hochdosis Vitamin C bei akuten Infektionen

Durch den erhöhten Verbrauch konnte ein Defizit an Vitamin C bei Atemwegserkrankungen nachgewiesen werden. Auf hoch dosiertes Vitamin C sprechen besonders virale Infektionen gut an. Aber auch Bakterien wie Staphylokokken, Pneumokokken und Streptokokken. Deshalb lassen sich mit Vitamin C Infusionen akute grippale Infekte sehr gut behandeln. Auch ein „banaler" Infekt bedeutet für das Immunsystem Schwerarbeit und führt zu einem hohen Verbrauch an Vitamin C. Eine Anwendungsbeobachtung mittels Infusionen zeigte bei Patienten mit Erkältungssymptomen innerhalb kurzer Zeit einen deutlichen Rückgang der Beschwerden und Entzündungsparameter im Labor. Ideal ist die Kombination mit homöopathischen Komplexmitteln.

Hochdosis Vitamin C bei Krebserkrankungen

Hat der Körper ausreichend Vitamin C zur Verfügung, sinkt die Erkrankungswahrscheinlichkeit für viele Krebsarten. Der Schutz erfolgt über verschiedene Mechanismen: Stimulation des Cytochrom-p450-Systems, Hemmung der Nitrosaminbildung und Förderung der Immunabwehr. Forscher der Hopkins-Universität haben 2007 festgestellt, dass Vitamin C nicht ausschließlich über die antioxidative Wirkung krebshemmend wirkt. Sie haben ein neues Protein entdeckt (HIF-1). HIF-1 hilft der Zelle, Zucker ohne Sauerstoff in Energie umzuwandeln und regt außerdem die Bildung neuer Blutgefäße für eine bessere Sauerstoffversorgung an. Besonders schnell wachsende Tumore verbrauchen sehr viel Energie und sind deshalb entweder auf Sauerstoff oder auf HIF-1 angewiesen. Fehlt das Protein, wird das Krebswachstum gestoppt. Es ist jedoch nur aktiv, wenn auch viele freie Radikale vorhanden sind. Vitamin C entschärft diese, stoppt damit die Aktiviät von HIF-1 und gleichzeitig die des Tumorwachstums.

Vitamin C hat aber auch das Potential einer chemotherapeutisch wirksamen Substanz. Im Gegensatz zu den üblichen Zytostatika hat es aber kaum Nebenwirkungen und zudem noch gesundheitsfördernde Aspekte, wie die Anregung der Immunfunktion und Wundheilung. Vitamin C wirkt vorzugsweise auf Tumorzellen toxisch. Bereits 1969 vermuteten Benade et al. als Ursache hierfür einen relativen Katalasemangel der Tumorzellen. Alpha- Liponsäure verstärkt den Krebszellen abtötenden Effekt von Vitamin C.

Klinische Erfahrungen mit hoch dosiertem Vitamin C in der Infusion verliefen meist sehr positiv. Die Ansprechraten werden erhöht und die Überlebenszeit verlängert. Vitamin C hat auch auf die Knochengesundheit bei Krebs positive Effekte.

Quelle: www.johnshopkinshealthalerts.com, Authors on the paper are Dean Felsher of Stanford; and Gao, Huafeng Zhang, Ramani Dinavahi, Feng Li, Yan Xiang, Venu Raman, Zaver Bhujwalla, Linzhao Cheng, Jonathan Pevsner, Linda Lee, Gregg Semenza and Dang of Johns Hopkins.

Vitamin C Infusionen eignen sich als Begleitung vor und nach einer Operation, nach Abschluss der schulmedizinischen Behandlung und bei fortgeschrittenen Tumorerkrankungen in der Palliativmedizin.

Hochdosis Vitamin C bei Herzerkrankungen

Vitamin C schützt die Herzkranzgefäße vor Arteriosklerose. Es verhindert ein steif werden der Gefäße, wie viele Studien zeigen. Außerdem verhindert es die schädigende Wirkung von Homocystein auf die Gefäße. Raucher haben sehr oft geschädigte Herzkranzgefäße. Vitamin C konnte bei ihnen sehr gute Wirkung zeigen. In einer Studie erhielten Raucher 2000 mg Vitamin C und zeigten daraufhin eine eindrucksvolle Verminderung negativer Symptome, eine Verbesserung des Blutflusses in den Herzkranzgefäßen und damit eine bessere Versorgung des Herzmuskels. Ähnliche Ergebnisse gab es für Menschen mit Bluthochdruck. Ein optimaler Vitamin C Status schützt nicht nur vor koronarer Herzerkrankung, sondern reduziert auch tödlich endende Herzinfarkte. In einer finnischen Studie mit Männern im mittleren Alter hatten diejenigen mit dem höchsten Vitamin C Spiegel eine um 3,5fach reduzierte Herzinfarktrate im Vergleich zu denen, mit den niedrigsten Vitamin C Spiegeln. Dies veranlasste offizielle Stellen, Vitamin C als Herzinfarkt Prophylaxe bei niedrigen Vitamin C Spiegeln vorzuschlagen. In einer anderen Studie hatten Teilnehmer mit der höchsten Vitamin C Einnahme die geringste

Herzinfarktrate. In einer britischen Untersuchung wurde herausgefunden, dass Patienten mit einem akuten Herzinfarkt signifikant niedrigere Vitamin C Spiegel hatten, als vergleichbare Gesunde. Einen optimalen Vitamin C Spiegel aufrecht zu erhalten ist daher der bestmögliche Schutz vor einem tödlichen Herzinfarkt. Außerdem reduziert Vitamin C den Schaden, der durch einen Herzinfarkt verursacht wird.

Hochdosis Vitamin C bei Osteoporose

Ein weiterer Nutzen von Vitamin C besteht in seiner Fähigkeit, die Knochendichte zu erhöhen. Eine Ernährung reich an Obst und Vitamin C führt sowohl bei Jungen als auch bei Alten zu einer höheren Knochendichte.

Hochdosis Vitamin C bei psychischen Problemen und Erschöpfung

Vitamin C ist nötig um die Aminosäure Tryptophan in Serotonin (=Glückshormon) umzuwandeln. Einige Studien haben gezeigt, dass die Gabe von hochdosiertem Vitamin C, die Stimmung rasch verbessert und eine antidepressive Therapie verstärken kann.

Prog Neuropsychopharmacol Biol Psychiatry. 2009 Apr 30;33(3):530-40. Epub 2009 Feb 11. Ascorbic acid administration produces an antidepressant-like effect: evidence for the involvement of monoaminergic neurotransmission. Binfaré RW, Rosa AO, Lobato KR, Santos AR, Rodrigues AL.

Hochdosis Vitamin C bei Magengeschwüren

Der Keim Helicobacter Pylori (HP) kann Magengeschwüre auslösen. Einige Untersuchungen zeigen, dass ein Vitamin-C – Mangel eine HP-Infektionen begünstigen kann. Duch eine Hochdosis Vitamin C Therapie kann ein Magengeschwür ausgeheilt werden und eine neuerliche Infektion, durch diesen Keim, vermindert werden. *Vitamin-C as anti-Helicobacter pylori agent: More prophylactic than curative- Critical review. Pal J, Sanal MG, Gopal GJ. Department of Medical Oncology, Dana Farber Cancer Institute, USA. Jänner 2012*

Hochdosis Vitamin C bei Hörsturz, Tinnitus und Knalltrauma

Vitamin C unterstützt die gängigen Therapien, verbessert die Hörfähigkeit und reduziert die Schäden am Innenohr durch Lärmschäden.

Acta Otolaryngol. 2008 Feb;128(2):116-21. Vitamin E and vitamin C in the treatment of idiopathic sudden sensorineural hearing loss. Hatano M et. al. und Transl Res. 2011 Jul;158(1):38-53. Epub 2011 Mar 21, Nutrient-enhanced diet reduces noise-induced damage to the inner ear and hearing loss, Le Prell CG, Gagnon PM, Bennett DC, Ohlemiller KK.

Hochdosis Vitamin C bei Operationen

Durch Vitamin C Infusionen vor und nach der Operation können postoperative Komplikationen verringert werden.

Free Radic Biol Med. 2005 May 15;38(10):1323-32, Oxidative stress precedes peak systemic inflammatory response in pediatric patients undergoing cardiopulmonary bypass operation, Christen S et.al. Univ. Bern

Kontraindikationen: Die Therapie darf nicht angewendet werden bei: Nierensteinen, Niereninsuffizienz, Eisenspeicherkrankheiten, Thalasämie, Hämochromatose, sideroblastischer Anämie, Glukose-6-Phosphat-

Dehydrogenase-Mangel

(c) Vitamin E: Der Radikalfänger

Vitamin E hat mehrere biochemische Wirkungsmechanismen: eine hohe antioxidative Wirkung, eine Wirkung auf die Membranen und eine Wirkung auf die Prostaglandinsynthese. Ferner reichert sich Vit. E auf Grund seiner fettlöslichen Eigenschaften an den Zellmembranen an und schützt die sensiblen Zellwandstrukturen. Vit. E kann die Verklumpung von Blutplättchen vermindern und ist für eine verbesserte Durchblutung unserer Organe wichtig. Außerdem wurde eine Reduktion des schlechten Cholesterins (LDL) beobachtet und schützen dadurch unsere Gefäße. In mehreren Studien konnte nachgewiesen werden, dass Menschen mit einem erniedrigten Vitamin E Spiegel ein 1,5-fach erhöhtes Risiko haben, an einem Tumor zu erkranken. Am stärksten ist dieser Effekt für Tumore des Magen-Darmtraktes und der Prostata belegt. Eine klinische Studie zeigte, dass Vitamin E zu einer deutlichen Verminderung des Risikos führt, an einem Prostatakarzinom zu erkranken.

Wichtig ist zu erwähnen, dass Vitamin E die Wirkung blutverdünnender Medikamente verstärkt und die Resorption von Eisen vermindern kann.

Vitamin E ist in allen pflanzlichen Ölen und in Gemüse wie Spinat, Spargel, Fenchel und Schwarzwurzel, Getreide, Soja, Eiern und Weizenkeimen enthalten.

Der Bedarf an Vitamin E steigt während der Schwangerschaft, beim Leistungssport, bei Verzehr großer Mengen mehrfach ungesättigter Fettsäuren (z. B. Linolsäure), körperlich schwerer Arbeit, bei Rauchern und im Alter.

Leobner Wissenschafter der Montanuniversität konnten belegen, dass die Haltbarkeit von Hüftprothesen durch Zugabe von Vitamin E deutlich verlängert wird und erhielten dafür ein US-Stipendium zur Fortführung der Arbeit.

In zwei kleinen klinischen Studien konnte gezeigt werden, dass durch die Gabe von Vitamin E, ein Schutz vor Nervenschädigung bei einer bestimmten Chemotherapie (Cisplatin/Pacitaxel) erreicht wurde. Eine andere Studie belegt die Verminderung einer Mundschleimhautentzündung während einer Bestrahlung eines HNO-Tumores.

Aus den bisherigen Studienergebnissen ist der Einsatz während einer Chemo- oder Strahlentherapie jedoch nicht sinnvoll, da sehr unterschiedliche Ergebnisse bezüglich eines Wirkungsverlust vorliegen.

Mangelerscheinungen: Mangelerscheinungen beim Menschen sind heutzutage in Europa sehr selten, da Tocopherol sehr gut in der Leber und im Fettgewebe gespeichert werden kann. Nachgewiesene Mangelerscheinungen treten meist nur im Zusammenhang mit Krankheiten auf, bei denen die gleichzeitige Aufnahme von Fetten gestört ist. Dann können trockene, faltige Haut, Konzentrationsstörungen, Leistungsschwäche, Müdigkeit, Reizbarkeit, schlecht heilende Wunden und die Bildung von Arteriosklerose auftreten.

Empfehlung: Maximal 400 I.E tgl. in natürlicher Form, kurzfristig nach Absprache mit der Ärztin oder dem Arzt. Es sollte jedoch nicht während einer Chemo- oder Strahlentherapie verabreicht werden.

Langfristig: 400 i.E. tgl zur Rezidivprophylaxe bei Prostatakarzinom und bei nicht alkoholischer Fettleber. Dazu liegen sehr gute Studien vor.

(d) Vitamin B-Komplex: Die Nervenvitamine

B-Vitamine sind nicht umsonst in einem Komplex vereint, da sie immer im Verbund wirken, um die Funktionsfähigkeit vieler Organe und Funktionen aufrechtzuerhalten. Besonders wichtig sind B-Vitamine für das Gehirn, die Nerven, für die Haare, die Haut und das Verdauungssystem. B-Vitamine werden nicht im Körper gespeichert und müssen laufend durch die Nahrung ersetzt werden. Ein Mangel an B-Vitaminen kann zu Gedächtnisstörungen, Müdigkeit, reduzierter Stresstoleranz, rissiger Haut, Mundwinkelrhagaden, Nervenerkrankungen, psychischen Störungen und Ischias führen. Einen erhöhten Bedarf haben Menschen mit Nervenschmerzen, mit Depressionen, mit Problemen der Haut, Haare und Nägel, Sportler, Schwangere, Senioren, Raucher und Menschen mit erhöhtem Alkoholkonsum oder während einer Hormontherapie

Vitamin B6 (Pyridoxin): Der Krebshemmer

Vitamin B6 kommt in fast allen Lebensmitteln vor (Milchprodukten, Hühner- und Schweinefleisch, Fisch, Leber, Kohl, grünen Bohnen, Linsen, Vollkorn, Nüssen, Bananen) und ist ein Koenzym, das bei annähernd 100 enzymatischen Reaktionen wichtig ist. Deshalb ist eine ausreichende Versorgung so wichtig für die Funktionen unseres Körpers. Ein Vitamin B 6 Mangel kann zahlreiche Beschwerden auslösen. Er erhöht das Krebsrisiko. Er erhöht das Erkrankungsrisiko durch Zigarettenrauchen. Er erhöht das Risiko für Schwangerschaftsdiabetes. Er kann psycho-vegetative Störungen auslösen. Er kann die Symptome einer Schizophrenie, einer Depression, von Demenz und von Burnout verstärken. Er kann Krämpfe und Tremor (Zittrigkeit) verstärken. Dies geschieht durch Wirkungsabschwächung von

Botenstoffen wie Serotonin und Melatonin.

Dosierung: 1,8 mg täglich zur Vorbeugung. Vorsicht, es liegen Daten zur Wirkungsabschwächung unter Chemotherapie vor.

Vitamin B 6 und Krebs in der Wissenschaft: Eine Studie der Internationalen Krebsforschungsagentur (IARC) in Lyon belegt, dass eine gute Versorgung mit Vitamin B 6 die Tumorgefahr um mindestens die Hälfte senkt. Eine weitere Studie zeigt, dass eine erhöhte Aufnahme vor Lungenkrebs schützen (EPIC-Studie) kann. Die Teilnehmer mit dem höchsten Vitamin B6 Spiegel erwiesen sich nur als halb so gefährdet für Lungenkrebs. Ebenso günstig wirkte sich offenbar das Serummethionin und der Folsäurespiegel aus. Bei Rauchern senkte dies das Lungenkrebsrisiko um ein Drittel. Vitamin B6 senkt das Risiko für Darmkrebs. Klinische Untersuchungen haben gezeigt, dass eine erhöhte Aufnahme von Vitamin B6 das Risiko an Kehlkopfkrebs zu erkranken senkt. Diese Schutzwirkung zeigte sich besonders bei Frauen mit erhöhtem Alkoholkonsum.

Quellen: Fachgesellschaft für Ernährung und Prävention (www.fet-ev.eu), Spinneker A et al.: Vitamin B6 status, deficiency and its consequences--an overview. Nutr Hosp, 22(1):7-24: 2007, Journal of the american medical association (jama.ama-assn.org), Gastroenterologie: Jun 2005; 128 (7): 1830-7. (Vitamin B6-Zufuhr, Alkoholkonsum und colorectal Krebs: eine längs Population-based Kohorte der Frauen. Larsson SC, Giovannucci E, A. Wolk).

Vitamin B3 (Niacin): Der Cholesterinsenker

Niacin kann zur Regulierung von Cholesterin- und Triglyzeridwerten eingesetzt werden. Ein starker Mangel verursacht die Krankheit Pellagra (Durchfälle, Übelkeit, geschwollene Zunge, Kopfschmerzen und Gedächtnisstörungen). Die Tagesdosis zur Verhinderung eines Mangels liegt bei 16 mg am Tag.

Niacin kommt vor allem in proteinreichen Lebensmitteln wie Geflügel, Fleisch, fetthaltigen Fischen, Erdnüssen und Milch vor.

Dosisierung zur Prävention und Therapie: Ein cholesterinsenkender Effekt tritt bei täglich 250-2000 mg ein.

Nebenwirkungen: Bei Niacinintoleranz kann das Niacin, ab 100 mg, juckende Hautausschläge (sogenannter "Niacin flush"), Kopfschmerzen und einen Blutdruckabfall auslösen. Bei langfristiger hoher Dosierung, ab 500 mg täglich, können Leberbeschädigungen auftreten. Dies ist sehr selten, sollte aber, durch Kontrolle der Leberwerte, überwacht werden

Langzeitdaten sprechen für eine gute Verträglichkeit und gute Effekte auf HDL-Steigerung (28%), LDL-Senkung (20%), Lp-(a) Senkung (40%) und Triglyzeridsenkung (30%). Bei Patienten nach einem Herzinfarkt wirkt es genauso gut schützend wie Statine (Cholesterin-Senker). Eine Dosisabhängigkeit wurde bis 2,5 g gesehen.

Quellen: Jafri H, Alsheikh-Ali AA, Karas RH. Baseline and on-treatment high-density lipoprotein cholesterol and the risk of cancer in randomized controlled trials of lipid-altering therapy. J Am Coll Cardio, 2010 Jun 22;55(25);2846-54 und Cheung MC, Zhao XQ, Chait A, Albers JJ, Brown BG. Antioxidant supplements block the response of HDL to simvastatin-Niacin therapy in patients with coronary artery disease and low HDL. Arterioscler Thromb Vasc Biol. 2001.

Vitamin B1: Der Diabetesbegleiter

Das B-Vitamin Thiamin (Aneurin) spielt eine zentrale Rolle im Kohlenhydratstoffwechsel. Thiamin ist auch für die Funktion eines wichtigen Entgiftungsenzyms, der Transketolase, unentbehrlich. Dieses Enzym bremst die zerstörerische Wirkung des erhöhten Blutzuckers. Fehlt Thiamin, ist dieser Entgiftungsprozess gestört.

Zudem ist Vitamin B1 maßgeblich an der Erregungsleitung im Nervensystem beteiligt.

Wegen der begrenzten Speicherkapazität und der hohen Umsatzrate muss Thiamin täglich in ausreichender Menge aufgenommen werden. Gute Lieferanten sind Sonnenblumenkerne, Weizenkeime, Sojabohnen, Vollkorngetreide und Schweinefleisch. Die empfohlene physiologische Zufuhr liegt bei täglich 1,1 bis 1,5 mg. Zur Vorbeugung und Therapie von Gefäßschäden werden wesentlich höhere Dosierungen eingesetzt. Viele Diabetiker haben einen Vitamin B1 Mangel, der mit herkömmlichen Messmethoden leicht übersehen wird. Das berichtet das Apothekenmagazin "Diabetiker Ratgeber" unter Berufung auf eine britische Studie, bei der unter Diabetikern ein um 75% niedrigerer Vitamin B1 Spiegel gemessen wurde als bei Vergleichspersonen. Der Grund sei vermutlich ein erhöhter Verlust mit dem Harn über die Nieren. Eine Erklärung, warum die starken Vitamin B1 Verluste bei Diabetikern bisher weithin unbekannt waren, liefern die Wissenschaftler gleich mit: Bei der konventionellen Bestimmung des Thiamins, der Messung in den Erythrozyten, wird der Mangel maskiert. Denn rote Blutkörperchen sind in der Lage, bei Thiaminmangel die Bildung von Transportproteinen zu steigern, diese schleusen das Thiamin dann in die Blutkörperchen. Über diese ausgleichenden Mechanismen scheinen aber die gefährdeten Gewebe von Diabetikern, wie beispielsweise Nieren, Augen und Nerven, nicht zu verfügen. Hier kommt es auch in den Zellen zum Thiaminmangel, was eine komplexe Stoffwechselstörung zur Folge hat und damit zu einer Steigerung des Risikos für Gefäß- und Nierenschäden bei Diabetikern führt.

Zwei aktuelle klinische Studien mit Diabetikern stellten positive Effekte hochdosierter Vitamingaben auf eine vorhandene Albuminurie bzw. Polyneuropathie fest. Eine weitere Studie geht der Frage nach, warum das Labor selbst extreme Thiamindefizite oft nicht entdeckt werden.

Quellen: European Prospective Investigation into Cancer and Nutrition – Mattias Johansson et al. JAMA 2010, Metaanalyse mit 13 Studien (Schweden) S.C. Larson et al. JAMA 2010, Quelle: Stracke H et al. Exp Clin Endocrinol Diabetes 2008; 116: 600-605 Rabbani N et al. Diabetologie 2008; Dec.5. (Epub ahead of print) Thornalley et al. Diabetologia 2007,50: 2164-2170 Quelle: "Diabetiker Ratgeber" 11/2007

(e) Vitamin B12: Das Nervenvitamin

Vitamin B 12 ist am Aufbau der Erbsubstanz beteiligt und ist wichtig für die Bildung der roten Blutkörperchen, zum Abbau von Nitrostress und den Bau der Nervenfasern. Unter Folsäure-Aktivierung unterstützt Vitamin B12 die Homocystein-Entgiftung (Risikofaktor für Herz-Kreislauf-Erkrankungen und Demenz). Vitamin B12 kommt in Fleisch, Innereien (besonders Leber), Eiern und auch in Milchprodukten vor. Mit Hilfe der Magensäure wird Vitamin B12 vom Nahrungseiweiß gelöst. Der Magen selbst bildet den sogenannten Intrinsic-Faktor. Dieser ist sehr wichtig, denn an diesem muss das Vitamin B12 gebunden werden, damit es später, sobald es den unteren Teil des Dünndarms erreicht hat, wirklich vom Körper aufgenommen werden kann. Die tatsächliche Aufnahme dieses Komplexes aus Vitamin und Eiweiß erfolgt im letzten Abschnitt des Dünndarms (terminales Ileum). Die Darmzellen besitzen dort dafür notwendige spezielle oberflächliche Bindungsstellen. Das heißt, die Aufnahme ist an eine funktionierende Magenschleimhaut gebunden. Symptome einer Mangelerscheinung zeigen sich meist erst nach ein bis zwei Jahren, da eine gesunde Leber in der Lage ist, etwa die tausendfache Menge des täglichen Bedarfs an Vitamin B12 zu speichern. Ein Vitamin B 12 Mangel wird im fortgeschrittenen Alter immer wahrscheinlicher. Verschiedenen Ernährungsgesellschaften empfehlen ab 50 Jahren eine Kontrolle und Substitution des Vitamin B 12. Empfohlen werden, je nach Befund, 100 bis 400 mcg täglich.

Quellen: Baik HW, Russell RM. Vitamin B12 deficiency in the elderly. Annu Rev Nutr. 1999;19:357-377 und Quinlivan EP, McPartlin J, McNulty H, et al. Importance of both folic acid and vitamin B12 in reduction of risk of vascular disease. Lancet. 2002;359(9302):227-228 und Wang HX, Wahlin A, Basun H, Fastbom J, Winblad B, Fratiglioni L. Vitamin B(12) and folate in relation to the development of Alzheimer's disease. Neurology. 2001;56(9):1188-1194 und Penninx BW, Guralnik JM, Ferrucci L, Fried LP, Allen RH, Stabler SP. Vitamin B(12) deficiency and depression in physically disabled older women: epidemiologic evidence from the Women's Health and Aging Study. Am J Psychiatry. 2000;157(5):715-721.

Welche Symptome treten bei einem Mangel auf ?

Neurologische Symptome: Diese äußern sich als Missempfindungen oder Taubheitsgefühl der Haut (Kribbeln, pelziges Gefühl), Gangunsicherheit, Koordinationsstörungen und seltener Lähmungen.

Psychische Symptome: wie mangelhafte Merkfähigkeit oder Depressionen können ebenso vorkommen. Bei einigen Patienten sind die psychischen und neurologischen Symptome die ersten Erscheinungen eines Vitamin B12 Mangels.

Anämie: Es zeigt sich die allgemeine Anämie-Symptomatik mit

Müdigkeit, Konzentrationsschwäche, Leistungsverminderung, Erhöhung der Herzfrequenz, Blässe und Kollapsneigung als Folge des verminderten Hämoglobins. Die hämolytische Komponente kann zu einem Ikterus (Gelbfärbung der Haut) führen.

Verdauungstrakt: Eine entzündlich gerötete, "glatte" Zunge, Verdauungsstörungen und Bauchschmerzen.

Was sind die Ursachen des Vitamin B12 Mangels?

- Eine verminderte Einnahme ist selten der Grund. Extreme Vegetarier können nach 10 bis 20 Jahren einen Mangel entwickeln.
- Intrinsic-Faktor-Mangel: Er wird im Magen produziert. Eine chronische Entzündung der Magenschleimhaut mit Zerstörung der Belegzellen in der Magenschleimhaut ist die häufigste Ursache für einen Vitamin B12 Mangel. Grund für diese chronische Gastritis ist meist eine Autoimmunerkrankung. Durch eine Veränderung im Immunsystem kommt es zur körpereigenen Zerstörung der Belegzellen. Daraus resultiert ein Mangel an "intrinsic factor", wodurch das mit der Nahrung zugeführte Vitamin B12 nicht aufgenommen werden kann.
- Probleme der Säureproduktion des Magens: Bei älteren Menschen ist eine ("Achlorhydrie") relativ häufig. Dadurch kommt es häufig zur sogenannten chronisch atrophen Gastritis, bei der sich die Schleimhaut zurückbildet und die Verdauungsfunktion des Magens beeinträchtigt ist. Vitamin B12 aus der Nahrung kann dann nur in vermindertem Ausmaß aufgenommen werden. Vitaminpräparate können aber noch aufgenommen werden. Auch AIDS-Patienten können eine Achlorhydrie und damit einen Vitamin B12 Mangel entwickeln. Häufig ist auch der Einsatz von Protonenpumpenhemmern (diese nehmen viele Patienten mit chronischen Erkrankungen ein) eine Ursache für einen Vitamin B12 Mangel.
- Magenerkrankungen: Jede Erkrankung oder Operation, die zu einem Verlust großer Anteile des Magens führt, kann nach Aufbrauchen der Vitamin B12 Reserven einen Vitamin B12 Mangel verursachen.
- Ein erhöhter Verbrauch durch Parasiten im Darm (Würmer).
- Chronische Erkrankungen der Bauchspeicheldrüse können zu Verdauungsstörungen führen.
- Dünndarmerkrankungen: Morbus Crohn, Sprue (Zöliakie), chirurgische Teilentfernung, bakteriell überwucherte Darmabschnitte (Bakterien verbrauchen Vitamin B12), Blind-Loop-Syndrom und Divertikulose können der Grund für einen B 12 Mangel sein.
- Medikamente: Medikamente, die die Magensäureproduktion hemmen, besonders H2-Blocker (z.b. Cimetidin, Ranitidin etc.) und Protonenpumpenhemmer (z.b. Omeprazol) können nach jahrelanger Anwendung einen Vitamin B12 Mangel verursachen. Die Kontrollen des Vitamin B12 Spiegels ist bei Medikamenteneinahme daher sinnvoll.
- Hämodialyse ("Blutwäsche")

- Die Kombination eines B12 Mangels mit Schilddrüsenerkrankungen ist sehr häufig. Denn Antikörper gegen die Schilddrüse und Schilddrüsenunterfunktion sind überzufällig häufig mit Antikörpern gegen Magenschleimhautzellen verknüpft. Daher findet man statistisch auch bei Schilddrüsenunterfunktion häufiger einen Vitamin B12 Mangel.
- Folsäuremangel: Ein Mangel des Vitamins Folsäure kann zu niedrigen Vitamin B12 Spiegeln führen.
- Sehr seltene Ursachen sind: Fischbandwurmerkrankung (verbraucht Vitamin B12), angeborenes Fehlen der B12 Aufnahmestellen im Dünndarm (Imerslund-Syndrom), Zollinger-Ellison-Syndrom (Gastrin-bildende Tumoren führen zu einer massiven Säuresekretion des Magens), nicht funktionierender Intrinsic-Faktor, Mangel an Vitamin B12 Transportprotein (Transcobalamin II).

(f) Folsäure: Für Babys und die Stimmung

Normalerweise speichert der Körper nur kleine Mengen an Folsäure (ca. 5 bis 10 mg), die zur Hälfte in der Leber eingelagert werden. Eine folsäurearme Ernährung kann innerhalb von Wochen Mangelsymptome hervorrufen. Der größte Teil der Folsäure aus der Nahrung wird in die aktive Form, Tetrahydrofolat, umgewandelt.

Funktionen: Folsäure spielt eine zentral Rolle in der Umwandlung von Aminosäuren z.B. bei der Entgiftung von Homocystein und bei der Bildung von Struktur- und Funktionsproteinen. Ist wichtig für die Entwicklung des Babys, besonders bei der Entwicklung des Nervensystems.

Folsäure ist wichtig für die Produktion der DNA beim Zellwachstum, besonders bei Zellen, die schnell zerfallen und sich erneuern. (z.B. die Zellen der Darmwand oder die Blutzellen).

Folsäure beeinflusst ausserdem die Synthese von Serotonin, Dopamin und Melatonin im Gehirn.

Folsäure und Depression:

Depressionen können mit einem Mangel oder einer gestörten Verwertung von Folsäure zusammenhängen. Hinweise dafür haben norwegische Wissenschaftlerinnen und Wissenschaftler gefunden. Über ihre Ergebnisse berichten die Wissenschafter in der Fachzeitschrift Archives of General Psychiatry. Einen weiteren Hinweis auf den Zusammenhang zwischen Folsäure und Depressionen erbrachte eine DNA-Analyse: Bei den Personen, die stark zu Depressionen neigten, war ein bestimmtes Gen verändert, das normalerweise im Folsäurestoffwechsel eine wichtige Rolle spielt. Gestützt werden die neuen Erkenntnisse durch frühere Experimente, nach denen Folsäure die Wirkung von Antidepressiva eindeutig verstärken kann. Es wird vermutet, dass Folsäure an der Bildung bestimmter Substanzen im Gehirn beteiligt sein könnte. Fehlen diese, entstehen Depressionen und andere mentale Störungen. Für Bjelland bestätigt sich damit, dass Vitamine nicht nur für die körperliche, sondern auch für die geistige Gesundheit unentbehrlich sind. Ähnliches gilt für

Demenz.

Quelle: Bjelland I, Grethe ST, Vollset SE, Refsum H, Ueland PM: Folate, vitamin B12, homocysteine, and the MTHFR 677CÆT polymorphism in anxiety and depression. Arch Gen Psychiatry 60, 618-626, 2003

Ursachen von Mangelzuständen:

Folsäuremangel ist die häufigste Vitamin Mangelerscheinung. Die moderne, industrielle Nahrung enthält wenig Folsäure und die meisten Menschen essen nicht genug folsäurehaltige Nahrungsmittel, besonders Gemüse und Vollkorn. Ein Vitamin C Mangel lässt die Folsäurespeicher rasch schwinden und ein Vitamin B12 Mangel stört den Folsäure Haushalt. Folsäure ist sehr anfällig für den oxidativen Zerfall während der industriellen Lebensmittelverarbeitung, Lagerung und Zubereitung. Bei längerem Kochen kann bei vielen Gemüsesorten 50 bis 90% der Folsäure zerstört werden. Da Folsäure wasserlöslich ist, kann sie beim Kochen im Kochwasser verloren gehen.

Vorkommen in der Nahrung: Weizenkeime, Weizenkleie, Bierhefe, Sojabohnen, Spinat, rote Bohnen, Brokkoli, Rote Bete, Kalbsleber, Hühnerei

Medikamente: Viele verbreitete Medikamente wie Aspirin, magensäurebindende Medikamente, die Pille und Antibiotika beeinflussen den Folsäure Haushalt negativ.

Rauchen: senkt den Folsäurespiegel.

Chronische Krankheiten: Der Bedarf ist bei Psoriasis, Anämie, Entzündungen des Verdauungstraktes und der Atemwege und bei Krebs erhöht.

Schnelles Wachstum von Gewebe: in der Schwangerschaft und in der Kindheit steigt der Bedarf erheblich.

Hoher Alkoholkonsum: beeinträchtigt die Aufnahme und Umwandlung.

Erkrankungen des Magen-Darm-Traktes, der Schilddrüse, eine Lebererkrankung oder der Bedarf einer Dialyse, senken den Folsäurespiegel.

Auf eine ausreichende Folsäurezufuhr ist zu achten bei:

Arteriosklerose: Ein erhöhter Homocysteinspiegel ist ein großer Risikofaktor für Herzerkrankungen. Folsäure kann zur Vorbeugung gegen Herzinfarkt, Schlaganfälle und Gefäßerkrankungen eingesetzt werden.

Infektionen: Folsäuremangel schwächt das Immunsystem, Einsatz bei chronischen Entzündungen und Krebs, Entzündungen der Darm- und Mundschleimhaut, Zungenbrennen.

Krebs: Zusammen mit Vitamin B12 kann Folsäure die Zahl der krebsverdächtigen Zellen in der Lunge von Rauchern senken.

Prävention von Geburtsfehlern: Die Einnahme von 0,4 mg Folsäure täglich, in den Wochen vor der Befruchtung und in der ersten Phase der Schwangerschaft, kann Fehlentwicklungen des Nervensystems (Neuralrohrdefekte) verhindern.

Psychische und neurologische Störungen: Depressionen, Demenz, Reizbarkeit, Schwäche, Schlafstörungen, Angstzustände und Konzentrationsschwäche oder Neuropathien, Schmerzen, Parästhesien, geschwollene, schmerzhafte, glänzende Zunge, können schon durch eine milde Form des Folsäuremangels entstehen.

Blutbildveränderungen: Megaloblastäre Anämie

Gicht: Hoch dosiert (5 mg) kann Folsäure dank seiner xanthinoxidasehemmenden Wirkung die Gicht günstig beeinflussen.

Allergien: bei höherem Folsäurespiegel haben Menschen weniger Allergie-Antikörper (IGE) und leiden dadurch unter weniger Beschwerden. Die Neigung zu Atemproblemen kann bis zu 40% zurückgehen, wenn der Folsäurespiegel ausreichend hoch ist.

Aphten im Mund

Rezidivierende schmerzhafte Aphten im Mund scheinen doch auf Mangelerscheinungen zurückzugehen, so eine neue Studie der Universitätsklinik Palermo. In Blutuntersuchungen zeigte sich, dass Aphten häufig auf einen Mangel an Eisen, Folsäure oder Vitamin B12 oder an allen dreien, zurückzuführen ist. Eine einmonatige Gabe der fehlenden Mineralstoffe hatte durchschlagenden Erfolg. Den Autoren zufolge ist es durchaus sinnvoll bei Aphten oder kleinen Mundulcera die Blutwerte zu bestimmen, da sie häufig das erste Symptom des Defizits sein können. *Quelle: D. Compilato et al. JEADV 2010*

Ältere Menschen leiden an einem Folsäuremangel

Eine österreichische Studie hat die Versorgung mit den Vitaminen B6, B9 (Folsäure) und B12 in der älteren Bevölkerung erhoben. Mittels Ernährungsprotokollen wurde festgestellt, dass die Folsäureaufnahme bei älteren Menschen als unzureichend betrachtet werden kann. Nur 43% erreichen die empfohlene tägliche Zufuhr, wobei zuhause lebende Menschen damit besser versorgt waren als Menschen in Pensionistenwohnheimen. Diese litten auch doppelt so häufig an einer Herzgefäßerkrankung als die Menschen, die zuhause lebten. Die Menschen, die an einer Herzgefäßerkrankung litten, hatten eine deutlich geringere Vitamin B6 und

Folsäureaufnahme. Das bedeutet, je höher die Zufuhr von Folsäure, Vitamin B6 und B12, desto geringer war das Auftreten von Herzinfarkten oder Angina pectoris.

Wichtig ist dabei zu betonen, dass diese Erhebung nur die Versorgung durch die Nahrung erhoben hat, nicht jedoch die Resorption. Vitamin B12 braucht aber einen körpereigenen Faktor, der gerade bei älteren Menschen häufig nicht ausreichend gebildet wird. Aus diesem Grund empfehle ich in der Vorsorgemedizin die Bestimmung dieser Vitamine im Labor und eine exakte Dosierung und Kontrolle. Wichtig ist es zu wissen, dass ein Vitamin B12 Mangel durch eine Folsäureeinnahme überdeckt werden kann. *Quelle: Ärztewoche vom 10. Februar 2011*

(g) B-Vitamine und Homocystein

Homocystein ist eine Aminosäure, welche im Körper aus einer anderen Aminosäure dem Methionin gebildet wird. Methionin wird mit der Nahrung zugeführt und findet sich hauptsächlich in Fleisch, Wurst und Milchprodukten. Normalerweise wird Homocystein rasch durch die Vitamine B 6 (Pyridoxin), Vitamin B12 (Cobalamin) und Folsäure abgebaut. Ein erhöhter Homocysteinspiegel ist daher ein Hinweis auf einen Mangel dieser Vitamine und kann auch durch Gabe dieser Vitamine reduziert werden. Bei ausgewogener Ernährung nimmt man ungefähr 300 µg Folsäure auf. Dies ist nur die Hälfte der Menge, welche zu einer Homocysteinsenkung notwendig ist. Nach einer Untersuchung in den USA könnten jährlich 50000 Todesfälle durch koronare Herzkrankheit mit Nahrungsergänzung und Vitaminsubstitution verhindert werden. Damit ist die Vitaminsubstitution eine einfache und effektive Möglichkeit, um Gefäßerkrankungen vorzubeugen.

Warum sollte der Homocysteinspiegel bestimmt werden?

Homocystein ist ein Abbauprodukt einer Aminosäure und wurde in den letzten Jahren immer mehr als eigenständiger Risikofaktor für Arteriosklerose, Thrombosen, Lungenembolien, Schlaganfälle, Herzinfarkt und verengte Gefäße identifiziert. Erhöhte Homocysteinspiegel wurden jedoch auch bei Altersdemenz, bei Blutarmut (Anämie) und bei Müttern, welche Kinder mit Spina bifida geboren hatten, gemessen.

Welche Rolle spielt Homocystein bei der Entstehung von Arteriosklerose?

Die Hauptrisikofaktoren liegen immer noch im Lebensstil wie fettreicher Ernährung, Übergewicht, Bluthochdruck, Hypercholesterinämie und Rauchen. In letzter Zeit konnte jedoch das Homocystein – zuerst bei Kindern mit vererbten Stoffwechselerkrankungen und frühzeitigen Gefäßverschlüssen – als Risikofaktor isoliert werden. Ungefähr 30 bis 40% der Patienten mit Gefäßverschlüssen weisen erhöhte Homocysteinwerte auf.

Die Hauptursache ist ein Mangel an Folsäure, Vitamin B12 und B 6 in der Nahrung (durch wenig Obst und Gemüse) bei gleichzeitiger methioninreicher (fleischreicher) Ernährung. Auch Nierenerkrankungen, Schilddrüsenunterfunktion, Alkoholkonsum und Medikamente, sowie auch genetische Ursachen können der Grund für eine Homocysteinerhöhung sein.

Altersdemenz (Nachlassen des Verstandes) durch erhöhten Homocysteinspiegel?

Nach Untersuchungen von Privatdozent Dr. Hans-Joachim Naurath aus Neumünster, Chefarzt der Geriatrischen Klinik im Friedrich-Ebert-Krankenhaus in Neumünster, sind vor allem die über 80jährigen aber auch schon die 60 bis 80jährigen von Vitaminmangel und einem dadurch erhöhten Homocysteinspiegel betroffen. Eine ständige Verabreichung von einmal wöchentlich 0,5 mg B6, 0,1 mg B12 und 0,1mg Folsäure könnte dazu beitragen, die Selbstständigkeit und Kompetenz dieser Altersgruppe länger zu erhalten.

Wissenschaftliche Untersuchungen

Am 78. Kongress der Gesellschaft für Neurologie (2005) hat Prof. Hennerici über die Problematik des Homocysteins für die Entstehung von stummen Hirninfarkten referiert. Die Symptome sind meist schleichend, wie Gangunsicherheit, zunehmende Gedächtnisstörungen bis Verwirrtheit, Nachlassen der Spontanität und Konzentrationsfähigkeit bis zu Harninkontinenz und Depressionen. Häufig werden Fehldiagnosen wie Parkinson oder Depressionen gestellt. Die dann verordneten Medikamente verschlimmern meist das Krankheitsbild. Prof. Hennerici empfiehlt deshalb gerade Risikopatienten, die Bestimmung von Homocystein.

Wie können erhöhte Homocysteinspiegel behandelt werden?

Durch Einnahme von Vitaminen konnte der erhöhte Homocysteinspiegel um 30% gesenkt werden. Weiters ist auf eine Ernährungsumstellung zu achten. Die beste Vorbeugung ist der Verzehr von Nahrungsmitteln, die reich an Folsäure (400 µg) und Vitamin B6 (3 mg) sind. Dazu zählen Getreide, grünes Gemüse und Früchte.

Quelle: Nurse Health Study. JAMA 1998: 279, 359

Wie hoch darf der Homocysteinspiegel sein?

Ein gesunder Mensch hat einen Wert zwischen 6 bis 12 µmol/l. Im Alter steigen die Werte jedoch an. Zahlreiche Studien belegen, dass jeder zweite Mensch über 50 Jahre erhöhte Werte aufweist. Besonders nach einem Herzinfarkt sollte man die Werte auf unter 10 µmol/l senken, da damit nachgewiesenerweise eine deutlich erhöhte Lebenserwartung verbunden ist.

Man geht heute davon aus, dass eine Zufuhr von B-Vitaminen mit der Nahrung das Erkrankungsrisiko für Herz und Gefäßerkrankungen reduziert, weil dadurch die Homocystein-Konzentration im Blut gesenkt wird. Hingegen ist noch nicht eindeutig klar, welche Dosierungen optimal sind, um diesen Effekt zu erreichen.

In einer britischen Studie wurde deshalb die kleinstmögliche Dosis von Folsäure bestimmt, die den bestmöglichen Effekt auf die Homocystein-Konzentration aufweist. Weiters wurde die zusätzliche Relevanz der Vitamine B12, und B6 untersucht. Das Ganze fand in Form von 25 Metaanalysen mit 2596 Teilnehmern (randomisierte, kontrollierte Studien) statt. Dabei zeigte sich, dass die erwünschte Reduktion des Homocysteins (HC) im Blut besser war, wenn im Ausgangsbefund ein hoher HC-Spiegel und gleichzeitig ein niedriger Folsäurespiegel vorlag. Nach Standardisierung hinsichtlich Geschlecht und einer Ausgangskonzentration von 12 µmol HC und 12 nmol Folsäure/Liter zeigte sich folgendes Ergebnis:

Tägliche Dosierungen von, 0,2 mg, 0,4 mg, 0,8 mg, 2,0 mg und 5,0 mg Folsäure waren mit Homocysteinreduktionen von 13%, 20%, 23%, 23%, 25% verbunden. Vitamin B12 in einer Dosierung von 0,4 mg pro Tag erzeugte eine zusätzliche Reduktion des Homocysteinspiegels um 7%. Hingegen hatte die Gabe von Vitamin B6 keinen zusätzlichen Einfluss aufs Homocystein.

Die Wissenschafter ziehen daraus den Schluss, dass eine Dosis von 0, 8 mg Folsäure täglich den idealen Kompromiss aus niedriger Dosis und maximaler Wirkung auf den Homocysteinspiegel darstellt. Idealerweise kombiniert mit 0,4 mg Vitamin B12. *Quelle: Ärztemagazin, Nov. 2005*

(h) Vitamin D: Vitamin der Überraschungen

Eigentlich ist ja das Vitamin D eher ein Steroidhormon als ein Vitamin. Vermutlich erklärt dies die zahlreichen Erkenntnisse über die vielseitige Wirkweise von Vitamin D in den letzten Jahren. Bisher schätzte man Vitamin D vor allem wegen seiner knochenstärkenden Wirkung und setzte es vorwiegend im Kampf gegen Knochenschwund ein. Aber verfolgt man die aktuellen Forschungsergebnisse, so scheint es eine Art Allheilmittel zu sein. Es zeigte sich, dass es das Risiko für Herzerkrankungen, Diabetes, Depressionen und Krebs senkt. Zurzeit ist es nicht möglich, die Konsequenzen eines Vitamin D Mangels auf einzelne Mechanismen zu reduzieren. Aber es scheint so, als ob eine ausreichende Versorgung auf mehreren Organebenen notwendig ist und neben den Auswirkungen auf den Knochen immunologische, gefäßbiologische und muskuläre Prozesse beeinflusst.

Eine Langzeitstudie über 8 Jahren mit mehr als 3500 Teilnehmern in Ludwigshafen kam zu folgendem Ergebnis: "Patienten mit niedrigem Vitamin D Spiegel hatten ein deutlich erhöhtes Risiko, früher zu sterben, als jene mit höheren Werten“, berichtet Univ. Prof. Dr. Harald Dobnig von der klinischen Abteilung für Endokrinologie an der Abteilung für Innere Medizin an der Universität Graz, der an dieser Studie mitarbeitete. Die Studie zeigte, dass ein Mangel zu einer geringeren Lebenserwartung führt und eine höhere Neigung für Schlaganfälle, Krebserkrankungen, Infekte, Herzerkrankungen, Depressionen, Inkontinenz, Blasenschwäche, Schluckstörungen eintritt, aber auch zu Muskelschwäche und Koordinationsstörungen führen kann. Dies ist vor allem bei älteren Menschen relevant, da bei ihnen Stürze und Knochenbrüche fatale Auswirkungen haben können.

Osteoporose – Knochenschwund

Vitamin D ist sehr wichtig in der Vorbeugung von Knochenschwund. Ein Studie von Simonelle et al. zeigt, dass von 82 Patienten, die einen Knochenbruch nach einer minimalen Krafteinwirkung erlitten hatten, 97,4% einen Vitamin D Spiegel unter 30 ng/ml aufwiesen.

Muskelschwäche – Koordination – Sturzrisiko

Bei einer Studie mit Senioren aus Graz und Bad Pymont konnte mit einer niedrigen Gabe von Vitamin D innerhalb von eineinhalb Jahren eine Sturzreduktion um 43% erreicht werden. Eine Studie in der Schweiz hat ergeben, dass hoch dosiertes Vitamin D das Sturzrisiko um 19% reduziert, bei Serumkonzentrationen von 60 nmol/l und darüber um 23%. *Quelle: Dobnig H. et. al., Arch Intern Med 2008; 168:134*

Krebserkrankungen

Vitamin D beeinflusst ungefähr 3% unserer Gene. Vitamin D ist auch ein wichtiger Regulator für die Zellteilung. Sehr viele Studien haben gezeigt, dass ein Vitamin D Mangel mit einer gestörten Zellteilung und damit einer erhöhten Krebswahrscheinlichkeit einhergeht. Eine Studie des deutschen Krebsforschungszentrums Hamburg/Eppendorf zeigt, dass eine hohe Vitamin D Konzentration bei Frauen jenseits der Wechseljahre vor Brustkrebs schützt. Eine bestimmte Genvariante des Vitamin D Rezeptors dürfte dann eine Rolle spielen, wenn der Brusttumor Rezeptoren für Östrogene aufweist. Vitamin D dürfte dem wachstumsfördernden Effekt von Östrogenen entgegenwirken.

Aus einem Interview Univ. Prof. DDr. Johannes Huber, Medical Tribune, März 2008: *„Vitamin D sollte kontrolliert und substituiert werden, denn über die Hälfte der Frauen nach dem Wechsel haben einen Mangel daran. Ein Mangel kann ein erhöhtes Krebsrisiko bedeuten“*

Eine andere Studie zeigt ein erhöhtes Darmkrebsrisiko (Jenah M et al, 2010) bei Vitamin D Mangel. *Quellen: M. Friedrich: "Vitamin D and Breast Cancer: New Approaches for Hormonal Therapy of Breast Cancer". Editorial Article. Clin Exp Obstet Gyn 2000; 27(2): 77-82. und J. Reichrath: "Will Analogs of 1,25-Dihydroxyvitamin D (Calcitriol) Open a New Era in Cancer Therapy?", Onkologie 2001, 24, 128-133 und Holick MF, "Calcium plus Vitamin D and the risk of colorectal cancer", N Engl J Med 354: 2287-8, 2006*

Blutdruck

Auch Bluthochdruck kann durch einen Vitamin D Mangel ausgelöst werden. Vitamin D reguliert in der Niere die Ausschüttung von Renin, welches gemeinsam mit anderen Hormonen blutdruckregulierend wirkt. *Quellen: Forman et al., "Plasma 25-hydroxyvitamin D levels and risk of incident hypertension", Hypertension 49: 1063-9, 2007 und Li YC, "Vitamin D regulation of the renin-angiotensin system", J Cell Biochem 88: 327-31, 2003*

Diabetes

An der Universität Graz wurde der Zusammenhang zwischen Vitamin D und Diabetes Typ I untersucht. Typ I Diabetes ist eine Autoimmunerkrankung mit Zerstörung der insulinproduzierenden Zellen der Bauchspeicheldrüse. Auffällig ist, dass diese Erkrankung immer mehr zunimmt, immer jüngere Menschen/Kinder betroffen sind und es ein Nord-Süd-Gefälle in der Erkrankungshäufigkeit gibt. Es wurde in der Studie ein Zusammenhang zwischen Vitamin D Mangel und Autoimmunerkrankungen wie Diabetes Typ I oder Multiple Sklerose festgestellt. Unabhängig dazu hat Vitamin D auch direkten Einfluss auf die Insulinsekretion und Insulinwirkung. Eine andere Studie publiziert im Fachjournal „Maturitas" berichtet, dass ein hoher Vitamin D Spiegel mit einem halbierten Diabetesrisiko einhergeht. Auch die Gefahr für Herzerkrankungen sinkt um ein Drittel. Die Autoren werteten 28 Studien mit fast 100000 Teilnehmern dazu aus. Das sogenannte metabolische Syndrom (eine Kombination aus Übergewicht, Bluthochdruck, erhöhtem Cholesterin- und Blutzuckerspiegeln) war bei Teilnehmern mit hohen Vitamin D-Spiegeln ebenfalls nur halb so häufig, wie bei Studienteilnehmern mit weniger Vitamin D im Blut. *Quellen: Chiu et al., "Hypovitaminosis D is associated with insulin resistance and ß cell dysfunction". Am J Clin Nutr 79: 820-5, 2004 und "Levels of vitamin D and cardiometabolic disorders: Systematic review and metaanalysis" Johanna Parker et.al published online 18 December 2009.*

Herzinfarkt – Schlaganfall

Außerdem hat Vitamin D eine wichtige Schutzfunktion für die Herzgesundheit. Kardiologen in Kansas City belegten, dass ein Vitamin D Mangel das Risiko für Herzinfarkt und Schlaganfälle erhöht. Forscher des Intermountain Medical Center in Salt Lake City haben Daten von 27686 über 50-jährigen Menschen ohne Herzerkrankung gesammelt. Die Sterblichkeit lag bei Vitamin D Mangel um 77% höher. Das Risiko für Herz-Kreislauf-Erkrankungen war um 45%, für Schlaganfall um 78% erhöht. *Quelle: Framingham-Herzstudie, Mid America Heart Institute in Kansas City*

Gehirn – Gedächtnis

In einer europaweiten Studie mit 3000 Menschen zwischen 40 und 79 Jahren schnitten die mit einem höheren Vitamin D Spiegel besser ab. Der Effekt war umso höher, je älter die Menschen waren. *Quelle: Ärzteblatt/ Journals of Gerontology, und Journal of Neurology, Neurosurgery and Psychiatry, (2009)*

Lungenfunktion

Eine aktuelle Studie (Sutherland ET et al, 2010) zeigte: Je niedriger der Vitamin D-Spiegel ist, desto schlechter war die Lungenfunktion und das Ansprechen auf Kortison. Außerdem war bei diesen Patienten die Übererregbarkeit der Bronchien für Spasmen erhöht. *Quelle: American Thoracic Society*

Depressionen

Eine Studie der Universität Amsterdam zeigte an rund 1300 Menschen, dass jene Personen, die zu Depressionen neigten, um durchschnittlich 14 Prozent weniger Vitamin D im Blut hatten als gesunde Patienten. Gleichzeitig lag das davon abhängige Parathormon bis zu 33% erhöht vor. Ein erhöhter Parathormonspiegel wird von depressiven Hormonen begleitet. Die Symptome der Erkrankung spiegelten das Ausmaß des Mangels wieder. *Quelle: Journal of Clinical Endocrinology and Metabolism (2007), Archives of General Psychiatry, Niederlande (2008) und J Intern Med. 2008 Dec;264(6):599-609. Epub 2008 Sep 10.*

Autoimmunerkrankungen oder chronisch entzündliche Erkrankungen

Eine weitere Studie über 500 Patienten des Medical College von Wisconsin, stellte auf der Jahrestagung des American College of Gastroenterology dar, dass Patienten mit Morbus Crohn und Colitis ulcerosa (autoimmune entzündliche Darmerkrankungen) ein deutliches Defizit von Vitamin D aufwiesen. Dieses Defizit erhöht die Aktivität der entzündlichen Darmerkrankungen unabhängig von anderen Einflussfaktoren. *Quelle: Blaney GP et al., " Vitamin D metabolites as clinical markers in autoimmune and chronic disease", Ann N Y Acad Sci. 2009 Sep;1173:384-90 und Cantorna MT and Mahon BD. " Mounting evidence for vitamin D as an environmental factor affecting autoimmune disease prevalence", Exp Biol Med 229:1136-1142, 2004*

Gewicht

Ein amerikanisch-kanadisches Forscherteam fand in einer Studie mit jungen Frauen heraus, dass ein Mangel an Vitamin D die Gewichtszunahme fördert und das Wachstum beeinträchtigt. Auch das Bauchfett war erhöht. Beim Erwachsenen hilft Vitamin D beim Abnehmen, wie eine weitere Studie an 60 übergewichtigen spanischen Frauen ergab. *Quelle: Vilarrasa et al., "Low 25-hydroxyvitamin D concentrations in obese women: their clinical significance and relationship with anthropometric and body composition variables" J Endocrinol Invest. 2007 Sep;30(8):653-8*

Testosteron

Schwankungen des Testosteronspiegels gehen Hand in Hand mit jahreszeitlichen Schwankungen des Vitamin D Spiegels. Ein Mangel an männlichen Geschlechtshormonen hat viele Auswirkungen für den Körper: Er fördert die bauchbetonte Fettanlagerung, verringert die Muskelmasse, erhöht das Herzinfarkt, Schlaganfall und Osteoporoserisiko, führt zu schneller Ermüdung, Leistungsschwäche, Potenz und Libidostörungen. Zusätzlich zu dem ohnehin abnehmenden Testosteron im Alter ein wichtiger Grund das Vitamin D zu kontrollieren. Besonders ungünstig ist es, wenn gleichzeitig ein Vitamin D und Testosteronmangel vorliegt. Studien die testen sollen, ob mit Vitamin D Gaben das Testosteron auch angekurbelt werden kann, sind in Planung. Bei Frauen dürfte Vitamin D die umgekehrte Funktion, nämlich eine Senkung des Testosteronspiegels auslösen. Dies ist besonders im Wechsel bzw. bei Frauen mit Polyzystischen Ovar ein wichtiger Parameter in der Behandlung. *Quelle: Univ.Prof. Obermayer-Pietsch, Univ. Graz, Endokrinologie Weitere Quellen: LURIC-Studie", Leitung Univ.-Prof. Dr. W. März), Wehr, E., Obermayer-Pietsch, B. et al. (2010) "Association of vitamin D status with serum androgen levels in men", Clinical Endocrinology (Epub 29 Dec 2009 Univ.-Prof. Dr. Barbara Obermayer-Pietsch Klinische Abteilung für Endokrinologie und Nuklearmedizin, Universitätsklinik für Innere Medizin Graz*

Vitamin D Mangel

Fast die Hälfte aller stationären Patienten der Universitätsklinik für Innere Medizin in Graz haben einen Vitamin D Mangel (Werte unter 20 ng/ml). In neuesten Empfehlungen wird sogar ein Zielwert des 25 (OH) D von zumindest 30 ng/ml genannt. Es wird davon ausgegangen, dass etwa 50%

der älteren Menschen einen unzureichenden Vitamin D Status aufweisen. Diese Situation dürfe auch bei Kindern und Jugendlichen nicht besser sein. Aktuell wird von einer Unterversorgung von 30 bis 50% aller Menschen ausgegangen. Risikofaktoren für eine Mangel sind hohes Alter, Leben im Pflegeheim, dunkel pigmentierte Haut, Winter, hochgeschlossene Kleidung, Rauchen, starkes Über- oder Untergewicht, Verdauungsstörungen, Nieren- oder Lebererkrankungen oder Medikamenteneinnahme (Immunsuppressiva, Kortison, Antikonvulsiva, Aids-Medikamente). Die Ursachen dürften mit unserer westlichen Lebensweise, dem Bewegungsmangel im Freien und der Luftverschmutzung im Zusammenhang stehen. Darüber hinaus nimmt die Fähigkeit der Haut im Alter, Vitamin D aus UV-Licht zu produzieren, deutlich ab. 80% unseres Vitamin D wird aus Vorstufen durch das Sonnenlicht gebildet. In den Sommermonaten füllen wir normalerweise unseren Vitamin D Speicher problemlos auf. In unseren klimatischen Verhältnissen kann es aber in den Wintermonaten zu einem gar nicht so seltenen Vitamin D Mangel kommen. Denn dann ist der Sonnenstand vergleichsweise flach, sodass man auch bei direkter Sonnenbestrahlung zu wenig Vitamin D in der Haut produziert. 20% nehmen wir als Vitamin D2 durch Pflanzen, besonders in Form von Pilzen und Avocados, oder als Vitamin D3 durch tierische Lebensmittel wie Hering oder Lachs, Thunfisch, Eier und Milchprodukten zu uns. Studien aus Österreich haben ergeben, dass rund ein Drittel der Erwachsenen über lange Phasen des Jahres an einem Vitamin D Mangel leidet. Besonders häufig ist dies bei Menschen zu beobachten, die auch im Sommer wenig ins Freie kommen oder die Mittagssonne meiden, denn gerade dann ist die Vitamin D Produktion optimal. Am späten Nachmittag, wenn viele Berufstätige ins Freie strömen, wird dagegen nur mehr wenig Vitamin D gebildet. Wir wissen aus den Medien, dass wir uns vor zuviel Sonne schützen sollen, um keinen Hautkrebs zu bekommen. Aber zuviel Schutz ist wie wir sehen auch ungesund. Im Sommer reichen 15 Minuten Sonnenbad aus, um den Tagesbedarf zur Produktion von Vitamin D zu gewährleisten.

Substitution von Vitamin D

Wird ein Mangel festgestellt, muss man mit Vitamin D Tropfen die Speicher auffüllen. Nur durch Ernährung dauert dies viel zu lange. Mit täglich 100 IU Vitamin D (z.B. eine halbe Dose Thunfisch) steigt der Spiegel in zwei Monaten gerade einmal um 1 ng/ml. Empfohlen werden 50 000 IU pro Woche für 2 Monate, danach 1000 IU täglich.

Um auch im Winter ausreichend mit Vitamin D versorgt zu werden, wird von Experten die Substitution von Oktober bis März in Form von Tropfen empfohlen. Gesunde Erwachsene sollten pro Tag 1000 I.E. einnehmen, das entspricht 2 bis 3 Tropfen täglich bzw. 15 bis 20 Tropfen einmal in der Woche. Vitamin D Tropfen erhält man gegen ein ärztliches Rezept in der Apotheke. Eine Überdosierung ist dabei – auch ohne eine Blutanalyse – auszuschließen. Es handelt sich dabei um eine absolut sichere Dosierung. Bei Mangelzuständen oder Erkrankungen kann ihr/e Arzt/Ärztin die Dosierung wesentlich erhöhen.

Quellen: mehrere Artikel zu Vitamin D aus Medical Tribune und Ärztewoche 2008 – 2011, Medical Tribune vom 2.2. 2011, Ärztewoche 20.1.2011

X. Säure-Basen-Haushalt

Die westliche Ernährung produziert 50 bis 100 mEq Säure pro Tag, dennoch bleibt der Blut-pH konstant. Die Ausscheidung der Säure erfolgt über die Lunge und die Niere. Allerdings dauert dies mehrere Stunden bis zu einem Tag. In der Zwischenzeit findet eine Pufferung der Säure durch basische Substanzen aus dem Knochen statt, denn der Knochen ist ein riesiger Ionenspeicher voller basischer Substanzen. Sinkt der pH-Wert im Blut, werden die Osteoklasten (Knochenabbau) stimuliert, um diese freizusetzen. Werden basische Substanzen (z.B. Bikarbonat) von außen zugeführt, so kommt es zu einem raschen Absinken der Osteoklasten. Wird es wieder abgesetzt, steigen diese aber auch rasch wieder an. *Quelle: 6. Int Symp Nutr Asp Osteop Lausanne 2006 + Wynn et al ISNAO 2007*

Jede Reaktion im Körper ist abhängig vom Säure-Basen-Haushalt. Zwischen gesundheitlicher Störung und einer Übersäuerung des Stoffwechsels sowie einer Störung des Darmes besteht ein enger Zusammenhang. Der Körper besteht zu 30% aus sauren Säften und zu 70% aus basischen Säften. Bei allen gesundheitlichen Beschwerden und Vitalitätseinbußen ist dieses Gleichgewicht zur sauren Seite hin verschoben. Fehlernährung, zuviel Kaffee, Nikotin und Alkohol, Überanstrengung, Medikamente, Ärger und Stress führen zur Säurebildung im Organismus. Der Körper besitzt selbst verschiedene Möglichkeiten zum Ausgleich = Pufferung. Das Blut ist unser wichtigster Puffer und hat einen pH-Wert von über 7 (basisch). Säuren werden auch über die Nieren, die Leber und den Darm ausgeschieden. Ein normaler pH-Wert ist für die physiologischen und biochemischen Vorgänge in unserem Körper immens wichtig. Das reicht von der Funktion des Immunsystems, über Enzymaktivitäten, über Zellvermehrungen bis zur Regulierung der Gefäßweite. Zwei Säuren spielen dabei eine wichtige Rolle. Erstens die Kohlensäure,die in den Zellen im

Rahmen des normalen Stoffwechsels aus Kohlendioxid entsteht. Sie wird vorwiegend abgeatmet. Zweitens die Schwefelsäure, welche durch den Abbau von Aminosäuren im Eiweißstoffwechsel entsteht. Aus diesem Grund wird durch den häufigen Verzehr von tierischen Produkten relativ viel Säure gebildet. Diese Säure wird vor allem über die Niere ausgeschieden. Ist dieses Regulationssystem jedoch durch permanente Übersäuerung überfordert, werden den basischen Depots (Haut, Knochen Haare, Fingernägel, Blut, Zähne, Gefäße) Mineralien wie Calcium, Magnesium, Eisen, Zink, Selen entzogen, um die Säuren zu binden. Haarausfall, brüchige Nägel oder schlecht heilende Wunden können die Folge sein. Diese so genannten Schlacken (sauren Salze) lagert der Körper im Gewebe ab, wodurch die Übersäuerung des Körpers verstärkt wird. Müdigkeit, Wasserretentionen, Kreislaufbeschwerden, Zellulitis, Hautprobleme, Allergien, Akne, Rheuma, Gicht, Verdauungsprobleme, Parodontose, Haarausfall, Kopfschmerzen. All diese Symptome können Anzeichen einer Übersäuerung des Organismus sein. Dies führt zu einem schlechteren Allgemeinbefinden (Müdigkeit, Appetitlosigkeit,...) und zu einer Schwäche des Immunsystems.

Eine chronische Übersäuerung ist ein Prozess, der sich meist über Jahre entwickelt. Sie kann aber auch relativ rasch durch eine Erkrankung, Operation oder belastenden Therapie entstehen. Bei chronischer Übersäuerung des Gewebes kann der Organismus Giftstoffe nur mehr schwer ausscheiden, denn diese binden sich leicht an die Säuren und lagern sich so im Gewebe und den Knochen ab. Dies belastet auch das Immunsystem. Der Blut-pH bleibt dabei konstant. Das liegt daran, dass die Puffersysteme auf Hochtouren arbeiten. Die Lunge (Abatmen von CO2), die Niere (Ausscheidung der Säure im Harn), die Haut (Absonderung von saurem Schweiß), das Knochengewebe (stellt Basen zur Verfügung) und der Darm (Ausscheidung von Säure über den Stuhl) arbeiten daran, das Gleichgewicht wieder herzustellen. Dadurch kommt es aber an anderen Stellen des Körpers zu Problemen. Denn aus dem Knochen werden basische Mineralien an das Blut abgegeben. Dies schwächt langfristig den Knochen und es kommt zu Osteoporose. Eingelagerte Säuredepots im Muskel führen zu Verhärtungen und Schmerzen. Chronische Übersäuerung kann zur Entstehung und Aufrechterhaltung von vielen Krankheiten führen. Denn durch die andauernde, verstärkte Pufferarbeit des Organismus erschöpfen sich allmählich unsere Reserven. Auch eine gestörte Darmfunktion ist für die Säure-Basen-Balance problematisch. Denn einerseits ist dadurch die Ausscheidung von Säure blockiert, andererseits entstehen durch Fäulnis und Gärung im gestörten Darm wiederum Säuren, die irgendwie abgepuffert werden müssen. Viele Erkrankungen können durch diese Säurelast verstärkt werden. Aber auch psychische Faktoren wie Stress und Ärger sorgen für Übersäuerung. Nicht umsonst sagt der Volksmund wenn wir uns ärgern „Ich bin sauer“ oder „der hat ein säuerliches Lächeln“. Bei folgenden Beschwerden sollte an eine Säure-Basentherapie gedacht werde: Chronisch entzündliche Erkrankungen, Gelenkentzündungen, Krebserkrankungen, Chemotherapie, Arteriosklerose, Gicht, Osteoporose, Allergien, Nierensteine, chronische Schmerzen und Nahrungsmittelunverträglichkeiten.

Es gibt saure und basische Nahrungsmittel. Sauer sind Fleisch, Innereien, Fisch, Käse, Eiweiß, Hülsenfrüchte, Süßigkeiten, Zucker, Alkohol, Kaffee, Teigwaren und Fette. Basisch sind Gemüse, Obst, Kräuter, Kräutertees, Leitungswasser.

Bewegung unterstützt durch eine verstärkte Atmung die Ausscheidung von Säure über das Abatmen von CO2. Sport führt jedoch zur Bildung von Milchsäure und damit wieder zur Säurebildung. Auch über das Schwitzen – funktioniert auch in der Sauna – wird vermehrt Säure über die Haut abtransportiert.

Laut Prof. Ekmekcioglu, Physiologe an der Medizinischen Universität Wien, ist die nachteilige Wirkung von Übersäuerung auf den Knochenstoffwechsel definitiv belegt. Dies ist besonders für ältere Menschen mit erhöhtem Osteoporoserisiko wesentlich. Über den Einsatz von Basenpulver äußert er sich zurückhaltend und spricht von einer „wahrscheinlich wünschenswerten Wirkung“ bei erhöhter Säurebelastung. Vor einem intensiven körperlichen Training kann es die Ausdauer und Leistungsfähigkeit steigern. Als nachteiligen Effekt sieht er die Magensäure neutralisierende Wirkung des Basenpulvers bei Magengesunden. Bei ständiger Zufuhr kann die Eisen-Bioverfügbarkeit und weitere Verdauungs- und Resorptionsprozesse beeinflusst werden. Auch bei einer Nierenerkrankung darf Basenpulver nicht unkontrolliert eingenommen werden. *Quelle: Medical Tribune 13. April 2011*

Diagnose einer Übersäuerung: Direkte Symptome gibt es keine, meist sind die Folgen erst Jahre später sichtbar. Am ehesten lässt sich eine Übersäuerung durch den pH-Wert im Urin oder Speichel feststellen. Ein einzelner Wert ist aber sehr ungenau. Sinnvoller ist es mehrere Werte, über den Tag verteilt, zu messen.

Säure-Basen-Balance:

- ✓ Ausgewogene Ernährung zwischen sauren und basischen Nahrungsmitteln
- ✓ Regelmäßige Bewegung (Spazieren gehen…) in der Natur
- ✓ Stressabbau
- ✓ Reichlich Wasser und Kräutertees trinken
- ✓ Auf gesunde Darmflora achten
- ✓ Bei verstärkter Belastung dem Körper Basensubstanzen (Basenkapseln) anbieten.

XI. Wasser

Der Körper besteht zu ca. 60% aus Wasser. Während des Tages und sogar während des Schlafens verbrauchen wir einen Teil der Flüssigkeit. Da unser Organismus diese nicht selbst produzieren kann, sollten wir darauf achten, ihm regelmäßig Wasser zukommen zu lassen.

Wasser ist die wichtigste Energiequelle unseres Körpers. Sehr viele lebensnotwendige Stoffwechselvorgänge, vor allem die Energiegewinnung, werden durch Hydrolyse gesteuert. Hydrolyse bedeutet nichts anderes als "Spaltung" von chemischen Verbindungen durch "Wasser". Das bedeutet, dass genügend Wasser in einer Zelle sein muss, damit alle (vor allem die energiereichen) Stoffwechselvorgänge reibungslos ablaufen. Interessant ist, dass gerade wir Westeuropäer, die in Ländern leben, in welchen bestes Wasser unbeschränkt aus den Wasserleitungen rinnt, ausgetrocknete und verschrumpelte Zellen haben. Sie wissen wir sollten viel trinken. 1,5 bis 2,5 Liter. Damit sind jedoch nicht Softdrinks, süße Säfte, Kaffee, Bier und Wein gemeint. Denn diese Flüssigkeiten entziehen den Zellen reines Wasser und werden deshalb rasch wieder ausgeschieden. Wollen sie möglichst lange gesund bleiben und dabei jugendlich aussehen, dann trinken sie Wasser (Leitungswasser oder salzarmes Mineralwasser)!

Das innere einer Zelle, das Zytoplasma, besteht zu 75% aus Wasser. Für die Funktion einer Zelle (Aufbau von Proteinen, Immunglobulinen, Hormonen, Blutzellen, Neurotransmittern, Energiegewinnung uvm.) wird viel Energie benötigt. Diese erhält die Zelle durch das Wasser (chemisch H2O - Wasserstoff und Sauerstoff – zwei wichtige Energielieferanten). Wasser ist außerdem wichtig, um Vitalstoffe in die Zelle „einzuschwemmen“. Fehlt es den Zellen, trocknen sie aus (wir kennen dies von alten, verrunzelten Äpfeln) und der Stoffwechsel wird gedrosselt. Dadurch werden wir müde, energielos, haben Probleme mit unserem Gedächtnis und unserer Sexualität, eine schlaffe Haut und nehmen an Gewicht zu. Eine kontinuierliche und ausreichende Versorgung unserer Zellen mit Wasser wird nicht nur durch das regelmäßige trinken von Wasser erreicht, sondern auch durch die kontinuierliche Zufuhr von wasserreichen Nahrungsmitteln wie Obst, Gemüse und Suppen. Diese Nahrungsmittel wirken wie Schwämme, die Wasser speichern und so kann aus dem Nahrungsmittelbrei im Darm fortlaufend das benötigte Wasser in die Zellen gepumpt werden.

Wichtig ist auch, ein ausgewogenes Verhältnis zwischen Natrium und Kalium zu erreichen. Den Wasser Ein- und Ausstrom regulieren winzige Natrium-Kalium Pumpen an der Zelloberfläche. Natrium raubt den Zellen ihr kostbares Stoffwechselwasser, Kalium sorgt für einen gesunden Zustrom an Zellflüssigkeit. Deshalb ist es möglich, dass Zellen „verdursten", während sich um die Zellen herum krankhaft viel Körperwasser ansammelt. Oder, dass wir verdursten, wenn wir nur Salzwasser trinken können. Aus diesem Grund sollten wir unseren Salzkonsum einschränken, unsere Speisen mit der Vielzahl an Gewürzen, welche die Erde uns schenkt, verfeinern (Meerrettich, Pfeffer, Chili, Curry, Kräute,...) und gleichzeitig für ausreichende Kaliumzufuhr aus Obst und Gemüse sorgen. Kaliumreich sind Bananen, Aprikosen, Datteln, Kirschen, Rhabarber, Weintrauben, Avocados, Bohnen, Blumenkohl, Broccoli, Rüben.

Aus dem Blickwinkel meiner taoistischen Medizin ist Wasser der Yin-Anteil, der mit dem Yang der Vitalstoffe eine Einheit bildet. In der Chinesischen Medizin gehört das Element Wasser zum Meridianpaar Niere-Blase. In diesem ist unsere Essenz (=Lebensenergie) gespeichert. Wasser bedeutet Lebensenergie. Wasser bedeutet Leben. Das wissen wir und vergessen es so oft. Ohne Wasser können wir nicht einmal eine Woche überleben. In meinem Alltag als Notärztin werde ich immer wieder zu alten Menschen (haben ein extrem starkes Risiko zu verdursten) gerufen. Sie sind verwirrt, manchmal aggressiv. Erwartet wird häufig, dass ich die Spritze zücke und ein Beruhigungsmittel verabreiche. Verwunderung löse ich aus, wenn ich dann eine Infusion mit Wasser anordne und die Patienten ganz ohne Medikamente wieder klar und ruhig werden. Meiner Meinung nach wäre eine medikamentöse Therapie ein Kunstfehler.

Revitalisiertes Wasser:

Revitalisiertes, sauerstoffreiches Energiewasser ist nicht nur in der Lage, für mehr

Energie zu sorgen, sondern kann auch im Körper gespeicherte Gifte leichter abtransportieren. Wasser und Sauerstoff gehören zu den Hauptkomponenten der Natur - sie erfrischen und beleben! Wasser und Sauerstoff beteiligen sich an allen biologischen und bioenergetischen Körpervorgängen und sind so ein wesentlicher Bestandteil für unser Überleben, als auch unsere Gesundheit und unser Wohlbefinden. Die Güte des Wassers kann nicht nur das Leben selbst, sondern auch die Lebensqualität an sich deutlich beeinflussen. Das Problem ist, dass die naturgemäße Bewegung des Wassers in der „zivilisierten" Welt, mit ihrer stark technisch forcierter Infrastruktur, in den meisten Fällen nicht mehr gegeben ist - es verliert dadurch seine immanente Energie und Vitalität. Während natürliches Quellwasser ca. 30 bis 40 mg (nutzbaren) Sauerstoff pro Liter Wasser beinhaltet, befinden sich nur zwischen 5 bis 7 mg des aktivierenden und häufigsten Elementes der Erde im allbekannten Trinkwasser aus der Leitung. Kann sich Wasser nicht ausreichend über natürliche Bachläufe bewegen, verliert es außerdem seine natürliche Kraft und Vitalität.

Ein spannender Ansatz ist das " Golden Dolphin" Verfahren: Dabei wird Wasser nachhaltig mit Sauerstoff angereichert und wiederbelebt. Durch die spezielle Verwirbelungstechnik (Wasserfallprinzip) nach Viktor Schauberger werden schädliche Strukturen und Informationen in der Struktur der Wassercluster gelöst und gelöscht. Das von den Wasserversorgungsunternehmen zur Verfügung gestellte Lebensmittel Wasser wird regeneriert. Danach gibt das System dem Wasser noch die notwendige Rechtsdrehung, um es in fast natürlichem Urzustand vom System zu entlassen. Dadurch erhält es seinen ursprünglichen Geschmack und seine gesundheitsfördernde Wirkung zurück. Weitere Informationen zu diesem Projekt unter www.robina.at

30 Gründe, warum wir mit Wasser lange gesund und vital bleiben

- Ohne Wasser gibt es kein Leben
- Wasser ist unsere Hauptenergiequelle – sie erzeugt elektrische und magnetische Energie und liefert damit die Kraft zum Leben
- Wasser ermöglicht einen funktionierenden Zellstoffwechsel
- Wasser ist das beste gewichtsreduzierende Mittel und im Vergleich zu herkömmlichen Produkten billig
- Wasser verhütet Schäden an der DNA und sorgt für bessere Reparaturmechanismen
- Wasser wirkt krebsvorbeugend
- Wasser ist das Hauptlösungs- und Transportmittel für unsere Vitalstoffe

- Wasser ermöglicht durch Hydrolyse erst die Verwertung von Vitalstoffen
- Wasser unterstützt die Aufnahme von Sauerstoff in die roten Blutkörperchen
- Wasser liefert der Zelle Sauerstoff
- Wasser sammelt giftige Abfallstoffe und unterstützt deren Ausscheidung
- Wasser entgiftet
- Wasser hält Knorpel und Bandscheiben geschmeidig, damit sich unsere Gelenke und die Wirbelsäule frei bewegen können und gute Stoßdämpfer haben (Wasserkissenfunktion)
- Wasser ist das beste Abführmittel und verhindert Verstopfung
- Wasser verbessert die Fließeigenschaft vom Blut und verhindert Verstopfungen in den Arterien und Venen
- Wasser hilft Krankheiten vorzubeugen, die durch Durchblutungsmangel entstehen (Herzinfarkt, Schlaganfälle, Thrombosen, Tinnitus, Impotenz)
- Wasser hilft beim Temperaturausgleich – es kühlt durch Schweiß und erwärmt durch Energieerzeugung
- Wasser liefert die Kraft und die elektrische Energie für alle Gehirnfunktionen, besonders fürs Denken
- Wasser wird für die Bildung von Neurotransmittern (Serotonin) und Hormonen benötigt
- Wasser lindert Depressionen und Wechselbeschwerden
- Wasser hilft gegen Libidoverlust und Potenzprobleme
- Wasser lindert ADS (Aufmerksamkeitsdefizitsyndrom)
- Wasser steigert die Arbeits- und Leistungsfähigkeit
- Wasser ist der beste Muntermacher (wesentlich effektiver als Kaffee)
- Wasser reduziert Stress, Angst und Depressionen

- Wasser unterstützt einen gesunden Schlaf
- Wasser macht die Haut glatter, reduziert die Zeichen des Alterns und verleiht uns jugendliche Energie
- Wasser verleiht den Augen Glanz und Schimmer
- Wasser unterstützt die Aktivität unseres Immunsystems (Schutz vor Infektionen und Krebs)
- Wasser integriert die Funktion von Körper und Geist. Es stärkt unsere Fähigkeit uns Ziele zu setzen und diese zu erreichen.

Quellen: 2Schlankheitsformel Wasser", Klaus Oberbeil Südwest Verlag, , ISBN: 3-517-06711-3 und "Die Wasserkur, bei Übergewicht, Depression und Krebs", Dr. Batmanghelidj, VAK-Verlag, ISBN: 3-935767-59-5

XII. Bewegung

1. Bewegung ist wichtig für die Gesundheit

Vom Anbeginn der Menschheit an waren Bewegung und Ernährung miteinander verknüpft, wie Dr. Worm in seiner Abhandlung über die Logi-Methode treffend erklärt. *Mehr im Buch „LOGI-Methode: Glücklich und schlank" von Nicolai Worm Verlag: Systemed; Auflage: 8. Aufl. (1. Oktober 2009).*

„Jagen und sammeln, um essen und überleben zu können. Muskelkraft und Ausdauer waren die entscheidenden Faktoren des täglichen Lebens. Die Menschen waren durchwegs schlank, fit und muskulös (wenn sie nicht gerade adelig oder im Kloster waren). Seit der industriellen Revolution haben sich die Lebensbedingungen stark gewandelt. Wir sitzen im Auto, am Schreibtisch, vor dem Fernseher. Die vorbestimmte Einheit „Ernährung durch Bewegung" ist im letzten Jahrhundert völlig auseinander gerissen worden. Unser Gene können sich nicht so schnell an die neuen Lebensumstände anpassen. Fehlende körperliche Aktivität ist genetisch nicht vorgesehen. Das bedeutet wir leben mit Steinzeitgenen in einer High-Tech-Welt. Der Körper spult immer noch seine alte „Software" ab. Und damit läuft er nur optimal, wenn er tägliche körperliche Aktivität erhält. Die veränderten Lebensbedingungen verursachen ständige Störungen und Abstürze im körpereigenen Betriebssystem und Stoffwechsel. Es kann noch lange Zeit dauern, bis brauchbare Updates für unsere Gene verfügbar sind. Bis dahin bleibt nur eines: Bewegung.

Nur wer täglich ein gewisses Maß an körperlicher Bewegung erreicht, kann sein ganzes genetisches Potential zum Erhalt der Gesundheit und Leistungsfähigkeit nutzbar machen."

Wie Sie sehen ist Bewegung eines der wichtigsten Mittel, um lange gesund und vital zu bleiben. Damit meine ich nicht den Fitnesswahn der letzten Jahre. Vergessen Sie Pulsuhr und Bewegungsstress. All das ist eigentlich kontraproduktiv. Wie beim Essen muss auch bei der Bewegung die Freude und der Spaß daran an erster Stelle stehen. Leistungsdenken lässt das Qi im Lebermeridian stauen. Dies führt wieder zu verspanntem Rücken, Kopfschmerzen, Migräne, Bluthochdruck, Herzinfarktrisiko. Aber wie soll nun Bewegung aussehen. In den letzten Jahrzehnten ist unsere tägliche Bewegung immer weniger geworden und damit ist die Wahrscheinlicheit für Übergewicht, Stoffwechselerkrankungen und Osteoporose gestiegen.

Bewegung dagegen senkt das Risiko für Diabetes, Herzinfarkte und Schlaganfälle, putzt die Blutgefäße, verbrennt Fett, stärkt die Knochen, fördert die Potenz, stärkt das Selbstwertgefühl, löst Verspannungen, macht die Gelenke geschmeidig, schützt vor Depressionen, lindert Stress, macht glücklich und den Kopf wieder frei.

Energieverbrauch: Der Ruhekalorienverbrauch beträgt 1 kcal pro Stunde und kg Körpergewicht (Muskel verbrennen mehr als Fett), das bedeutet, wer mehr Muskelmasse hat, verbrennt auch in Ruhe mehr Kalorien. Für einen Menschen mit 70 kg beträgt der Ruhegrundumsatz ungefähr 1600 kcal/täglich. Wer täglich 100 kcal durch Bewegung verliert, das wird mit 40 Minuten langsamen Laufen, Walken, Radeln erreicht, nimmt 5 kg pro Jahr ab. Meist sinkt beim Abnehmen der Grundumsatz – Bewegung kann dies verhindern. Durch die Mehrarbeit der Muskulatur kommt es zur Mobilisierung von Fetten aus den Fettdepots. Zuerst wird das Fett im Muskel verbraucht, dann folgen die Fettdepots am Bauch. Die Depots an der Hüfte, am Hintern und am Oberschenkel sind resistenter (das hatte sicher früher, als das Nahrungsangebot nicht so konstant war, den Sinn, die Fruchtbarkeit der Frauen zu erhalten). Die Mobilisierung von Fett beginnt schon nach wenigen Minuten der Bewegung und nicht wie oft behauptet erst nach 20 Minuten. Die Treppe steigen, statt den Lift zu nehmen, kann nicht nur für krampfadernlose Beine Sinn machen. Zu dieser Mobilisierung benötigt der Körper auch verschiedene Hormone, welche erst aktiviert werden müssen. Je regelmäßiger Bewegung stattfindet, desto leichter schaltet der Körper auf Fettverbrennung um. Auch die bekannte Regel für die optimale Fettverbrennungszone vergessen Sie am besten. Bewegen Sie sich wie es Ihnen Spaß macht, so dass Sie nachdenken können, die Natur genießen, plaudern oder Musik hören können. Je moderater die körperliche Belastung, desto mehr Energie wird aus den Fettdepots verbrannt. Natürlich steigt mit steigender Herzfrequenz der Energieverbrauch, aber der Prozentanteil an der Fettverbrennung sinkt. Nach der Bewegung kann durch den metabolischen Nachbelastungseffekt der Grundumsatz bis zu fünf Stunden, um bis zu 16% erhöht sein. Wichtig bei jeder Bewegung ist jedoch das ausreichende Trinken.

Krafttraining:

Bis zum 30. Lebensjahr baut der Körper Muskeln und Knochendichte stetig auf, danach langsam aber kontinuierlich wieder ab. Es ist dann unmöglich ohne körperliche Aktivität eine gute Figur und feste Knochen zu erhalten. Ein stabiler Bewegungsapparat ist Trumpf gegen Rückenschmerzen und Osteoporose, entlastet die Gelenke und die Bandscheiben. Die Übungen sollten 10 bis 30 Wiederholungen pro Satz (ohne Pause) durchgeführt werden. Beginnen sollten Sie die ersten Wochen mit geringem Gewicht und mit ca. 20 bis 30 Wiederholungen pro Satz. Dann steigern Sie das Gewicht so dass Sie ca. 10 Wiederholungen schaffen. Optimal sind 3 Sätze pro Übung, dann erhält die Muskulatur einen guten Wachstumsreiz. Das Tempo sollte grundsätzlich langsam sein. Kontrollieren Sie dabei immer wieder Ihre Haltung und achten Sie auf eine gleichmäßige Atmung.

Auch dazu ein paar Grundsätze:

- ✓ Bewegung ist nur gesund, wenn sie Spaß macht
- ✓ Bewegung kann je nach ihren Vorlieben aus Spazieren, Spaziergang mit dem Hund, Wandern, Walken, Joggen, Radfahren, Tanzen, Schwimmen und vielem mehr bestehen
- ✓ Bewegung sollte entspannen, nicht aufregen – Leistungsdenken ist nicht gesundheitsfördernd
- ✓ Nutzen Sie Tätigkeiten des Alltags, um in Bewegung zu kommen
- ✓ Jede (r) hat ein individuelles Pensum und Tempo
- ✓ Bewegung tut gut, wenn Sie dabei auch geistig abschalten können

2. „Sport ist Mord“ oder „Sport ist die beste Arznei“

Sport hat sich mittlerweile in unserer Gesellschaft zur neuen Weltanschauung bzw. Religion entwickelt. Vor 20 Jahren hat man in Österreich noch kaum Jogger in den Parks gesehen. Sind damals die Menschen kränker gewesen, oder ist dieser Gesundheits- und Sporthype nicht unglaublich gesundend für die Wirtschaft? Beobachtet man die Gesellschaft, so ist Sport ein Zeichen für Stärke, Potenz und Einfluss. Je höher wir auf den gesellschaftlichen Stufen nach oben klettern, desto wichtiger werden sportliche Leistungen. Ein Manager muss fast, wie in einem Initiationsritus, einen Marathon gelaufen sein. Sportliche Menschen haben ein hohes soziales Image. Andererseits werden Menschen die keinen Sport machen, sofort als faul und dumm abgestempelt. Wenn wir an unsere Schulzeit zurückdenken, gab es in der Klasse immer schon ein buntes Potpourie von Kindern. Die Streber, die Dicklichen, die Einfältigen, die Draufgänger, die Sportler, die Verträumten, die Dünnen, die Revoluzzer,... Alle über einen Kamm zu scheren, die einen als gut die anderen als schlecht hinzustellen, halte ich für ziemlich anmaßend und es erinnert mich an Zeiten in denen Frauen nachgesagt wurde, sie besäßen kein Hirn. "Wenn Sport wirklich das Medikament des Jahrhunderts ist, dann würde sich ein Beipackzettel ziemlich grauenvoll anhören. Nebenwirkungen: Häufige Nebenwirkungen sind Verletzungen der Muskeln, Sehnen und Gelenke, Knochenbrüche, Kreuzbandrisse, Schürfwunden, Platzwunden Verrenkungen und Zerrungen, Überlastung und Entzündungen der Sehnenansätze mit chronischen Schmerzen, Tennisellbogen, Golferellbogen, Gehirnerschütterung. Seltene Nebenwirkungen sind schwere Schädel-Hirn-Traumen, Trümmerbrüche, Wirbelsäulen-verletzungen, plötzlicher Herztod (6 Fälle auf 100 000 Sportler). Nebenwirkung bei Überdosierung: Reduziertes Testosteron, geschwächtes Immunsystem, frühzeitige Gelenksschäden." So beschreibt Udo Pollmer das "Medikament-Sport". Würden Sie dieses Medikament bedenkenlos schlucken? Ich habe kein Problem, wenn Menschen ihre sportlichen Herausforderungen suchen, weil es ihnen Spaß macht, weil sie der Berg ruft, weil sie etwas Positives an einer bestimmten Sportart finden. Sie nehmen dann aber auch die negativen Auswirkungen in Kauf. Das ist in Ordnung, es ist die individuelle Freiheit des Einzelnen. Aber bestimmte Sportarten für alle Menschen zwangszuverordnen und dann noch zu suggerieren, wenn die nicht strikt eingehalten werden, würde man einen qualvollen Tod sterben, ist absurd. Wenn mir auf meinem täglichen, entspannten Spaziergang mit meinem Hund, Jogger mit verbissenen und schmerzverzehrten Gesichtern entgegenkommen, dann erinnert das ein wenig an die Buße und das damit versprochene Himmelreich. Wir müssen differenzieren zwischen Sport und

Bewegung. Nicht Sport ist gesund, sondern Bewegung. Und da hat jeder Mensch einen individuellen Level, der ihm/ihr gut tut. Es hängt von der Arbeit, von der Lebensphase und der Konstitution ab. Es wäre vermessen einer alleinerziehenden Mutter, die vielleicht auch noch körperlich arbeiten muss, zu erklären, dass sie doch etwas Sport treiben soll. Vielleicht tut ihr aber ein ruhiger Spaziergang gut oder doch vielleicht nur die Couch.

Im Hinblick auf wissenschaftliche Erkenntnisse möchte ich den von mir sehr geschätzten Ernährungswissenschaftler Udo Pollmer zitieren: *„Nach Angaben der Bundesanstalt für Arbeitsschutz und Arbeitsmedizin ereignen sich jedes Jahr 1500 000 Sportunfälle. Dazu kommen noch fast 600 000 Unfälle im Sportunterricht. Die vielen chronischen Gelenksschäden durch Sportverletzungen, die erst Jahre später auftreten, fehlen in der Bilanz. Bei der Meldung von Unfällen mit Todesfolge gibt es bei den Versicherten leider keine Rubrik „Sport". Solche Ereignisse fallen unter „Heim- und Freizeitbereich" und „Sonstiges". In dieser Rubrik weist die Bundesanstalt für Arbeitsschutz und Arbeitsmedizin für das Jahr 2000 rund 12 000 Unfalltote aus. Vergleicht man die Lebenserwartung von Menschen, die eher bewegungsfaul sind, mit sportlichen Zeitgenossen, schneiden die sportlichen besser ab. Aber warum? Ganz einfach: In der Gruppe der Unsportlichen befinden sich die vielen Gehbehinderten, die Rheumatiker, die Sportverletzten etc. Also viele Menschen, die sich gerne bewegen würden, aber nicht können. Bereinigt man die Statistik, schmilzt die lebensverlängernde Wirkung des Sports wie Schnee in der Sonne."* *Quelle: Pollmer, U. et. al.: Lexikon der Fitnessirrtümer, Piper, München 2006*

In der Ärztezeitung vom 10. 10. 2008 habe ich ein Interview von Prof. Hörnagl, Kardiologe und Leiter des Instituts für Sport- und Kreislaufmedizin in Innsbruck und Prof. Haber, Leiter der Abteilung Sport- und Leistungsmedizin in Wien gefunden, in welchem sie sagen: *„Aus gesundheitlichen Gründen sei aber ein Marathonlauf absolut nicht notwendig. Dauerhaftes Übertraining führt zu einem Erschöpfungssyndrom, Appetit- und Gewichtsreduktion, Schlafstörungen, Verminderung der Leistungsfähigkeit und zu einer höheren Herzfrequenz bei gleicher Belastung. Der Zustand, in dem sich der menschliche Körper befindet, sei mit einem akuten Krankheitszustand vergleichbar. Die Tage nach so einem Lauf sind reine Genesung. Durch die massive mechanische Beanspruchung kommt es zu einem signifikanten Anstieg von Proteinen im Blut, wie zum Beispiel auch Troponin aus Herzmuskelzellen, die im Normalfall gar nicht nachweisbar sein sollten. Wer sich also entscheidet, die Distanz von 42,195 Kilometer zu laufen, muss sich danach unbedingt ausreichend Zeit für die Regeneration gönnen. Der Kreislauf regeneriert sich innerhalb einer*

Woche. Muskeln brauchen viel länger, bis zu drei Wochen."

Ein anderer Artikel in der Medical Tribune vom 29. April 2009 sagt, dass das absolvieren eines Triathlons fast doppelt so gefährlich für das Herz ist, wie ein Marathon. Dabei ereignen sich die weitaus meisten plötzlichen Todesfälle beim Schwimmen.

Vermutlich wird deshalb von Sportmedizinern immer betont, sich vor jeder sportlichen Tätigkeit beraten und untersuchen zu lassen. Wenn sie sich einfach nur nach ihrer Intuition und ihrer Lust bewegen, brauchen sie keine spezielle Ausrüstung, keine Pulsuhren und keine sportmedizinische Untersuchung.

Sport und Immunsystem

Jede körperliche Belastung hat Auswirkungen auf unser Immunsystem. Ob diese positiv oder negativ ausfallen, hängt davon ab, ob wir uns bewegen oder erschöpfenden Sport betreiben. Jede Bewegung führt zu einer Beanspruchung unseres Herzens, unserer Atmung, unseres Stoffwechsels, unserer Psyche und unseres Immunsystems. Abhängig ist dies von der Intensität, der Dauer und der Häufigkeit der Bewegung und unserer ganz individuellen Leistungsgrenze. Überschreiten wir diese wird unser Körper geschädigt. Hohe intensive körperliche Belastung führt zu Veränderungen im Immunsystem. Es kommt durch einen zu hohen Adrenalinspiegel zu einer Verminderung der weißen Blutkörperchen, da die in den Lymphknoten gefangen gehalten werden. Dadurch können die Immunzellen ihre Funktion nicht mehr so gut wahrnehmen und die Immunglobuline sind erniedrigt. Vor allem intensiver Ausdauersport beeinträchtigt die weißen Blutkörperchen in ihrer Fähigkeit Bakterien abzutöten. Vermutlich sind freie Radikale, welche die DNA der weißen Blutkörperchen schädigen können, schuld. Leichtes Ausdauertraining hat den gegenteiligen Effekt und verringert damit die Infektneigung. Grundsätzlich kann gesagt werden: Bei gelegentlicher Überbelastung entsteht dem Immunsystem kein Schaden, wenn dem Körper genügend Erholungszeit zugebilligt wird. Regelmäßige, moderate Bewegung, die mit Spaß und Begeisterung gemacht wird und bei der die individuellen Leistungsgrenzen wahrgenommen werden, führt zu positiven Effekten auf unser Herzkreislaufsystem, den Stoffwechsel und das Immunsystem. *Quelle: Ärztewoche Dr. Leitner, Sportmediziner, vom 7.1.2011*

Sport und Testosteron

Mäßiges Kraft- und Ausdauertraining hebt den Testosteronwert auf natürliche Weise.

Testosteron wird bei Männern im Hoden und bei Frauen im Eierstock und in den Nebennieren produziert und ist zuständig für die Ausbildung der Geschlechtsorgane, der Behaarung und der Muskelmasse.

In der Sportszene ist Testosteronmissbrauch keine Seltenheit. 10% aller Freizeitsportler dopen um besser auszusehen. Der Körper gewöhnt sich jedoch an die Zufuhr und drosselt deshalb die Eigenproduktion. Wird das Mittel dann abgesetzt, hat der Körper Probleme, sie wieder anzukurbeln. Doping mit Testosteron kann rasch die Leber schädigen. Natürliche Anregung des Testosterons: Mit 45 Minuten täglichem Ausdauertraining kommt der Testosteronspiegel richtig in Schwung. Übermäßiger Ausdauersport (Marathon, Touren….) können sich negativ aufs Testosteron auswirken. Prof. Sommer, Institut für Männergesundheit, Univ.. Hamburg-Eppendorf berichtet über Marathonläufer, die ihren gesamten Hormonhaushalt „kaputtgerannt“ haben. Sie erreichen zwar im Wettbewerb gute Platzierungen, fühlen sich aber ansonsten müde, erschöpft und haben eine geschwächte Libido.

Ausdauersportler sollten 2-mal jährlich ihren Testosteronwert kontrollieren lassen. Sind die Werte zu niedrig, sollte eine Umstellung des Trainings überlegt werden. *Quelle: Prof. Sommer, Institut für Männergesundheit, Univ.. Hamburg-Eppendorf*

Sport und das Herz

Eine Studie aus Essen hat ergeben, dass Marathonläufer eine vergleichbare Verkalkung der Herzkranzgefäße wie Nichtsportler aufweisen. Außerdem kann man nicht ausschließen, dass extremer Ausdauersport den Herzmuskel schädigen kann. Aus diesem Grund sollten Sportler auf jeden Fall regelmäßig zum Internisten oder Sportmediziner, denn ein gesundes Herz und gesunde Gefäße sind Grundvoraussetzungen für ein gesteigertes Lauftraining oder einen Marathonlauf. Besonders gefährdet sind Läufer, die auch rauchen. Wer glaubt, mit Ausdauersport die negativen Auswirkungen des Rauchens auszugleichen, kann sich schmerzhaft irren. Extremes Lauftraining senkt bei Rauchern, aber auch bei Menschen mit Bluthochdruck, leider nicht das Infarktrisiko. Vermutlich schädigt der Sport sogar die Blutgefäße durch Freisetzung von Sauerstoffradikalen und verstärkter Ausschüttung von Entzündungsstoffen während des Langstreckenlaufs. *Quelle: Interview Prof. Halle vom Berufsverband Deutscher Internisten*

Auch eine Rhythmusstörung, das Vorhofflimmern, tritt bei Menschen die exzessiven Ausdauersport betreiben häufiger auf. Laut Dozent Dr. Roithinger, Leiter der Abteilung Innere Medizin im Landesklinikum Mödling, um das Zwei-bis Zehnfache. Typischerweise betroffen sind davon

Männer, die seit Jahren Ausdauersport betreiben. Die Anfälle treten normalerweise nicht während dem Sport, sondern nach dem Essen oder in der Nacht auf. Wird der Sport weiter intensiv betrieben, nehmen die Anfälle zu und es besteht die Neigung ein permanentes Vorhofflimmern zu entwickeln. *Quelle: Ärzte Woche 24. 3. 2011*

3. Doping im Freizeitsport

Laut WHO werden jährlich 15 Milliarden Euro weltweit ausgegeben, um mit illegalen Substanzen die sportliche Leistung zu puschen. Mehr als 15,5 Millionen Sportler, und davon über 70 Prozent Hobbysportler, nehmen weltweit dafür missbräuchlich Arzneimittel ein. Eine Befragung in deutschen Fitnessstudios ergab, dass 24 Prozent der Männer und 8 Prozent der Frauen (das entspricht ca. 1 Million Menschen) Anabolika einnahmen. Aber auch rund ein Drittel der Hobbysportler im Ausdauertraining greift zu Schmerzmittel, wenn sie ihre Leistungsgrenzen überschreiten wollen. Gerhard Postl, Anti-Doping-Beauftragter der Österreichischen Gesellschaft für Sportmedizin, meint dazu: *„Ich glaube nicht, dass der Mensch dafür vorgesehen ist, stundenlang Rad zu fahren oder hunderte Kilometer zu laufen"*. Mit der Einnahme von Schmerzmittel versuchen Ausdauersportler die Schmerzsymptomatik zu unterdrücken. Durch diesen Über-Ehrgeiz wird der Schmerz, der ein Schutzreflex des Körpers ist und zum Abbruch des Trainings auffordern sollte, übergangen und es wird weiter trainiert. Ich bezeichne das gerne als "indirektes Doping“. Meist betrifft es Männer im mittleren Alter, die sich noch etwas beweisen wollen und ihre Alterserscheinungen durch Medikamentenmissbrauch überspielen. Die gängigen Schmerzmittel wie Aspirin oder Voltaren greifen den Magen an. Zusätzlich zum Leistungsstress kann dies eine Gastritis und im schlimmsten Fall eine Magenblutung auslösen.

4. 10 000 Schritte pro Tag

Was ist nun wirklich nötig an Bewegung? Wer keine Lust auf Sport hat, sollte auch keinen machen. Wer Sport genießt, dem er psychisch gut tut, warum nicht? Jeder sollte selber entscheiden, was und wieviel an Bewegung gut für einen ist. Aber für alle Unsportlichen zur Beruhigung: Es ist medizinisch erwiesen, dass 10 000 Schritte am Tag gut vor Übergewicht, Bluthochdruck, Diabetes, Herzinfarkt, Osteoporose oder Krebs schützen. Außerdem tut ein Spaziergang auch unsere Psyche gut und senkt den

Stresslevel. Einkaufen zu Fuß, in die Schule zu Fuß, Freunde zu Fuß besuchen oder statt ins Kaffeehaus doch eine Runde gemütlich spazieren gehen. Denn gerade so lässt es sich wunderbar plaudern. 10 000 Schritte sind zum Beispiel 80 Minuten zügiges Gehen. Es gibt gute Schrittzähler im Handel, welche die Vibrationen, die bei jedem Schritt entstehen, aufzeichnen und umrechnen.

Buchtip: Der ORF-Journalist Rudolf Nagiller hat ein Buch darüber geschrieben. Der Titel „No Sports! Aus Liebe zur Bewegung" Orac-Verlag.

Vielleicht kommt der eine oder andere dadurch, auch als Sportmuffel, wieder in Bewegung.

Bewegung kann vieles sein! Alltagsbewegung, Wandern, spazieren gehen, Schneeschuhwandern und Tanzen. Alles was Ihnen Spaß macht.

Die Gesundheit profitiert schon von wenig Bewegung. Bis vor kurzem hat man immer wieder gehört, dass es sich nicht lohnt, sich für weniger als 30 Minuten zu bewegen, da erst dann die Fettverbrennung einsetzt und Auswirkungen auf die Ausdauer feststellbar sind. Inzwischen ist gut belegt, dass der Körper schon von der ersten Minute an Fett verbrennt (und das nicht nur beim Sport) und die Ausdauer von Herz und Kreislauf bereits nach zehn Minuten gestärkt wird. Wie Studien belegen, können wir schon von einer Stunde Bewegung pro Woche profitieren. Blutzucker und Cholesterinwerte verbesserten sich und die Menschen gaben an zufriedener und optimistischer zu sein.

Mein Bewegungstraining ist meine Hündin Shila. Mehr dazu im Kapitel Tiere als Therapie.

XIII. Entspannung

Unser Körper reagiert ständig auf die Einflüsse aus unserer Umgebung. Über verschiedene Regulationssysteme wie Puls, Blutdruck, Atmung und Hormonsystem wird der Energiebedarf für zu erwartende Antworten reguliert. Alle diese Parameter sind ständigen Schwankungen unterworfen. Mittlerweile hat man festgestellt, dass sich zum Beispiel ein permanent gleichbleibender Puls, schädlich auf das Herz auswirkt. Ist diese „Herzfrequenzvariabilität" eingeschränkt, leidet auch die körperliche und psychische Vitalität des Menschen. Er fühlt sich nicht belastbar, psychisch rasch überfordert und all das hat negative Auswirkungen auf die Gesundheit. Normalerweise steuert der Parasympathikus (= Entspanner/

Absenker mit dem Nervus vagus) diese Variationen. Normale Alltagsbelastungen (bis zu einem Puls von 100) werden durch Rücknahme des Ruhe-Vagotonus reguliert. Erst bei stärkerer Anstrengung schaltet sich der anregende Sympathikus, mit seinem Neurohormon Adrenalin, dazu. Das ist vor allem bei akutem Stress oder bei besonderer Anspannung der Fall. Eine chronische Stimulation des Sympathikus führt über eine chronische erhöhte Ausschüttung von Cortisol zur Schädigung des Herzens, zu Diabetes, zu Bauchfett, zu Blutfettstörungen und zu Bluthochdruck. Langfristig wird dadurch auch die Steuerung des vegetativen Nervensystems geschwächt und erste psychische Störungen wie Burnout, Panikattacken oder Depressionen sind die Folge. Dass Bewegung und gesunde Ernährung günstig für den Erhalt der Gesundheit ist, ist unbestritten. Vor allem, wenn man die Nebeneffekte dieser Maßnahmen im Wissen um die Auswirkungen von chronischem Stress betrachtet. Auch ein gemütlicher Spaziergang, das Einkaufen von gesunden Nahrungsmitteln und gut auf sich Achtgeben, senkt den chronischen Stresslevel. Ich möchte hiermit Frau MMag. Pirker-Binder zitieren, die dies auf den Punkt bringt: *„Gesunde Ernährung und Sport allein genügen nicht, wenn der Mensch nicht im Einklang mit sich selbst lebt, das heißt, Körper, Geist und Seele in Balance hält, sozusagen „im Einklang mit dem Herzen“ lebt.“*

Quelle: Ärztewoche vom 10. Februar 2011, MMag. Ingrid Pirker-Binder, Stress/Psychotherapeutin

1. Qi Gong

Qi Gong sind Übungsmethoden aus China, mit deren Hilfe der Energiefluss im Körper gefühlt und gelenkt werden kann. Das Wissen darüber ist tausende Jahre alt. Unabhängig von Herkunft, Wissen, Beruf, Geschlecht, Alter sowie Religion können diese Übungen von allen Menschen erlernt und praktiziert werden. Qi Gong dient zur Herstellung der geistigen, seelischen und körperlichen Harmonie. In der Traditionellen Chinesischen Medizin (TCM) gilt Qi Gong seit Jahrtausenden als wirksame Maßnahme, sowohl bei der Vorbeugung von Krankheiten als auch zur Therapieunterstützung.

Qi Gong bedeutet selber aktiv zu werden und Verantwortung für die eigene Gesundheit zu übernehmen. Regelmäßiges Üben stärkt das Immunsystem, verbessert die Körperfunktionen und erhöht die Konzentrationsfähigkeit.

2. Yoga

Unter den vielen Yogawegen hat das Hatha-Yoga die größte Verbreitung gefunden. Dabei werden gegensätzliche Energien vereint.

Gewinn durch Yoga: Gesundheit und innere Ausgeglichenheit, mehr Beweglichkeit, Vitalität, Kraft, mehr Atemvolumen und Entwicklung eines langen Atems. Flexibilität bis ins hohe Alter, Abbau von Verspannungen und Schmerzen, Aufschub oder Vermeidung der üblichen Altersbeschwerden, Lebensqualität, innere Ruhe, geistige Klärung und Bewusstwerdung von schädigendem Verhalten, mehr Selbstbewusstsein, Sicherheit und Selbstvertrauen, mehr Selbstverantwortung und Eigeninitiative, Lebensfreude, Wohlbefinden, Energie.

HA	**THA**
Sonne	Mond
Männliche Energie	Weibliche Energie
Rechts	Links
Himmel	Erde
Spiritualität	Materie
Anspannung	Entspannung
Geist	Körper
Yang	Yin

Yoga führt uns von all den äußeren Wahrheiten zu unserer inneren Wahrheit. Von dem was in mir dunkel ist, zum Licht. Von dem was in mir abgestorben und überholt ist, zu dem, was in mir lebt und unsterblich ist.

Ich empfehle Yoga nur bei LehrerInnen zu lernen, die einen Zugang zum spirituell, meditativen Inhalt haben. Die eigenen Grenzen müssen gefühlt und respektiert werden. Yoga ist keine Turnübung. Überforderung ist auch hier schädlich.

3. Jacobson-Entspannungsstraining

Der Physiologe Edmund Jacobsen gilt als der Pionier auf dem Gebiet des Entspannungstrainings. Er entdeckte bei seinen frühen Untersuchungen, dass bei Spannungsgefühl (Angst) eine Muskelkontraktion (Muskelanspannung) beteiligt ist, und dass diese Angst aufgehoben werden kann, wenn die muskuläre Spannung beseitigt wird. Er entwickelte in den Jahren von 1908 bis 1934 ein Entspannungstraining, bei dem durch wechselnde An- und Entspannung verschiedener Muskelgruppen eine tiefe Entspannung erlebt werden konnte. Viele Menschen schaffen es mit dieser Methode leichter, in die völlige Muskelentspannung zu gelangen. Auch hier erkennt man wieder das taoistische Prinzip des Anspannens (Yang) und Entspannens (Yin). Es werden in bestimmter Reihenfolge 16 Muskelgruppen erst angespannt, die Spannung gehalten und dann abrupt losgelassen. Die Wahrnehmung wird gezielt auf die fühlbaren Unterschiede

gelenkt.
Vorstellbar ist dies wie bei einem Pendel, das erst in die eine Richtung gezogen wird, um dann mühelos und von selbst in die andere Richtung zu gleiten.

4. Autogenes Training

Von J. H. Schulz aus der Hypnose entwickelte Entspannungstechnik. Durch das bewusste Empfinden von Schwere, Temperatur, Atmung und Herztätigkeit wird der Körper entspannt und die Trennwand zwischen Bewusstsein und Unterbewusstsein durchlässiger. Auch hier sehen sie wieder das taoistische Prinzip. Bewusstsein (Yang) schwingt ins Unterbewusste (Yin). Über die körperliche (Yang) Entspannung können Sie dann mit persönlichen Formeln auch die seelischen (Yin) Spannungen mildern oder auflösen. Dies alles kann – fachlich angeleitet und regelmäßig geübt (3 x 5 Minuten pro Tag) - das körperliche und seelische Wohlbefinden deutlich positiv beeinflussen.

5. Biofeedback

Mittels Biofeedbackgeräten werden Veränderungen der Atmung, der Muskelverspannung und der Herzfrequenz am Computerbildschirm dargestellt. Damit kann man sich einen Einblick in seinen Körper verschaffen und durch Übungen die Möglichkeit der Selbststeuerung des vegetativen Nervensystems trainieren.

Infos unter www.pirker-binder.at/biofeedback/biofeedback-neurofeedback

6. Trancereise + Visualisierungsübungen

Die Trance ist ein Zustand zwischen wachem Bewusstsein und Unterbewusstsein, wie wir es aus der Hypnose und dem Autogenen Training kennen. Im EEG erkennt man so genannte Alphawellen und es ist vergleichbar mit dem so genannten „Dösen“. Das bedeutet, Sie sind in diesem Zustand etwas „entfernt“ von der Realität aber trotzdem ganz bei sich. In diesem veränderten Bewusstseinszustand ist es am besten möglich, Suggestionen anzunehmen oder mit der Seele auf Reisen zu gehen. Trancereisen sind geführte Meditationen in einem leichten bis mittleren Trancezustand. Sie werden von einer Stimme geführt und begleitet, um auf Reisen zu gehen, die ganz bestimmte aber unterschiedliche Aufgaben haben können. Trancereisen gibt es auch in guter Qualität auf CDs zu den verschiedensten Themen. Schlaf, Raucherentwöhnung, Abnehmen, Allergie,

Entspannung, Angst und vielem mehr.

Ähnlich funktionieren Visualisierungsübungen. Diese wurden vor allem zur unterstützenden Krebsbehandlung von Simonton entwickelt. Visualisierungsübungen und Imaginationstechniken sind Verfahren durch die Sie mit Hilfe ihrer bildlichen Vorstellungskraft ihren Heilungsverlauf aktiv beeinflussen können. Menschen stellen sich Ereignisse bildlich vor, die sie herbeisehnen. Wenn wir uns ein Vorstellungsbild machen, so sagen wir damit immer auch etwas über unsere Wünsche aus. Und wenn wir diese Aussage oft genug wiederholen, wird sie zu der festen Erwartung, dass unsere Wünsche verwirklicht werden. Auf Grund dieser positiven Erwartung beginnen wir auf eine Weise zu handeln, die der Verwirklichung des Gewünschten förderlich ist. (ähnlich der „Selbsterfüllenden Prophezeiung"). Sie lernen dabei, die Möglichkeit ihrer Heilung in ihren Gedanken zu festigen.

7. Der Schlaf

Wir verbringen ungefähr ein Drittel unseres Lebens im Schlaf. Schlafen bedeutet jedoch nicht nur Ruhe finden, es ist vielmehr eine andere Art des Wachseins. Die Schlafforschung hat festgestellt, dass sich im Schlaf einige Gehirnregionen abschalten, andere werden jedoch aktiv. Wir verbrauchen im Schlaf fast genauso viel Energie (Kalorien) wie tagsüber, denn auch wenn wir äußerlich friedlich schlummern, ist in uns die Aktivität in vollem Gang. Alle 90 Minuten erleben wir den Traumschlaf (REM-Phase). Dies ist eine hochaktive Phase, in welcher der Körper mehr Energie verbraucht, als im Wachzustand. Wir verträumen bei 8 Stunden Schlaf ungefähr 2 Stunden. Dies auch dann, wenn wir uns nicht mehr daran erinnern können. Dies tun wir nur, wenn wir direkt während dieser Traumphase aufwachen und länger als 3 Minuten wach sind. Auch Menschen mit einem guten Schlaf wachen ungefähr 28-mal in der Nacht auf. Auch daran können wir uns nicht erinnern, denn wenn wir kürzer als 3 Minuten wach sind, vergessen wir dies. Nur längere wache Phasen bleiben in Erinnerung. Das Bedürfnis nach Schlaf wird von unserer inneren Uhr gesteuert. Nachts wird der Kreislauf gedrosselt, die Körpertemperatur sinkt, Schmerzen werden stärker wahrgenommen und die Stimmung fällt nachts in ein Tief, welches einer Depression gleicht. Wer nachts nicht schlafen kann, dem erscheinen Ängste, Sorgen, Schmerzen etc. als deutlich bedrohlicher und quälender als tagsüber.

Gesteuert wird dies durch Botenstoffe. Das Schlafhormon Melatonin wird am Abend von der Epiphyse ausgeschüttet und schaltet den Organismus auf die Erholungsphase um. Um Mitternacht bis 2 Uhr früh wird in der Hypophyse das Wachstumshormon freigesetzt, welches für die Regeneration von Zellen und Gewebe nötig ist. Auch Hormone wie Östrogen werden freigesetzt und regeln Schlaf und Stoffwechsel. Progesteron fördert den Schlaf, den inneren Frieden und die Ruhe der Frau. Daher ist es verständlich, dass Schwankungen der Hormone im Wechsel zu Schlafstörungen führen können. Testosteron wird ebenfalls vermehrt nachts ausgeschüttet. Es wirkt Fett abbauend und Muskel aufbauend. Deshalb neigen Nachtarbeiter und Menschen mit Schlafmangel zum Zunehmen. Morgens wird das Stresshormon Cortisol ausgeschüttet, damit wir wieder aktiv werden.

(a) Schlaftypen: Von Eulen und Lerchen

Langschläfer und Frühaufsteher gibt es von Natur aus. Wissenschafter haben die beiden extremen Schlaf-Wach-Varianten nach Vorbildern aus der Vogelwelt benannt. Lerchen werden früher müde als die meisten Menschen und stehen auch früher auf. Sie fühlen sich bei Tagesanbruch besonders fit. Eulen hingegen sind abends lange leistungsfähig, morgens aber müde und muffelig. Die meisten Menschen sind allerdings weder das eine noch das andere, ihr Schlaf-Wach-Rhythmus liegt irgendwo zwischen dem von morgenfrischen Lerchen und den nachtaktiven Eulen. In einer Umfrage gaben 28% an Eulen und 21% an Lärchen zu sein. 32% konnten sich nicht einteilen. Nach welchem Rhythmus Sie am liebsten leben, bestimmt Ihre innere Uhr. Sie ist der biologische Taktgeber, über den jeder Mensch verfügt. Wie diese Uhr tickt, bestimmen nicht nur Sie und Ihr Wecker, sondern auch Ihre Gene. Dies verändert sich jedoch im Laufe des Lebens. Kinder wollen meist früh aufstehen. Kaum in der Pubertät, verschiebt sich der Rhythmus dann zeitlich nach hinten: Zwanzigjährige machen die Nacht gern zum Tage. Ein paar Jahre später rutscht der Rhythmus erneut zurück, in Richtung der Lerche. Alte Menschen sind meist wieder früh wach und gehen früh zu Bett. All dies geschieht aber im Rahmen unserer angeborenen Möglichkeiten. Je älter wir werden, desto weniger schlafen wir: Kinder zwischen fünf und acht Jahren schlummern nachts acht oder neun Stunden, 40-jährige Erwachsene im Schnitt etwa sieben bis acht Stunden. Zwischen dem 55. und 60. Lebensjahr sind es nur noch rund sechseinhalb Stunden, mit 80 nur noch zirka sechs Stunden pro Nacht. Dafür dehnt sich die Phase aus, die zwischen Hinlegen und Wegdämmern liegt: 80-Jährige brauchen dafür im Durchschnitt zehn Minuten länger als 20-Jährige. Ältere haben auch einen leichteren Schlaf: Die Tiefschlafphasen verkürzen sich bei Menschen, die 60 Jahre oder älter sind, immer mehr. Wie viel Schlaf ein

Mensch braucht, ist von Fall zu Fall verschieden. Es gibt ausgeprägte Kurz- und Langschläfer: Wer als Erwachsener unabhängig vom Wecker regelmäßig weniger als sechs Stunden schläft, gilt als Kurzschläfer. Verbringen Sie mehr als neun Stunden täglich im Bett, gehören Sie zu den Langschläfern. Beide Gruppen erleben gleich viele Tiefschlafphasen, aber Langschläfer schlummern im Vergleich dennoch leichter und träumen mehr. Beim Aufwachen fühlen sich beide Typen gleich ausgeruht. Wissenschaftler vermuten deshalb, dass Kurzschläfer effektiver schlafen.

(b) Schlafstörungen

Wer an einer Schlafstörung leidet, der fühlt sich oft schlapp und erschöpft, ist müde, unkonzentriert und ist in seiner Lebensqualität stark eingeschränkt.

Der Mangel an Schlaf wirkt sich auf den gesamten Körper aus. Die Leistungsfähigkeit ist deutlich gemindert, die visuelle und körperliche Wahrnehmung ist beeinträchtigt, die Organsysteme wie z.B. Nervensystem oder Herz-Kreislaufsystem sind geschwächt und es besteht ein erhöhtes Risiko für Krankheiten. Schlafstörungen sollten in jedem Fall behandelt werden, weil ein dauerhafter Schlafentzug ein erhöhtes und ernst zu nehmendes Risiko eines Herzinfarktes, Schlaganfalles oder einer Immunschwäche bedeuten kann.

Ursachen von Schlafstörungen

Eine Schlafstörung (Insomnie) ist definiert, wenn mindestens über einen Monat an drei Tagen pro Woche eine Einschlafstörung (kein Schlaf nach einer halben Stunde) oder eine Durchschlafstörung (Aufwachen in der Nacht und nach mehr als 30 Minuten kein Wiedereinschlafen möglich) vorliegen.

Äußere Ursachen:

Lichteinwirkung (z.B. Lichtreklame), Lärm, zu hohe Temperatur, zu trockene oder verbrauchte Luft, oder ein ungewohntes Zimmer und Bett, schnarchender Partner, Alkohol, zu spätes, schweres Essen, Kaffee, Schwarztee, Rauchen, zu langes und aufregendes Fernsehen, Wetterfühligkeit, körperliche Überanstrengung, Schichtarbeit, Zeitverschiebung (Jetlag), Arzneimittelnebenwirkung, Entzugsbeschwerden (Alkohol, Nikotin u.a.)

Organischen Ursachen:

Schmerzen aller Art, Infektionen, Tumorerkrankungen, Fieber, Husten und Schnupfen, Asthmaanfälle, nächtliche Atemstillstände (Schlafapnoe) Durchblutungsstörungen, Lungen- und Lebererkrankungen, Schilddrüsenfehlfunktionen, Blasen- und Verdauungsstörungen, hohes Alter, Schwangerschaft und Stillzeit, Wechseljahre, Beinkrämpfe, Restless-legs

Psychisch bedingte Ursachen:

zu hohe Stressbelastung durch Ärger, Aufregung oder Sorgen, mangelnde Konfliktbewältigung, Mobbing, Depression (oft erstes Symptom einer Depression), Sucht (z.B. Alkohol, Tabletten, Drogen), Neurosen bzw. Psychosen

Tipps für einen erholsamen Schlaf:

- ✓ Achten Sie auf ihr individuelles Schlafbedürfnis: Der Mittagsschlaf oder der „Fernsehschlaf“ muss mitgezählt werden. Zuviel Schlaf kann auch zu Schlafstörungen führen. Probieren Sie eine Stunde kürzer zu schlafen! Setzen Sie sich nicht unter Zeitdruck!

- ✓ Halten Sie einen regelmäßigen Schlaf- Wachrhythmus ein: gehen Sie täglich zur gleichen Zeit ins Bett und stehen Sie zur gleichen Zeit auf (toller Tip, oder? – wenn man so wie ich Nachtdienst schieben muss)

- ✓ Zwingen Sie sich nicht zum Einschlafen: Lenken Sie sich mit einer ruhigen Beschäftigung ab, wenn Sie noch nicht müde sind (der spannende Krimi ist da vermutlich nicht gerade geeignet). Gehen Sie erst ins Bett, wenn Sie wirklich müde sind! Lesen Sie im Bett etwas, was Sie zwar interessiert, aber anstrengt – keine spannenden Bücher (mein Favorit ist ein Hörbuch über das Leben und die Philosophie von Aristoteles bis Wittgenstein)

- ✓ Seien Sie gelassen, wenn Sie eine Nacht nicht gut geschlafen haben. Wenn man meint, die ganze Nacht kein Auge zugetan zu haben, stimmt das sicher nicht. Im Schlaflabor hat man festgestellt, dass man in so einem Fall zwischen den Wachphasen sehr wohl einige Stunden schläft und vor allem körperlich rastet.

- ✓ Führen Sie ein Schlaftagebuch mit den Schlafenszeiten, Gedanken, Problemen, Tagesereignissen,…

- ✓ Um schlafraubende Gedanken beim Einschlafen abzuwehren,

probieren sie den „Gedankenstopp“ (Sagen Sie zu sich selber „Stopp“, wenn unangenehme Gedanken auftauchen)

✓ Achten Sie auf ein angenehmes Schlafklima. Sie sollten Ihre individuell angenehme Raumtemperatur (empfohlen 16 bis 18°) herausfinden, auf eine ausreichend Luftfeuchtigkeit von 50% achten, vorm Schlafen lüften (hat meine Mutter immer schon gemacht), den Raum abdunkeln und für eine ruhige Umgebung sorgen.

✓ Die Matratze sollte am besten aus Latex, aus einem Stück und gerade richtig hart sein, sodass die Wirbelsäule in der Früh nicht schmerzt. Alle 10 Jahre sollten Sie die Matratze wechseln, sie nimmt ja täglich bis zu 1 Liter Schweiß auf! Ein guter Polster, nicht zu hoch, ist auch sehr wichtig. Auf nicht zu warme, aber kuschelige Bettwäsche aus Naturmaterialien achten, lüften, häufig frisch überziehen.

✓ Das Bett sollten Sie nur zum Schlafen, oder andere nette Dingen, benützen. Vermeiden sie unangenehme Dinge im Bett zu erledigen. (Telefonate, Streitgespräche,…).

✓ Gedanken ordnen: Streit, berufliche oder private Sorgen oder Ängste sollten nicht mit Ihnen einschlafen. Versuchen Sie diese Gedanken vor dem Schlafen gehen im Wohnzimmer zu ordnen und schreiben sie diese auf. Planen Sie auch schon dort den nächsten Tag.

✓ Abendrituale: „Verwöhn-Massagen“ vom Partner oder Selbstmassage oder Akupressur (z.B. durch sanftes Drücken mit der Zeigefingerkuppe auf den Punkt zwischen den Augenbrauen), Entspannungsübungen wie autogenes Training, Meditation, sanfte Musik (Mozart beruhigt z.B. Babys sehr), Lesen und ein Vollbad bauen Unruhe und Anspannung ab. Nehmen Sie sich Zeit für den Übergang vom Alltag zum Schlafen. Ein warmes Bad mit Melisse- oder Lavendelölzusätzen erhöht die Einschlafbereitschaft durch Erhöhung der Körpertemperatur und man wird so richtig müde.

✓ Ernährung: Weder mit leerem noch mit zu vollem Magen schlafen gehen. Koffeinhaltige Getränke dürfen am Abend nur Menschen mit einem niedrigen Blutdruck trinken, sie schlafen damit sogar besser ein. Alkohol wirkt zuerst (und in kleinen

Mengen) als Beruhigungsmittel, dann aber als Aufputscher. Die Folgen sind Herzrasen in der Nacht, Albträume, wenige und leichtere Tiefschlafphasen. All das bringt keine gute Erholung. Diabetiker sollten wirklich keinen Alkohol vor dem Schlafen trinken, weil die Zuckerbildung in der Leber durch Alkohol gehemmt wird und dadurch eine gefährliche Unterzuckerung in der Nacht stattfinden kann! Am Abend nicht zu viel trinken, denn Harndrang ist ein starker Weckreiz. Ein Glas warme Milch mit Honig oder Kräutertee mit Lavendel, Melisse, Baldrian,…als Schlaftrunk wirkt manchmal Wunder.

✓ Empfehlenswert ist ein Abendspaziergang. Aber Vorsicht: Fünf Stunden vor dem Schlafen keinen anstrengenden Sport mehr betreiben. Körperliche Betätigung unter tags wirkt jedoch entspannend und schlaffördernd, weil durch Bewegung das Stresshormon Adrenalin abgebaut wird.

✓ Eine Aromatherapie mit den ätherischen Ölen aus Lavendel oder Bitterorange hat eine schlafanregende Wirkung durch die Beeinflussung des limbischen Systems.

✓ Wenn Hustenreiz beim Einschlafen hindert, reizstillende Medikamente einnehmen, nicht hustenlösende! Hustenpastillen fertig lutschen, sonst besteht Erstickungsgefahr!

Durchschlafstörungen

✓ Nicht verzweifeln, ruhig liegen bleiben, positiv denken!

✓ Erlernen Sie Entspannungsübungen und Meditation, diese Übungen können Sie inmitten der Nacht gut anwenden.

✓ Zeit nützen für Gedanken, die am Tag zu kurz gekommen sind. Vielleicht am Nachtkastl Zettel und Stift für „geniale" Einfälle bereithalten. Seien sie dafür dankbar!

✓ Baldrian-, Passionsblume- Hopfentropfen beim Bett bereithalten und wenn Sie aufwachen etwa 20 Tropfen davon nehmen. So gleitet man wieder leichter in den Schlaf.

✓ Wenn Sie neben einem Partner schlafen, versuchen Sie im gleichen ruhigen Atemtempo zu atmen. Freuen Sie sich, dass er gut schlaft und Sie werden auch bald wieder im Nirwana sein!

(c) Welche Schlafmittel gibt es?

Als Schlafmittel können verschiedene Substanzen eingesetzt werden, angefangen von "harmlosen" pflanzlichen Mitteln, bis hin zu den sehr starken, heute üblicherweise nicht mehr verwendeten, Barbituraten. Die am häufigsten verschriebene Substanzgruppe sind die Benzodiazepine, gefolgt von Antidepressiva und Neuroleptika.

Die Wahl eines Schlafmittels hängt von verschiedenen Faktoren ab:

- Ursache der Schlafstörungen (so wird man z.B. bei Schlafstörungen, die durch eine Depression verursacht werden, zunächst Antidepressiva verwenden)
- Symptomatik (Ein- und/oder Durchschlafstörungen)
- Alter des Patienten
- Dauer und bisherige medikamentöse Therapie der Schlafstörung
- Andere Faktoren, bei denen bestimmte Medikamente nicht verschrieben werden dürfen (u.a. Herz-Kreislauf-Erkrankungen, Leber- und Nierenerkrankungen, Augenerkrankungen wie "Grüner Star", Suchterkrankungen in der Vorgeschichte des Patienten).

1. Benzodiazepine

Benzodiazepine (heute insbesondere die unten angeführten "Neue Nichtbenzodiazepine") gelten als Schlafmittel der ersten Wahl. Sie wurden als letzte der großen Psychopharmakagruppen (Neuroleptika, Antidepressiva, Lithium) entdeckt und werden seit 1960 gegen verschiedene Störungen eingesetzt. Zu ihrer weiten Verbreitung hat vor allem beigetragen, dass das Verhältnis von Nutzen und Nebenwirkung bei diesen Mitteln im Vergleich zu anderen schlafanstoßenden Substanzen äußerst günstig ausfällt. Sie sind zudem das am besten und am häufigsten untersuchte Psychopharmakon. Benzodiazepine bewirken im Gehirn, dass vorhandene Hemmmechanismen in ihrer Wirkung verstärkt werden. Bildlich gesprochen: Stellen Sie sich unser Gehirn wie eine Maschine vor. Im Wachzustand läuft diese Maschine sehr schnell. Um in den Schlaf zu gelangen, aber auch in anderen Situationen, wenn diese schnelle Aktivität hinderlich wird (z.B. wenn man sich in einen Erregungszustand wie Angst hineinsteigert), braucht man also eine Bremse. Die wichtigste bremsende Substanz im Gehirn ist die sogenannte Gamma-Amino-Buttersäure (GABA). Benzodiazepine verstärken die Wirkung von GABA. Der Nachteil ist, dass eine Abhängigkeit entstehen kann (bei länger andauerndem täglichen Gebrauch und wenn man ohnehin zur Suchterkrankung neigt) und die paradoxe Wirkung, besonders bei alten und verwirrten Patienten (statt müde, werden die Patienten getrieben, unruhig, verwirrt, gereizt, ängstlich-aggressiv – manchmal kann dies sogar zu einer psychiatrischen Einweisung führen).

Dabei entfalten sie mehrere Wirkungen:

- sedierend/hypnotisch (beruhigend, dämpfend bzw. müde-machend)
- muskelrelaxierend (die Muskeln entspannend)
- anxiolytisch (Angst lösend)
- sie sind "antikonvulsiv", d.h. krampflösend bzw. -verhindernd
- antiaggressiv

Es gibt sehr verschiedene Benzodiazepine hinsichtlich Wirkdauer und Wirkprofil. Benzodiazepine, in deren Wirkprofil die angstlösende Komponente stark ausgeprägt ist, werden üblicherweise als "Tranquilizer" bezeichnet und vor allem bei Angststörungen eingesetzt. Sie wirken ebenso wie die Hypnotika, bei denen die müde-machende Wirkung im Vordergrund steht, "schlafbahnend". D.h. sie erleichtern das Ein- und Durchschlafen, erzwingen jedoch im Gegensatz zu Barbituraten nicht den Schlaf. Die Wirkdauer der Benzodiazepine hängt u.a. davon ab, wie schnell die Substanz im Körper wieder abgebaut wird (dieser Substanzabbau wird über die sogenannte Eliminationshalbwertzeit bzw. auch "Plasmahalbwertzeit" erfasst, d.h. die Zeitdauer, in der die Stoffkonzentration im Körper auf die Hälfte des anfänglichen Wertes abfällt: diese Halbwertzeiten liegen je nach Medikament zwischen wenigen Stunden und mehr als 24 Stunden). Entsprechend unterscheidet man folgende drei Gruppen, mit denen unterschiedliche Vor- und Nachteile verbunden sind: kurzwirksame Mittel wie Halcion haben das Problem, dass man häufiger nicht durchschlafen kann oder früh munter wird. Mittellangwirksame wie Lexotanil und Praxiten gewährleisten zwar meist einen guten Schlaf, haben jedoch manchmal Überhangeffekte, wie Müdigkeit und Schwindel am nächsten Tag zur Folge. Langwirksame Präparate wie Valium haben eine große Kumulationsgefahr, starke Überhangeffekte und das Autofahren oder Bedienen von gefährlichen Maschinen ist nicht wirklich anzuraten.

2. Neue Nichtbenzodiazepine

Zu diesen seit den 90-iger Jahren im Handel befindlichen Substanzen zählen: Zolpidem z.B. Ivadal , Zopiclon (Ximovan) oder Zaleplon (Sonata).

Sie gehören von ihrer chemischen Struktur her nicht zu den Benzodiazepinen, haben aber im Nervensystem den gleichen Wirkungsort.

Wirkung:

Ihr Wirkprofil ist dem der Benzodiazepine ähnlich (beruhigend-dämpfend bzw. müde-machend, die Muskeln entspannend, Angst lösend, krampflösend, antiaggressiv), wobei der Haupteffekt auf der schlafanstoßenden Komponente liegt und insbesondere die angstlösende Komponente geringer ausfällt.

Zolpidem hat im Gegensatz zu Benzodiazepinen eine weniger starke muskelentspannende und krampflösende Wirkung. Trotzdem besteht auch bei dieser Substanz bei älteren Patienten eine erhöhte nächtliche Sturzgefahr.

Alle Mittel dieser Gruppe sind kurzwirksam. Die Plasmahalbwertzeit beträgt bei Zolpidem ca. 2,5 Stunden. Als Vorteil dieser Mittel gilt, dass die Gewöhnungseffekte und die Gefahr einer Abhängigkeit wesentlich geringer ausgeprägt sein sollen, als bei Benzodiazepinen. Sie gelten derzeit daher als das ideale Mittel zur Kurzzeitbehandlung von Schlafstörungen.

3. Antidepressiva

So mancher Patient ist darüber irritiert, dass sein Arzt ihm ein Mittel verschreibt, das eigentlich in erster Linie zur Behandlung von Depressionen eingesetzt wird, nämlich ein sogenannte Antidepressivum.

Die Verschreibung von Antidepressiva bei Schlafstörungen kann jedoch auch dann sinnvoll sein, wenn der Patient nicht unter schweren Depressionen leidet, weil einige dieser Medikamente auch eine schlafanstoßende Wirkung besitzen. Antidepressiva wirken in unterschiedlichem Maße:

- depressionslösend, stimmungsaufhellend
- beruhigend-dämpfend oder aktivierend
- antriebssteigernd oder antriebsdämpfend

Wichtig bei Depressionen: der stimmungsaufhellende Effekt tritt im Gegensatz zu den anderen Wirkungen erst nach 2 bis 3 Wochen auf.

Zur Behandlung von Schlafstörungen greift man natürlich auf solche Antidepressiva zurück, die eine eher beruhigend-dämpfende Wirkung haben (z.B. Amitriptylin = Saroten, Trazodon = Trittico, Mirtazapin = Mirtabene. Steht die Behandlung der Schlafstörung im Vordergrund, kann die Behandlung mit einer niedrigeren Dosierung begonnen werden, als bei einer vorliegenden depressiven Störung (ca. 30 Minuten vor dem Zubettgehen). Die optimale Dosis für eine schlafanstoßende Wirkung schwankt jedoch von Mensch zu Mensch.

Spezielle Vorteile

- Antidepressiva haben kein Abhängigkeitspotential. Sie werden daher bevorzugt bei einer länger andauernden Behandlung eingesetzt, sowie bei Patienten, die in ihrer Vorgeschichte oder gegenwärtig eine Suchterkrankung oder Medikamentenabhängigkeit aufweisen.
- Sie sind das Mittel der Wahl bei Schlafstörungen, die durch eine Depression oder Angststörung ausgelöst werden.
- Antidepressiva werden oft niedrig dosiert zur Schmerztherapie eingesetzt, besonders bewährt haben sich dafür Saroten, Trittico und Cymbalta.
- Geringere Sturzgefahr und geringere Beeinträchtigung der Atmung in der Nacht bzw. kaum paradoxe Reaktionen (alte oder demente Menschen).

Nachteile: Die schlafanstoßende Wirkung ist geringer als die von Benzodiazepinen.

- Antidepressiva haben deutlich mehr Nebenwirkungen als Benzodiazepine (u.a. Mundtrockenheit, Sehstörungen, Verstopfung, Blutdrucksenkung, Herzklopfen und Herzrhythmusstörungen, Verwirrtheitszustände, Gewichtszunahme, Libido- und Potenzverlust, Leberfunktionsstörungen). Die Empfindlichkeit für diese Nebenwirkungen ist von Mensch zu Mensch sehr unterschiedlich ausgeprägt. Meist gibt es auch nach einigen Tagen einen Gewöhnungseffekt und die Nebenwirkungen verschwinden.

4. Neuroleptika

Neuroleptika sind Medikamente, die man in erster Linie zur Behandlung von schweren psychischen Störungen, den sogenannten Psychosen, verwendet. Sie wirken "antipsychotisch" ohne das Bewusstsein und die intellektuellen Fähigkeiten wesentlich zu beeinflussen. Die antipsychotische Wirkung bedeutet für den unter einer Psychose leidenden Patienten, dass sich Erregungszustände, gefühlsmäßige Spannungen, Angst, Trugwahrnehmungen und wahnhafte Gedanken verringern. Sie ermöglichen auch eine Distanzierung von der Psychose, d.h. der Patient kann seinen Zustand selber als krankhaft erkennen. In der Langzeitbehandlung von psychotischen Patienten beugen die Neuroleptika außerdem einer Wiedererkrankung vor.

Neben dieser antipsychotischen bzw. im eigentlichen Sinne "neuroleptischen" Wirkung besitzen Neuroleptika, unterschiedlich stark ausgeprägt, auch eine sedierend-beruhigende und dämpfende Wirkung. Es sind diese dämpfend-beruhigenden Wirkungen, die man sich bei der Behandlung von Schlafstörungen zunutze macht.

Neuroleptika werden nach ihrer antipsychotischen Wirkung unterschieden in

- schwach/niedrigpotente Neuroleptika
- mittelstarke Neuroleptika
- starke Neuroleptika
- sehr starke Neuroleptika

Dabei gilt für die "klassischen" Neuroleptika: Je stärker die antipsychotische Wirkung, desto schwächer die dämpfend-beruhigende Wirkung und desto häufiger Nebenwirkungen im Bereich der Muskulatur (sog. "extra-pyramidal-motorische Nebenwirkungen", s.u.)

Entsprechend werden zur Behandlung von Schlafstörungen in erster Linie schwache Neuroleptika herangezogen (Wirkstoffe u.a.: Prothipendyl = Dominal , Levomepromazin= Nozinan, Melperon= Buronil, Chlorprothixen= Truxal, Thioridazin= Melleril).

Vorteile der Neuroleptika

- Sie sind das Mittel der Wahl bei Schlafstörungen, die durch eine Psychose/ Schizophrenie hervorgerufen werden.
- Neuroleptika haben kein Abhängigkeitsrisiko oder Gewöhnungseffekte (Abnahme der Wirkung, Dosissteigerung) kommen meist nicht vor.
- Die Nebenwirkungen auf das Herz-Kreislaufsystem sind geringer als bei Antidepressiva.
- Sie können als Schlafmittel eingesetzt werden bei Patienten, die keine Benzodiazepine und/oder Antidepressiva nehmen dürfen (z.B. wegen einem Abhängigkeitsrisiko).
- Sie werden häufiger bei älteren Patienten verschrieben.
- Keine Verminderung des Traum- (REM-) Schlafes.

Nachteile:

- Neuroleptika haben, ähnlich wie Antidepressiva, wesentlich mehr Nebenwirkungen als Benzodiazepine (u.a. Mundtrockenheit, Schwitzen, Sehstörungen, Zittern, Kreislaufbeschwerden, Herzrhythmusstörungen,

Blutbildveränderungen, Depression, in hoher Dosierung Störungen der Gesichtsmuskulatur, Gewichtszunahme usw.).

- Akathisie (Unfähigkeit still zu sitzen "restless legs". Auftreten nach 5 - 70 Tagen bei 25% der Patienten) ==> Therapie mit Lorazepam (Temesta ®)
- Spätfolgen: Als Folge langjähriger Neuroleptikaeinnahme kann es zu sogenannten Spätdyskinesien kommen, d.h. oft nicht mehr rückgängig machbaren Störungen der Muskulatur im Bereich des Mundes (Grimassieren) des Halses (Torticollis), der Hände und Füße (Fußtrippeln, Unruhe). Dies gilt vorrangig für die "klassischen Neuroleptika", während modernere sogenannten atypische Neuroleptika diesbezüglich, in der Regel, ein wesentlich geringeres Risiko aufweisen.
- Aufgrund der langen Wirkdauer kommt es zu Überhangeffekten am nächsten Tag.

5. Chloralhydrat (Handelsname: Chloraldurat)

Chloralhydrat ist eines der ältesten Schlafmittel, das heutzutage manchmal noch bei älteren Patienten eingesetzt wird. Seine Nebenwirkungen sind beträchtlich. Chloralhydrat besitzt eine leicht sedierende Wirkung, die innerhalb von 30 Minuten einsetzt und ca. 6 Stunden lang anhält. Die Langzeitwirkung über eine Woche hinaus ist unzureichend nachgewiesen.

Nebenwirkungen:

- Hohe Giftigkeit (5 - 10 g wirken tödlich, als therapeutische Dosis werden 0,5 bis 1,5 g eingesetzt). Darf deswegen nicht bei Magen-Darm-, Leber-, Herz- und Nierenerkrankungen verschrieben werden.
- Abhängigkeitspotential, Entzugserscheinungen nach längerem Gebrauch
- Reizung der Magenschleimhaut, Übelkeit, Mundgeruch, allergische Reaktionen, Verwirrtheitszustände

6. Clomethiazol (Distraneurin)

Dieser Wirkstoff wird normalerweise nicht in der ambulanten Behandlung von Schlafstörungen eingesetzt, sondern nur im Rahmen eines stationären Aufenthaltes. Distraneurin wird vor allem zur Behandlung deliranter Zustände verwendet (z.B. Alkoholdelir), manchmal auch bei hartnäckigen Schlafstörungen älterer Patienten in der Psychiatrie mit Verwirrtheits-, Erregungs- und Unruhezuständen in der Nacht.

Das Medikament hat eine ausgeprägte schlafanstoßende Wirkung, macht aber auch schnell abhängig und beeinträchtigt die Atmung im Schlaf. Es sollte nicht länger als eine Woche bei Schlafstörungen und nur im Krankenhaus verwendet werden.

7. Barbiturate und andere "veraltete" Substanzen

Diese Medikamentengruppe wird hier nur aus historischen Gründen angeführt. Vor der Entdeckung der sogenannten Benzodiazepine wurden Barbiturate sehr häufig zur Behandlung von Schlafstörungen eingesetzt. Im Gegensatz zu den heutigen Schlafmitteln wirkten die Barbiturate Schlaf-erzwingend, d.h. bei ausreichender Dosierung schläft jeder ein, ob er will oder nicht, und ist auch nur sehr schwer weckbar. D.h. diese Mittel wirken nicht nur hypnotisch (Schlaf-anstoßend) sondern "narkotisch". Das mag für so manchem Schlafgestörten in verzweifelten Nächten verlockungsvoll klingen. Die Nebenwirkungen dieser Substanzgruppe sind jedoch so massiv, dass sich eine Therapie von Schlafstörungen mit ihnen verbietet bzw. als "obsolet" (veraltet) und nicht empfehlenswert gilt. Zu diesen Nebenwirkungen zählen u.a.:

- hohe "Toxizität", d.h. hohe Giftigkeit - Barbiturate waren früher das Selbstmordmittel Nr.1
- hohe Gewöhnungsgefahr: Die Barbituratwirkung lässt häufig schon nach wenigen Tagen nach und der Schlaf ist wieder gestört.
- hohe Suchtgefahr: schon nach einer Kurzzeiteinnahme kann es zu erheblichen Entzugserscheinungen kommen.

Barbiturate sind u.a. unter folgenden Namen auch heute noch (allerdings zur Behandlung von Epilepsie) auf dem Arzneimittelmarkt: Lepinal, Luminal.

Andere veraltete Substanzgruppen: Ähnlich wie die Barbiturate werden auch andere, früher verwendete Substanzen - wie z.B. Bromsalze - heute nicht mehr zur Therapie von Schlafstörungen eingesetzt. Ein trauriges Ende nahm am Ende der Barbiturat-Ära der neuartige Wirkstoff "Thalidomid" (Handelsname "Contergan"). Dieser Wirkstoff weckte deswegen so große Hoffnungen, weil er im Gegensatz zu den Barbituraten so gut wie keine Vergiftungserscheinungen hervorrufen konnte. Wegen dieser geringen Nebenwirkungen wurde das Mittel auch in großem Umfang schwangeren Müttern verschrieben, bevor 1961 - zu spät - bekannt wurde, dass Contergan zu Missbildungen führte. Als Folge wurden etwa 10.000 Kinder behindert geboren. Außerdem stellte man fest, dass Contergan bei längerer regelmäßiger Einnahme zu teilweise irreparablen Schäden der Nerven führen kann

8. Antihistaminika

Diese Medikamentengruppe wird normalerweise zur Behandlung von Allergien eingesetzt. Einige dieser Substanzen haben auch eine schlafanstoßende, "müde-machende" Wirkung (Diphenhydramin- Calmaben®).

Diese Medikamente sind bislang ohne Rezept erhältlich. Ihre schlafanstoßende Wirkung ist deutlich geringer als die von Benzodiazepinen. Ihre Wirkung tritt langsamer ein (1-3 Stunden). Die Wirkdauer ist mittellang, so dass es zu Überhangeffekten am Tage kommen kann (Beeinträchtigung des Reaktionsvermögens z.B. beim Autofahren!). Bei längerem Gebrauch kommt es nach klinischen Beobachtungen zu Wirkungsverlust bzw. Gewöhnungseffekten. Nebenwirkungen sind u.a.: Mundtrockenheit, Verstopfung, Beschwerden bei der Blasenentleerung, Sehstörungen, Benommenheit am Tage.

Gerade bei älteren Patienten ist Vorsicht geboten, da diese Mittel zur Entwicklung eines sogenannten Delirs (schwerer Verwirrtheitszustand) beitragen können.

Insgesamt ist diese Substanzengruppe in Bezug auf die Behandlung von Schlafstörungen wenig untersucht. Von diesen Medikamenten dürften, wenn überhaupt, vor allem Patienten mit leichten, kurzfristigen, nicht chronifizierten Schlafstörungen profitieren.

9. Melatonin

Melatonin ist ebenfalls chemisch verwandt mit Serotonin und wird im Körper aus dem natürlich vorkommenden L-Tryptophan gebildet. Melatonin wird auch selber vom Körper in der Zirbeldrüse (=Epiphyse) produziert. Es ist als Botenstoff wesentlich an der Steuerung der Tag-Nacht-Rhythmen beteiligt. Es war bis in die 90-iger Jahre als Nahrungsergänzungsmittel frei erhältlich, wurde dann aber wegen des bislang fehlenden Unbedenklichkeitsnachweises vom Markt genommen bzw. war nur im Ausland per Internet erhältlich. Seit kurzem (Anfang 2008) ist jetzt das Präparat "Circadin" der Firma Lundbeck, zur Behandlung primärer Insomnie bei Patienten ab 55 Jahren, zugelassen (rezeptpflichtig). Das Medikament enthält 2 mg retardiertes (= verzögerte Freisetzung, daher längere Wirkdauer) Melatonin. Eine schlafanstoßende Wirkung von Melatonin ist nachgewiesen. Eine Verbesserung bei chronischen Schlafstörungen wird kontrovers diskutiert. Wirksamkeit entfaltet Melatonin vor allem bei Schlaf-Wach-Rhythmus-Störungen (Nachtdienst, Jet-lag). Über Nebenwirkungen insbesondere bei einer längerfristigen Einnahme ist bislang wenig bekannt.

10. L-Tryptophan (natürliche Substanz)

Aus L-Tryptophan (Aminosäure) wird im Organismus der Botenstoff Serotonin gebildet, der sowohl im Rahmen der Schlaf-Wach-Regulation, als auch bei Depressionen eine wichtige Rolle zu spielen scheint. Der sofortige schlafanstoßende Effekt ist gering. Eine Verbesserung des Schlafes zeigt sich erst nach mehrwöchiger Einnahme. Als alternativer medikamentöser Therapieversuch dürfte es vor allem bei Patienten in Frage kommen, die keines der oben genannten Schlafmittel wegen deren Nebenwirkungen vertragen. L-Tryptophan kommt in einer ganzen Reihe von Nahrungsmitteln vor. Die Einschlafhilfe "Heiße Milch mit Honig" geht wahrscheinlich auf einen Tryptophan-Effekt zurück, da Milch diesen Stoff enthält. Wichtig für die Wirksamkeit ist in diesem Fall das im Honig enthaltene Zuckermolekül, das als Transportmittel dient, um das L-Tryptophan ins Gehirn zu bringen.

11. Pflanzliche Präparate

Zu den pflanzlichen Präparaten zählen folgende Substanzen:

- Baldrian (Valeriana officinalis)
- Hopfen (Humulus lupulus)
- Passionsblume (Passiflora)
- Mellisse (Mellissa officinalis)
- Haferstroh
- Cassia siamea (TTM)
- Kräuter aus der TCM

Der Vorteil dieser frei verkäuflichen Mittel besteht vor allem darin, dass sie weitgehend frei sind von bedeutsamen Nebenwirkungen. In wissenschaftlichen Studien konnte eine subjektiv schlafverbessernde und stimmungsaufhellende Wirkung nachgewiesen werden. Erste objektive Studien zeigen auch eine Verbesserung der Schlafstruktur.

Insgesamt ist aber die schlafanstoßende Wirkung dieser Mittel deutlich geringer als die der bisher angesprochenen Substanzklassen. Sie eignen sich daher vor allem zur unterstützenden Behandlung chronischer Schlafstörungen. Sie können auch als Zusatzmedikation das Ausschleichen anderer Schlafmittel unterstützen.

XIV. Geistige Entwicklung

Die geistige Entwicklung ist ein wichtiger Maßstab für unsere Gesundheit. Es ist der Yang Aspekt. Der Kopf, das Streben, das Denken, das Verstehen. Es ist lebenslanges Lernen.

So wie ein Muskel, der untrainiert erschlafft, so wird auch das Gehirn träge, wenn es zu wenig gefordert ist. Wir wissen das Menschen, die sich bis ins hohe Alter hinein geistig beschäftigen, ein geringeres Risiko für Demenz und Alzheimer aufweisen. Aus diesem Grund werden immer öfters Kurse für Gedächtnistrainings angeboten. Beugen Sie vor! Nur zu fernsehen, ist nicht wirklich gut geeignet, um das Gehirn zu fordern. Schöpfen Sie aus dem reichen Fundus der Wissensvermittlung. Gehen Sie auf die Uni, in die Volkshochschule, zu Vorträgen, lesen Sie, lösen Sie Kreuzworträtsel, lernen Sie Gedichte auswendig, lernen Sie einen Tanz, ein Musikinstrument oder Malen, egal was Ihnen Spaß macht – aber fordern Sie Ihr Gehirn!

1. Altersbedingte Gedächtnisstörung

Demenz ist ein Überbegriff für den Verlust von geistigen Fähigkeiten (Intelligenz). Typisch ist eine Verschlechterung der Gedächtnisleistungen, des Denkvermögens, der Sprache und des praktischen Geschicks, jedoch keine Trübung des Bewusstseins. Diese Veränderungen haben zur Folge, dass Menschen mit Demenz ihre alltäglichen Aufgaben nicht mehr ausführen können. Die Demenz ist keine normale Alterserscheinung, sondern eine Erkrankung, die typischerweise im Alter auftritt. Die Ursachen der Demenzerkrankung sind vielfältig.

Vaskuläre (Gefäßbedingte) Demenz

Diese Form wird durch viele kleine, meist unbemerkte, Schlaganfälle verursacht. Dadurch kommt es allmählich zu einer Schädigung des Gehirns und je nach Region zu verschieden Ausfällen. Sie reichen von Vergesslichkeit, Sprachstörungen, Störung des Kurzzeitgedächtnisses, Schwindel, Stimmungsschwankungen und Wesensveränderungen. Die Risikofaktoren sind dieselben wie für andere Gefäßschäden (zb.Herzinfarkt).

Alzheimer-Demenz – Morbus Alzheimer

Es ist eine degenerative Erkrankung des Gehirns, die durch eine noch nicht bekannte Ursache entsteht. Bisher ist bekannt, dass sich ein Eiweißstoff des Gehirns (das Amyloid) ablagert, da die ordnungsgemäße Entsorgung dieses

Stoffes nicht mehr funktioniert. Es sammelt sich an und setzt sich als verhärtete Plaques im Gehirn ab. Warum das geschieht, weiß man nicht genau. Vermutlich sind verschiedene Faktoren wie Entzündungen, Verletzungen, Lebensstil usw. der Auslöser dafür. Durch die Ablagerungen kommt es zu einer langsam fortschreitenden Gedächtnisstörung mit Vergesslichkeit und Verhaltensauffälligkeiten. Obwohl weltweit rund 3000 Wissenschaftler die Alzheimer-Krankheit erforschen und kaum eine andere Krankheit molekular, zellbiologisch und genetisch so gut aufgeklärt ist, wie die der Alzheimer-Krankheit, verstehen wir sie noch immer nicht.

Betroffen sind meist Menschen über dem 65. Lebensjahr. Es gibt jedoch auch Fälle, die in jüngeren Jahren auftreten. Ab einem Alter von 80 Jahren sinkt die Erkrankungshäufigkeit wieder. Von den ersten Ablagerungen im Gehirn bis zum Ausbruch der Krankheit vergehen rund 30 Jahre. In dieser Zeit verläuft der Zerstörungsprozess im Gehirn stumm und unbemerkt. Diese 30 Jahre sollten wir bewusst nützen um vorzubeugen. Das amerikanische National Institute on Aging hat Warnzeichen formuliert, die auf eine beginnende Alzheimersche Krankheit hinweisen können und welche die Menschen in der nahen Umgebung veranlassen sollte, ärztlichen Rat einzuholen:

- wenn der Patient immer wieder die gleiche Frage stellt oder die gleiche kurze Geschichte erzählt
- wenn er nicht mehr weiß, wie bestimmte alltägliche Verrichtungen wie Kochen, Kartenspiel, Handhabung der TV-Fernbedienung funktionieren oder ihm der sichere Umgang mit Geld, Überweisungen, Rechnungen verloren geht
- wenn er viele Gegenstände nicht mehr findet oder an ungewöhnlichen Plätzen ablegt (und dann vielleicht andere Personen verdächtigt sie gestohlen zu haben)
- wenn er das Äußere vernachlässigt (dies aber bestreitet)
- wenn er auf Fragen antwortet, indem er die Frage wiederholt.

Vorbeugung: Ausreichende Bewegung, gesunde Ernährung mit einem hohen Anteil sekundärer Pflanzenstoffe, Antioxidantien (Vitamin C + E), Omega 3 Fettsäuren, ausreichender Folsäurespiegel, ein normaler Blutdruck und der Verzicht auf starkes Rauchen können sich positiv auswirken. Ständige geistige Beschäftigung und eine anregende Tätigkeit dürften das Risiko senken (häufiger Fernsehkonsum erhöht vermutlich das Risiko). Als Risikofaktoren gelten: das Alter, genetische Disposition, frühere Verletzungen des Gehirns, Diabetes, Schlaganfälle, hoher Blutdruck oder Depressionen.

Vitamine und Demenz: Durch freie Radikale und oxidativen Stress kann das alternde Gehirn geschädigt werden, da Nervenzellen besonders anfällig sind für die Schädigung von freien Radikalen. Antioxidantien (Vitamin A, C, E, Zink und Selen) können diesem Prozess entgegenwirken. In einer groß angelegten Studie von Zandi et al. (2004) wurde der Zusammenhang zwischen der Erkrankung an Alzheimer-Demenz und der Einnahme von Vitaminen untersucht. Bei der Analyse der Daten zeigten sich die wenigsten Krankheitsfälle von Alzheimer in der Teilnehmergruppe, die sowohl Vitamin C- als auch Vitamin E-Präparate eingenommen hatten. Keine Wirkung zeigte hingegen der Einsatz nur eines Vitamins, von Mulivitaminpräparaten oder von einem Vitamin B-Komplex. Nur die Kombination von Vitamin C und E - möglichst hoch dosiert - zeigte die protektive Wirkung vor Alzheimer-Demenz.

Quelle: Zandi, P.P., Anthony, J.C., Khachaturian, A.S., Stone, S.V., Gustafson, D., Tschanz, J.T., Norton, M.C., Welsh-Bohmer, K.A., Breitner, J.C.: reduced risk of Alzheimer Disease in users of antioxidant vitamin supplements. Arch Neurol. 2004

Andere Studien zeigen die vorbeugende Wirkung von Folsäure für die Entstehung von Demenz. Nachdem diese ja auch bei Depressionen einen wichtigen Stellenwert hat (für die Serotoninbildung), ist es auch nachvollziehbar, dass die Depression einen wichtigen Risikofaktor darstellt.

Quellen: Inna I. Kruman1, T. S. Kumaravel2, Althaf Lohani2, Ward A. Pedersen1, Roy G. Cutler1, Yuri Kruman1, Norman Haughey1, Jaewon Lee1, Michele Evans2, and Mark P. Mattson1, 3: Folic Acid Deficiency and Homocysteine Impair DNA Repair in Hippocampal Neurons and Sensitize Them to Amyloid Toxicity in Experimental Models of Alzheimer's Disease.. In: The Journal of Neuroscience,. 22, Nr. 5, March 1, 2002. „Folate May Lower Alzheimer's Risk" CBS news, reporting from WebMD National Institute of Health – Folic Acid Possibly A Key Factor In Alzheimer's Disease Prevention

Medikamentöse Behandlung: Seit Mitte der 90er Jahre gibt es Wirkstoffe, die früh genug gegeben, das Fortschreiten der Erkrankung abbremsen können. Es sind die Wirkstoffe Donepezil (Aricept®) und Rivastigmin (Exelon®). Da bei der Erkrankung die Kontakte zwischen den Nervenzellen (Synapsen) angegriffen werden, wird auch der Überträgerstoff Acetylcholin vom Enzym Cholinesterase rasch abgebaut. Diesen Abbau bremsen die Medikamente. Der Erfolg zeigt sich häufig dadurch, dass die Patienten wieder aufmerksamer sind und sich besser konzentrieren können. Auch die Stimmung bessert sich wieder. Als Nebenwirkung treten meist nur Verdauungsstörungen auf. Es ist wichtig zu wissen, dass diese Medikamente im fortgeschrittenen Stadium der Demenz nicht mehr wirken. Sie sollten dann auch nicht eingesetzt bzw. sie sollten abgesetzt werden, wenn dieses Stadium erreicht wird. Dann kann man Memantine (z.B. Axura®, Ebixa®) verordnen. Dieser Wirkstoff beeinflusst einen anderen Botenstoff im Gehirn: das Glutamat. Damit kann eine leichte Verbesserung der alltäglichen Fähigkeiten erreicht werden. Alle besprochenen Medikamente sollte man langsam steigern. Die häufigsten Nebenwirkungen sind Schwindel, innere und körperliche Unruhe und Übererregbarkeit. Zur Behandlung der vaskulären Demenz setzt man bevorzugt gerinnungshemmende Substanzen ein, um weitere Mikroinfarkte zu verhindern. So zum Beispiele Aspirin, Plavix oder Tiklyd®. Es gibt aber auch blutverdünnende Pflanzenpräparate.

Ginko biloba: Es ist bisher das weltweit am besten erforschte pflanzliche Arzneimittel. Viele Studien belegen die Wirkung und die gute Verträglichkeit. Ginko hat eine antioxidative und eine durchblutungsfördernde Wirkung und schützt vor altersbedingter oder gefäßbedingter Vergesslichkeit. Aber auch eine Wirkung auf die Plaquebildung bei Alzheimer-Demenz ist dokumentiert. In den Studien wird festgestellt, dass sich unter Ginkoeinnahme die Gedächtnisleistung und die Verhaltensauffälligkeiten bessern. Weiters senkt es die Nebenwirkungen von Aricept. *Quelle: Medical Tribune vom 27. 8. 2007, Interview Prof. Walter, Vorstand Geriatriezentrum am Wienerwald*

Nicht medikamentöse Behandlung:

- Gedächtnistraining: mit Konzentrationsübungen und Merkspielen, meist spielerisch in einer Gruppe – dies macht aber nur im Anfangsstadium Sinn
- Musiktherapie: mit Singen, Musizieren, Tanzen – dabei können Gefühle zum Ausdruck gebracht werden
- Selbst-Erhaltungs-Training (SET): mit Fotos und Geschichten oder Musik zur eigenen Person – Erhalt des Wissens um die eigene Person
- Realitätsorientierungs-Training (ROT): durch die Umgebung wird den Betroffenen durch Nennung von Ort, Datum und Jahreszeit eine Orientierungshilfe angeboten
- Snoezelen: Gerade in Stadien, in denen der Umgang mit der Sprache schwierig wird, können Patienten über die Sinne, d.h. über das Hören, Riechen, Sehen, Schmecken und Fühlen sowohl entspannt als auch angeregt werden.

Buchempfehlung: Martin Suter: Small World. Diogenes, Zürich 1999, ISBN 3-257-23088-5

XV. Seelische Entwicklung

Dieser Appell ist vor allem an Männer, aber mittlerweile auch an Frauen gerichtet, welche ihr Seelenleben der Karriere und dem Geistigen unterordnen. Wie wir aus dem Tao wissen, sind wir nur gesund und heil wenn beide Aspekte ausreichend Platz haben in unserem Leben. Zum seelischen Aspekt gehören Dinge wie Hingabe, Öffnung, Lachen, Sinnlichkeit, Rhythmen, Mitgefühl, Angst, Kreativität, Mutter-Vaterliebe, Schatten, Vergnügen, Ekstase, Emotionen, Gefühle, Leid, Schmerz, Inspiration, Spiel, Liebe, Verbundenheit, Tod und Wiedergeburt. Empfinden, entwickeln und ausleben können Sie dies in der Partnerschaft, mit Ihren Kindern, mit Freunden, beim Lesen eines berührenden Gedichts, beim Briefe schreiben, im Kino, im Theater, beim Tanzen, beim Trommeln, beim Malen, beim Musizieren, bei Hochzeiten und Begräbnissen, in der Sexualität, beim ersten Kuss und bei der Trennung, im Rhythmus der Jahreszeiten oder einfach in der Natur. Es gibt nur eine Bedingung – Sie müssen sich öffnen – Ihre Seele weiten – den möglichen Schmerz aushalten lernen. Auch wenn es sehr weh tut, Wunden der Seele (auch aus der Kindheit) können genauso heilen wie körperliche Wunden. Wir müssen uns nur bewusst werden, was uns hemmt, damit wir uns dem Reichtum der Gefühle hingeben können.

Eines meiner Lieblingsgedichte von R.M. Rilke "Der Panther", bezeichnet für mich sehr schön, wie wir uns selbst unsere Gitterstäbe der Verletzungen aufbauen und nicht den Mut haben sie zu durchbrechen. Irgendwann versinken wir dann in der Verhärtung, im Alkohol, in Drogen, in der Depression.

Sein Blick ist vom Vorübergehen der Stäbe
So müd´ geworden, dass er nichts mehr hält.
Ihm ist, als ob es tausend Stäbe gäbe
Und hinter tausend Stäben keine Welt.
Der weiche Gang geschmeidig starker Schritte,
der sich im allerkleinsten Kreise dreht,
ist wie ein Tanz von Kraft um eine Mitte,
in der betäubt ein großer Wille steht.
Nur manchmal schiebt der Vorhang der Pupille
sich lautlos auf – Dann geht ein Bild hinein,
geht durch der Glieder angespannter Stille-
und hört im Herzen auf zu sein.

Werden Sie sich ihrer „Panther-Kraft“ bewusst und beginnen sie Ihre emotionalen Blockaden wegzuräumen. Für ein Leben in Freiheit.

1. Psychosomatik und Psychoneuroimmunologie

In vielen alten traditionellen Medizinsystemen (TCM, TEM,...)hat es den

Zusammenhang zwischen Psyche und Körper schon immer gegeben. Viele Aussprüche spiegeln dieses Wissen wieder. „Mir ist eine Laus über die Leber gelaufen", „Mir geht die Galle hoch", „Mir schlägt sich was auf den Magen", „Das Problem kann ich nicht verdauen", „Das geht mir an die Nieren". Entsprechungen finden wir dazu eben auch in der TCM. Denn Wut, Zorn und Ärger schlagen sich auf den Leber- und Gallenmeridian, Sorgen und Kummer auf den Milz und Magenmeridian und existenzielle Probleme schwächen den Nierenmeridian. In der männlich dominierten westlich, wissenschaftlichen Medizin hat sich dieses Denken erst in den letzten Jahrzehnten begonnen durchzusetzen. Mittlerweile wird immer klarer, dass man unter Psychosomatik nicht „eingebildete Erkrankungen" meint, sondern dass viele Erkrankungen mit unseren Gedanken, Sorgen und Ängsten, über das vegetative Nervensystem und das Hormonsystem, verbunden sind. Deshalb können chronischer Stress oder psychische Probleme auch dort Erkrankungen auslösen, wo wir es gar nicht vermuten (Diabetes, Herzinfarkt, erhöhtes Cholesterin,...). Wesentlich sind dabei auch unsere Glaubenssätze und die Suggestionen, die wir unserem Körper permanent geben oder geben lassen (hüten wir uns von Fremdsuggestionen). 1926 wurde in einem Versuch die Möglichkeit durch Konditionierung im Körper Entzündungsreaktionen auszulösen, erfolgreich publiziert. 1964 ist der Begriff „Psychoimmunologie" entstanden und der Zusammenhang von Psyche und Immunsystem (Auslöser für Autoimmunerkrankungen) wurde beschrieben. Die Konditionierbarkeit des Immunsystems wurde erstmals von Robert Ader (z.B. R. Ader & Nicholas Cohen, 1975) nachgewiesen. Mit diesen Befunden begründete Ader die sogenannte Psychoneuroimmunologie, die sich mit den Einflüssen psychischer und neuronaler Mechanismen auf das Immunsystem (im Besonderen auf die Immunabwehr) beschäftigt. Eine weitere Untersuchung entstand ebenfalls 1975 in welcher nachgewiesen wurde, dass Ratten die chronischem Stress ausgesetzt wurden, nach einer Injektion mit Tumorviren, häufiger an Krebs erkrankten. 92% der „Stress-Mäuse" hatten nach einem Jahr einen Tumor, in der anderen Gruppe nur 7%. Der Forscher Riley erklärte dieses Ergebnis dadurch, dass die Ausschüttung von Cortisol zu einer Reduktion der weißen Blutkörperchen und zu einer Rückbildung der Thymusdrüse (T-Lymphozyten werden dort gereift) führt. Das ist nachvollziehbar, da ja auch das Medikament Kortison zu einer Hemmung des Immunsystems führt. 1977 veröffentlichte Bartrop im Fachmagazin Lancet eine Untersuchung, in der er zeigen konnte, dass Witwer in der Trauerphase einen deutlichen Einbruch ihres Immunsystems zeigten. Die Arbeit von Kemeny ergab, dass sogar gespielte Emotionen (z.B. bei

Schauspielern) Auswirkungen auf unser Immunsystem haben. Eine weitere Untersuchung kam zu dem Ergebnis, dass eine depressive Stimmung bei HIV-positiven Patienten ein rascheres Absinken der CD-4-Lymphozyten bewirkt. Mittlerweile wird das Immunsystem auch als „second brain" bezeichnet, da es die Fähigkeit des Merkens und Erinnerns hat. *Quelle: Interview Dr. Bilek, Medical Tribune, 18.8.2010*

Die Psychoneuroimmunologie (PNI) ist ein interdisziplinäres Forschungsgebiet, das sich mit der Wechselwirkung des Nervensystems, Hormonsystems und des Immunsystems beschäftigt. Eine Grundlage ist die Erkenntnis, dass diese drei Systeme über Botenstoffe vernetzt sind. Schnittstellen der Regelkreise sind das Gehirn, die Nebennieren und die Immunzellen. Beispielsweise besitzen Neuropeptide die Eigenschaft, an Immunzellen anzudocken und z.B. die Geschwindigkeit als auch Bewegungsrichtung von Makrophagen (Fresszellen) zu beeinflussen. Auf dieser Grundlage werden Erklärungen möglich, warum sich psychologische und psychotherapeutische Prozesse nachweisbar auf körperliche Funktionen auswirken. Im Mittelpunkt steht die Wirkung der Psyche auf das Immunsystem, z. B. warum Stress Immunfaktoren und Körperfunktionen negativ beeinflussen kann. Nachgewiesen ist das Absinken der Konzentration von sekretorischem Immunglobulin A im Speichel und die vermehrte Ausschüttung von Cortisol (wirkt Immun bremsend) bei chronischem Stress. Cortisol hemmt die Zytokin-Produktion, mindert die Reaktionsfähigkeit von T- und B-Lymphozyten und die Aktivität der natürlichen Killerzellen. Dadurch steigt die Infektionshäufigkeit. Durch die verschlechterten Immunfaktoren steigt die Infektionshäufigkeit, entartete Zellen können sich leichter vermehren und es kann die Entstehung bzw. Verschlechterung von Krankheiten begünstigt werden. Prof. DDr. Christian Schubert, Leiter des Labors für Psychoneuroimmunologie, Univ. Innsbruck, berichtet in einem Artikel der Ärztewoche vom 27. 1. 2011 von aktuellen Studien zu diesem Thema. So steigert eine chronische Aktivierung des Stresssystems die entzündlichen Gewebshormone (Interleukin 6) und schädigt damit auf Dauer die Körperzellen, fördert die bösartigen Erkrankungen und hemmt die entzündungshemmenden Gewebshormone. Die Folgen sind chronische Entzündungserkrankungen, Autoimmunerkrankungen, Herz-Kreislauferkrankungen (vermutlich ist das Cholesterin doch nicht alles) und Krebs. In einer Studie wurde festgestellt, dass Menschen die Angehörige mit Alzheimer pflegen biologisch um 15 Jahre früher altern. Demgegenüber steht die Beobachtung, dass psychisches Wohlbefinden und gute zwischenmenschliche Beziehungen niedrige IL-6 Spiegel bewirken und sich damit günstig auf Abbauprozesse des Alters auswirken. Auch das regelmäßige Aufsuchen religiöser Einrichtungen hat eine geringere Sterblichkeit (um 25%) zur Folge. Aber auch verkehrt herum beeinflusst eine körperliche Erkrankung die Psyche. Die mit chronischen Erkrankungen häufig verbundenen depressionsähnlichen Symptome, dürften strategische Anpassungsleistungen des erkrankten Organismus, besonders des Immunsystems, darstellen, um eine bestmögliche Energiekonservierung im Umgang mit Heilung zu ermöglichen.

Jede Erkrankung hat 3 Ursachen:

Eine biologisch-anatomische Ursache (Gene, Virus, Verletzung,...)

Eine psychische Ursache (chronischer Stress, Probleme, Ängste, eigene Persönlichkeit, Glaubenssätze,...)

Eine soziale Ursache (Familie, Arbeit, Trennung, Tod, Mobbing, Einsamkeit,...)

Bei jeder Erkrankung sind alle drei Ursachen vertreten, beziehungsweise hat jede einzelne auch Auswirkungen, auf die jeweiligen anderen Ursachen. In welchem Verhältnis die Ursachen zueinander stehen, ist bei jedem Menschen und bei jeder Erkrankung ganz individuell. Die Psyche als Ursache anzuerkennen ist wichtig, aber dies sollte nicht jedem Menschen ungefragt ins Gesicht geschleudert werden. Die Ursachen herauszufinden, einen Sinn und einen Auftrag in den Problemen zu erkennen und daraus neue Strategien zu entwickeln, ist ein sehr persönlicher Prozess eines jeden Menschen und erfordert Behutsamkeit.

In einem Interview das Christine Radmayr (31.1.2007 OÖN) mit dem Psychotherapeuten Mathias Jung geführt hat, meint dieser dazu: *„Eine gründliche medizinische Untersuchung muss an erster Stelle stehen. Nichts wäre laienhafter und unseriöser, als die in der ratgeberischen Trivialliteratur häufig unternommene sofortige Psychologisierung jedes Krankheitsbildes und meist stereotyper Schemata für jedes einzelne Organ. Die zusätzliche psychotherapeutische Ausleuchtung eines Krankheitsgeschehens verlangt sorgfältiges Zuhören, Einfühlung und die gemeinsame Detektivarbeit von Patient und Therapeut. Schlimme Beziehungen, Demütigungen, emotionale Kälte, Misshandlungen, Isolation, Rivalität können krank machen. Die Spurensuche ist komplex. Chronisches Kopfweh kann Ausdruck nicht gelebter Aggression sein, Herzinfarkte sind oft auch Seeleninfarkte. Der vital-seelische Leib gerät immer wieder aus dem Takt, aber er hat die Fähigkeit der Homöostase, der Selbstregulierung, sodass er wieder ins Gleichgewicht kommt."*

Das Wirken der Selbstheilungskräfte, deren Förderung und Lenkung bildet die Grundlage aller seriösen naturheilkundlichen Theorie und Praxis. In der wissenschaftlichen Medizin haben die Selbstheilungskräfte keinen Platz. In den klassischen Studien (randomisierte Doppelblindversuche) müssen die subjektiven, individuellen Selbstheilungskräfte möglichst ausgeschalten werden, denn sie sind unerwünschte Störfaktoren in der Beurteilung, ob eine Therapie oder ein Medikament wirkt.

2. Salutogenese

Die Salutogenese bedeutet soviel wie „Gesundheitsentstehung" oder „Ursprung von Gesundheit" und wurde von dem israelisch-amerikanischen Medizinsoziologen Aaron Antonovsky (1923–1994) in den 1970er Jahren als Gegenbegriff zur Pathogenese (Entstehung von Krankheit) entwickelt. Nach dem Salutogenese-Modell ist Gesundheit kein Zustand, sondern muss als Prozess verstanden werden. Der Gesundheits- oder Krankheitszustand eines Menschen wird durch individuelle psychische Faktoren bestimmt. Welche Grundeinstellung oder Weltanschauung haben wir vom Leben und der Welt um uns? Jeder Mensch hat eine starke oder schwache Ausprägung einer gedanklichen und gefühlsmäßigen Energie, mit der er in der Lage ist, vorhandene Möglichkeiten zum Erhalt seiner Gesundheit, seines Überlebens und seines Wohlbefinden zu nutzen. Antonovsky nennt diese Fähigkeit „sence of coherence". Sie drückt aus, in welchem Ausmaß man ein tiefes, inneres Vertrauen hat, dass Probleme, Erkrankungen, Schicksalsschläge, Ereignisse, die sich im Laufe des Lebens ergeben, erklärbar sind, dass einem Möglichkeiten der Bewältigung zur Verfügung stehen, um damit der Herausforderung, die diese Ereignisse mitbringen, begegnen zu können und dass sich diese Anstrengung auch lohnt. Antonovsky zieht aus der physikalischen Erkenntnis über die Entropie (=Maß der Unordnung eines System) den Schluss, dass auch ein lebender Organismus, der ja Zeit seines Lebens Energie freisetzt, permanent der Gefahr von Unordnung ausgesetzt ist und nicht nur gelegentlich oder in besonderen Situationen.

Diese Auffassung steht im Gegensatz zum pathogenetischen (Krankheitsentstehung) Modell, in dem Gesundheit nur durch das Entfernen krankmachender Faktoren hergestellt werden kann. In der Pathogenese wird das Krankheitssymptom (z.B. Kopfschmerz) beschrieben und „bekämpft". Nach Aaron Antonovsky wird in der Salutogenese nicht der Leidensweg einer Krankheit betont, sondern das Gesundheitspotenzial der auslösenden Faktoren. In jedem Ereignis liegt somit eine Chance zur gesundheitlichen Entwicklung. Sogar Krankheitssymptome können so aufgefasst werden.

Zum Beispiel ist Kopfschmerz in dieser Sicht ein somatisches Warnsignal. Der Körper macht darauf aufmerksam, dass etwas nicht in Ordnung ist. Die Ursache könnte Wut oder eine versteckte Aggression sein. Vielleicht ist es nötig, jemanden zu vergeben oder seine Grenzen im Außen klar zu setzen, um damit nicht nur den Kopfschmerz, sondern auch im Leben selbst etwas zu lösen. Wird der Kopfschmerz jedoch durch ein Medikament aufgehoben, ist kein Signal (Hinweis) mehr zur Heilung gegeben. Bildlich ausgedrückt: Statt das Feuer zu bekämpfen, wurde der Brandmelder abgeschaltet. In der Salutogenese wird also das Hauptaugenmerk auf den „Gesundungsweg" gelegt, zu welchem Symptome Hinweise geben können. Damit kann eine Stärkung der Selbstheilungskräfte erreicht werden.

3. Placeboeffekt

Schon in sehr alten Kulturen wurden Kranke durch Besprechen behandelt. Schon Platon war der Meinung, dass Worte durchaus die Kraft haben, Kranke zu heilen. Als Placebo (lat. „ich werde gefallen") wird eine Scheintherapie verstanden. Jede Behandlung hat einen mehr oder weniger starken Placeboeffekt. Dieser ist sogar höher, je dramatischer, invasiver und teurer die Behandlung ist.

Der erste Versuch mit einem Placebo wurde im Jahre 1784 durchgeführt. Damals behauptete Franz Anton Mesmer (er war übrigens ein Vorreiter der Hypnose), dass es in dem Körper eine Art „Fluid" gebe, das er aus der Entfernung beeinflussen könne. Der König von Frankreich rief ein Komitee zusammen, welches ihn auf sein Wirken überprüfen sollte. Dieses Komitee, zu dem auch der junge Benjamin Franklin gehörte, führte nun einige Testreihen durch. So ließen sich Frauen in einem Raum „mesmerisieren" in dem Glauben, der Ausführende sitze hinter einem Vorhang im Nebenzimmer, wobei die Information richtig oder falsch sein konnte. Franklin gelang es nachzuweisen, dass der Erfolg der Behandlung nur davon abhängt, ob die Frauen glauben, der Mesmerist sei da.

Der Placeboeffekt hat einen mehr oder weniger großen Anteil an jedem Behandlungserfolg. Der Placeboeffekt ist nach Ansicht von Wissenschaftlern nicht mit einer Spontanheilung gleichzusetzen, auch wenn vermutet wird, dass bei beiden ähnliche biochemische Prozesse zu beobachten sind. Bei einer Spontanheilung beseitigt der Körper die Krankheit ohne wissentliche Hilfe von außen. Beim Placeboeffekt hingegen werde der Körper durch äußere Einflüsse angeregt, die eine verstärkende Wirkung auf die Heilung haben sollen. Der Placeboeffekt hat auch nichts mit einer normalen Veränderung der Symptome oder subjektivern

Beeinflussung durch den Arzt zu tun. Vielmehr bewirken beim Placeboeffekt Gedanken und Vorstellung körperliche Veränderungen, die zur Heilung führen. „Der Körper folgt dem Geist“. Man könnte auch sagen, dass die positiven Suggestionen, die in der Hypnose verwendet werden, denselben Weg im Körper nehmen, wie der Placeboeffekt. Durch die Hypnose kann die gedankliche Energie jedoch noch mehr verdichtet werden und damit ein stärkerer körperlicher Heilungsprozess angeregt werden. Denn die ausgelösten neuronalen Aktivierungen im Gehirn können den Stoffwechsel beeinflussen und dadurch körperliche Reaktionen bewirken.

Deutsche Forscher haben einen geschlechtsspezifischen Unterschied beim Placeboeffekt festgestellt. Placebowirkung kann durch Suggestion oder durch Erfahrung ausgelöst werden. In diesem Versuch konnte gezeigt werden, dass Männer besser auf Suggestion ansprechen, Frauen dagegen eher durch ihre bisherigen Erfahrungen mit Krankheit und Behandlung reagieren. Der Placeboeffekt scheint wesentlich komplizierter als bislang angenommen. *Quelle: P.Enck et al. Neuron 2008*

Auch Kinder reagieren auf Behandlung anders als Erwachsene. Die Forscher aus Frankreich kamen zu dem Ergebnis, dass Kinder stärker auf Placebowirkung reagieren als Erwachsene. *Quelle: S. Rheims et al, PloS Medicine 2008*

Der Placeboeffekt wirkt auch ohne Täuschung. Das zeigen Forscher der Harvard Medical School in Boston. Die Ergebnisse lassen aufhorchen, da man ja bisher immer angenommen hat: „Nur wer glaubt wird selig“. Bei diesem Versuch erhielt eine Hälfte der Teilnehmer keine Therapie, der anderen Hälfte wurden „Zuckerpillen“ angeboten. Sie wurden darüber aufgeklärt, dass diese keinen Wirkstoff enthalten und dass sie auch nicht daran glauben müssen. Sie sollen die Pillen einfach nur schlucken. Nach drei Wochen haben sich die Symptome bei 59 Prozent der Personen, die Zuckerpillen eingenommen haben, verbessert. In der anderen Gruppe waren es nur 35 Prozent. *Quelle: Medical Tribune vom 7. 1. 2011, PLoSONE 10.1371*

4. Der Nocebo-Effekt

Kommt von (lat. nocere = ‚schaden‘, nocebo = ‚ich werde schaden), und bezeichnet eine negative erwartete Reaktion auf eine Behandlung. Entdeckt wurde der Nocebo-Effekt, als nach Verabreichung wirkstofffreier Präparate – so genannter Placebos – negative, krank machende Auswirkungen auftraten. Der Nocebo-Effekt beruht, wie auch der Placebo-Effekt, unter anderem auf einer bestimmten Erwartungshaltung. Die

Erwartungshaltung kann demnach auch unbewusst sein und auf Lernmechanismen beruhen. So kann beim Patienten die Befürchtung aufgebaut werden, dass bestimmte äußere Einwirkungen „krank machen“. Diese Personen erkranken dann vielleicht auch tatsächlich. Einem anderen gängigen Erklärungsmodell zufolge handelt es sich dabei um eine negative "Selbsterfüllende Prophezeiung" (self-fulfilling prophecy).

Der Nocebo-Effekt kommt in vielen Bereichen zum Vorschein. Wenn Patienten erklärt wird „Sie müssen mit ihren Schmerzen leben“, wenn ihnen seitenweise Aufklärungsbögen oder Beipackzetteln in die Hand gedrückt werden (müssen!!!), wenn Energetiker gesunden Menschen Beschwerden wegen Strahlungen oder Wasseradern einreden, wenn die Pharmalobby einen Schweinegrippealarm auslöst und die Medien in die Seuchenberichterstattung einsteigen,... Die Liste lässt sich problemlos weiter fortsetzten.

Nach Arthur Barsky, einem Psychiater aus Boston, spielt die Überzeugung eines Patienten, dass die Behandlung bei ihm nicht sinnvoll oder mit starken Nebenwirkungen verbunden ist, ebenfalls eine entscheidende Rolle. Es gibt ein Experiment an Menschen mit Asthma. In diesem Test atmeten Menschen ein verdampftes Mittel ein, mit der Aussage der Wissenschafter dies sei ein Reizmittel, obwohl es sich um verdampfte Kochsalzlösung handelte. Die Hälfte der Teilnehmer reagierte mit Atemproblemen, manche entwickelten sogar einen Asthmaanfall. Danach wurde ihnen wieder ein Mittel gegeben, welches heilsam sein sollte und die Teilnehmer mit den Beschwerden erholten sich rasch. Aber auch hier wurde wieder nur verdampfte Kochsalzlösung verwendet. Der Nocebo Effekt kann die beste Behandlung vom Guten ins Schlechte verwandeln. In der berühmten Framingham Herz-Studie von 1948 wurde eine durchschnittliche Gruppe von Menschen über einen langen Zeitraum beobachtet, um die Ursachen für Herzerkrankungen zu erforschen. Alle zwei Jahre wurden die Teilnehmer auf Risikofaktoren untersucht. Dabei wurde beobachtet, dass die individuelle Überzeugung der einzelnen Person in Bezug auf das Risiko für eine Herzerkrankung eine überraschende Rolle spielt. Frauen die glaubten, zu Herzerkrankungen zu neigen, erkrankten 4-mal häufiger daran, als Frauen mit einem ähnlichen Risikoprofil, welche dies nicht glaubten. Auch hier wird die Problematik von Aufklärungs- und Vorsorgekampagnen deutlich. Von Zigarettenpackungen, die täglich suggerieren „ Rauchen ist tödlich“ bis zu gebetsmühlenartiger Aufzählung welche grauslichen Erkrankungen mit Übergewicht verbunden sind und der Aussage „wenn sie nicht zur Vorsorgeuntersuchung oder zur Mammographie gehen, sterben sie an Krebs". Der Nocebo-Effekt eignet sich hervorragend um den Menschen Angst zu machen, damit die Pharma- und Gesundheitsindustrie gut leben kann.

5. Hypnose - ein Tor zu neuen Perspektiven

Wenn ich von Hypnose in der Therapie spreche, ernte ich häufig ein Lächeln, Verwunderung oder ein befremdendes Kopfschütteln. Viele Menschen kennen den Begriff aus den Medien und verknüpfen damit sofort Showhypnose, Jahrmarktzauber und Scharlatane, die ihren Opfern den eigenen Willen rauben und dabei Dinge suggerieren, welche die Betroffenen bei Bewusstsein niemals tun würden. Diese Berichte erzeugen Neugierde aber auch Angst und werden meist nicht mit seriösen medizinischen Therapien in Verbindung gebracht. Die Wirklichkeit ist anders:

Hypnose ist eine sehr alte und natürliche Heilmethode, welche seit einigen Jahren von der Medizin wieder entdeckt wurde und ein breites Einsatzgebiet bietet.

Tranceerlebnisse sind allen Menschen vertraut. Wer kennt nicht die Situation, bei einer monotonen Fahrt über die Autobahn plötzlich festzustellen, dass man in den letzten 40 km kaum etwas von der Strecke und der Umgebung mitbekommen hat und mit seiner Aufmerksamkeit ganz intensiv woanders war, obwohl man dabei so komplexe Dinge wie Schalten, Bremsen, Überholen völlig korrekt erledigt hat? Trance ist ein Zustand, in welchem die Aufmerksamkeit von der Außenwelt auf ein inneres Erleben gerichtet wird, wobei vertraute und gelernte Handlungen ganz normal weiterlaufen können. Hypnose führt solche Trancezustände mit Hilfe bestimmter Techniken bewusst herbei, um Zugang zu unserem Unterbewussten zu bekommen und heilende Veränderungen zu bewirken. Trance bedeutet nicht immer Ruhe. Viele alte Kulturen führen Tranceerlebnisse mit Hilfe von Tanz und Trommeln herbei. Man kann aber jederzeit aus der Trance aussteigen. Jede bewusste Überlegung holt einen sofort in die Realität zurück.

Das Wort Hypnose stammt vom griechischen Wort „Hypnos“, was soviel wie Schlaf bedeutet. Gemeint ist jedoch ein Trance-ähnlicher Zustand, in dem sich der Hypnotisierte in einem besonderen Konzentrationszustand befindet.

Die meisten Menschen verbinden mit Hypnose die Vorstellung der Kontrollaufgabe und Entmachtung. Die klinische Hypnose ist jedoch ein Verfahren zur Vermittlung von Kontrollgewinn, Selbstständigkeit,

Unabhängigkeit, Selbstvertrauen und damit zur Ermächtigung. Dabei werden innere Suchprozesse ausgelöst und die Kreativität des Patienten gefördert. Dabei entstehen oft unerwartete Lösungen.

Suggestion, wie ich sie verstehe, bedeutet einen Vorschlag zu unterbreiten, eine Anregung, die Sie nach eigenem Empfinden und Dafürhalten akzeptieren, zurückweisen, ablehnen, ignorieren oder ändern können. Die Vorschläge ermöglichen Ihnen vielleicht, Ihre Situation aus einer anderen Perspektive zu betrachten, zu beurteilen oder zu interpretieren. Sie haben jederzeit die Kontrolle darüber. Sie übernehmen nur solche Suggestionen, die zu Ihrem Inneren passen. Kein noch so guter Hypnotiseur kann Ihnen Dinge einreden, die Sie in Ihrem Unterbewussten gar nicht möchten. Wird dies versucht, streikt Ihr Inneres und Sie kehren sofort aus der Trance ins Bewusstsein zurück.

In der therapeutischen Trance sind viele meiner Patienten erstaunt und fragen, ob das jetzt Hypnose war, denn sie hätten ja alles um sich herum mitbekommen. Hypnose hat nichts mit magischer Entrückung zu tun, sondern ist konzentriertes Arbeiten an einer Aufgabe – jedoch unter Einbeziehung unseres unbewussten Wissens.

Elemente der Hypnose werden auch in der somatischen Medizin wirksam, obwohl uns dies oft nicht bewusst ist. Patienten die unter Stress stehen, sind sehr empfänglich für Suggestionen, auch wenn sie sich nicht in Trance befinden. So können oft beiläufige Bemerkungen eines Arztes, welchen sie in einer bestimmten Situation als Autoritätsperson annehmen, wie in Hypnose gegebene Suggestionen wirken. Dies kann sowohl negative Folgen haben, aber auch therapeutisch genutzt werden. Im Routinebetrieb im Krankenhaus wird mir immer wieder bewusst, welche Macht Worte haben, vor allem unbedachte Worte einer Autoritätsperson. Leider wimmelt es dort oft von negativen Suggestionen. Idealerweise kann mit Worten jedoch nicht nur die Psyche beeinflusst werden. Worte können auch Einfluss auf körperliche Funktionen wie Peristaltik, Blutungen, Blutdruck, Blasenfunktion, Schmerz und Übelkeit (alles Funktionen des vegetativen Nervensystems) nehmen.

In der Hypnose hat die Sprache einen wichtigen Stellenwert. Um einen Patienten in Trance zu begleiten, spreche ich ganz ruhig und langsam mit ihm, um die Aufmerksamkeit auf das Wesentliche zu lenken. In der Trance ist eine Kommunikation mit Fingersignalen möglich. Fragen können ans Unbewusste gestellt werden und es können ungeahnte Ressourcen zum Vorschein gebracht werden. Belastende oder schädigende Gedankeninhalte können durch angenehme und gesundheitsfördernde Bilder ersetzt werden.

Hypnose ist eine konzentrierte, nach innen gerichtete Aufmerksamkeit in dem die Kontrolle des Bewusstseins weniger Einfluss hat. Dies gilt aber nur solange nichts suggeriert wird, was den Werten des einzelnen Menschen widerspricht. Erzeugt wird der hypnotische Zustand durch Monotonie. Sie bedingt einen Abstand zur Außenwelt und führt in eine tiefe Entspannung, die vom Patienten als angenehm wahrgenommen wird. Diese Entspannung vertieft sich in eine Trance.

Viele Menschen glauben, dass eine Hypnosebehandlung wie im Fernsehen abläuft. Dass einem mit starrem und magischem Blick befohlen wird, ab jetzt nicht mehr zu rauchen. Dies ist ein plumpe, direkte Suggestion, die nicht funktionieren kann.

Kein Mensch kann gegen seinen eigenen Willen hynotisiert werden. Zum Gelingen der Hypnose ist ein Vertrauensverhältnis zwischen Ärztin oder Arzt und Patient sehr wichtig. Deshalb funktioniert die Hypnose umso besser, je mehr Vertrauen der Patient in diese Methode hat. Man kann das Loslassen und in Trance gehen gut erlernen. Ungeeignet für eine Hypnosetherapie sind Menschen, die sich schlecht konzentrieren können, wie behinderte Kinder, Demente oder Menschen in einer akuten Psychose.

Hypnose ist kein Schlafzustand. Es ist viel mehr eine extreme Fokussierung, welche zur Aktivierung einer nur kleinen Hirnregion führt. Das konnte mittlerweile auch in vielen Untersuchungen nachgewiesen werden. Mittels Magnetresonanz des Gehirns konnte gezeigt werden, dass es unter Hypnose zu einen "Ein- und Ausschalten" von einzelnen Hirnregionen kommt. Dies erklärt auch, warum medizinische Eingriffe ohne Narkose in Hypnose durchgeführt werden können. Dr. Sponring, Anästhesist am Wiener Wilhelminenspital, hat dies in einem Selbstversuch bewiesen. Er hatte an sich eine Varitzenoperation, ausschließlich unter Hypnose, durchführen lassen. Die Hypnose führt zu Veränderungen im Gehirn, die messbar und analysierbar sind. Wenn eine Versuchsperson beispielsweise eine graue Fläche bunt sieht, so ist das keine Einbildung. Im Farbsehzentrum des Gehirns kommt es dann tatsächlich zu einer erhöhten Aktivität. Am Institut für Psychologie der Universität Wien ist es gelungen mittels DC-Analysen „Erregungslandkarten“ in Hypnose zu erstellen.

Eingesetzt werden kann Hypnose bei chronischen Schmerzen, chronischen Erkrankungen, Ängsten, Depressionen, Burnout, pschosomatischen Erkrankungen, vor Operationen, zur Geburtsvorbereitung, Raucherentwöhnung, zur Alkoholentwöhnung und zur Erleichterung bei medizinischen Eingriffen.

Eine Hypnoseausbildung wäre für viele Kollegen wichtig, denn wir verwenden tagtäglich unbewusst direkte oder indirekte Suggestionen. Die Fähigkeit eines Menschen diese anzunehmen ist in bedrohlichen Situationen (z.B. während einer Krankheit oder im Krankenhaus) deutlich erhöht und diese Botschaften sitzen dann auch sehr tief. Für die Patienten wäre es günstig, wenn Ärzte den Umgang mit der Sprache bewusster lernen würden, damit diese, im medizinischen Alltag, ein gezieltes und behutsam eingesetztes Instrument wird.

Studie zur Gruppenhypnose bei Reizdarm am Wiener AKH: Dabei wurde in einer Gruppenhypnose mit 43 Patienten diesen suggeriert, dass ihr Magen-Darm-Trakt ruhig und rhythmisch funktioniert, und dass sie wieder die Kontrolle darüber erlangen. Es wurden zehn Sitzungen zu 45 Minuten durchgeführt. Die Kontrollgruppe erhielt die gleiche Anzahl an Arztbesuchen. Es zeigte sich, dass sich bei den Patienten der Hypnosegruppe die Symptome deutlich verbesserten, die Ängstlichkeit und Depression abnehmen und generell das Wohlbefinden zunahm. Laut Prof. Moser konnten sie mit dieser Studie nachweisen, dass Gruppenhypnose eine hoch effiziente Therapie beim Reizdarmsyndrom ist. *Quelle: Medical Tribune 10. März 2010*

6. Tiere als Therapie

Langsam kehrt auch in der Medizin die Erkenntnis ein, dass Tiere für den Menschen sehr heilsam sein können, häufig haben sie eine bessere Wirkung als Medikamente. Eine Patientin von mir, deren Hund gestorben war, bekam Herzrhythmusstörungen und einen starken Schwindel. Die Beschwerden waren durch nichts wirklich zu behandeln. Ich habe ihr immer wieder gesagt, dass sie wieder einen Hund braucht, damit es ihr besser geht. Nach einem halben Jahr hat sie sich dafür entschieden und mit dem Einzug des Hundes zogen ihre Herzbeschwerden aus und der Schwindel (mit dem sie sich vorher gerade bis zur Bushaltestelle schleppen konnte) hat sie beim ausgiebigen Gassi gehen (1 bis 2 Stunden) rasch aufgelöst. Auch ich selbst spüre jeden Tag welche wohltuende Wirkung meine Hündin Shila auf mich hat. Abgesehen davon, dass ich täglich in der frischen Luft unterwegs bin, vermittelt sie mir Lebensfreude und Lebensbegleitung. Sie ist vermutlich mein Antidepressivum und meine Therapeutin. Dazu gibt es natürlich auch eine Studie.

Fünf Minuten Spielen mit einem Therapiehund hat den gleichen Effekt wie eine Pause von 20 Minuten

Forscher von der Virginia Commonwealth University in Richmond in einer Studie eine interessante Beobachtung gemacht. Wenn Ärzte fünf Minuten mit einem Therapiehund spielen, profitieren sie davon genauso wie von einer 20-minütigen Pause. *Quelle: Ärzte Zeitung vom 21.12.2005, Psychological Reports 96, 2005, 713*

Glücklicherweise gibt man langsam die Hygienehysterie auf und Katzen haben schon in vielen Pflegeheimen Einzug gehalten. Ich könnte mir in Zukunft viele Einsatzmöglichkeiten von Tieren vorstellen. Spannend ist auch die Initiative „Tiergestützte Therapie". Seit mehr als 22 Jahren arbeitet dieser Verein daran, mit Hilfe von Tieren eine bessere Integration von behinderten und kranken Menschen zu erreichen. Vor allem Hunde, aber auch Pferde, arbeiten mit ihrem Besitzer als Team. Interessante Ergebnisse zeigt die Arbeit mit Pferden bei neurologischen Defiziten.

Der Verein TAT, von Dr. Gerda Wittmann gegründet, fördert und unterstützt den Einsatz von Tieren als Co-Therapeuten. Der Verein versucht jedoch auch in Studien die Wirkung von tiergestützten Therapien nachzuweisen und zu dokumentieren. Im psychiatrischen Krankenhaus Baumgartnerhöhe in Wien wurde eine Studie mit Alzheimerpatienten gemacht. Dabei wurden diese Patienten zweimal wöchentlich für zwei Stunden von Studenten der Veterinärmedizinschen Universität in Begleitung von Hunden, Katzen, Kaninchen, Ratten und Meerschweinchen besucht. Bei den meisten verbesserten sich einzelne geistige Fähigkeiten deutlich. Am eindeutigsten war jedoch die Verbesserung der depressiven Stimmung und die damit verbundene Aktivierung. Oft hört man, dass diese Art der Unterstützung unhygienisch wäre. Aber, vor allem bei gesunden Menschen, sollte es kein Problem darstellen. Wir haben immer mit Tieren gelebt und eine Auseinandersetzung mit Bakterien ist für unser Immunsystem notwendig, sonst verliert es seine Kraft oder verändert sich in Richtung Allergie oder Autoimmunerkrankungen (siehe Bauernhofstudien/Allergien).

Zur Wirkung von Tieren gibt es interessante neue Studien. So ein Artikel aus den OÖN vom 13. Dezember 2010

Wer einen Hund hat, bewältigt Stress-Situationen leichter

Hunde haben auf das Wohlbefinden von Menschen eine äußerst positive Wirkung. Das konnten Wissenschafter nun erstmals anhand eines Stresstests mit Kindern beweisen. Die Ergebnisse wurden kürzlich beim Weltkongress über Mensch-Tier-Beziehungen in Stockholm präsentiert.

Der konkrete Nachweis gelang zwei Psychologen der Universität Rostock zusammen mit dem österreichischen Biologen Kurt Kotrschal von der Universität Wien. Sie untersuchten, ob bei Kindern ein Zusammenhang zwischen dem Stresshormon

Kortisol und der Anwesenheit von Hunden festgestellt werden kann.

Die an der Studie beteiligten Mädchen und Buben stammten alle aus äußerst problematischen und instabilen Familienverhältnissen. Für die Studie wurden diese Kinder in eine Art Prüfungssituation gebracht, die kontrollierten Stress erzeugt ("Trierer Stresstest"). Es wurden drei Gruppen gebildet, einer stand eine freundliche junge Person hilfreich zur Seite, einer anderen ein Stoffhund und der dritten ein richtiger Hund.

Die aus Speichelproben gemessenen Werte des Stresshormons Kortisol zeigten, dass die Kinder aus den Testsituationen mit dem Erwachsenen und dem Stoffhund gestresster herauskamen, als sie zu Beginn waren. In der Hunde-Gruppe war das nicht der Fall. Die Kinder gingen mit einem relativ hohen Kortisolspiegel in die Prüfungssituation hinein, der im Verlauf des Tests kontinuierlich abfiel. Sie waren am Ende des Tests mit Hilfe des Hundes also deutlich entspannter, der Kortisolwert fiel unter den Ausgangswert.

Dies war allerdings nicht bei allen Kindern der Fall. Das Ausmaß der Stressminderung hing davon ab, wie intensiv sich die Kinder auf den Hund einließen. Die bloße Anwesenheit des Hundes als soziale Unterstützung reichte nicht aus. Die Kinder mussten sich aktiv mit dem Tier beschäftigen.

"Ein Hund kann also besonders für Kinder mit Bindungsproblemen ein wertvoller Unterstützer sein" schließt Kotrschal aus der Studie. Der Biologe aus Österreich und die Psychologen aus Rostock konnten damit erstmals nachweisen, dass Tiere und im Speziellen Hunde für Menschen mit psychischen Problemen wertvolle Helfer sind - als " vierbeinige Therapeuten" quasi. Hunde haben auf ihre Besitzer eine entspannende Wirkung.

Therapie-Einsatz von Tieren macht Sinn. Besonders interessant ist die Studie über Tiere als "Entspannungsfaktoren" für die Berufsgruppen der Psychologen, Therapeuten und Pädagogen. Denn sie beweist, dass der gezielte Einsatz von Tieren in ihrem Arbeitsfeld Sinn macht.

Aufbauend auf den Erkenntnissen der ersten Studie über Mensch-Tier-Beziehungen werden die Wissenschafter nun der Frage nachgehen, welche Rolle das als "Wohlfühlhormon" bezeichnete Oxytocin in diesem Zusammenhang spielt.

Der Kortisolspiegel (Stresshormon) ist mit Sicherheit an vielen krankmachenden Beschwerden wie Bluthochdruck, Cholesterinerhöhung, Übergewicht, Diabetes etc. schuld.

Ebenfalls bekannt ist, dass der regelmäßige Spaziergang mit dem Hund deutlich positive Auswirkungen auf die Herzgesundheit hat. Auch wenn Sie dazwischen immer wieder stehen bleiben. Vermutlich mehr, als wenn wir verbissen eine Laufrunde drehen. Übrigens, wenn kein eigener Hund zur Verfügung steht, Sie aber doch etwas gegen hohen Blutdruck, Diabetes und für ihre Herzgesundheit tun wollen, so freuen sich viele und wirklich auch sehr liebe Hunde im Tierheim, wenn sie jemand für einen Spaziergang abholt.

Die Katze als Therapeut

Das Fauna Communications Research Institute in der USA hat 2001 die Ergebnisse der Forscherin Elisabeth von Muggenthaler über die therapeutische Wirkung des Katzenschnurrens veröffentlicht. Denn das Schnurren einer Katze, mit den damit verbundenen Vibrationen, dient den Tieren einerseits der Kommunikation untereinander, andererseits hat es eine wichtige Funktion in der Stressminderung und Selbstheilung. Das Schnurren erzeugt Vibrationen in dem Bereich zwischen 20 – 50 Hertz. Damit fördert die Katze ihre eigene Knochenheilung bei Verletzungen. Mittlerweile werden die Erkenntnisse in der Osteoporosetherapie eingesetzt. Katzen reagieren aber auch instinktiv als Therapeuten, wenn der Mensch verzweifelt oder krank ist. So wie sie ja auch mit Elektrosmog belastete Plätze suchen. Sie treten mit uns in Kontakt. Durch das Schnurren und den Körperkontakt wird unser vegetatives Nervensystem beruhigt. Der Herzschlag verlangsamt sich, der Blutdruck wird niedriger und die Atmung tiefer und ruhiger. Damit tragen sie viel zur Stressbekämpfung bei. *Quelle: Unter www.tierealstherapie.org finden sie mehr dazu*

XVI. Psychische Erkrankungen

1. Die Kultur des Leidens

Diesem Kapitel voranstellen möchte ich einen wunderbaren Artikel von Mag. Wenzel Müller aus der Ärztewoche vom 14. 5. 2009. Ich zitiere den vollständigen Artikel, der mich sehr zum Nachdenken angeregt hat:

„Die Zahl der depressiv Erkrankten steigt ständig, sagt zumindest die offizielle Statistik. Stimmt die? Sind wir ein Volk der depressiv Kranken? Jeder zehnte soll schon betroffen sein, heißt es offiziell. Sind wir psychisch in der Tat sehr viel labiler als unsere Eltern und Großeltern, die immerhin zum Teil den Weltkrieg durchmachen mussten? Greift die Schwermut allenthalben um sich? Nein! Sagt der Sozialpsychiater Klaus Dörner, ehemaliger Ärztlicher Leiter der Westfälische Klinik für Psychiatrie, Psychosomatik und Neurologie in Gütersloh und inzwischen im Ruhestand:

Vier Fünftel dessen was heute als psychisch krank gilt, haben noch vor 30 Jahren sämtliche Fachleute als Spielarten des Normalen angesehen. Ein Stück weit haben wir verlernt, dass Leiden – auch seelisches Leiden – zum Leben dazugehört. Welche Kultur des Umgangs mit Gesundheit und Krankheit pflegen wir heute? Die Menschen schauen inzwischen mehr auf ihre Gesundheit als in früheren Jahren, werden aber deshalb nicht unbedingt gesünder, denn der gesundheitsbewusste Bürger ist keineswegs automatisch auch der gesunde Bürger, folgt man jedenfalls den Ausführungen des Philosophen Hans Georg Gadamer, der Gesundheit als „selbstvergessenes Weggegebensein an die privaten, beruflichen und sozialen Lebensvollzüge" definiert, also der Ansicht ist, dass Gesundheit gerade nicht herstellbar sei. Wer ständig seinen Körper nur nach Krankheitszeichen abhört und alle Anstrengungen unternimmt, seine Fitness zu erhalten, kommt nach seiner Meinung nicht zur Ruhe. Der Psychoanalytiker Horst-Eberhard Richter spricht in diesem Zusammenhang auch von der „Krankheit, nicht leiden zu können". Der Schmerz müsse als unabschaffbarer Teil des Lebens akzeptiert werden. Nötig sei eine gewisse Gelassenheit gegenüber den eigenen Unzulänglichkeiten, eine Duldsamkeit gegenüber den natürlichen Schicksalsschlägen. Nur so könne der Einzelne Frieden mit sich und seiner Umgebung schließen – sich also gesund fühlen. Früher ging man mit seinen Problemen zum Pfarrer, heute geht man zum Psychiater. Früher gab die Religion vielen Menschen Halt, heute geht es nur noch darum, wie kritische Beobachter meinen „gut drauf zu sein". Früher kaschierte man sein seelisches Leid, heute gehört es vielfach zum Party-Talk. Kein Burnout? Der Mensch arbeitet wohl nicht richtig. Man jagt einer Utopie oder besser gesagt einer Schimäre hinterher: der vom makellosen Menschen. Soziologen machen einen Trend zur Medikalisierung aus, zu der Überzeugung, dass jedes Problem wie auf Knopfdruck von Ärzten behoben werden kann und auch soll. Egal, ob es sich um einen Beinbruch oder ein seelisches Leid handelt. Der Arzt der wird's schon richten. Schließlich muss man schon morgen wieder funktionieren. Kurzum: Das Problem scheinen also weniger die Krankheiten zu sein, als vielmehr der Umgang mit ihnen."

2. Ernährung und Psyche

Auch die richtigen Nahrungssubstanzen können zur psychischen Gesundheit beitragen. Erst in letzter Zeit gibt es Untersuchungen zu Nährstoffmangel und psychischer Gesundheit. Der komplexe Gehirnstoffwechsel unterliegt Mechanismen, die bis heute intensiv beforscht werden. Psychische Erkrankungen entstehen durch ein

Ungleichgewicht im Neurotransmittersystem (Nervenhormone). Dabei spiegeln Dopamin, Noradrenalin und Serotonin eine große Rolle. Neben den Hauptnährstoffen wie Kohlenhydrate, Aminosäuren (Eiweiß) und Fett, gibt es sehr viele Mikronährstoffe die in dieses Gleichgewicht eingreifen. Dazu zählen neben den Vitaminen, Eisen, Jod, Selen, Kupfer, Zink und Mangan. Kohlenhydrate (Zucker) sind die wichtigste Energiequelle für unser Gehirn. Ein Drittel wird zu Energiezwecken direkt verbrannt, zwei Drittel werden für die Bildung von Aminosäuren und Hormonen benötigt. Ein funktionierender Zuckerstoffwechsel kommt der Stimmung und dem Gedächtnis zu gute, besonders wenn Kohlenhydrate mit einem niedrigen glykämischen Index verzehrt werden, da sie langsamer im Körper aufgenommen werden und damit einen stabilen Zuckerhaushalt gewährleisten. Langfristig wird damit eine bessere Stimmungslage und eine größere Gedächtnisleistung erzielt. Essentielle Aminosäuren bilden die Grundbausteine für die Nervenhormone.

Aminosäuren

Vor allem Tryptophan, Tyrosin und Phenylalanin sind Vorstufen für die wichtigen Neurohormone. Werden durch Mangelernährung die Aminosäuren knapp, kommt es zu einer Störung des Hormongleichgewichts und damit zu Stimmungsstörungen und Konzentrationsproblemen. Bei depressiven Patienten wurde ein stark erniedrigter Tryptophan-Spiegel gemessen.

Omega 3 Fettsäuren

Mehrfach ungesättigte Fettsäuren (DHA, EPA) sind notwendig, um eine normale Gehirnfunktion zu gewährleisten, da diese wesentliche Bausteine von Nervenzellmembranen darstellen. An diesen Membranen sitzen die Rezeptoren, an welchen die Neurohormone andocken können. Ein Mangel führt zu einer Veränderung der Rezeptordichte.

Einige epidemiologische Studien bestätigen einen Zusammenhang zwischen Omega 3 Fettsäuren und Depressionen oder Burnout. Gibt man depressiven Patienten Omega 3 Fettsäure Kapseln, zeigt sich eine deutliche Verbesserung der Symptomatik und des Verlaufs. Aktuelle Studien aus England zeigen einen Zusammenhang eines Mangels an essenziellen Fettsäuren mit der Entstehung des ADHS (Aufmerksam-Defizit-Syndroms), mit Depressionen, Schizophrenie, Alzheimer und einer Vielzahl an Verhaltensstörungen. Die langkettigen ungesättigten Fettsäuren sind notwendig für das strukturelle Wachstum von Nervenzellen und für dessen reibungsloses Funktionieren. Aber auch im Immunsystem kann es zu

Störungen kommen, da diese Fettsäuren Vorläufermoleküle für Botenstoffe des Abwehrsystems darstellen. Diese Erkenntnisse sind noch sehr jung, obwohl es erste Beobachtungsstudien in den 1920er Jahren gab, wo ein Zusammenhang von beobachteten Symptomen von Kindern mit ADHS und Kindern mit einem Omega 3 Fettsäuren Mangel aufgefallen war. Erst in den letzten Jahren gab es ernstzunehmende Studien, die den Beweis lieferten, dass die Gabe von Omega 3 Fettsäuren zu einer deutlichen Verbesserung der Gehirnleistung führt. Prof. Hackenberg, Psychosomatik für Kinder und Jugendheilkunde AKH Wien, behandelt betroffene Kinder neben Psychotherapie mit Omega 3 Fettsäuren, bevor sie zu Ritalin greift. Aus ihrer Beobachtung lässt sich damit eine deutliche Verbesserung der Nervenzellen erreichen.

> Omega 3 Fettsäuren können depressive Symptome bei älteren Patienten mit bipolaren Störungen verringern. Mehrere Studien haben gezeigt, dass ein Großteil der Patienten mit Depressionen zu wenige Omega 3 Fettsäuren aufnehmen. Unter Gabe von täglich 2,5 g konnte eine deutliche Verbesserung der Depressionssymptome (um 33%) gegenüber der Placebogruppe erreicht werden. Die Remissionsrate (Verschwinden der Depression) lag bei 40,9% gegenüber Placebo (16,7%). Eine andere Studie konnte zeigen, dass durch vorbeugenden Einsatz von Omega 3 Fettsäuren die Depressionserkrankungen rückläufig waren.
>
> *Quelle: Rondanelli M. et. al, Effect of omega-3-fatty acid supplementation on depressive symptoms..., J. American College of Nutrition, 2010*

Antioxidanzien bewirken eine Erhöhung der Fettsäuren und einen Schutz der Membranen vor freien Radikalen. Psychischer Stress oder krankheitsbedingte Belastungen, aber auch Medikamente und Therapien, führen zu einem raschen Verbrauch von Antioxidanzien und damit auch zu einem erhöhten Bedarf an Omega 3 Fettsäuren. Ein Vitamin C Mangel (wichtiges Antioxidant) kann zu Erschöpfungszuständen, Appetitlosigkeit bis hin zu Depressionen führen. Am gefährlichsten ist dies während der Schwangerschaft oder Stillzeit. *Quelle: Ärztewoche 6. 9. 2007 Dr. Maaierhofer, Deutsche Gesellschaft für Ernährungsmedizin*

Vitamin D: Eine Studie der Universität Amsterdam zeigte an rund 1300 Menschen, dass jene Personen, die zu Depressionen neigten, um durchschnittlich 14 Prozent weniger Vitamin D im Blut hatten als gesunde Patienten. Gleichzeitig lag das davon abhängige Parathormon bis zu 33% erhöht vor. Ein erhöhter Parathormonspiegel wird von depressiven Hormonen begleitet. Die Symptome der Erkrankung spiegelten das Ausmaß des Mangels wieder.

Vitamin B Mangel: Vitamin B wird zur Produktion von hirneigenen Stoffen benötigt, so kann es bei einem Mangel zu Blutarmut, Schwäche,

Angst oder sogar Depressionen kommen.

Vitamin B12: Psychische Symptome wie mangelhafte Merkfähigkeit oder Depressionen können ebenso vorkommen. Bei einigen Patienten sind die psychischen und neurologischen Symptome die ersten Erscheinungen eines Vitamin B12 Mangels

Folsäure: Depressionen können mit einem Mangel oder einer gestörten Verwertung von Folsäure zusammenhängen. Hinweise dafür haben norwegische Wissenschafter gefunden. Über ihre Ergebnisse berichten die Wissenschafter in der Fachzeitschrift "Archives of General Psychiatry". Einen weiteren Hinweis auf den Zusammenhang zwischen Folsäure und Depressionen erbrachte eine DNA-Analyse: Bei den Personen, die stark zu Depressionen neigten, war ein bestimmtes Gen verändert, das normalerweise im Folsäure-Stoffwechsel eine wichtige Rolle spielt. Gestützt werden die neuen Erkenntnisse durch frühere Experimente, nach denen Folsäure die Wirkung von Antidepressiva eindeutig verstärken kann. Es wird vermutet, dass Folsäure an der Bildung bestimmter Substanzen im Gehirn beteiligt sein könnte. Fehlen diese, entstehen Depressionen und andere mentale Störungen. Für Bjelland bestätigt sich damit, dass Vitamine nicht nur für die körperliche, sondern auch für die geistige Gesundheit unentbehrlich sind. Ähnliches gilt für Demenz. *Quelle: Bjelland I, Grethe ST, Vollset SE, Refsum H, Ueland PM: Folate, vitamin B12, homocysteine, and the MTHFR 677CÆT polymorphism in anxiety and depression. Arch Gen Psychiatry 60, 618-626, 2003, Zeitschrift Psychologie Heute - März 1998 S. 59-63*

3. Serotonin, auch 5-Hydroxytryptamin (5-HT)

Depressionen, aber auch Angststörungen, sind heute als Störung im System der Neurotransmitter (Botenstoffe der Nerven) erkannt.

Serotonin ist ein Gewebshormon und Neurotransmitter, also ein wichtiger Botenstoff unseres Körpers. Die bevorzugten Wirkorte sind das Gehirn, das Darmnervensystem und das Gefäßsystem. Serotonin findet sich im Blut und reguliert damit die Spannung der Blutgefäße und dadurch den Blutdruck. Es ist somit die Verbindung zwischen unseren Gedanken und Gefühlen (Gehirn), unserer Intuition (Bauch) und über das vegetative Nervensystem mit unserem Kreislauf (Blutdruck und Herz). Serotonin kommt auch im Tier und Pflanzenreich weit verbreitet vor. Dadurch gibt es viele serotoninreiche Lebensmittel wie Bananen, Tomaten, Kakao, Schokolade, Walnüsse (sind am serotoninreichsten – nicht umsonst werden sie als Nerven- und Gehirnnahrung bezeichnet – laut der Signaturenlehre entspricht ja auch das

Erscheinungsbild einem Gehirn, wenn man so eine Walnuss öffnet). Aus der Aminosäure L-Tryptophan wird zuerst 5-Hydroxytryptophan gebildet und dann Serotonin. Zu den wichtigsten Funktionen des Serotonins im Gehirn, das die Blut-Hirn-Schranke nicht überwinden kann und daher vor Ort gebildet werden muss, zählen die Steuerung oder Beeinflussung der Wahrnehmung, des Schlafs, der Temperaturregulation, der Sensorik, der Schmerzempfindung und -verarbeitung, des Appetits, des Sexualverhaltens und der Hormonsekretion. Zu den bekanntesten Wirkungen des Serotonins zählt jene auf die Stimmungslage. Bei depressiven Verstimmungen oder Angststörungen lässt sich häufig ein Mangel an Serotonin oder einer seiner Vorstufen (5-HTP, Tryptophan) feststellen. Im Volksmund wird es deshalb häufig als „Glückshormon" bezeichnet. Serotonin kann jedoch die Blut-Hirn-Schranke nicht überwinden. Deshalb müssen die beiden Vorstufen ausreichend ins Gehirn gelangen. L-Trypthophan, eine Aminosäure, braucht einen Transporter dorthin. So konnten nur 1% des zugeführten Trypthophans im Gehirn gemessen werden. 5-Hydroxytrypthophan (5-HTP) benötigt keinen Transporter und steht nach oraler Aufnahme zu 70% zur Verfügung. Ein Serotoninmangel kann neben der Depression auch viele andere Symptome aufweisen. Heißhunger auf Süßes, Schlafstörungen, Kopfschmerzen, Migräne, Fibromyalgien, Verspannungen der Muskulatur, Reizdarm.

4. SSRI = Selektive Serotonin Wiederaufnahmehemmer

SSRIs sind Psychopharmaka die zur Behandlung von Depressionen, Angststörungen, Zwangsstörungen oder anderen psychischen Erkrankungen eingesetzt werden. Serotonin ist ein Neurohormon (Glückshormon), welches als Botenstoff im Nervensystem wirkt. SSRIs setzten am Transportrezeptor für Serotonin an und hemmen dadurch die Wiederaufnahme von Serotonin in die vorgeschaltete Synapse. Dadurch wird die Konzentration von Serotonin im synaptischen Spalt erhöht. Dies führt zu einer Verbesserung der Stimmung.

Wirkung von SSRIs:

Sie ist teilweise sehr umstritten und auch abhängig von der Schwere der Erkrankung. Bei leichter Depression zeigte sich häufig keine statistisch nachweisbare Wirkung. Bei schwerer Depression sprechen etwa 50 bis 75% der Patienten auf SSRIs an. Aber auch bis zu 33% auf Placebos (Scheinmedikamente). Aus diesem Grund scheint es durchaus gerechtfertigt, gerade bei leichter Depression die Möglichkeiten der Ganzheitsmedizin auszuschöpfen (Vitamine, Spurenelemente, Kräuter,

Akupunktur, Gespräche, Hypnose….), bevor zu dieser Substanzengruppe gegriffen wird. Auch meine jahrelange Erfahrung zeigt gute Erfolge.

SSRIs in der Langzeittherapie von Depressionen

Diese Substanzgruppe der Antidepressiva wird häufig auch in der Langzeittherapie von Depressionen eingesetzt. Mittlerweile wurden mehrere Studien überprüft und die Autoren kamen zu dem Schluss, dass es kaum ernstzunehmende Studien gibt, worin die Langzeitwirkung der Substanz, von über einem Jahr, untersucht wurde. Fast alle Studien dauerten 6 – 8 Monate. Darin zeigte sich, dass zwar eine Verbesserung der Symptomatik erreicht werden konnte, jedoch keine Heilung der Depression. Aus diesem Grund scheint laut den Autoren eine Langzeittherapie mit SSRIs bei Depressionen nicht gerechtfertigt. *Quelle: Desbauer D et al: Selective serotonin reuptake inhibitors for unipolar depression… CMAJ 2008*

SSRIs und Osteoporose

Neue Ergebnisse zeigen, dass SSRIs auch eine negative Auswirkung auf den Knochenstoffwechsel haben. Erwachsene über 50 Jahre die täglich eine Tablette einnehmen, haben ein erhöhtes Osteoporose- und Knochenbruchrisiko. *Quelle: Richards et al 2008, Ziere et al: 2008, Warden et al:2005*

SSRIs und Blutgerinnung

Unter SSRIs kann es durch Hemmung der Blutplättchen (ähnlich wie beim Aspirin) zu einer verzögerten Blutgerinnung kommen. Dies zeigt sich unter häufigen, auch spontan auftretenden, blauen Flecken, Nasenbluten und verstärkter Regelblutung. Gefährlich kann bei Risikopatienten aber die Kombination mit Schmerzmitteln aus der Gruppe der NSAR (Voltaren, Ibuprofen,..), mit Aspirin oder Blutverdünnern wie Marcoumar sein. Als besonders gefährdet gelten Menschen über 65 Jahre, welche unter chronischer Gastritis, übersäuerten Magen, Magengeschwür oder unter Magendarmblutungen leiden. Bei älteren Menschen kann es durchaus vorkommen, dass Ärztinnen und Ärzte unterschiedlicher Fachrichtungen Medikamente verordnen, verordnen, ohne dass sich jemand die Mühe macht, die damit verbunden Wechselwirkungen zu beachten.

SSRIs bei älteren Menschen

Bei älteren Menschen ist nicht nur das Risiko für Blutungen erhöht, sondern auch das Risiko eines Apathiesyndroms, wie aktuelle Studien ergeben.

Das Serotoninsyndrom

Das lebensgefährliche Serotoninsyndrom kann entstehen, wenn SSRIs mit Medikamenten kombiniert werden, welche die Bildung oder den Abbau von Serotonin beeinflussen. Dadurch kommt es zu einer Erhöhung von Serotonin im Gehirn, was zu starken bis lebensbedrohlichen Nebenwirkungen führen kann. Besonders gefährlich ist die gleichzeitige Gabe von MAO-Hemmern. Deshalb muss zwischen beiden Medikamenten mindestens eine zweiwöchige Pause eingehalten werden. Ansonsten drohen Lähmungserscheinungen. Auch die Kombination mit Migränemittel (Triptane) oder die zusätzliche Einnahme von L- Tryptophan oder 5-Hydroxytryptophan (5-HTP) kann durch Verstärkung der Serotoninsynthese ebenfalls zum Serotonin-Syndrom führen.

Vorsicht ist bei weiteren Antidepressiva geboten (MAO-Hemmern, Velafaxin, Lithium, Johanniskraut, Mirtazapin, Trizyklische Antidepressiva) und bei Opiaten/Opioiden (Tramal, Codein, Morphin), Amphetaminen, Triptanen und Drogen.

Quellen: SSRI`s and gastrointestinal bleeding BMJ 2005;331:529-530 (10 September) doi:10.1136/ bmj.331.7516.529 --- Inhibition of serotonin reuptake by antidepressants and upper gastrointestinal bleeding in elderly patients: retrospective cohort study BMJ 2001;323:655 [Full] (22. September) --- Rossi S, editor. indexAdelaide: Australian Medicines Handbook; 2005.FDA Public Health Advisory. "Combined Use of 5-Hydroxytryptamine Receptor Agonists (Triptans), Selective Serotonin Reuptake Inhibitors (SSRIs) or Selective Serotonin/Norepinephrine Reuptake Inhibitors (SNRIs) May Result in Life-threatening Serotonin Syndrome." U.S. Food and Drug Administration/Center for Drug Evaluation and Research. July 19, 2006 --- Selective serotonin reuptake inhibitor use associates with apathy among depressed elderly: a case-control study Nahathai Wongpakaran, Robert van Reekum, Tinakon Wongpakaran and Diana Clarke Annals of General Psychiatry 2007, 6:7 --- H.-J. Möller, G. Laux, H.-P. Kapfhammer: Psychiatrie und Psychotherapie. 3. Auflage. Springer, Heidelberg 2008. 2 Bände. Band 2; S.426

5. Die Trauer

Trauer und Depression sind zwei grundverschiedene Problematiken. Eine Depression ist eine Erkrankung, Trauer ist eine normale Reaktion auf einen Verlust (Tod, Trennung, Arbeitsplatzverlust,...). Depressive Menschen sind gleichbleibend niedergeschlagen und antriebslos, sie empfinden ein Gefühl der Leere und Sinnlosigkeit. Auch bei trauernden Menschen können diese Gefühle bestehen. Typisch ist aber ein permanenter Wechsel, ein „Hin und Her“ und ein "Sowohl-als-auch". Die Traurigkeit ist auf einen bestimmten Verlust gerichtet. Trauernde Menschen kann man sehr schnell aus ihrer Traurigkeit befreien, wenn man mit ihnen über den verstorbenen Menschen spricht und über die schönen Seiten, die sie miteinander erlebt haben. Da leuchten oft die Augen und es wird gelacht um kurz darauf, wenn der

Verlust wieder bewusst wird, in Tränen auszubrechen. All das ist völlig normal, auch dass sich diese Menschen fast ausschließlich mit dem Verlust beschäftigen und immer wieder davon sprechen wollen. Viele Menschen reagieren auch aggressiv auf ihre Umgebung. Das Trauerjahr ist eine Zeit in der alle Ereignisse einmal mit dem Verlust erlebt werden. Aber auch danach kann es immer wieder zu Trauerphasen kommen. Die Angst, dass sich ein Trauernder das Leben nimmt ist meist unbegründet (0,8%), auch wenn immer wieder Anspielungen in diese Richtung fallen.

Trauern ist ein Prozess, welcher unterschiedlich lange dauern kann und in welchem sich Gefühle wie Hadern, Wut, Verleugnung und Akzeptanz immer wieder abwechseln. Diesen Menschen Antidepressiva oder Beruhigungsmittel zu geben ist fahrlässig, wie viele Untersuchungen gezeigt haben. Sie verhindern die Verarbeitung und damit die Rückkehr ins Leben. Sie machen das Leiden chronisch und führen nicht selten, Jahre später, in den Suizid. Akzeptabel ist es, trauernde Menschen mit Schlafstörungen medikamentös zu unterstützen, damit sie sich zwischendurch erholen können.

6. Depressionen

> ***Was ist Depression? Es ist die Unfähigkeit zu fühlen, das Gefühl, tot zu sein, während der Körper noch lebt. Es ist die Unfähigkeit, froh zu sein, genau wie man unfähig ist, traurig zu sein. Ein depressiver Mensch wäre höchst erleichtert, wenn er traurig sein könnte.***
>
> *Erich Fromm, Wege aus einer kranken Gesellschaft*

Depressionen zählen zusammen mit den Herz-Kreislauferkrankungen zu den häufigsten Krankheiten.

- 17% der Gesamtbevölkerung erkranken im Laufe ihres Lebens an einer Depression.
- 12 - 25% der Patienten, die den Hausarzt aufsuchen, leiden an einer Depression mit unterschiedlichem Schweregrad.
- Es gibt eine erblich bedingte Veranlagung (15% bei einem depressiven Elternteil, 50% bei beiden Elternteilen) an einer Depression, Angst- oder Suchterkrankung zu erkranken. Aber nicht alle die erblich vorbelastet sind, erkranken daran. Häufig

lösen äußere Faktoren eine depressive Phase aus.

- Menschen mit Depressionen haben mehr Krankheitstage als Menschen mit Arthritis, Hypertonie oder Diabetes.
- Depression geht wie kaum eine andere Erkrankung mit hohem Leidensdruck einher, da die Krankheit ins Zentrum des Wohlbefindens und der Lebensqualität zielt: Von einer Patientin wurde sie in folgende Worte gefasst: “Während meiner schweren körperlichen Erkrankung wollte ich Hilfe und hatte Hoffnung – während meiner Depression wollte ich nur mehr sterben".
- Weltweit sterben etwa 3-mal so viele Menschen an Suizid wie an AIDS.
- Fast alle Patienten mit schweren Depressionen haben Selbstmordgedanken.
- 15% der Patienten mit schweren Depressionen versterben durch Suizid – häufiger Männer als Frauen.
- Depression bei Männern zeigt sich anders als bei Frauen - häufig wird sie deshalb nicht erkannt und nicht behandelt, viele Männer therapieren sich selbst durch Alkohol. Sucht und Selbstmord sind häufig der einzig erkennbare Ausweg.
- 50% der Patienten machen einen Selbstmordversuch.
- In Deutschland nehmen sich pro Jahr ca. 12 000 Menschen das Leben (+ hohe Dunkelziffer), damit übersteigt die Selbstmordrate bei weitem die Zahl der jährlichen Verkehrstoten.
- Bei älteren Menschen kann der Rückzug ins Bett, Appetitlosigkeit, geringe Flüssigkeitsaufnahme rasch zu einer lebensbedrohlichen Situation führen.
- Der Verlauf vieler anderer Erkrankungen kann durch eine unbehandelte Depression negativ beeinflusst werden.
- Menschen mit schweren Erkrankungen wie Diabetes, Krebs, Herzinfarkt oder Frauen in den Wechseljahren und Männer in der Andropause, haben ein erhöhtes Risiko für Depressionen.
- 90% der an einer Depression erkrankten Menschen kann durch eine konsequente Behandlung geholfen werden.
- Eine ganzheitliche Behandlung schließt schulmedizinische

Medikamente, kombiniert mit Mikronährstoffen, energetischer Behandlung, Kräutermedizin und psychotherapeutische Gespräche mit ein.

(a) Anzeichen einer Depression:

ICH KANN NICHT – ICH MAG NICHT – ICH FÜHLE NICHT

ICH FINDE KEINE RUHE

Überprüfen sie ihre Befindlichkeit

- ✓ Ich kann nicht mehr lachen und das Leben von der heiteren Seite sehen
- ✓ Es gibt nichts, auf das ich mich freue
- ✓ Ich fühle mich in unberechtigter Weise schuldig, wenn etwas daneben geht
- ✓ Ich bin ängstlich und machte mir unnötige Sorgen
- ✓ Ich fühle mich verängstigt und werde panisch ohne wirklichen Grund
- ✓ Mir ist alles zuviel
- ✓ Mir fallen alltägliche Handlungen zunehmend schwerer (Anziehen, Waschen….)
- ✓ Ich fühle mich wertlos
- ✓ Ich kann abends schlecht einschlafen oder ich wache nachts auf
- ✓ Ich bin traurig und fühlte mich elend
- ✓ Ich bin so unglücklich, dass ich weinen muss
- ✓ Ich fühle mich innerlich angespannt, bin gereizt und aggressiv
- ✓ Ich fühle mich häufig tagsüber müde, erschöpft und schwunglos
- ✓ Es fällt mir immer schwerer Entscheidung zu treffen
- ✓ Ich habe häufig eigenartige körperliche Probleme wie Druck auf der Brust, Herzklopfen, Luftabschnüren
- ✓ Ich habe kein sexuelles Interesse mehr
- ✓ Ich habe den Sinn des Lebens verloren und sehe keine

Perspektiven mehr

- ✓ Ich stürze mich in die Arbeit, mache mehr Sport als früher, ich riskiere mehr
- ✓ Gelegentlich kommt mir der Gedanke, mir etwas anzutun

Je mehr Ja-Antworten, desto eher sollten sie sich Hilfe holen

Depressive Verstimmung:

- ➢ Äußerer Anlass als Auslöser (Jobverlust, Todesfall, Trennung, Burnout….)
- ➢ Rückzug, Interesselosigkeit
- ➢ Erledigungen des Alltags werden immer mehr zur Last
- ➢ Sie kann in eine Depression übergehen

Symptome der Depression:

- ➢ Kein äußerer Anlass als Auslöser
- ➢ Verlust Freude zu Empfinden
- ➢ Gefühl der Hoffnungslosigkeit „Nichts wird mir helfen"
- ➢ Gefühle der Hilflosigkeit „Ich kann nichts daran ändern"
- ➢ Gefühl der inneren Leere
- ➢ Schuldgefühle u. übersteigerte Selbstkritik „Ich kann nichts, ich bin nichts, man mag mich nicht, und ich bin an allem schuld"
- ➢ Angst
- ➢ Gefühllosigkeit – versteinert sein
- ➢ Pessimistische Einstellung
- ➢ Grübelneigung, Konzentrationsprobleme
- ➢ Suizidgedanken
- ➢ Verlust „zu hoffen und zu glauben"
- ➢ Vermeidung von sozialen Kontakten – Rückzug
- ➢ Verlust von Entschlussfreudigkeit

- Verlust der Interessen „Hobbys, Arbeit, Familie, Freunde,..."
- Eingeschränkte Leistungsfähigkeit in der Arbeit
- Erstarrte Mimik, Gestik, leise monotone Sprache
- Rastlosigkeit, Getriebenheit
- Schlaflosigkeit mit Früherwachen
- Appetitlosigkeit
- Libidoverlust
- Schnelle Ermüdung
- Chron. Schmerzzustände „Schweres Herz haben"
- Verstopfung, Durchfall, Mundtrockenheit, geringe Hauttemperatur

Viele Menschen werden fortgespült im Leistungsdruck des Mainstreams, von Werten, die schon lange nichts mehr mit den eigenen Inneren zu tun haben. Gefangen in der kollektiven Zwangsjacke der „Good vibratios" um jeden Preis. Glück als kontinuierlicher Dauerzustand, der unsere Ideen und Träume erstickt. Action statt Erholung. Den Frust des Lebens verdrängen, ertränken, statt ihn ausschwingen zu lassen. Der Bogen der ständig überspannt ist. Eigentlich klar, dass irgendwann eine Seite reißt.

Depressionen haben die Tücke, dass der Betroffene glaubt, die eigene (veränderte) Wahrnehmung sei klare Wirklichkeit. Die Situation IST aussichtslos. Die Welt IST schlecht. Die Zukunft IST hoffnungslos. Mir kann keiner helfen, das IST so.

(b) Depression beim Mann

Depression wird bei Männern häufig übersehen, da die meisten Symptome nicht als solche erkannt werden und oft der Persönlichkeit zugeschrieben werden. Frauen neigen bei Überforderung, entweder zu Hilfe suchendem Verhalten oder zum Totstellreflex. Männer tendieren eher zum Kampf- und Fluchtreflex. Klassische Symptome wie gedrückte Stimmung, Antriebslosigkeit und Schlafstörungen werden maskiert von Ärgerattacken, Gereiztheit, Feindseligkeit und allgemeiner Unzufriedenheit. Häufig zeigen sie ein risikoreiches Verhalten (Verkehr, Sport….), sind aggressiver, streiten häufiger und werden auf Grund ihres antisozialen Verhaltens als Psychopathen betrachtet. Die von, den Männern im Nachhinein als umpassend empfundenen, Zornausbrüche können mit einer Reihe an vegetativen Symptomen einhergehen. Sie klagen über Herzklopfen, Kurzatmigkeit, Schwindel, Hitzewallungen und Parästhesien. Mehr als mit Ärztinnen oder Ärzten kommen sie dann mit der Polizei in Kontakt. Meist spielt auch noch der Alkohol eine Rolle, da sich viele Männer damit selbst therapieren. Daraus ergibt sich häufig, dass fälschlicherweise die Diagnose „Alkoholabhängigkeit" gestellt wird. Aber auch in die Spielsucht, in Drogen, in übertriebenes körperliches Training oder in die Arbeit flüchten sich viele Männer. Sie erleben die Veränderung an sich selbst „als ihrem gewohnten Verhalten fremd".

Symptome:

- Irritiertheit, Unruhe, Unzufriedenheit
- Geringe Impulskontrolle
- Ausagieren
- Geringe Stress-Toleranz
- Erhöhte Risikobereitschaft
- Ausagieren von Gefühlen – Aktionen setzen - Geringe Impulskontrolle
- Antisoziales Verhalten
- Depressive Denkinhalte
- Substanzmissbrauch
- Selbstmord (Männer sind konsequenter in der Durchführung)

Je älter wir werden, desto geringer sind unsere Kompensationsmöglichkeiten der Psyche (verminderte Neurotransmitter). Auslöser für Depressionen sind häufig Arbeitslosigkeit, Abstieg auf der Karriereleiter, sexuelle Probleme, Beziehungsprobleme, Frühpension, Trennung vom Partner durch Scheidung oder Tod etc. Männer sind unglaublich verletzlich gegenüber einer hierarchischen Degradierung oder wenn sie ihren Platz in der Gesellschaft verlieren. Außerdem tun sie sich schwer Hilfe zu suchen und anzunehmen. Die Diagnose Depression gleicht einer Identitätsbeschädigung und es wird als Schwäche angesehen psychisch krank zu sein. *Quelle: Ruiz W et al: Acta Psychiatr Scand 1989, Gotland Studie*

(c) Herbst-Winterdepression

Sie wird auch SAD (=Seasonal affective disorder) genannt.

Wenn Sie sich in den Wintermonaten erschöpft und müde fühlen, ein vermehrtes Schlafbedürfnis haben, unter einer herabgesetzten Leistungsfähigkeit leiden, vermehrten Appetit, im besonderen Heißhunger auf Süßes (Kohlenhydrate), haben, dann leiden sie vermutlich unter einer Winterdepression. Damit wird eine Depression bezeichnet, welche hauptsächlich in der dunklen, kalten Jahreszeit bis ins Frühjahr hinein auftritt oder sich verschlimmert.

Ungefähr 4% der Bevölkerung leiden an dieser Erkrankung, wesentlich mehr Menschen spüren jedoch die milderen Auswirkungen des Lichtmangels. Denn ein direkter Zusammenhang zwischen den kürzer werdenden Tagen und dem damit verbundenen Lichtmangel konnte eindeutig festgestellt werden. Eine zentrale Rolle dürften die Neurohormone Serotonin und das Hormon Melatonin sowie eine erbliche Veranlagung spielen. Betroffen sind meist Menschen im mittleren Erwachsenenalter. Die depressiven Symptome werden meist als leicht, aber belastend eingestuft. Anders als bei sonstigen Depressionen ist das gesteigerte Schlafbedürfnis auffällig. Typisch sind auch Symptome wie Antriebslosigkeit, Interesselosigkeit, Schuldgefühle und Wertlosigkeitsgefühle, negative und pessimistische Zukunftsperspektiven.

Die Erkrankung ist gut behandelbar, wird jedoch leider in zwei Drittel der Fälle nicht erkannt.

Als besonders wirksam in der Behandlung hat sich die Lichttherapie erwiesen. Diese wurde bereits vor hundert Jahren bei Rachitis und Tuberkulosekranken eingesetzt. Seit Ende der 80-iger Jahre wurde sie wiederentdeckt und ist mittlerweile eine gut dokumentierte Behandlungsmethode.

Als Lichtquelle dient eine Lampe mit einer Intensität von 10 000 Lux (das ist ungefähr 200-mal heller als die normale Zimmerbeleuchtung). Die therapeutische Wirkung erfolgt über direkte Stimulation der Netzhaut. Der Abstand zur Lichtquelle sollte ca. 90 cm betragen und der Patient sollte jede Minute für einige Sekunden hineinsehen.

Die Dauer der Behandlung beträgt 30 Minuten. Von einmal wöchentlich bis täglich, je nach Schweregrad der Symptome. Bereits nach drei bis sieben Behandlungen sollte eine merkliche Besserung eintreten. Auch nach

Abklingen der Symptome sollte die Lichttherapie die gesamte Jahreszeit hindurch regelmäßig weiter angewendet werden. Als Nebenwirkungen können eine Reizung der Bindehaut, Hypomanie und Unruhe auftreten. Eine Kontraindikation besteht nur bei akuten Erkrankungen der Netzhaut. Bei schwereren Fällen kann es sinnvoll sein, die Behandlung durch Johanniskrautpräparate zu ergänzen. Eine ausreichende Zufuhr von Vitaminen und Spurenelementen, eine ausgewogene Ernährung und regelmäßige Bewegung unterstützen die Therapie.

Sie müssen keine diagnostizierte Depression haben, um von der Lichttherapie zu profitieren. Auch gesunde Menschen, die im Winter (meist arbeitsbedingt) kaum die Sonne sehen, verspüren unter der Lichttherapie eine gesteigerte Aktivität.

(d) Selbstmordgedanken

Nicht den Tod sollte man fürchten, sondern dass man nie beginnen wird, zu leben.

Marcus Aurelius, 121 - 180 n.Chr., römischer Kaiser

Selbstmord wurde früher als eine persönliche Missachtung des Lebens völlig fehl verstanden und verurteilt. Der Mensch in einer tiefen Depression ist innerlich nicht frei genug, eine Entscheidung für oder gegen das Leben zu fällen. Es ist ein innerliches Ringen zwischen lebensbejahenden und lebensverneinenden Kräften. Die Krankheit drückt auf die Seele wie ein gigantischer Stein.

Einem Leben das scheinbar wertlos ist und für das es scheinbar keine Veränderung gibt, wird ein Ende durch Flucht in den Tod gesetzt.

Deshalb ist die Depression eine Erkrankung, die durchaus mit dem Tod enden kann. Nicht etwa im Herbst, wenn die Tage kürzer werden, häufen sich die Suizide, sondern im Frühjahr, wenn die Menschen wieder über mehr Energie verfügen. Laut Statistik begehen fast doppelt so viele Männer wie Frauen Selbstmord und die Suizidrate steigt je älter der Mann wird (ab dem 70. Lebensjahr um das vierfache). Aber auch bei jüngeren Männern ist der Suizid nach den Unfällen die zweithäufigste Todesursache. In Österreich gab es im Vorjahr ungefähr 1300 Selbstmorde, das sind doppelt so viele Suizide wie Verkehrstote. Wenn man nun bedenkt, dass man nach wissenschaftlichen Erkenntnissen jeden zweiten Selbstmord verhindern könnte und wie, in letzter Zeit, den psychosozialen Beratungsstellen das Geld gekürzt wird und wie viel Geld alle Jahre in hysterieartige Grippeimpfaktionen, Tamiflu- und Mundmasken-einlagerungsaktionen gepumpt wird, obwohl davon immer nur ein Bruchteil von Menschen betroffen ist, ja dann versteht man die Logik dahinter nicht mehr. Oder es schleichen sich ganz still Gedanken, wie "Pharmalobby" oder "Verstrickungen zwischen Politik und Wirtschaft" ein.

(e) Depression als Sinnmangelerkrankung?

Die Depression ist ein qualvoller Zustand, der von den betroffenen Menschen auch durch einen starken Willen schwer beeinflusst werden kann. Es ist ein Gefühl der anhaltenden inneren Leere, einer permanenten Antriebslosigkeit, ein andauerndes Gefühl der Gefühllosigkeit und das Empfinden einer völligen Sinnlosigkeit des eigenen Lebens. In diesem Zustand empfinden viele Menschen nur einen Ausweg als möglich - Den Selbstmord. In diesem Sinne ist die Depression eine „Sinn-Mangelerkrankung". Die moderne Neurobiologie hat nun, was der Mensch braucht um diesen Sinnmangel wieder aufzufüllen: zwischenmenschliche Anerkennung, Zuwendung und Sympathie. Wir brauchen einfach andere Menschen (oder Tiere), für die wir wichtig sind. Wir brauchen Bindungen, Bedeutung, Wertschätzung und Anerkennung. (Dies fehlt ja häufig auch bei Menschen im Burnout). Denn Menschen, die einen Verlust erleben oder einen lang andauernden Mangel an Wert-schätzung und Zuwendung, zeigen eine messbare Veränderung ihrer Neurotransmitter, der Botenstoffe wie Dopamin und Serotonin. Außerdem kommt es zu einer Aktivierung der neurobiologischen Stress-Angst-Achse durch die Botenstoffe Cortisol und Noradrenalin. Und so entwickeln sich zunehmend Gefühle der Angst, der Selbstzweifel, der Ausweglosigkeit und der Sinnlosigkeit.

Das Wissen um eine Lebensaufgabe hat einen eminent psychotherapeutischen und psychohygienischen Wert. Wer um einen Sinn seines Lebens weiß, dem verhilft dieses Bewusstsein mehr als alles andere dazu, äußere Schwierigkeiten und innere Beschwerden zu überwinden.

Viktor Frankl

Der Vater der Sinntheorie ist Viktor Frankl (1905 in Wien; † 1997 in Wien). Er war ein österreichischer Neurologe und Psychiater. Er begründete die Logotherapie bzw. Existenzanalyse („Dritte Wiener Schule der Psychotherapie"), und ich möchte aus seinem Eröffnungsvortrag auf dem Internationalen Familienkongress am 20. Oktober 1988 in Wien zitieren:

„An sich ist Selbstverwirklichung durchaus wünschenswert; aber dieses Schlagwort wird nur allzu oft missverstanden und dient dann als Alibi für egozentrisches, ja egoistisches Verhalten. Vor allem wird nicht gesehen,

dass sich Selbstverwirklichung eigentlich gar nicht anstreben lässt, da sie sich vielmehr als (jeweils unbeabsichtigte) Nebenwirkung von selbstloser Hingabe entweder an eine Aufgabe oder an den Partner - ganz von selbst - einstellen muss (wie bereits der Begründer der Selbstverwirklichungstheorie, der Amerikaner Maslow, schließlich zugeben musste). Ganz Mensch wird der Mensch, seine ureigensten Möglichkeiten verwirklicht er, eben im Dienst an einer Sache oder aber in der Liebe zu jemand anderem. Macht er Selbstverwirklichung hingegen zum Ziel seines Strebens, so hat er ebendieses Ziel auch schon verfehlt. Es ergeht ihm dann so wie mit der Lust - direktes Anpeilen ist kontraproduktiv, und das sehen wir Nervenärzte an den Sexualneurosen: je mehr es unseren Patienten um die Lust geht, desto mehr entgeht sie ihnen. Die Jagd nach dem Glück verjagt es, und dies ist die eigentliche Ursache von Störungen der Potenz und des Orgasmus. Das heute sich so sehr ausbreitende Sinnlosigkeitsgefühl fördert natürlich die Tendenz zum Rückzug von der Welt auf sich selbst. So wie der Bumerang nur dann zum Jäger zurückkehrt, wenn er das Ziel - die Beute - verfehlt hat, so wendet sich der Mensch nur dann auf sich selbst zurück und ist erst dann so sehr um seine Selbstverwirklichung bemüht und bekümmert, wenn er in seinem ursprünglichen Anliegen, in seinem Leben einen Sinn zu finden und dann auch erfüllen zu können, frustriert wird. Diese existentielle Frustration schlägt sich dann freilich auch noch in einem massenneurotischen Syndrom nieder, das sich in die Trias " depression - aggression - addiction" aufgliedert: Suizidalität, Kriminalität und Drogenabhängigkeit; sie alle lassen sich, und zwar empirisch nachweisbar, auf dieses "Leiden am sinnlosen Leben" zurückführen - und letzten Endes auch nur von daher therapeutisch angehen. Zum Glück zeichnet sich aber auch eine Trendwende ab - " von der Selbstverwirklichung zur Sinnerfüllung" - und Oswald Spengler, der den " Untergang des Abendlandes" falsch prophezeit hatte, hat die heute akut gewordene Sinnkrise und die heute aktuell werdende Sinnfrage richtig prognostiziert, wenn er - bereits 1936! - schrieb: Bevor das Jahrhundert zu Ende geht, werden Menschen von tiefem Geist sich mehr dem Nachdenken über den Sinn des Lebens zuwenden als der Wissenschaft und Technik, die heute die Menschen fesselt." Erste Hilfe zur Sinnfindung leistet nur die Familie. Sie lehrt nicht nur, für jemanden da zu sein, sondern auch, für einander da zu sein. Sie ist der Ort gelebter Selbsttranszendenz!“

Viktor Frankl entstammte einer jüdischen Beamtenfamilie. Frankl wurde am 19. Oktober 1944 von Theresienstadt nach Auschwitz und später ins KZ Dachau transportiert. Am 27. April 1945 wurde er in Türkheim von der US-Armee befreit. Seine Eindrücke und Erfahrungen in den Konzentrationslagern verarbeitete er in dem Buch „ ... trotzdem Ja zum Leben sagen". Schon kurz nach Ende des Krieges vertrat er die Ansicht, dass vor allem Versöhnung einen sinnvollen Ausweg aus den Katastrophen des Weltkrieges und des Holocaust weisen könne.

"Ich habe den Sinn meines Lebens darin gesehen,

anderen zu helfen, in ihrem Leben einen Sinn zu sehen"

Victor Frankl

(f) Behandlung der Depression

Psychotherapie: unter www.existenzanalyse-ooe.at finden sie Therapeuten für Logotherapie und Existenzanalyse nach V. Frankl, es gibt jedoch auch andere Richtungen die hervorragende Arbeit leisten.

Bewegung: Aus einer US-Studie im Jahr 2000 geht hervor, dass Bewegung (Wandern, Spazieren gehen, Schwimmen...) bei Depression nicht nur hilft, sondern sogar besser wirkt als ein Antidepressivum. Durch die Bewegung werden glücklich machende Endorphine freigesetzt, die Neurotransmitter funktionieren besser, Stress wird abgebaut und der Stoffwechsel angekurbelt.

Kreative Tätigkeiten: Sich mit etwas zu beschäftigen, etwas auszuprobieren, zu entdecken was in einem steckt, kann im Sinne von Sinnfindung ebenfalls über die Neurotransmitter eine Verbesserung bringen.

Tiere: Tiere geben Sinn, stärken die Verantwortung und geben uns die Nähe, Freude und Anerkennung, die wir so dringend brauchen, sie leben im Augenblick, übertragen Freude und wir sind ihnen wichtig – spazieren gehen mit einem Hund (vielleicht sogar aus dem Tierheim) wirkt antidepressiv. *Quelle: "Der Einfluss von Tieren auf die Gesundheit und das Wohlbefinden psychischer Patienten - wie psychische Patienten darüber denken", Uie-Liang Liou*

Musiktherapie: Das innere Lied wieder finden – dass Musik gegen Depressionen wirkt, wurde schon in mehreren Studien bewiesen. In einer Studie aus Österreich hörten depressive Menschen über mehrere Wochen hinweg, eine speziell für depressive Menschen komponierte Musik. 90% haben sofort gespürt, dass die Musik ihnen gut tat. Nach 15 Wochen Therapie hatte sich der Schweregrad bei 89% der Patienten um die Hälfte gebessert. Der Ansatz dabei ist, dass Musik im Gehirn von gesunden Menschen das Belohnungszentrum aktiviert, bei depressiven Menschen aber diese Aktivierung kaum stattfindet. Sie haben sozusagen ihr inneres Lied verloren. Durch diese spezielle Musiktherapie, konnte dieses wieder gefunden werden. *Quelle: Vera Brandes, Musikwirkungsforscherin, Paracelsus Med. Privatuniv.*

Orthotherapie: Ausgleich von Mangelzuständen wie Folsäure, Vitamn B 6 und B 12, Selen, Zink, Vitamin C und Vitamin D (wird im Labor bestimmt). Einsatz von Griffonia (5-Hydroxytryptophan). Dieses wird aus der Aminosäure L-Tryptophan gebildet und stellt eine natürliche Vorstufe des Serontonins dar.

TCM + Akupunktur: ganzheitliche, individuell abgestimmte Therapie (Kräuter und Akupunktur) mit regelmäßigen Gesprächen.

Phytotherapie: *Käuter:* Ginseng, Passionsblütenextrakt, Johanniskraut, Baldrian, Haferstroh, Hopfen, Melisse etc. *Aus der Gemmotherapie:* Lindenknospen und Birkenknospenmazerate. *Aus der Oligotherapie:* Lithium, Argentum-Germanium (allgemein bei Depressionen) oder Lithium-Aluminium-Cobaltum-Manganum (bei manischen Depressionen).

Antidepressiva: Wenn alles andere nicht anspricht – jedoch maximal für 6 Monate - dann sollte ein Auslassversuch unternommen werden.

7. Burnout-Syndrom

Das Burnout-Syndrom wird definiert als andauernder Zustand totaler körperlicher und emotionaler Erschöpfung. Der Begriff und die Symptomatik wurden erstmals 1974 von dem New Yorker Psychoanalytiker Herbert J. Freudenberger beschrieben. Früher hat man gedacht, dass nur ausbrennen kann, wer am Arbeitsplatz Höchstleistungen vollbringt oder zumindest in einem helfenden Beruf tätig ist. Mittlerweile ist klar, dass Burnout in allen sozialen Schichten, in allen Berufsgruppen und auch im privaten Bereich auftreten kann. Selbstverständlich sind auch sehr viele Ärztinnen und Ärzte davon betroffen. Eine Schweizer Untersuchung ergab ein schweres Burnout bei 4% und ein mittelschweres bei 35% der Ärzte. Interessanterweise zeigen gerade Ärztinnen und Ärzte überdurchschnittlich häufig Depersonalisierungssymptome mit negativen, zynischen Grundhaltungen und Unzufriedenheit mit dem eigenen Aufgabenbereich.

Burnout ist durchaus eine Stresserkrankung, aber ein hohes Arbeitspensum führt nicht unweigerlich ins Burnout. Stress kann auch als besondere Herausforderung gesehen werden, die zeitlich begrenzt durchaus beflügelt und anregt (Eustress). Grundvoraussetzung ist dabei, dass die Herausforderung bewältigt werden kann. Anders ist es bei Distress, bei welchem man sich aufgrund von zuviel Arbeit und zu wenig Mitbestimmung, zu hohen Erwartungen, die nie erfüllt werden können, und der damit verbundenen Frustration blockiert fühlt. Aber auch Angst kann Distress verursachen. Angst um den Arbeitsplatz, Angst nicht geliebt zu werden, Angst nein zu sagen. Häufig sind Menschen der mittleren Führungsebene betroffen, die sowohl von ihren Vorgesetzten, aber auch durch untergebene Mitarbeiter unter Druck gesetzt werden. Sie haben viel Verantwortung und wenig Entscheidungsmöglichkeiten. Burnout trifft auch jene Menschen, die früher einmal sehr engagiert waren, die aber an den Rahmenbedingungen, an Gesetzen, an Organisationsstrukturen oder Verwaltungskram scheitern und in der Bilanz zuwenig Anerkennung für ihr Engagement erhalten. Das betrifft sicher viele Ärztinnen und Ärzte, die sich zermahlt fühlen zwischen Kosteneffizienz, Druck der Krankenkassen, Dokumentations- und Aufklärungspflicht und den Wünschen der Patienten. Aber auch Polizisten resignieren immer mehr. Auch sie leben in einem Spannungsfeld zwischen schwierigen und oft gefährlichen Einsätzen, bei welchen aber dem Täter kein Haar gekrümmt werden darf, den Respektlosigkeiten von (alkoholisierten) Delinquenten, der zunehmend mangelnden Achtung in der Bevölkerung, dem Behördenapparat und der Justiz. Kein Dank, keine Anerkennung und ein geringer Handlungsspielraum, dafür aber mehr Schreibkram, mehr Dokumentation und weniger Mitarbeiter. Für viele Berufsgruppen sind die Anforderungen höher als vor 20 Jahren. Man muss bestens ausgebildet, flexibel und rund um die Uhr erreichbar sein. Auch der Umgang mit Kunden, Patienten, Schülern, Eltern ist anstrengender. Mobbing von Kollegen machen vielen das Leben zur Hölle und manchen schwebt das Damoklesschwert Jobverlust über dem Haupt. Aber auch viele Frauen sind durch die Dreifachbelastung Job, Hausfrau und Mutter, gepaart mit unmenschlichen Ansprüchen an alle drei Aufgaben, überfordert. Nicht vergessen werden darf dabei, dass viele Frauen neben der perfekten Mutter und Hausfrau auch noch die perfekte Geliebte sein sollten. Ihre eigenen Bedürfnisse kann sie bei so vielen Aufgaben selbstverständlich nicht mehr wahrnehmen. Kontakte zu anderen Frauen werden hintangestellt (obwohl diese aus eigener Erfahrung meist ein wirklich tragfähiges Netzwerk darstellen) und so geraten die Frauen immer mehr in Isolation. Das ist die eine Seite. Aber es muss noch eine andere Bedingung erfüllt sein, die beeinflusst, warum manche Menschen ins Burnout geraten und andere nicht. Bei gefährdeten Menschen besteht ein großer Wunsch nach Anerkennung, der Selbstwert wird vor allem durch die Arbeit aufgebaut, oder man hat das Gefühl nur geliebt zu werden, wenn man etwas leistet. Betroffen sind Menschen, die in ihrer Kindheit nicht bedingungslos geliebt wurden und die dabei gelernt haben. Wenn ich alles besonders gut und richtig mache, dann bekomme ich ein wenig Zuwendung, Respekt und Anerkennung. Damit entsteht ein Teufelskreis, denn Arbeit wird zur Droge und das damit verbundene Betteln um Anerkennung zur Sucht. Nachdem diese Anerkennung aber die tiefer zugrunde liegenden seelischen Löcher nie stopfen kann, kommt es zur Dosissteigerung, die irgendwann im Zusammenbruch endet. Burnout beginnt immer schleichend und leise, die ersten Symptome wie Konzentrationsstörungen, Nervosität und innere Unruhe würden wir wahrscheinlich alle nicht so ernst nehmen. Später kommen oft körperliche Beschwerden, wie wiederkehrende Infekte, Verspannungen, Kopfschmerzen, Schwindel, Schlafstörungen (zuviel oder zuwenig) und das Gefühl keinen Ausweg zu sehen, nichts ändern zu können. In diesem Stadium greifen nicht wenige zu noch mehr Aktion. Um die empfundene Schwäche auszugleichen, sich zu belohnen oder auch nur um sich was gutes zu tun, wird ein Schiurlaub oder ein Einkaufswochenende in Paris gebucht, wird eine extreme Sportart ausgeübt oder an drei Tagen die Woche abends noch im Fitnessstudio oder im Yogakurs geturnt. Wir müssen ja nicht nur perfekt im Job und in der Familie sein, sondern wir müssen auch schwer am Erhalt unserer Gesundheit und an unserer Figur arbeiten.

Es gibt typische Verhaltensweisen (Fengler, 1998) die Hinweise auf ein Burnout geben können: täglicher Widerstand zur Arbeit zu gehen, Gefühle des Ärgers, des Versagens, Schuldgefühle und Gleichgültigkeit Gesprächspartnern gegenüber, Mutlosigkeit und Zweifel an der eigenen beruflichen Tätigkeit, tägliches Gefühl von Müdigkeit und Erschöpfung, häufiges auf die Uhr schauen während der Arbeit, verschieben von Terminen, Zeit schinden – fünf bis zehn Minuten später anfangen, bei Pausen schnell weg vom Arbeitsplatz, kein Interesse an den Problemen von Kunden oder Mitarbeitern, Freude über ausgefallene Terminc, erste Frage nach dem Urlaub: „Wann beginnt der nächste?", Zunahme zynischer Kommentare, Zunahme von Strenge und Intoleranz oder Kritik, Zunahme von Infektanfälligkeit, Schlafstörungen, Kopfschmerzen, Suchtmittelmissbrauch (Alkohol, Zigaretten….).

Um ein Burnout zu diagnostizieren müssen drei Bedingungen erfüllt sein.

1. Emotionale Erschöpfung: Verlust von Freude, Genuss und Liebe, Abnahme des Wohlbefindens, Verlust von Sympathie und Achtung für andere Menschen, chronische Müdigkeit, Schlafstörungen, erhöhte Krankheitsanfälligkeit

2. Depersonalisierung: Negative, zynische Grundhaltung, Abnahme der Sozialkontakte, Rückzugstendenzen, Dienst nach Vorschrift, Unzufriedenheit mit dem eigenen Aufgabenbereich

3. Leistungseinbuße: und Leistungsunzufriedenheit (Gefühl des Versagens, der Erfolglosigkeit, der Machtlosigkeit, fehlende Anerkennung, chronische Überforderung)

(a) Stadien des Burnouts

Ein Burnout verläuft nicht bei allen Betroffenen gleich ab. Der Psychoanalytiker Herbert Freudenberger hat 1992 einen Burnout-Zyklus vorgestellt, der die zwölf Stadien vom Ehrgeiz bis zur Erschöpfung beschreibt.

Stadium 1: Übertriebener Ehrgeiz, der Wunsch sich zu beweisen, verwandelt sich in Zwang und Verbissenheit

Stadium 2: Der Einsatz wird gesteigert, um den hohen Anforderungen gerecht zu werden

Stadium 3: Eigene Bedürfnisse kommen zu kurz

Stadium 4: Die Konflikte werden zwar bewusst – aber verdrängt

Stadium 5: Umkehr von Werten, bisher wichtige Werte werden entwertet und umgedeutet, so kann nur mehr die Karriere Bedeutung haben und wird zum Maßstab für die eigene Wichtigkeit und Unwichtigkeit, alles andere wird diesem Ziel untergeordnet.

Stadium 6: Der Verzicht auf eigene Bedürfnisse wird nicht mehr wahrgenommen. Überarbeitung und Überlastung werden verleugnet. Intoleranz und abnehmende Flexibilität prägen das Denken und Handeln, Probleme werden auf Zeitdruck, Arbeitspensum und Einsatz zurückgeführt. Die Probleme wechseln auch in den privaten Bereich.

Stadium 7: Orientierungslosigkeit stellt sich ein, wird aber durch Zynismus und eine nach außen unveränderte Haltung verdeckt, Kritik wird nicht mehr vertragen, paranoide Tendenzen, Dienst nach Vorschrift.

Stadium 8: Verhaltensänderungen wie Abwehr von Kritik, emotionaler Rückzug und mangelnde Flexibilität werden von anderen wahrgenommen, Einsatz von Suchtmitteln, aus engagierten Mitarbeitern sind ängstlich, scheue und apathische Menschen geworden.

Stadium 9: Wahrnehmungsverlust der eigenen Person. Nur noch negative Einstellungen beherrschen das Denken. Die Fähigkeit zu Nähe ist längst verloren gegangen, der Kontakt zu sich selbst und zu anderen Menschen ist verloren gegangen, die Zeitperspektive wird auf die Gegenwart eingeengt, das Leben wird zum mechanischen Funktionieren, das Lebensgefühl ist geprägt von Entwurzelung und Sinnlosigkeit.

Stadium 10: Innere Leere, um diese zu überwinden, kommt es häufig zu agierter, verkrampfter Beschäftigung, man fühlt sich nutzlos, Angstgefühle und Suchtverhalten treten auf, viele Betroffene schwanken zwischen Rückzug und ein ganzes Wochenende im Bett zu verbringen oder zu überreagierenden Handlungen wie übermäßiges Essen, exzessiver Sex, übermäßiger Alkoholgenuss und Medikamenteneinnahme, Freizeit ist leere Zeit, oft auch betäubte Zeit

Stadium 11: Depression: kann in Form von Agitation oder Lähmung auftreten, Verzweiflung oder Gleichgültigkeit, psychische Erschöpfung ohne Perspektiven für die Zukunft, negative Bilanz des bisherigen Lebens, Sinnlosigkeit und Desinteresse, Initiative und Motivation sind am Nullpunkt

Stadium 12: Erschöpfung, Depression, Suizidgedanken – körperlicher und seelischer Zusammenbruch

(b) Andere mögliche Ursachen

Ursachen die ebenfalls mit Erschöpfung und Müdigkeit einhergehen

Chronic-Fatique-Syndrom (CFS)

Es wird durch eine durchgehende, mehr als 6 Monate dauernde, chronische Müdigkeit (nicht Schläfrigkeit) ohne organischen Grund definiert. Häufig im Anschluss an einen Infekt oder eine Chemotherapie. Die Müdigkeit bessert sich nicht durch Ruhe. Häufig gibt es Begleitsymptome wie Schluckschmerzen, schmerzhafte Lymphknoten oder Kopfschmerz.

Depression

Bei ungefähr 20% der Menschen mit leichtem Burnout findet sich eine Depression und bei 53% mit schwerem Burnout. Das bedeutet, dass mit der Schwere des Burnouts die Wahrscheinlichkeit einer Depression zunimmt, aber auch, dass nicht alle Menschen mit Burnout depressiv sind. Ein Burnout zeigt sich durch Erschöpfung und Zynismus, eine Depression durch eine niedergeschlagene, gedrückte Stimmung, durch Freudlosigkeit, Antriebslosigkeit und einem Verlust von Interesse. Studien haben außerdem gezeigt, dass Antidepressiva bei Patienten mit Erschöpfung nicht wirken, wenn nicht wirklich eine Depression vorliegt.

Herbst-Winterdepression SAD (=Seasonal affective disorder)

Auch diese Erkrankung geht wie oben beschrieben mit einer Erschöpfung und einem erhöhten Schlafbedürfnis einher. Zusätzlich ist jedoch auch ein gesteigerter Appetit wesentlich.

(c) Behandlung eines Burnouts

Gespräche oder Psychotherapie: Erkennen der Problematik und Erwerb von Bewältigungsstrategien und Lösungsansätzen, lernen seine eigenen Gefühle und Bedürfnisse wieder wahrzunehmen, setzen von Prioritäten, individuelle Entspannungstechniken.

Ganzheitliche Begleitung: Kräuter, Akupunktur, TCM, Homöopathie und andere ganzheitliche Verfahren, Vitamine, Spurenelemente

Wenn du in Eile bist, geh langsam!

Alte chinesische Weisheit

Viele Menschen die in dem Teufelskreis des Burnouts stecken, finden nicht die Kraft sich aus dem Würgegriff zu befreien. In diesem Fall ist es nötig, sich Hilfe zu holen, um Schritt für Schritt einen Weg aus diesem Teufelskreis zu finden. Durch Gespräche lassen sich neue Strategien im Umgang mit Stress und Druck finden. Die meisten Patienten geben Druck im Beruf oder in der Familie oder zuviel Arbeit als Ursache an. Der schlimmste Galeerentreiber sind wir jedoch selbst. Alte Glaubenssätze verführen uns viel mehr anzunehmen, als wir bewältigen können. Vielleicht wollen wir jemandem etwas beweisen, oder wir durften nie Fehler machen oder müde sein, vielleicht haben wir schon als Kind gelernt, mehr Verantwortung zu übernehmen, als uns gut tat. Was mussten wir tun? Wie mussten wir sein, um akzeptiert und geliebt zu werden? Gibt es privat einen Mangel an Liebe und Anerkennung? Versuchen wir diese durch unsere Arbeit zu bekommen? Wenn ja, ist dies der erste Schritt ins Burnout. Denn niemals kann die Anerkennung im Beruf emotionale Löcher stopfen. Vielleicht kann es uns eine kurze Befriedigung geben, aber aber es bleibt immer ein Gefühl des Mangels zurück. Erkennen wir dies nicht, laufen wir Gefahr, den Einsatz immer mehr zu erhöhen. Es wird zur Sucht. Und genau so wie bei einer Sucht versuchen wir dies zu vertuschen, bis wir zusammenbrechen. Ein weiterer Punkt ist es, uns selbst zu lieben, uns wichtig zu nehmen, auf unsere Bedürfnisse, Wünsche und Träume zu achten. Was stärkt mich, was entspannt mich, was möchte ich noch verwirklichen, wo brauche ich meine Auszeiten? Dies ist der Aufruf zu einem gesunden Egoismus. Dann ist es wichtig zu delegieren, nein zu sagen und zu lernen, Hilfe anzunehmen. Dies fällt besonders Frauen sehr schwer. Meist kommt dann rasch der Einwand: "Ja, das weiß ich, aber in meinem Job ist das nicht so einfach". Irgendwo schleicht die Angst herum. Die Angst den Job zu verlieren, die Angst Kollegen vor den Kopf zu stoßen oder die Angst nicht mehr unersetzlich zu sein. Ein junger Patient, mitten im Burnout, hat sich beklagt, dass er als Projektleiter nicht einmal Mittagessen gehen könne. Als ich ihn gefragt habe, warum er es nicht einfach tue, hat er mir geantwortet, dass das nicht so einfach wäre. Nach einigen Wochen Therapie kam er wieder einmal zu mir in die Praxis, mittlerweile deutlich entspannter, und hat stolz erzählt, dass er jetzt regelmäßig zu Mittag essen würde. Auf meine Frage was nun in der Firma passiert sei, durch seine Entscheidung, hat er geantwortet: “Nichts, sie haben es nicht einmal bemerkt”. Was kann man noch verändern, um wieder in sein energetisches Gleichgewicht zu gelangen? Den Tagesablauf durchforsten, Ruhepausen und Pufferzonen schon im Terminkalender einplanen, Beziehungen pflegen, den Mitmenschen achtsam begegnen, dankbar sein für das, was man schon hat (dies erlaubt inne zuhalten im Streben nach mehr), Kontakt zu Tieren, hinaus in die Natur und sich mit dem Sinn des Lebens beschäftigen.

Rottraut Perner (Sexual- und Psychotherapeutin) hat schon am 5. Juli 1999 in einem Profilartikel einen Kommentar zu den Heilungschancen von Überforderung abgegeben:

“***Die Menschen müssen lernen, den Rückzug zu kultivieren, um sich zu regenerieren. Wichtig ist es, diese Freizeit auch von allem frei zu halten und einfach nichts zu tun. Das Prinzip der Askese wird verstärkt zur Tankstelle für die verwundete Seele werden”***

Wie recht sie hat, kann ich jeden Sommer erleben, wenn ich mit einer Freundin, meiner Hündin und unseren Pferden zu unserem jährlichen Wanderritt aufbreche. Das nötigste in den Satteltaschen, drei Wochen quer durch unser wunderschönes Land, Wind und Wetter spüren, die Landschaft und das Gelände wahrnehmen, stille Plätze genießen, spannende Menschen treffen, herrliches Essen genießen, alles fernab vom Reisetrubel, Schritt für Schritt, ganz in unserem eigenen Rhythmus und dennoch kommen wir sehr weit.

Diese Erfahrungen möchte ich weitergeben. Ich plane **"Burnout-Wanderungen"**. Wandern, wandeln, verwandeln. Reduktion, innehalten, Ballast abwerfen, mit allen Sinnen spüren, Perspektivenwechsel und die Veränderung von Glaubenssätze sind das Ziel. Schritt für Schritt. Diese Wanderung ist natürlich auch für alle Menschen geeignet, die Veränderungen oder einen Neubeginn in ihrem Leben wünschen. Falls sie Interesse haben, können sie, über meine Praxis, Informationen anfordern.

8. Boreout – gefährliche Langeweile

Dies ist noch eine sehr junge Diagnose und wurde 2007 von den Schweizer Unternehmensberatern Philippe Rothlin und Peter R. Werder vorgestellt. Es bezeichnet eine Unzufriedenheit mit seiner Arbeit durch Unterforderung und Langeweile, die ebenfalls krank machen kann. Anfangs kann es ja ganz angenehm sein, privates in der Arbeit zu erledigen oder im Internet zu surfen. Aber irgendwann wird auch das langweilig und der Tag will nicht vergehen. Dazu kommt noch der Stress, bei der Arbeit möglichst beschäftigt zu wirken, obwohl das nicht der Fall ist. Sich selbst kann man jedoch nichts vormachen und irgendwann muss man sich eingestehen, dass die Arbeit keinen Sinn macht, und dass man eigentlich austauschbar und unwichtig ist. Jeder Mensch braucht einen Sinn um in seinen „Flow“ zu kommen. Ist man in diesem Arbeitsfluss (also nicht über- oder unterfordert) vergeht die Zeit wie im Flug und man geht zufrieden nach Hause. Das Phänomen des Boreouts ist ein Kind der Büro- und Schreibtischtätigkeit. Ein Handwerker, Arbeiter oder selbst eine Reinigungskraft hat nach Abschluss der Arbeit etwas sicht- oder greifbar Getanes vor Augen. Menschen mit einem Boreout sind nicht faul. Sie möchten arbeiten, fühlen sich aber durch Unterforderung oder monotone, langweilige Tätigkeiten gelähmt. Mögliche Folgeerscheinungen von Unterforderung sind – ähnlich denen bei Überforderung – Müdigkeit, Lustlosigkeit,Gereiztheit und Frustration, bis hin zu Anzeichen einer krankhaften Depression.

9. Panikattacken

Es gibt keine Grenzen. Weder für Gedanken, noch für Gefühle. Es ist die Angst, die immer Grenzen setzt.

Ingmar Bergman, 14.07.1918 - 30.07.2007
schwedischer Regisseur

Wer kennt sie nicht? Viele Menschen haben irgendwann in ihrem Leben schon einmal die Situation erlebt, dass sie stark bedrohliche Symptome verspürt haben, welche aber bei genauer Untersuchung keine Erkrankung gezeigt haben.

Häufig sind es plötzliche, ohne erkennbaren Grund, auftretende Beschwerden, die fast immer mit (Todes-) Angst verbunden sind. Besonders Frauen werden dann häufig als „hysterisch" abgestempelt. Die Anfälle dauern meist nur einige Minuten und können als Entgleisung des vegetativen (unbewussten) Nervensystems gesehen werden. Dieses steuert alle inneren Organe und kann somit fast alle schweren Erkrankungen imitieren (Herzinfarkte, Asthma, Durchfall etc.).

Typische Beschwerden einer Panikattacke sind:

- Atemnot, Engegefühl in Brust und Kehle
- Hyperventilation (als Folge Kribbelgefühle oder Krämpfe in Gesicht und Händen)
- Herzrasen
- Schweißausbrüche
- Zittern
- Angstgedanken ("Das ist ein Herzinfarkt", "Jetzt sterbe ich gleich", "Ich werde verrückt" ...)
- Derealisations- oder Depersonalisationsgefühle ("Neben sich stehen" oder "Nicht mehr ich selber sein")
- Oft ist den Betroffenen nicht klar, dass ihre Symptome Ausdruck einer körperlichen und psychischen Alarmreaktion (fight & flight) sind. Der Körper bereitet sich mit erhöhter Adrenalinausschüttung blitzschnell auf eine Kampf-/Fluchtreaktion vor.
- Die ursprünglich der Energiebereitstellung (und damit dem Überleben) dienenden vegetativen Reaktionen im Körper werden dadurch als (lebens-) bedrohlich erlebt, was die Panik weiter antreibt. Ausgelöst - und aufrechterhalten - werden die Panikattacken oft von automatisierten, emotionalen und gedanklichen Fehlinterpretationen körperlicher Wahrnehmungen, was auch unter dem Begriff Panik-Teufelskreis beschrieben wird. Man achtet auch vermehrt auf die Symptome und wartet

regelrecht, dass sie wieder auftreten.

- Die tiefere Ursache für die erste Panikattacke ist häufig ein allgemein erhöhtes Stressniveau. Sie tritt meistens in der Zeit einer erhöhten Stressbelastung auf (körperlich, psychisch, geistig, sozial, familiär, beruflich, finanziell). Vor der Auslösesituation der ersten Panikattacke finden sich oft Überlastungen oder chronische Konflikte (z.B. in der Partnerschaft oder am Arbeitsplatz). Dies können körperlich bedingte Belastungen (niederer Blutdruck, Allergien, Schwäche nach einer Krankheit, körperliche Aktivität nach einer Grippe oder längerer Inaktivität, hormonelle Schwankungen, Schwangerschaft, Geburt, zuviel Kaffee, Alkohol, Drogen oder psychosoziale Belastungen sein (Todesfall oder Erkrankung nahe stehender Personen, familiäre oder berufliche Konflikte, unbewältigte Trauma, hinuntergeschluckte chron. Wut, Trennungserlebnisse, Kündigung etc.). Typisch für die Panikattacke ist jedoch, dass sie meist aus heiterem Himmel auftritt, häufig in Ruhe, beim Lesen, Autofahren oder beim Anstellen an der Supermarktkassa. Es kommt überfallsartig zu einem stark ausgeprägten Angstgefühl, das mit körperlichen Beschwerden einhergeht, wie zittern, beschleunigtem Herzschlag, forcierter Atmung (Hyperventilation), Schwitzen, Schwindel, Atemnot, Druck auf der Brust, Bauchschmerzen, Harndrang oder einem Gefühl der drohenden Ohnmacht.

- Während ihrer Panikanfälle zeigen Panikpatienten nur vereinzelt drastische Anstiege der Herzfrequenz, bei dem größten Teil der Panikanfälle kommt es dagegen lediglich zu einem geringen Anstieg der Herzfrequenz. In der bisher größten untersuchten Stichprobe zeigte sich ein durchschnittlicher Herzfrequenzanstieg von 11 Schlägen pro Minute bei spontanen und 8 Schlägen bei situativen Panikanfällen. Es zeigt sich also eine deutliche Diskrepanz zwischen der geringen tatsächlichen körperlichen Erregung während der Panikanfälle und dem massiven subjektiven Erleben körperlicher Symptome. Dies weist darauf hin, dass körperliche Symptome von Panikpatienten in übermäßiger Weise als bedrohlich bewertet werden.

- Es zeigt sich, dass auch für sogenannte »spontane« Panikanfälle Auslöser vorliegen. In den meisten Fällen handelt es sich dabei um körperinterne Reize wie die Wahrnehmung von Herzklopfen oder Atembeschwerden. Seltener stehen auch Gedanken oder Vorstellungsbilder am Anfang eines Panikanfalls (z. B. »Ich könnte an einem Herzinfarkt sterben.«).

- ➢ Selbstverständlich gehört die erste Panikattacke medizinisch abgeklärt. Eine Herzerkrankung, eine Schilddrüsenerkrankung, eine Epilepsie oder eine Zuckerentgleisung gehören ausgeschlossen.

Erste Hilfe bei Panikattacken:

- ✓ Atmen sie ruhig, langsam und tief in den Bauch hinein – legen sie dabei die Hände auf ihren Bauch
- ✓ Tasten sie nach ihrem Puls (seien sie beruhigt – 120 Schläge gelten bei Aufregung und körperlicher Anspannung als normal) – erspüren sie ihren Rhythmus – machen sie sich dabei bewusst, wie kraftvoll und zuverlässig ihr Herz schlägt – lernen sie mit ihren Gedanken und ihrer ruhigen Atmung ihren Herzschlag ein wenig zu senken.
- ✓ Bewegen sie sich so bald als möglich wieder – Bewegung baut das Adrenalin ab.
- ✓ Beobachten sie während der Attacke nicht zu lange ihren Körper, sondern konzentrieren sie sich auf die Umwelt.
- ✓ Machen sie sich bewusst, dass es sich um eine Panikattacke handelt, und dass sie körperlich gesund sind.
- ✓ Machen sie sich bewusst, dass die Panikattacke in wenigen Minuten vorbei geht.

Behandlung von Panikattacken:

Panikattacken lassen sich mit schulmedizinischen Medikamenten (Serotoninregulation), aber vor allem mit ganzheitlichen Behandlungen gut behandeln. Eine sorgfältige körperliche Untersuchung mit genauen Laboranalysen, zum Ausschluss von Krankheiten oder Mangelerscheinungen, sollten am Beginn stehen. Kräuter, psychosoziale Begleitung, Hypnose unterstützen dabei, den eigenen Mut und das Vertrauen in den Körper wieder zu erlangen. In schweren Fällen ist eine Verhaltenstherapie sinnvoll. *Genauere Informationen erhalten sie unter www.panikattacken.at. Der Linzer Psychotherapeut Dr. Hans Morschitzky hat einige interessante Bücher zu diesem Thema geschrieben.*

Gespräche: Aufklärung über das Wesen der Erkrankung, Lebensstilveränderungen, Angstreduktion, bewerten von Fehlinterpretationen

Psychotherapie (Verhaltenstherapie): Dabei wird versucht, sich die Paniksituation zu vergegenwärtigen und eine Strategie zu entwickeln, wie man selbst aus dieser Situation aussteigen kann. Ein Gegensteuern ist häufig zu Beginn, wenn die Atmung schneller wird, noch möglich.

Medikamente: Akutmedikamente für den Anfall (meist aus der Gruppe der Benzodiazepine = Beruhigungsmittel. Aber Achtung !!! regelmäßig genommen machen diese abhängig). Bei häufigen Anfällen wird dann meist ein SSRI verordnet (gehört in die Gruppe der Antidepressiva – reguliert das Serotonin – erzeugt keine Abhängigkeit).

TCM + Akupunktur: individuelles Therapiekonzept

Orthotherapie: 5-Hydroxytryptophan (Aminosäure, Vorstufe von Serotonin) , Folsäure und B-Vitamine

Phytotherapie: *Kräuter:* Passionsblume, Baldrian, Hopfen. *Aus der Gemmotherapie:* Mazerate von Lindenknospen, Feigenknospen. *Aus der Oligotherapie:* Lithium-Aluminium-Cobaltum-Manganum – lösen Panik.

XVII. Spirituelles Erleben

Spiritualität ist unabhängig von Religion. Es ist die Auseinandersetzung mit dem Kommen und Gehen und den existentiellen Fragen des Lebens. Sie wird wichtig, wenn wir ganz tief lieben oder wenn Krankheit und Tod einen Abschied ankündigt. Es ist die Frage nach dem Sein und die Frage nach dem Sinn. Sie finden ihre Antworten in ihrer ganz persönlichen Spiritualität. Es ist nicht wichtig, ob wir über Gott oder Göttin, Allah oder Jaweh, Engel oder Lichtwesen, Nirwana oder Erleuchtung reden. Im Prinzip suchen und finden wir alle dasselbe. Nur der Weg dorthin ist ein ganz persönlicher.

1. I-Ging

Stellvertretend für viele Wege möchte ich Ihnen das I-Ging kurz vorstellen. Es die taoistische Form der Weisheits- und Sinnlehre. Das Studium des Buches der Wandlungen ist vergleichbar mit dem Studium der Bibel. Es ist Weisheitsbuch und Orakel. Auch hier erkennt man wieder das Yang und das

Yin. Kopf und Bauch. Geist und Seele, die das große Ganze ergeben. Vielleicht kann ich sie neugierig machen, um diesen spannenden Weg für sich zu entdecken.

Das I-Ging bietet sich nicht selbst mit Beweisen und Resultaten an; Es rühmt sich nicht einfach, sich ihm zu nähern. Es ist wie ein Teil der Natur, wartend, bis man es entdeckt.

C.G. Jung

Das I-Ging gehört zu den größten Schätzen der Weltliteratur. „I" bedeutet Wandlung und „Ging" bedeutet klassisches Buch. Das System, welches im „Buch der Wandlungen" präsentiert wird, geht auf Jahrtausende alte mystische Traditionen zurück. Mit seiner Hilfe lassen sich wohl alle Vorgänge im Universum deuten und erklären. Konfuzius und Laotse wurden durch dieses Buch zu einigen ihrer tiefsten Aphorismen angeregt und auch C.G. Jung hat sich eingehend damit beschäftigt und es sogar zur Therapie verwendet.

Die chinesische Lehre kennt zwei Zustände, nämlich Yin und Yang – das weibliche, dunkle, weiche, empfangende, schöpferische und das männliche, helle, aktive, entschlossene Grundprinzip.

Ein Zeichen im I-Ging besteht aus mehreren Linien. Eine Linie kann immer nur einen dieser beiden Zustände annehmen: entweder Yin (unterbrochene Linie -- --) oder Yang (durchgezogene Linie ----). Durch Kombination von drei solchen Linien entsteht eines von acht möglichen Zeichen. Diesen acht Zeichen wurden verschiedene Bilder zugeordnet:

Himmel, Erde, Donner, Wasser, Berg, Wind, Feuer, See.

Damit lassen sich schon sehr wesentliche Energiequalitäten beschreiben. Schließlich werden noch zwei dieser Zeichen, zu so genannten Hexagrammen verbunden, wodurch insgesamt 64 Symbole mit sehr genauem Charakter entstehen.

Chinesische Philosophen haben sich über Jahrhunderte damit beschäftigt, diese Zeichen zu deuten und ihre Beziehungen zueinander zu interpretieren. So enthält das Buch der Wandlungen eine Aufstellung kosmischer Gesetzmäßigkeiten, die sich auf alle Lebensvorgänge anwenden lassen. Wenn auch auf den ersten Blick manches verwirrend erscheint, erkennt man bei tieferem Eindringen die klaren Lebensweisheiten, die hier zusammengefasst sind.

Mit den 64 Zeichen des I Ging kann man nicht nur Geschehnisse erklären und verstehen, sondern auch Hilfestellung bei Entscheidungen erhalten.

Ein Grundgedanke ist der Gedanke der Wandlung. „Wo fließt alles dahin wie dieser Fluss, ohne Aufhalten, Tag und Nacht". Der Blick richtet sich für den, der die Wandlung erkannt hat, nicht mehr auf die vorüberfließenden Einzeldinge, sondern auf das unwandelbare ewige Ganze. Dies ist der SINN (Tao) des Laotse, der Lauf, das Eine in allem Vielen. Auf dem Wandel und Übergang der Kräfte baut sich das Dasein auf.

Ein zweiter Grundgedanke ist seine Ideenlehre. Damit verbindet sich die Auffassung, dass alles was in der Sichtbarkeit geschieht, einer Idee im Unsichtbaren entspringt. Indem man nun durch seine Hilfe die Keime erkennt, lernt man die Zukunft vorauszusehen, ebenso wie man die Vergangenheit verstehen lernt.

Das Buch der Wandlung schenkt dem Leser den reifsten Schatz chinesischer Lebensweisheiten und damit eine Hilfestellung auf dem sich ewig wandelnden Weg und zur Gestaltung seines Lebens, sodass es in Einklang kommt mit dem letzten Sinn, der allem, was ist, zugrunde liegt.

XVIII. Laboruntersuchungen

Laboruntersuchungen sind eine gute Möglichkeit um Störungen im Körper zu erkennen. Sie haben aber auch eindeutig ihre Grenzen. Das bedeutet, ein Organ kann schon geschädigt sein, auch wenn die dazugehörige Laboruntersuchung noch normal erscheint. Nichtsdestotrotz sollten wir regelmäßig auch dieses Fenster bemühen. Über individuelle Kontrollintervalle, Sinn oder Unsinn einzelner Laboruntersuchungen gebe ich ihnen gerne Auskunft. Jeder Mensch ist individuell und hat sein ganz individuelles Risikoprofil. Dies ist abhängig von der Lebensweise, von den Genen und den Vorerkrankungen.

1. Standarduntersuchungen

Komplettes Blutbild: Hinweis auf Störungen des blutbildenden Systems, Mangelerkrankungen, Störung des Immunsystems und Früherkennung von Leukämien und Lymphomen

(a) Zuckerstoffwechsel

Nüchtern Blutzucker: Erhöht bei Diabetes mellitus, Risikofaktor für Herz-Kreislauferkrankungen

Hba1c: Ist ein Langzeitzuckerwert und er ist erhöht bei Diabetes mellitus.

Oraler Glukosetoleranztest / OGTT: Eine Zuckerkrankheit entwickelt sich über mehrere Jahrzehnte schleichend. Die frühe Diagnose einer gestörten Glukoseverarbeitung im Körper lässt sich nur durch den OGTT Test erkennen. Der nüchterne BZ erkennt nur eine schon ausgebrochene Zuckerkrankheit.

(b) Fettstoffwechsel

Cholesterin (Cho), LDL, HDL, Cho-Quotient: LDL bezeichnet das gefährliche Cholesterin, HDL das schützende Cholesterin. Aus beiden wird der Quotient errechnet, welcher das Risiko für eine Gefäßerkrankung beschreibt.

Triglyceride: Ein erhöhter Wert zeigt eine Fettstoffwechselstörung, meist durch Überernährung (Fett und Zucker) und Alkoholkonsum an.

Lipidelektrophorese: Gibt einen Hinweis, ob die Cholesterinerhöhung erblich bedingt ist oder ob die Lebensweise daran beteiligt ist.

Lipoprotein A: Ist ein eigenständiger Risikofaktor für Arteriosklerose. Er liegt mit seiner Molekülmasse zwischen dem von HDL und LDL. Er fördert die Thrombose (Verklumpung von Blutbestandteilen) und reichert sich in den atherosklerotischen Plaques an. Die Konzentration ist genetisch bestimmt und kann nur eingeschränkt mit Lebensstilmaßnahmen (z.B. Diät) beeinflusst werden. Neuesten Untersuchungen zufolge, können höher dosiertes Vitamin B3 und Vitamin C den Lipoprotein-(a)-Spiegel wirksam senken. Referenzwert < 30 mg/dl

(c) Leberwerte

GOT, GPT, YGT: Erhöht bei Erkrankungen der Leber, Fettleber, Entzündungen, Tumoren und bei Belastung durch Gifte (Medikamente, Alkohol, Umweltgifte,…)

(d) Nierenwerte

Harnstoff + Kreatinin: Überprüfung der Nierenfunktion – Grenzwerte zeigen oft einen Flüssigkeitsmangel an

Harnsäure: Erhöhte Harnsäure kann zu Ablagerung von Harnsäurekristallen in den Gelenken und in der Niere führen. Dadurch entstehen Gicht und Harnsteine. Eine erhöhte Harnsäure ist auch ein Risikofaktor für die koronare Herzerkrankung und für den Herzinfarkt.

(e) Elektrophorese

Aufspaltung verschiedener Immunglobuline in Unterfraktionen, zeigt unspezifische Störungen im Fettstoffwechsel, Leber, Nierenerkrankungen, Tumore, Entzündungen, Autoimmunerkrankungen an

(f) Entzündungswerte

CRP: C-reaktives Protein – sehr empfindlicher Entzündungsmarker – steigt und fällt sehr rasch

Blutsenkung: Unspezifischer Entzündungsmarker – könnte bei dauerhafter Erhöhung eine chronische Entzündung oder einen Tumor anzeigen

(g) Schilddrüsenwerte

TSH: Bei Abweichung zeigt es eine manifeste oder latente Über- oder Unterfunktion der Schilddrüse an - sehr sensibler Suchtest für die Schilddrüsenfunktion.

T3 + T4: Schilddrüsenhormone - wird ergänzend bei veränderten TSH gemacht

(h) Weitere häufige Untersuchungen

PSA: Bei Männern ab dem 40. Lebensjahr empfohlen, erhöhte Werte können ein Prostatakarzinom, eine gutartige Prostatavergrößerung oder eine Entzündung der Prostata anzeigen. Vorsicht bei der Interpretation, es kann viele Ursachen für ein erhöhtes PSA geben.

Hämoccult: Suche auf verstecktes Blut im Stuhl. Es werden drei Stuhlproben, an drei hintereinanderfolgenden Tagen, eingeschickt. Er dienst zur Früherkennung von. Darmkrebs. Aber Vorsicht vor dem Konsum von

Vitamin C, Fleisch und Medikamenten (z.B. Aspirin). Sie können ein falsches Ergebnis bewirken.

2. Vitamine und Spurenelemente

Diese Untersuchungen sind wirklich wichtig in der Vorbeugung (nicht nur in der Früherkennung von Krankheiten). Mittlerweile gibt es schon sehr gute Untersuchungen zu den Auswirkungen eines Mangels. Untersuchungen im Serum können einen Mangel maskieren, da die Werte stark schwanken. Genauer sind Untersuchungen im Vollblut. Besonders häufig sind Mangelzustände bei Selen, Folsäure, Zink, Vitamin B12 und Vitamin D. Ich empfehle gerade im Hinblick auf die Vorsorge eine genaue Analyse dieser Vitalstoffe. Somit ist es möglich, gezielt zu substituieren was benötigt wird, ohne wahllos Vitaminpräparate zu schlucken. Meist sind diese Untersuchungen jedoch selbst zu bezahlen.

(a) Elektrolyte - Spurenelemente

Kalium: Bei Erkrankungen der Niere, des Herzens, Darmes

Natrium: Bei Flüssigkeitsmangel, Stoffwechselerkrankungen, Bauchwasser, Nieren-Lebererkrankungen

Magnesium: Bei Muskelkrämpfe, Empfindungsstörungen, Herzrhythmusstörungen, Verspannungen, psychische Erkrankungen, Menstruationsstörungen, PMS

Kupfer: Wilson Krankheit, Anämie, Bindegewebsschwäche

Phosphor: Knochenerkrankungen, Nierenerkrankungen, nach Schilddrüsen-OP, Alkoholmissbrauch, Verdauungsstörungen

Calcium: Bei Müdigkeit, Muskelschwäche, Blutgerinnungsstörungen, Magen-Darm-Störungen, Nieren- Lungen- Knochenerkrankungen, Osteoporose, nach Schilddrüsen-OP

Zink: Verzögerte Wundheilung, entzündliche Hauterkrankungen, Lebererkrankungen, chron. Entzündungen, Alkohol, Diabetes, Darmstörungen

Eisenstatus: Daszu gehören drei Parameter: *Eisen/S* bezeichnet das gelöste Eisen im Serum, *Transferrin* das Transporteisen und das *Ferritin* den Eisenspeicher: Sollte bestimmt werden bei gestörter Blutbildung, Blutarmut, Lebererkrankungen, Erschöpfung, Leistungsverlust.

Selen: Abwehrschwäche, Vorbeugung und Therapie bei chronischen Erkrankungen oder Entzündungen, Krebsvorsorge und Hauterkrankungen

(b) Vitamine

Vitamine A: Das Epithelschutzvitamin (Haut und Schleimhäute), Nachtblindheit, Raucher

Vitamin C: Das Abwehr- und Wundheilungsvitamin, Alkoholkonsum, Leistungsabfall, Zahnfleischbluten, Infektanfälligkeit

Vitamin E: Antioxidans, Eiweißbildung, neuromuskuläres System, Raucher, Leistungssportler, Alkohol

Vitamin B1: Bei Diabetes, Glukosetoleranzstörungen, Störungen des Nervensystems, Alkohol

Vitamin B 3 (Niactin): Fettstoffwechselstörungen, erhöhte Blutfettwerte, erhöhtes Lipoprotein-a

Vitamin B6: bei Lungen- Darm – und Kehlkopfkrebs, erhöhtes Homocystein

Vitamin B12: neurologische Erkrankungen, Blutarmut, erhöhter Homocysteinspiegel, Risiko erhöht für Gefäßerkrankungen, Verdacht auf Nitrostress

Folsäure: Blutarmut, Alkoholkonsum, vor einer geplanten Schwangerschaft (Nervenschäden beim Kind), chron. Lebererkrankungen, Depressionen oder andere psychische Erkrankungen

Vitamin D: Eines der wichtigsten Vitamine für ein langes Leben. Es greift in viele Stoffwechselvorgänge ein und viele Menschen, in unseren Breiten, weisen einen Mangel auf.

3. Spezielle Laboruntersuchungen

Sie gehören nicht zu den Standarduntersuchungen der gesetzlichen Krankenkassen, können aber wichtige Hinweise auf Gesundheitsstörungen geben. Sie müssen jedoch meist in spezielle Labors geschickt werden und die Kosten sind vom Patienten selbst zu bezahlen.

Hochsensitives CRP (hs CRP): Zeigt unterschwellige Entzündungen im Körper auf – diese können die Gefäße schädigen

Homocystein: Homocystein ist ein Stoffwechselprodukt, welches durch Enzyme und Vitamine (Vit. B12, Folsäure, Vit. B6) zu unschädlichen Aminosäuren abgebaut wird. Anfangs symptomlos, kann sich daraus, ab dem 30. Lebensjahr eine koronare Herzerkrankung oder eine Thrombose entwickeln. Erhöhte Werte entstehen durch einen Vitaminmangel oder durch Enzymdefekte. Auch eine Nieren- oder Schilddrüsenerkrankung, bösartige Tumore, Medikamente oder Rauchen können Ursachen sein. Wie durch zahlreiche Studien gesichert werden konnte, gilt das Homocystein als ein unabhängiger, wichtiger Risikofaktor für Gefäßerkrankungen mit einem multiplikativen Effekt auf das kardiovaskuläre Risiko von Rauchern und Hochdruckpatienten. Außerdem kann es verdeckte Vitaminmangelzustände entlarven. Behandelt wird ein erhöhter Wert mit einer Vitaminkombination.

Vorsicht: 24 Stunden vor der Blutabnahme bitte auf Käse, Fleisch und Fisch verzichten!

Fettsäurenanalyse: Omega-Fettsäuren sind wichtige Bausteine der Zellmembranen und beeinflussen ihre Funktion maßgeblich. Außerdem sind sie Ausgangssubstanzen für zahlreiche Gewebshormone (Leukotrine, Thromboxane, Prostaglandine,...).

Es werden 14 verschiedene lebensnotwendige Fettsäuren untersucht (gesättigte und ungesättigte Fettsäuren, Omega3 und Omega 6 Fettsäuren,...). Damit kann festgestellt werden, ob ihre derzeitige Ernährung den Bedarf deckt

Antioxidative Kapazität: Hier wird die Belastung durch freie Radikale gemessen. Diese schädigen verschiedene Gewebe und führen zu vorzeitigen Alterungsprozessen. Der Sammelbegriff für alle diese Schadstoffe heißt „Oxidantien“. Unser Körper antwortet auf die Angriffe mit der Aktivierung von Gegenstoffen (Antioxidantien). Dabei handelt es sich um Vitamine, Spurenelemente, Enzyme. Liegt ein Gleichgewicht zwischen Oxidantien und Antioxidantien vor, ist man gesund. Überwiegen die Radikale spricht man vom "oxidativen Stress", durch den man krank wird.

DHEAS: (Dehydroepiandrosteron): Es wird in der Nebenniere gebildet und gilt als Ausgangsstoff für die Bildung von Testosteron und Östrogenen. Mit 25 Jahren haben wir die höchste Ausschüttung, danach sinkt der DHEAS Spiegel, je älter wir werden. Aber DHEAS greift auch in viele weitere Stoffwechselprozesse ein. So beeinflusst es den Kohlenhydrat- und Fettstoffwechsel und die Gedächtnisleistung. Es wird mit Diabetes, Krebs, Alterung, körperlicher und geistiger Leistungsfähigkeit, Haut- und Bindegewebsalterung, Depressionen und Immunreaktionen in

Zusammenhang gebracht.

IgE-Nahrungsmittel-Rast: Gibt Aufschluss über die wichtigsten Sofortallergien.

IgG4+ Nahrungsmittelsreen: Dabei werden die 90 Hauptallergene bei verzögerter Allergie erfasst. Besonders häufige Allergene werden einzeln getestet, der Rest in Form von Allergenpools.

IgE-Nahrungsmittelscreen: Auch hier werden 90 Hauptallergene bei einer Sofortreaktion getestet. Die Nahrungsmittelscreens erfassen mehr als 98% der klinisch relevanten Unverträglichkeiten.

DAO (Diaminooxidase): Ausschluss einer Histaminintoleranz. Dies ist eine sogenannte pseudoallergische Reaktion. Denn dabei kommt es ohne Vermittlung von Immunglobulinen zu allergieähnlichen Beschwerdebildern. Hervorgerufen werden pseudoallergische Reaktionen durch Histamin oder andere biogene Amine. Pseudoallergische Reaktionen treten häufig auf, vermutlich sehr viel häufiger als echte Nahrungsmittelallergien.

Histamin im Serum: Histamin ist ein Gewebshormon und unterstützt viele Funktionen im Körper, unter anderem kontrolliert es den Schlaf-Wachrhythmus und sinkt im Schlaf gegen Null. Ist es jedoch zu hoch, kann es Beschwerden auslösen. Das sind Kopfschmerzen, allergische Symptome, Juckreiz, Kreislaufprobleme, Herzrhythmusstörungen und Verdauungsstörungen.

Zöliakiediagnostik (Glutenunverträglichkeit): Gliadin-Antikörper und Endomysiumantikörper, wird bestimmt, wenn man Getreide, Brot oder Teigwaren nicht gut verträgt.

(a) Burnout - Diagnostik

Indikationen für die Abklärung: Depressionen, Schlafstörungen, chronische Stressbelastung, Dauerstress, Antriebslosigkeit, Diabetiker, Insulinresistenz, Gewichtszunahme, Heißhunger auf Süßes, ältere Männer mit Erschöpfungssymptomen. Festgestellt wird die adrenerge Erschöpfung oder die Erschöpfung der Nebennierenrinden. Wie schon zuvor besprochen, wird das Hormon Cortisol, welches in der Nebennierenrinde gebildet wird, bei Stressbelastungen verstärkt ausgeschüttet. Es wirkt aktivierend, euphorisierend und steuert den Zuckerstoffwechsel. Dauert der Stress jedoch an, kann die Nebenniere erschöpfen und es kommt zu einer Erschöpfung oder Depression (Burnout). Um sich ein genaues Bild machen zu können, sind verschiedenen Untersuchungen zu dieser Abklärung möglich.

Cortisol Tagesprofil (Speichel): Mittels 7 Speichelproben (wird selbst gemacht - erst die fertigen Proben kommen ins Labor), verteilt über den Tag, kann die Ausschüttung von Cortisol im Tagesverlauf gemessen werden. Normalerweise gibt es eine vermehrte morgendliche Ausschüttung, die dann im Laufe des Tages immer mehr abflacht. Typisch für Burnout-Patienten ist der fehlende morgendliche Peak und ein möglicher Anstieg nachmittags.

ACTH (Adrenocorticotropes Hormon)

Wird von der Hypophyse ausgeschüttet, um die Nebenniere zur Cortisolproduktion anzuregen. Erhöht bei Nebennierenversagen, Angst, Stress, Krebserkrankungen.

IGF-1 (Somatomedin C) und IGF BP-3

Stimulation durch HGH-Ausschüttung (5-6 Stunden später), Nahrungsaufnahme, Schilddrüsenhormone, Geschlechtshormone. Es hat eine insulinartige Aktivität. Verminderte Werte finden sich bei Minderwuchs, Ernährungsstörungen, Diabetes mellitus, chronisch entzündlichen Erkrankungen, Lebererkrankungen, Schilddrüsenunterfunktionen und Tumoren.

Im Vergleich zu IGF-1 zeigt IGFBP-3 keine pulsative Sekretion und keine zirkadiane Rhythmik und spiegelt die Sekretion von Wachstumshormonen über mehrere Tage wieder. Es ist daher der Bestimmung von Wachstumshormonen und von Somatomedin überlegen und macht Stimulationstests oft entbehrlich.

HGH (Wachstumshormon)

Ein wichtiges Hormon für Wachstum und Reifung von Körperzellen, für die Proteinproduktion, den Fettumsatz und die Knochenmineralisation. Bei HGH-Überschuss kommt es zu einer Glukoseverwertungsstörung und zu einer Insulinresistenz.

DHEAS: Hormon, das in der Nebenniere gebildet wird (genauere Beschreibung unter "spezielle Untersuchungen").

(b) Abklärung Insulinresistenz

Es ist sinnvoll eine Zuckerverwertungsstörung schon vor Ausbruch eines Diabetes mellitus zu erkennen. Bei Verdachtsmomenten (Gewichtsprobleme, Stress, Vererbung, PCO etc.) sollte eine exakte Untersuchung durchgeführt werden.

Oraler Glukosetoleranztest (OGTT) kombiniert mit einem simultanen Insulin-Ausschüttungsprofil:

Der Test wird in der Früh nach einer mindestens zehn Stunden langen Nüchternphase durchgeführt. Zuerst wird der Nüchternblutzucker und das Insulin bestimmt. Dann wird eine Flüssigkeit mit exakt 75 g Zucker getrunken. Nach 1 bis 2 Stunden werden der Blutzuckerwert und der Insulinwert erneut bestimmt.

Das Prinzip ist einfach zu verstehen. Der zugeführte Zucker führt zu einem kurzfristigen Anstieg des Blutzuckerspiegels. Unmittelbar darauf kommt es zur Insulinausschüttung und zu einem Abfall des Blutzuckerwertes. Ist die Insulinregulation gestört, verläuft der Abfall des Blutzuckerspiegels verzögert. Das bedeutet dass der Wert, nach 2 Stunden, gegenüber dem gesunden Menschen, erhöht ist.

Störfaktoren: Medikamente (Wassertabletten, Abführmittel, blutzuckersenkende Medikamente, Pille,...), zu geringe Kohlenhydrataufnahme an den vorausgegangen Tagen, körperliche Aktivität während der Testphase, Resorptionsstörungen, Menstruation (3 Tage vor und drei Tage danach), Fieber.

Inaktives Proinsulin: Es wird bei einer Insulinresistenz vermehrt ins Blut ausgeschüttet. Der Wert kann zur Früherkennung eines Diabetes herangezogen werden. Auch die Kombination mit HGH und DHEAS ist sinnvoll.

Kombination mit HGH, DHEAS häufig sinnvoll

(c) Untersuchungen aus dem Stuhl

Quantitative bakteriologische und mykologische Stuhluntersuchung: Die normale und abnormale Bakterienflora wird bestimmt und gibt Auskunft über den Darmflorazustand. Die Bestimmung von Candida zeigt, ob eine Fehlbesiedelung mit Pilzen vorhanden ist, aber auch Verdauungsrückstände und die Verdauung von Fetten, Kohlenhydraten und Eiweißen werden untersucht.

Pankreas-Elastase: Erkennen einer Verdauungsstörung im Bereich der Bauchspeicheldrüse.

Gallensäure: Zeigt Entzündungen und/oder Verdauungsstörungen an.

Alpha-1-Antitrypsin: Zeigt eine erhöhte Durchlässigkeit der Darmschleimhaut an - " Leaky gut", dadurch steigt die Neigung zu Allergien oder Unverträglichkeiten.

Sekretorisches Immunglobulin A: Beschreibt die Schleimhautimmunität, eine Störung kann eine chronische Entzündung oder auch eine Abwehrschwäche des Darmimmunsystems anzeigen.

Calprotectin: Erhöhung bei invasiver Entzündung, bei Zöliakie oder bei Tumorerkrankungen des Darms (Ausschluss eines Reizdarms).

Beta-Defensin: Bestimmung der Kolonisationsresistenz. Es ist eine bakterizide Substanz die bei einem Morbus Crohn fehlt.

Pepsinogen 1: Erkennt eine Verdauungsstörung welche durch zu wenig Säure im Magen verursacht wird (gestörte Vorverdauung).

Darmkrebsfrüherkennung (***Calprotectin, Hämoglobin/Haptoglobin, Tumor M2PK im Stuhl)***: Sehr sensitiver Test für alle die nicht so häufig zur Coloskopie gehen wollen. Dieser Test ist jedoch nicht spezifisch, das bedeutet, dass er auch bei anderen Darmerkrankungen positiv sein kann. Ist er positiv, sollte anschließend eine Coloskopie gemacht werden.

Bacteroidetes/Firmicuten-Ratio: Die Darmflora beeinflusst auch das Körpergewicht. Forscher der Washington University haben herausgefunden, dass die Zusammensetzung der Darmflora eines Menschen direkt mit dessen Körpergewicht in Beziehung steht. Eine Stuhluntersuchung kann erkennen, ob die Darmflora am Übergewicht beteiligt ist.

(d) Untersuchungen aus dem Harn

Nitrosativer Stress (Mitochondropathien): Dies bezeichnet eine übermäßige Belastung des Körpers mit Stickstoffmonoxid (NO). NO hat die Eigenschaft, sich mit Eisen zu verbinden. Deshalb können Stoffwechselwege, die Eisen benötigen, vor allem die Energiebereitstellung in der Zelle, blockiert werden. Es kommt zu chronischem Energiemangel. Menschen die unter nitroaktivem Stress leiden, sind schneller erschöpft und brauchen lange Erholungspausen, haben Konzentrationsprobleme und sind kaum zu Ausdauerleistungen imstande. Gleichzeitig verursacht der Energiemangel ein ständiges Hungergefühl und zwingt die Betroffenen zu essen. Aus einer Blutprobe wird das Nitrotyrosin bestimmt, ein Eiweißbaustein, der von NO verändert wurde. Hohe Werte deuten auf eine Belastung hin und werden mit Vitamin B12 therapiert. Methylmalonsäure und 3 Nitrophenylessigsäure und Citrullin werden aus dem Morgenharn bestimmt.

(e) Spezielle Testverfahren

Laktoseintoleranz: Test auf Milchzuckerunverträglichkeit mittels H2-Atemtest. Es ist ein Belastungstest. Das bedeutet, sie müssen nüchtern in die Ambulanz kommen, dann erhalten sie eine Testlösung zum Trinken und anschließend wird in 30 Minuten Abständen ihre Atemluft kontrolliert (sie müssen dazu in ein Gerät blasen) – dieser Test wird in den Ambulanzen der Krankenhäuser gemacht.

Fructoseintoleranz: Fruchtzuckerunverträglichkeit wird ebenfalls mit dem H2-Atemtest bestimmt. (siehe oben).

Sorbitintoleranz: Unverträglichkeit auf Zuckeraustauschstoffe und Konservierungsmittel wird ebenfalls mit dem H2-Atemtest bestimmt(siehe oben).

XIX. Nachwort

1. Abschlussworte einer Patientin

Ein Schatz für unsere Gesundheit und unser Wohlbefinden - dieses Buch und das Wirken von Fr. Dr. Rathke Valencak. Inspirierender Quell und Leitfaden zugleich.

Eine schulmedizinisch versierte Ärztin, die nicht auf die Seele des Menschen vergisst.

Ein jahrtausende altes Heilwissen, mit der leiblich-seelischen Ganzheit als Grundlage, wird wiederbelebt.

In einer Zeit des medizinischen Fortschritts scheint das umso wichtiger bei den Krankheitsbildern unserer jetzigen Gesellschaft.

Ihr ganzheitliches Denken und Behandeln ebnet den Weg in das eigene frühe Wahrnehmen seiner körperlichen und seelischen Befindlichkeiten, führt zur Selbständigkeit und zu einer kritischen Auswahl am Gesundheitsmarkt.

Ziel ist nicht soviel Medikamente und Therapien wie möglich einzusetzen, sondern Unabhängigkeit davon zu schaffen und Eigenverantwortung zu übernehmen.

Ich habe die Ordination von Fr. Dr. Rathke Valencak kennen gelernt als fein strukturiertes Netzwerk mit Verbindungen zu anderen hochwertigen medizinischen Einrichtungen, die einem ebenso angeboten werden - wenn notwendig.

Durch diese Vielfalt wird eine optimale Betreuung für den Ratsuchenden möglich. Man wird wahrgenommen als gleichwertiger Mensch.

Hierarchische Denkmuster fallen weg, was in unserer Gesellschaft nicht selbstverständlich ist.

Scheuen Sie sich nicht, auch als gesunder Mensch diese Plattform in Anspruch zu nehmen. Durch die Wahrnehmung scheinbar kleiner Mängel - die durch klassische diagnostische Raster fallen - kann sich die Lebensqualität enorm verbessern.

Gudrun Weissenbach, Bildhauerin , September 2011

2. Abschlussworte der Autorin

Abschließen möchte ich mit einem Text aus dem Buch "Persien" von Jason Elliot, eigentlich ein Reisebericht, aber eine Passage hat mich begeistert, dass ich hier zitieren möchte: *"Seit Aristoteles und Decartes unterwerfen wir uns selbstverständlich der sogenannten objektiven Wissenschaft und ihren sichtbaren, verstandesmäßig erfassbaren Beweisen. Von dieser alten und problematischen Warte aus betrachtet, war das Ergebnis für die Menschheit katastrophal. Nach und nach wurde die Vorstellung von der Verantwortung des Menschen für die natürliche Welt, die allen traditionellen Systemen innewohnt, von der bis dahin unbekannten Idee abgelöst, dass die Natur etwas ist, das kontrolliert und beherrscht werden kann. Ohne ihren göttlichen Anteil wurde die Natur zu einer Macht, die es zu überwinden galt, statt sich schöpferisch mit ihr auseinanderzusetzten. Der Mensch stand nicht mehr in Verbindung mit den höheren und niederen Formen des Lebens, sondern im Zentrum aller Dinge. Jedes Gefühl dafür, dass die natürliche Ordnung auf wechselseitige Abhängigkeit beruht, ging verloren. Decartes erhob den menschlichen Geist zum wichtigsten Instrument für das Erkennen der Realität. Zu dem Instrument, mit dem menschliches Glück errungen werden kann. Die östliche Überzeugung, dass der Geist für diese Aufgabe der am wenigsten geeignete Bestandteil des Menschen ist, geriet in Vergessenheit. Aus dem westlichen Denken verschwand allmählich der Glaube an die Heiligkeit der Natur, das Streben nach Einklang mit der kosmischen Ordnung und die Vorstellung von der Sinnhaftigkeit nicht nur des menschlichen, sondern allen Lebens. An seine Stelle trat der menschliche Fortschritt, die unsterbliche Seele und der Mensch als Herr über sein Schicksal.*

Im rationalistischen Boden des Empirismus begannen die Wurzeln eines älteren, mystischeren Religionsverständnisses zu verdorren, so dass man im Westen heutzutage mit dem Wort Mystik nicht mehr rigorose transformative Erfahrungen und Übungen assoziiert, sondern höchstens noch Tarotkarten und Kristallkugeln. Spricht man von der Achtung der Natur, denkt man nur noch an „Baumstreichler“, das Wort „spirituell“ bedeutet kaum mehr als träumerisch-gefühlig, und ein Begriff wie „kosmische Harmonie“ stößt, außer bei Astrophysikern, auf blankes Unverständnis."

Ich freue mich, dass sie mit mir meine Gedanken geteilt haben. Es wird spannend werden, in welche Richtungen sich die einzelnen Aspekte entwickeln. Wir wissen es nicht, denn viele einzementierten Dogmen haben sind im Laufe der Geschichte wieder aufgelöst.

Für jeden Menschen ist es wichtig, seine Eigenverantwortung wahrzunehmen und sein Leben so zu gestalten, dass es sich gut anfühlt. Die meisten Menschen spüren genau, was ihnen gut tut und was nicht. Dazu brauchen wir keine Moralaposteln.

Wenn medizinische Interventionen nötig werden, handeln sie eigenmächtig. Befragen sie Experten jeglicher Fachrichtung und lassen sie dann ihr Herz und ihren Verstand sprechen.

Vielleicht kann auch ich ihre Kontaktstelle sein. Es ist mir wichtig, mit Kollegen und Kolleginnen, Therapeuten und Therapeutinnen aus allen Fachrichtungen vernetzt zu sein. Nur im Miteinander wird es uns gelingen, ihnen die Basis zu geben, welche nötig ist, damit sie ihre individuellen und eigenmächtigen Entscheidungen für ihre Seele und ihren Körper treffen können.

Dr. Ilse Rathke-Valencak am 17. April 2012

XX. Literaturempfehlungen/Quellen

1. Bücher

"Das geheime Wissen der Frauen" von Barbara G. Walker Deutscher Taschenbuch Verlag ISBN-10: 3423304847

"Die verlorene Geschichte der Frau" von Hilde Schmölzer
Verlag: Mattersburg - Bad Sauerbrunn, Edition Tau; ISBN-10: 3900977119

"Tao te King: Das Buch vom Sinn", Laotse, marix-Verlag ISBN: 3-937715-07-X

"Was heilt: Die tieferen Dimensionen im Heilungsprozess" von Klaus-Dieter Platsch Verlag Knaur TB ISBN-10: 3896203363

"Zukunft Gesundheit: So retten wir unser soziales System" von Martin Rummele und Andreas Feiertag, im Orac-Verlag erschienen, Wissenschaftsbuch des Jahres 2010 in Medizin/Biologie ISBN-10: 9783701505197

"Die geheime Physik des Zufalls. Quantenphänomene und Schicksal" von Rolf Froböse, Books on Demand GmbH, Norderstedt ISBN 3833474203

"Wirtschaftsfaktor Brustkrebs - Werden Frauen und ihre Ängste instrumentalisiert?" F. Fischl, A. Feiertag, Springer-Verlag, ISBN: 3-211-23594-9

"Die Wege der Kaiserin", von Christine Li/Ulla Krautwald, Scherz-Verlag, 2002, ISBN:3-502-14410-9

"Selbstheilung mit den fünf Elementen", von Elias/Ketcham, O.W.Barth-Verlag, 1999 ISBN: 3-502-61036-3

"Ernährung nach den 5-Elementen" von Barbara Temelie,Verlag: Joy-Verlag; ISBN-10: 3928554034

"Das Fünf-Elemente Kochbuch" von BarbaraTemelie Verlag: Joy Verlag; ISBN-10: 3928554808

"Das große Handbuch der Chinesischen Ernährungslehre": Eine Anleitung zur gesunden Lebensgestaltung von Manuela Heider de Jahnsen Verlag: Windpferd, ISBN-10: 3893855114

"Kochen und leben mit den Fünf Elementen": Vitalität, Gesundheit und Lebensfreude durch das traditionelle chinesische Ernährungssystem von Martha P. Heinen Verlag Windpferd ISBN-10: 3893851321

"Esst endlich normal!": Wie die Schlankheitsdiktatur die Dünnen dick und die Dicken krank macht von Udo Pollmer, Verlag Piper; ISBN-10: 3492047912

"Wer gesund lebt, ist selber schuld": Was uns Gesundheitsapostel verschweigen von Udo Pollmer, Blv Buchverlag, ISBN-10: 3835406515

"Ich mach dich schlank" von Paul McKenna, Verlag Mosaik, ISBN-10: 3442391520

„Hunger und Lust – das erste Buch zur Kulinarischen Körperintelligenz“ von Uwe Knop, Verlag Books an Demand, www.echte-esser.de, ISBN-10: 3837052966

"Die besten Gemüse- und Kräuter-Smoothies": Wildpflanzen in den Mixer von Siegrid Hirsch, Verlag Freya, ISBN-10: 3902540923

"Die Zuckerfalle" von Klaus Oberbeil, Verlag Herbig, ISBN: 3-7766-2377-2 – Wie uns das weiße Kristall dick und krank macht und was wir dagegen tun können

"LOGI-Methode:" Glücklich und schlank, Eine artgerechte Ernährung zur Behandlung von Übergewicht, Stoffwechselerkrankungen oder Diabetes von Dr. Nicolai Worm,Verlag Systemed,ISBN-10: 3927372269

"Burgersteins Handbuch der Nährstoffe" von Lothar Burgerstein, Karl F. Haug Fachbuchverlag, ISBN-10: 383042065X

"Schlankheitsformel Wasser", Klaus Oberbeil Südwest Verlag, , ISBN: 3-517-06711-3

"Die Wasserkur bei Übergewicht, Depression und Krebs", Dr. Batmanghelidj, VAK-Verlag, ISBN: 3-935767-59-5

"Lexikon der Fitness-Irrtümer": Missverständnisse, Fehlinterpretationen und Halbwahrheiten von Aerobic bis Zerrung von Gunter Frank, Udo Pollmer, Susanne Warmuth, Verlag Eichborn, ISBN-10: 3821839430

"No Sports!: Aus Liebe zur Bewegung" von Rudolf Nagiller, Verlag: Orac, ISBN-10: 9783701505067

"Small World" von Martin Suter, Diogenes, Zürich 1999, ISBN 3-257-23088-5. (Krankengeschichte eines Alzheimer Patienten, in einen Krimi eingeflochten)

"Wege aus einer kranken Gesellschaft: Eine sozialpsychologische Untersuchung" von Erich Fromm, Deutscher Taschenbuch Verlag, ISBN-10: 342334007X

"Warum therapeutische Hypnose", Schuckal/Ebell, 2 Beiträge von Dr. Rathke-Valencak, Verlag: Pflaum, ISBN-10: 3790509175

"Die Gedichte", von Rainer Maria Rilke, Insel Verlag, ISBN-10: 3458173331

"Menschen brauchen Tiere – Grundlagen und Praxis der tiergestützten Pädagogik und Therapie" von Prof. Dr. Erhard Olbrich, Dr. Carola Otterstedt, Franckh-Kosmos, ISBN-10: 9783440094747

"HuPäSch: Hunde in die Schulen - und alles wird gut ! ?" von Lydia Agsten, Verlag: Books on Demand; ISBN-10: 3837035042

".. trotzdem Ja zum Leben sagen": Ein Psychologe erlebt das Konzentrationslager von Viktor E. Frankl, DTV , ISBN-10: 3423301422

"Der Mensch vor der Frage nach dem Sinn": Eine Auswahl aus dem Gesamtwerk von Viktor E. Frankl, Piper Taschenbuch, ISBN-10: 3492202896

"Die zehn Gesichter der Angst: Ein Selbsthilfe-Programm in 7 Schritten" von Hans Morschitzky, Walter-Verlag, ISBN-10: 3530401374

"I-Ging: Erkenne die Chancen, die das Leben dir bietet", Christine Keidel-Joura, Hans-Nietsch-Verlag, ISBN: 3-934647-81-2

2. Internet

www.lamedica.at = Praxishomepage der Autorin dieses Buches

www.pirker-binder.at = Praxis für Psychotherapie, Biofeedback

www.zukunftgesundheit.at = Kritische Aspekte zum Gesundheitssystem

Österreichische Gesellschaft für Ernährung (ÖGE), Fachgesellschaft für Ernährungstherapie und Prävention e.V. www.fet-ev.eu

www.nationales-netzwerk-frauengesundheit.de = Broschüre mit wissenschaftlichen und persönlichen Erfahrungen „Brustkrebs-Früherkennung – Information zur Mammographie" kostenlos zu bestellen

www.bioinfo.at Informationen rund um Einkaufsquellen und Bio Servicetelefon: 0810/221314 und www.ernte.at - Bio Austria

www.existenzanalyse-ooe.at, hier finden sie Therapeuten für Logotherapie und Existenzanalyse nach V. Frankl,

www.tierealstherapie.org oder www.tiergestuetzte-therapie.de- Interssantes zum Einsatz von Tieren in der Therapie

www.innenwelt.at - Initiative für seelische Gesundheit und Lebensqualität

www.slowfoodaustria.at Slow Food ist eine Bewegung von und für Menschen, die das Geruhsame, Sinnliche und Bodenständige bewahren wollen. Und das im Zeitalter des „Fast Life" hektischen Treiben der modernen Zeit werden eine Philosophie des Genusses und ein langsamer, bewusster Lebensstil entgegengesetzt.

3. Bezugsquelle

www.orthotherapia.net Sie bieten orthomolkulare Proukte, wie Nährstoffe, Kräuter, Vitamine, Mineralstoffe und Spurenelemente –von höchste Qualität, an. Auf folgende Grundsätze legt die Firma großen Wert. Der spürbare, gesundheitliche Nutzen für den Menschen ist Maßstab für Entwicklung und Produktion. Die sorgfältige Auswahl der Rohstoffe sowie die Produktion erfolgen nach höchsten Qualitätskriterien. Größter Wert wird auf die Reinheit von Substanzen sowie auf beste Bioverfügbarkeit gelegt. Gewährleistet wird dies durch die höchste Zertifizierungsnorm. Peilsteinerstraße 5 - 7 , A-5020 Salzburg Tel: +43 (0)662 / 435 035 - 0 Mail: office@orthotherapia.net

4. Labordiagnostik

Beste Beratung und Organisation von Laboruntersuchungen. Hohe Kompetenz auch bei speziellen Laboruntersuchungen.

Labor Dr. Rocchetti & Univ. Prof. Dr. Hamwi OEG - Fachärtze für med. diag. Labormedizin 4021 Linz, Wachreinergasse 8 tel +43-732-662898 fax DW 77 Mail: labor.rocchetti@medicalnet.at

Behandle die Fehler des anderen
mit ebenso viel Milde wie deine eigenen.
Chinesisches Sprichwort

Dieses Buch wurde, aus Kostengründen, ohne professionelles Lektorat produziert. Unsere Absicht war es, den Verkaufspreis möglichst niedrig zu halten. Viele, liebe und begeisterte Menschen haben das Manuskript gelesen und korrigiert. Ich bedanke mich für die Mühe, Zeit und Sorgfalt, die sie in dieses Projekt investiert haben.

In orientalische Teppiche wird immer ein kleiner Fehler eingeknüft. Das geschieht, um sich nicht die Unfehlbarkeit des Göttlichen anzumaßen. Oder um den Geist "Cin" zu besänftigen, der das Vollkommene nicht ausstehen kann.

Deshalb bitte ich darum, auch mir mögliche Fehler, die Sie entdecken, nachzusehen.

Es ist besser, feurig von Geist zu sein,
selbst wenn man dann mehr Fehler begeht,
als beschränkt und übervorsichtig.
Vincent van Gogh